Reproduktionsimmunologie

Wolfgang Würfel
(Hrsg.)

Reproduktionsimmunologie

Springer

Hrsg.
Wolfgang Würfel
Kinderwunsch Centrum München MZV
München, Deutschland

ISBN 978-3-662-63906-1 ISBN 978-3-662-63907-8 (eBook)
https://doi.org/10.1007/978-3-662-63907-8

Die Deutsche Nationalbibliothek verzeichnet diese Publikation in der Deutschen Nationalbibliografie; detaillierte bibliografische Daten sind im Internet über https://portal.dnb.de abrufbar.

Planung/Lektorat: Sabine Gehrig
Springer ist ein Imprint der eingetragenen Gesellschaft Springer-Verlag GmbH, DE und ist ein Teil von Springer Nature.
Die Anschrift der Gesellschaft ist: Heidelberger Platz 3, 14197 Berlin, Germany

Einleitung

Mit der Geburt von Louise Brown im Jahre 1978 begann eine neue Ära, nämlich die der Reproduktionsmedizin. Der Umstand, dass es möglich geworden war, Eizellen gezielt heranreifen zu lassen, zu entnehmen, außerhalb des Körpers zu befruchten und als Embryonen in den Uterus zurückzusetzen, öffnete schlagartig die Tür zu einem vertieften Verständnis der Endokrinologie, zu neuen Einsichten in den Fertilisationsprozess sowie die frühembryonale Entwicklung und damit die Möglichkeit, instrumentell und relativ gezielt Schwangerschaften herbeizuführen.

Mittlerweile verdanken viele Millionen Kinder ihr Dasein der In-vitro-Fertilisation und verwandter Techniken. Was einst als Faible begabter medizinischer Tüftler betrachtet und auch belächelt wurde, ist längst in der Mitte der Gesellschaft angekommen, auch in der soziokulturellen Wahrnehmung: Aus einem seinerzeitigen Tabuthema wurde fast schon ein medizinisch-gesellschaftlicher Anspruch.

Diese Metamorphose der soziokulturellen Wahrnehmung, aber auch der gesellschaftliche Wandel per se, führten dazu, dass an die Reproduktionsmedizin Wünsche herangetragen wurden, die in den Anfängen nahezu undenkbar erschienen, wie z. B. genetische Untersuchungen an Eizellen oder Präimplantationsembryonen (PID), Techniken wie z. B. die Eizell- und Embryonenspende und die Herbeiführung einer Leihmutterschaft. Letztere sind mittlerweile etabliert oder dabei, sich legislativ zu etablieren, um z. B. der älteren Frau oder gleichgeschlechtlichen (Ehe-)Paaren die Möglichkeit zu geben, ein Kind zu gebären bzw. eine Familie zu gründen.

Heutzutage ist im soziokulturellen Kontext mit einer gewissen Selbstverständlichkeit akzeptiert, dass Techniken wie die Eizellen- und Embryonenspende gut „funktionieren" und zur Geburt von Kindern führen; rein medizinisch-wissenschaftlich betrachtet ist das freilich alles andere als eine Selbstverständlichkeit.

Während der Schwangerschaft verzahnen sich der Embryo bzw. Fetus durch den Trophoblasten bzw. die Plazenta zellulär aufs Engste mit den maternalen Geweben. Nach den uns landläufig bekannten Gesetzen der Immunologie ist das eigentlich ein „Unding", und es müsste sehr rasch zu einer Abstoßungsreaktion kommen. Das gilt sowohl für die „normale" Schwangerschaft mit dem „halbfremden" Embryo/Fetus, es gilt ganz besonders für Schwangerschaften mit kompletten fremden Embryonen/Feten wie eben nach Eizellen- und Embryonenspende.

Eine solche Abstoßungsreaktion bleibt – wie bekannt – üblicherweise aus, womit klar ist: Im Rahmen des Nidationsprozesses und während der Schwangerschaft bestehen besondere immunologische Gesetzmäßigkeiten, die von der „üblichen" Funktion des Immunsystems abweichen.

In dem vorliegenden Buch soll versucht werden, diese speziellen immunologischen Mechanismen und Kommunikationsabläufe darzustellen, auch und gerade weil sich unser Immunsystem als ein sehr komplexes Funktionsgebilde zeigt; immerhin ist es – neben dem Zentralnervensystem – das zweite, sich intelligent verhaltende Körpersystem, sofern man Intelligenz durch Lernfähigkeit und Gedächtnis definiert.

Ein weiteres Anliegen des Buches ist die Darstellung von Pathologien, ihren Ursachen und Möglichkeiten der Behandlung. Dies ist umso mehr von Bedeutung, als es ja nicht ausschließlich um den Nidationsprozess geht, sondern auch um den gesamten Schwangerschaftsverlauf bis hin zur Geburt. So sind z. B. Schwangerschaften nach Eizellen- und Embryonenspende mit einem erhöhten Risiko von Präeklampsien, Eklampsien, Retardierungen, Plazentalösungsstörungen usw. behaftet – durchwegs auf der Basis immunologischer Fehlregulationen.

Im Grunde genommen ist die Ausgangsituation atemberaubend: Ein Lebewesen mit ca. 200–300 Zellen, also die (geschlüpfte) Blastozyste, besitzt das Wissen und das Potenzial, das Immunsystem eines anderen, weitaus größeren Lebewesens, also der werdenden Mutter, zu blockieren, zu manipulieren, „umzudrehen" und letztlich für sich arbeiten zu lassen.

Dieses genetisch verankerte Wissen besitzt ein jeder von uns, anderenfalls wären wir nicht auf dieser Welt. Es liegt auf der Hand, dass dieses Wissen auch missbraucht werden kann. Und tatsächlich spricht vieles dafür, dass ein solcher, meist partieller (und chaotischer) „Missbrauch" bei Autoimmunerkrankungen und insbesondere bei der Karzinogenese eine große Rolle spielt. Dem widmet sich das letzte Kapitel, das aufzeigen soll, dass viele der etablierten und sich in Entwicklung befindenden onkologischen Immuntherapien ihre eigentliche physiologische Grundlage in den immunologischen Mechanismen des Implantationsprozesses haben.

Inhaltsverzeichnis

Abkürzungsverzeichnis

°C	Grad Celsius
3´UTR	3´untranslatierte Region („untranslated region“)
Abb.	Abbildung
APC	antigenpräsentierende Zellen
ATM	Ataxia teleangiectatica mutated
BCI	Breast Cancer Index
BET	Brusterhaltende Therapie
BRCA1	Brustkrebs-Gen 1 und 2
BV	bakterielle Vaginose
Bzw.	Beziehungsweise
Calm2	Calmodulin 2
CASP8	Caspase 8
CDH1	Cadherin 1
cDNA	komplementäre DNA
CHK2	Checkpoint-Kinase 2
CISH	chromogene In-situ-Hybridisierung
C_t	Threshold Cycle
CST	*Community State Type*
CTLA-4	„cytotoxic T-lymphocyte-associated protein 4“
DAP-12	„DNAX-activation protein 12“
DCIS	ductales Carcinoma in situ
DEPC	Diethylpyrokarbonat
DMEM	Dulbecco´s Modified Eagle´s Medium
DMSO	Dimethylsulfoxid
DNase	Desoxyribonuklease
dNTP	Desoxynucleotidtriphosphat
EDTA	Ethylendiamintetraessigsäure
EVT	extravillöser Trophoblast
eEVT	endovaskulärer extravillöser Trophoblast
iEVT	Interstitielle extravillöse Trophoblasten

ER	Estrogenrezeptor
FcRγ	„Fc fragment receptor γ“
FCS	fetales Kälberserum
g, mg, ng, µg	Gramm, Milligramm, Nanogramm Mikrogramm
GC	„giant cell“
GM-CSF	„granulocyte macrophage colony-stimulating factor“
Grade, G	histologisches Grading
HELLP	Hemolysis-elevated-liver-enzymes-and-low-platelet-Syndrom
HLA	humanes Leukozyten-Antigen
HMB	*Human Microbiome Project*, humanes Mikrobiomprojekt
HRP	Horseradish-Peroxidase
IDO	Indoleamine-2,3-dioxygenase
iEVT	interstitieller extravillöser Trophoblast
IHC	Immunhistochemie
IL-10	Interleukin 10
ILT2	Ig-like Transkript 2
ILT4	Ig-Like Transkript 4
IM	immunmodulatorisch
INF-γ	Interferon-γ
ITAM	„mmunoreczeptor tyrosin-based activation motifs“
ITIM	„immunorezeptor tyrosin-based inhibition motifs“
IVF	In-vitro-Fertilisation
KIR	Killer-Cell-Immunoglobulin-like Rezeptor
KIR2DL4	Killer-Cell-Immunoglobulin-like Rezeptor 2DL4
KIR3DL1	Killer-Cell-Immunoglobulin-like Rezeptor 3DL1
KIR3DS1	Killer-Cell-Immunoglobulin-like Rezeptor 3DS1
KLRC1	Killer-Cell-Lectin-like Rezeptor C1
Konz.	konzentriert/Konzentrat
LAG-3	„lymphocyte activation gene-3“
LAR	Luminal-Androgen-Rezeptor
LCIS	lobuläres Carcinoma in situ
M	mesenchymal
mM	Millimolar
MDSC	„myeliod-derived suppressor cells“
MHC	„major histocompatibility complex“
mTOR	„mammalian target of rapamycin“
mRNA	Messenger-RNA
miRNA	Micro-RNA
MSL	„mesenchymal stem cell like“
N	Nodalstatus
NK-Zellen	natürliche Killerzellen
NLR	NOD-like Rezeptor

NST	„no special type“
OAZI	Antizym-Inhibitor 1
P53	Protein 53
PAM50	Prosigna
PTEN	Phosphatase-and-Tensin-homolog
PAMP	pathogenassoziierte Molekularstruktur
PD-1	„programmed cell death-1“
PDL-1	„programmed cell death-ligand 1“
PR	Progesteronrezeptor
PRR	spezifischer Strukturerkennungsrezeptor („pattern recognition receptor“)
pT	postoperative Tumorgröße
RPL37A	„ribosomal protein L37A“
SHP-1	„Src homology region 2 domain-containing phosphatase-1“
SNP	„single nucleotid polymorphism“
STK11	Serin/Threonin-Kinase 11
Syk	Spleen-Tyrosin-Kinase
TCR	T-Cell-Rezeptor
TGFb1	„transforming growth factor beta 1“
TIM-3	„T-cell immunoglobulin mucin-3“
TNBC	„triple negative breast cancer“
TNF-β	Tumornekrosefaktor β
TIL	tumorinfiltrierende Lymphozyten
TLR	Toll-like Rezeptor
Treg	regulatorische T-Zelle
uNK	uterine NK-Zelle
uPA/PAI	„urokinase plasminogen activator“
vasc. inv.	peritumorale vaskuläre Invasion
WGS	„whole genome sequencing (Gesamtgenomsequenzierung“
ZAP70	„zeta chain associated protein kinase 70“

Immunologie der Reproduktion im Kontext

1

Wolfgang Würfel

Auf den ersten Blick zielt das Konzept einer Schwangerschaft auf die Lebendgeburt, nachdem das werdende Leben als der Embryo bzw. Fetus im Organismus der werdenden Mutter herangewachsen ist und sich differenziert hat. „Lebendgebären“, dieses Konzept ist nicht nur den Säugetieren vorbehalten (wobei jedoch z. B. das Schnabeltier Eier legt [Ovoparie]), es gibt dieses Konzept in der Natur auch bei verschiedenen anderen Spezies, wie z. B. verschiedenen Haifischarten. Doch während dort die befruchteten Eier im Bauchraum quasi nur ausgebrütet werden und so gut wie kein zellulärer Kontakt zum maternalen Organismus besteht, kommt es bei der Schwangerschaft zu einer engen Verzahnung von embryonalen/fetalen Zellen und maternalem Gewebe; vereinzelt entstehen sogar Fusionszellen. Und betrachtet man den extravillösen Trophoblasten (EVT), so imponiert dieser wie eine metastatische Absiedelung im dezidualen Gewebe der Mutter in spe.

Der Implantationsprozess bzw. die Schwangerschaft gelten traditionell als rätselhaft, zumal morphologisch zwischen der blastozytären/trophoblastären Invasion und der eines Malignoms kaum unterschieden werden kann. Nun ist ein Malignom körpereigenes Gewebe, wenngleich auch mehr oder minder entdifferenziert, doch ein Embryo ist aufgrund der paternalen Anteile definitiv fremd, genetisch und immunologisch; bei einer Eizell- oder Embryonenspende bzw. einer Leihmutterschaft ist das noch einmal ausgeprägter, da hier die 50 %ige „Verwandtschaft“ zwischen der Eizelle und der werdenden Mutter auch entfällt.

W. Würfel (✉)
Gynäkologische Endokrinologie und Reproduktionsmedizin, Kinderwunsch Centrum München MVZ, München, Deutschland
E-Mail: prof.w.wuerfel@ivf-muenchen.de

W. Würfel (Hrsg.), *Reproduktionsimmunologie*,
https://doi.org/10.1007/978-3-662-63907-8_1

Trotz alledem ist die Schwangerschaft ein erfolgreiches Konzept. Und irgendwie stellen sich die Probleme, die bei Organtransplantationen existieren, so nicht bzw. scheinen erfolgreich gelöst zu sein.

Freilich, immunologische Einflüsse und Steuerungsmechanismen spielen auch schon vor der Nidation eines Embryos eine gewichtige Rolle, allein schon die Eizellreifung und damit auch das Zyklusgeschehen sind als Beispiel zu nennen.

1.1 Auf dem Weg zur reifen Eizelle

Das gängige Modell der Follikel- und damit der Eizellreifung ist das 2-Zellen-Modell, also Thekazellen einerseits und Granulosazellen andererseits, und ihre (unterschiedliche) hormonelle Steuerung. Tatsächlich ist es aber mindestens ein 3-Zellen-System, da das Ovar von immunkompetenten Zellen durchsetzt ist; und diese nehmen v. a. über ihre Sekretionsprodukte, also vornehmlich Zytokine, an der Steuerung der Follikelreifung und damit des Zyklusgeschehens teil.

Zu nennen sind die Makrophagen, die einen nicht unwesentlichen Anteil dieser Steuerung ausmachen. Je nachdem, wie sie aktiviert sind (M1 oder M2), nehmen sie einen positiven oder negativen Einfluss auf die Follikelreifung, den Ovulationsprozess und die Funktion des Corpus luteum. Bekannt ist z. B. auch, dass sie beim PCO-Syndrom für ein proinflammatorisches Implantationsmilieu sorgen. Auch die Mastzellen sind von Bedeutung; sie sind z. B. die Quelle der Histaminsynthese und -freisetzung; und Histamin ist ein Hauptmediator des Ovulationsprozesses.

Auch die T- und B-Lymphozyten sind von Belang. Besteht eine proinflammatorischen Aktivierung, so ist mit negativen Einflüssen auf Eizellreifung und Eizellqualität zu rechnen. Hierzu dürfte schon eine chronische Endometritis (inklusive der zugrunde liegenden Keime) ausreichend sein, zumal ja eine Art „Pfortaderkreislauf" zwischen Uterus und Ovar besteht. Aber auch eine aktive Endometriose mit der Synthese und Sekretion proinflammatorischer Zytokine, die das kleine Becken und damit auch das Ovar durchsetzen, nimmt ähnlich negative Einflüsse.

Umgekehrt unterliegen Immunzellen ihrerseits einer hormonellen Steuerung. So reagieren z. B. dendritische Zellen (DC) sensibel auf Progesteron, Estrogene und Glukokortikoide, ja sogar auf hCG (wie übrigens auch die Lymphozyten), und schaffen dann im Normalfall – direkt und indirekt – ein antinflammatorisches (uterines) Milieu.

1.2 Der frühe Präimplantationsembryo muss sich schützen

Um die gesamten Vorgänge/Regulationen/Mechanismen rund um die Implantation besser verstehen und beleuchten zu können, ist es hilfreich, die bekannten Fakten zu bewerten.

Nach der Befruchtung der Eizelle kommt es zunächst zu den Äquatorialteilungen hin zur Morula, welche dann zu kompaktieren beginnt, eine frühe Zölomhöhle formiert und sich zur Blastozyste entwickelt. Danach erfolgt die Expansion der Blastozyste, und erst jetzt beginnt sie zu schlüpfen („Hatching") und nimmt Kontakt mit dem maternalen Endometrium und seinen Zellen auf.

Bis zum Schlüpfen erfolgt die Entwicklung des Präimplantationsembryos also unter dem Schutz der Zona pellucida, was bedeutet, dass diese Entwicklung von außen, also von maternaler Seite aus, nicht erkennbar ist, also alle Entwicklungsstufen wie eine unbefruchtete Eizelle imponieren. Daraus ist der Schluss zu ziehen, dass die Entwicklungsstufen bis hin zur expandierten Blastozyste nicht in der Lage sind, sich insbesondere einer Attacke der immunkompetenten Zellen zu widersetzen. Dies ist erst ab einem gewissen Entwicklungsstadium, also der Blastozyste, möglich, in der bereits vordifferenzierte Zellen bis hin zu frühtrophoblastären existieren. Fazit: Der Präimplantationsembryo muss sich in den ersten Tagen seiner Existenz noch schützen, d. h. verstecken, bis er in der Lage ist, sich in einen Kontakt mit den maternalen Zellsystemen wagen zu können.

1.3 Der Implantationsort muss vorbereitet werden

Spätestens die Blastozyste, möglicherweise auch schon die (kompaktierte) Morula werden an das Endometrium adhärent. Bevor die spätere fixe Position eingenommen wird, erfolgt das „Rolling", also eine Hin- und Herbewegung der Zona-pellucida-Kugel, damit diese so zu liegen kommt, dass die trophoblastären Zellen Richtung Endometrium weisen.

Damit ist der Implantationsort, der üblicherweise im Fundus liegt (bei Mehrgebährenden und nach ART-Behandlungen freilich nicht immer), eindeutig bestimmt. Führt man sich nun vor Augen, dass eine schlüpfende Blastozyste etwa 200–300 Zellen besitzt, die Zahl der immunkompetenten Zellen (v. a. NK-Zellen) zu diesem Zeitpunkt bei 100 Mio. oder mehr liegt, dann wird klar, dass die Blastozyste schon vor ihrem Schlüpfen ihren Implantationsort „vorbereiten" muss. Das kann naturgemäß nur über soluble Substanzen erfolgen, Substanzen, die zudem von ihrer molekularen Struktur noch in der Lage sind, die (ausgedünnte) Zona zu passieren, also nicht zu groß sind.

Es ist mittlerweile gut dokumentiert, dass hier die nicht-klassischen HLA-Gruppen (Klasse Ib) wie HLA-E, aber insbesondere HLA-G und HLA-F eine zentrale Rolle spielen; vermutlich gibt es noch weitere, die bislang als Pseudogene firmierten, wie z. B. HLA-J (Klasse Iw). HLA-J ist eine lösliche HLA-Form, beim HLA-G gibt es 3 (möglicherweise sogar 4) soluble Isoformen; HLA-G5-7(8), und beim HLA-F 3 zudem eine Antisense-Form (hier wird die DNA quasi umgekehrt gelesen), auch als OC-Form („open conformer") bezeichnet.

Alle diese solublen Formen sind nicht all zu groß und damit offensichtlich in der Lage, die Zona zu durchwandern, am besten belegt beim HLA-G. Alle diese Formen zielen auf eine Herabsetzung der Aktivität immunkompetenter Zellen, insbesondere der NK-Zellen.

An dieser Stelle ist anzumerken, dass bei ART-Behandlungen die Kultur der Präimplantationsembryonen meistens in großen Volumina erfolgt (Ausnahme: Embryoskop und ähnliche Inkubationskonzepte), mithin also nicht die Konzentrationen entstehen wie bei der adhärenten Blastozyste.

1.4 Das vorbereitete Endometrium

Beim Menschen gibt es, anders als bei praktisch allen Säugetierspezies, kein Implantationsfenster („window of implantation"; WoW). Wäre dem so, dann gäbe es keine extrauterinen Implantationen wie z. B. im Eileiter oder – sehr selten – im freien Bauchraum oder auf der Leber. Was es aber gibt, das ist ein priviligierter Zeitraum für die Implantation, im Wesentlichen charakterisiert durch Hoch- und Niederregulation verschiedenster Gene, v. a. unter dem Einfluss von Progesteron.

In diesen Zeitraum fällt auch eine hochkonzentrierte Ansammlung von immunkompetenten Zellen, v. a. der uterinen NK-Zellen (uNK; CD56 ^{bright}). Daneben gibt es noch weitere nachzuweisende NK-Zell-Entitäten, v. a. die peripheren NK-Zellen (pNK; CD56 ^{dim}).

An dieser Stelle ist darauf hinzuweisen, dass das Endometrium ein hochkompetentes immunologisches Organ darstellt. Verwunderlich ist das nicht, da alle Körperpforten immunologisch abgesichert sind. Berücksichtigt man nun, dass zwischen Vagina und Uteruscavum nur der Zervikalkanal mit 4–5 cm Länge liegt, so überrascht es nicht, dass sich im Endometrium, v. a. dem frühlutealen, de facto alle wesentlichen Zellen der Immunabwehr nachweisen lassen, z. T. in hohen Konzentrationen: dendritische Zellen (DC), B- und T-Lymphozyten, regulatorischen B- und T-Zellen bis hin zu Makrophagen und NK-Zellen. Zudem finden sich im Endometrium verschiedene Stammzellen bzw. Subtypen, u. a. auch hämatopoetische. Es gibt sogar Hinweise, dass diese dort auch generiert werden (!).

Die zahlenmäßig größte Population stellen freilich während des Nidationszeitraumes die NK-Zellen dar, und hier wiederum die uNK-Zellen. Die uNK-Zellen wurden von ihrem Erstbeschreiber Hamperl als Körnchenzellen bezeichnet, und zwar aufgrund ihrer zahlreichen zytoplasmatischen Granula – daher heutzutage die Bezeichnung „LGL" („large granular leucocytes"). Sie enthalten eine Fülle von Zytokinen und Wachstumsfaktoren, sind dafür aber nur sehr wenig zytotoxisch, anders die pNK-Zellen, die stark zytotoxisch sind, aber so gut wie über keine exkretorischen Zytokine und Wachstumsfaktoren synthetisieren. Bei ihnen ist zudem zu berücksichtigen, dass sie als Zellen der unspezifischen Immunabwehr stark auf die Vernichtung veränderter Zellen fokussiert sind, also z. B. auf maligne Zellen und solche, die durch Viren und intrazellulär vorkommende Erreger wie Chlamydien, Mykoplasmen und Ureaplasmen infiziert sind.

1.5 Die versteckte Fremdidentität des Embryos

Nach der Vorbereitung des Implantationsortes dringt die invadierende Blastozyste, genauer: der Trophoblast, in das Endometrium, also die Dezidua vor. Gegen eine Attacke des Immunsystems schützen ihn weiterhin die solublen HLA-Gruppen Ib und Iw. Für diese solublen HLA-Isoformen ist dabei gut belegt, dass sie immunkompetente Zellen wie z. B. Lymphozyten in ihrer Funktion nicht nur hemmen, sondern sogar „infizieren", also „umdrehen" können, sodass diese fortan mit ihrer Zytokinsynthese der Schwangerschaft zuarbeiten. Damit ist allein schon HLA-G in der Lage, die Ausbalancierung der spezifischen Immunabwehr, also der T- und B-Lymphozyten, zu beeinflussen, und zwar hin zu einer Akzentuierung der B-Zell-Antwort (TH2-Antwort) und damit einer relativen Abnahme der proinflammatorischen TH1-Antwort (T-Lymphozyten).

Vor Ort sind es die membranständigen Isoformen wie z. B. HLA-G1-4, die für eine lokale Hemmung der Immunabwehr sorgen. Eine hohe Expression dieser membranständigen Gruppen findet man an der Invasionsfront des Synzytiotrophoblasten (SST) und des sich quasi metastatisch absiedelnden extravillösen Trophoblasten (EVT).

An der Invasionsfront bleibt die eigentliche, also genuine HLA-Signatur des Embryos, also Klasse I (HLA-A bis -C) und Klasse II (HLA-DQ bis -DR) samt Untergruppen im Wesentlichen verborgen. Diese Signatur existiert auf so gut wie allen kernhaltigen Zellen, identifiziert uns als Zellklon und wird von unserem Immunsystem „gekannt" (sog. „Missing-self-Hypothese"). Damit ist unser Immunsystem in der Lage, zwischen eigen und fremd zu unterscheiden.

Das HLA-System ist das dominierende Identifikations- und Kommunikationssystem unseres Organismus. 2 der 3 Hauptgruppen des MHC (majorer Histokompatibilitätskomplex) bestehen ausschließlich aus den verschiedenen HLA-Gruppen/-familien/-genen, und auch in der Hauptgruppe III finden sich noch Repräsentanten des HLA-Systems, wie z. B. MIC A oder MIC B. Neben dem HLA-System gibt es noch weitere, eher untergeordnete bzw. sehr spezielle Kommunikationssysteme wie z. B. die minoren Histokompatibilitäts-Antigene (MiHA) oder Checkpoint-Antigene/-Rezeptoren wie das PD1/PDL-1-System zur Regulation der T-Zell-Aktivität; letzteres wird u. a. auch an der Invasionsfront exprimiert.

Seine fremde, genuine HLA-Signatur zeigt der Embryo dem maternalen Immunsystem also so gut wie nicht bzw. nur sehr „vorsichtig", indem sie unter dem Schutz von HLA-E gezeigt wird. Dennoch gilt die Invasionsfront für das maternale Immunsystem im Wesentlichen „unidentifiziert". Allein schon deshalb freilich muss er sich an der Invasionsfront gut schützen, da alle unidentifizierten Zellen ein Ziel der unspezifischen Immunabwehr (also der NK-Zellen) sind und alle als falsch bzw. fremd identifizierten ein Ziel der spezifischen Immunabwehr (B- und T-Lymphozyten).

Da die nicht-klassischen HLA-Gruppen Ib und Iw wenig bis gar nicht variabel sind (bei HLA-J gibt es nicht einmal Isoformen), ist die Signatur an der Invasionsfront bei allen Schwangerschaften ziemlich gleich, unabhängig davon, welcher Embryo sich hinter dem Trophoblasten entwickelt; und das könnte ja auch ein völlig fremder sein, wie eben bei der Eizell-/ Embryonenspende oder der Leihmutterschaft. Damit setzt das Austragen einer Schwangerschaft keine verwandtschaftlichen Beziehungen zwischen Embryo/Fetus und der schwangeren Frau voraus.

1.6 Das instrumentalisierte maternale Immunsystem

So sehr die Invasion eines Trophoblasten, also die Nidation eines Embryos, primär auf die lokale Immunsuppression und das „Verstecken" der Fremdidentität ausgerichtet ist, so wenig erfasst dieser Vorgang das eigentliche Grundprinzip der Schwangerschaft. Es wäre von einem evolutionären Standpunkt aus betrachtet auch völlig abwegig, zunächst mit großem Aufwand die Zeugung und die Anfänge des neuen Lebens zu inkorporieren, also in einen erwachsenen Organismus zu verlagern, wonach dieser erwachsene Organismus sofort alles unternimmt, um dieser Inkorporation entgegenzuwirken. Zudem ist das Konzept Schwangerschaft für beide, also sowohl den Embryo/Fetus als auch die werdende Mutter, ausgesprochen komplikationsträchtig und im Einzelfall auch lebensgefährlich, sodass sich sofort die Frage stellt, worin der Nutzen und die Vorteile bestehen, zumal es ja auch viel einfacher ginge, vgl. die eingangs erwähnte Ovoparie („Eierlegen"); dieses Konzept ist bei der Fortpflanzung das in der Natur am meisten verbreitete, und es gibt dieses Prinzip – wie ebenfalls schon erwähnt – sogar bei Säugetieren (vgl. Schnabeltier).

Nun ist von der In-vitro-Fertilisation (IVF) bekannt, dass humane Präimplantionsembryonen ausgesprochen entwicklungsschwach sind; das gilt auch für die meisten Säugetierembryonen. Dementsprechend ist bei ART-Kulturen ein enormer Aufwand zu betreiben, und dennoch entwickeln sich nicht alle fertilisierten Oozyten bis zum Tag 5, also zur Blastozyste, eher ein kleinerer Teil. Und auch wenn die Entwicklungen in vitro nicht in allen Rahmenbedingungen mit in vivo zu vergleichen sind, so ist auch bei Embryonen, die intrakorporal gezeugt werden, davon auszugehen, dass sie entwicklungsschwach und keine „Selbstläufer" sind. Bei der Ovoparie müssten sie das aber sein.

Vor diesem Hintergrund wird klar, worauf Schwangerschaft abzielt: eine maximale Unterstützung des werdenden Lebens vom Zeitpunkt der Zeugung an. Insofern werden alle erdenklichen Systeme mobilisiert: Die Körpertemperatur wird gleich gehalten bzw. in der Lutealphase noch erhöht (besserer Ablauf biochemischer Prozesse), es wird für eine adäquate Sauerstoff- und Nährstoffversorgung gesorgt, alle erdenkliche hormonellen Systeme/Achsen (z. B. Corpus luteum) werden mobilisiert/instrumentalisiert usw. Das freilich kann nur bei einer engen zellulären Verzahnung umgesetzt werden und gelingen.

Ein wesentlicher Punkt ist aber noch unberücksichtigt: Das sind die dringend erforderlichen und nachhaltigen Wachstumsimpulse, einerseits für den Zellklon Embryo und andererseits und insbesondere den Trophoblasten, der ja, wie auch später die Plazenta, Dreh- und Angelpunkt der embryofetalen Versorgung ist.

Die hierfür erforderlichen Wachstumsfaktoren/Zytokine kommen einerseits vom dezidualisierten Endometrium und andererseits v. a. von den uterinen NK-Zellen. Das ist nur im eingeschränkten Maße ein Automatismus. Ähnlich wie hCG, das übrigens in 5 verschiedenen Isoformen vorliegt und das der Embryo synthetisiert, um das Corpus luteum zu aktivieren, ist es das paternale HLA-C, das verwendet wird, um vermittels Aktivierung der aktivierenden (!) KI-Rezeptoren die uNK-Zellen zu veranlassen, die vorsynthetisierten Wachstumsfaktoren/Zytokine freizusetzen.

Insofern stellt HLA-C die Ausnahme an der Invasionsfront dar. Es ist tatsächlich die einzige HLA-Gruppe der fremden HLA-Signatur des Embryos, die an der Invasionsfront exprimiert wird. Und anders als z. B. HLA-G zielt es eben nicht auf die hemmenden Rezeptoren der KI-Familie (L-Rezeptoren, da lange [„long"] intrazytoplasmatische Domäne), sondern ausschließlich auf die aktivierenden S-Rezeptoren (S für „short": kurze intrazytoplasmatische Domäne). Und so instrumentalisiert der Embryo Gewebe und (Immun-)Zellen der werdenden Mutter, um diese für sich und sein Wachstum arbeiten zu lassen. An dieser Stelle sollte nicht unerwähnt bleiben, dass im Falle einer Schwangerschaft nach Eizell- und Embryonenspende bzw. bei einer Leihmutterschaft nicht nur das paternale HLA-C fremd ist, sondern ein „doppelt fremdes" HLA-C vorliegt, was unweigerlich dazu führen muss, dass die durch HLA-C vermittelte Aktivierung noch effektiver abläuft und den primären Nidationsprozess begünstigt.

1.7 Die weitere Steuerung der Schwangerschaft

Am Anfang der Schwangerschaft und auch weiterhin im 1. Trimenon sind es die NK-Zellen, die die Steuerung des weiteren Verlaufes dominieren. Dementsprechend stellen sie auch die Hauptpopulation der immunkompetenten Zellen.

Eine weitere wichtige Zellpopulation sind die bereits erwähnten Makrophagen, die zwar in der Lutealphase nur in geringen Konzentrationen nachzuweisen sind, im Falle einer Schwangerschaft aber sehr schnell in der basalen Dezidua erscheinen. Man geht derzeit davon aus, dass sie den Invasionsprozess Richtung Myometrium begrenzen. Kommt es hier zu einer Unterfunktion, so nimmt die Wahrscheinlichkeit einer Plazenta accreta oder percreta deutlich zu. Auch im Narbengewebe sowie den Tuben finden sie sich kaum, sodass es bei dortigen Nidationen gern zu einem sehr invasiven Ein- und Durchwachsen in das umliegende Gewebe kommen kann.

Zellen der spezifischen Immunabwehr wie T- und B-Lymphozyten finden sich im lutealen Endometrium sowie im 1. Trimenon kaum. Das dürfte damit zusammenhängen, dass die Funktion der spezifischen Immunabwehr eben sehr spezifisch ist, also ein komplizierter Sensibilisierungsprozess zu durchlaufen ist, an dessen Anfang antigenpräsentierende Zellen (APC) wie z. B. dendritische Zellen (DC) stehen. Zudem ist davon auszugehen, dass am Anfang der Schwangerschaft ja auch keinerlei Kontakt mit der Fremdantigenität des Embryos besteht.

Das ändert sich freilich mit dem weiteren Schwangerschaftsverlauf. Zum einen ist es das HLA-E (Klasse Ib), das Teile der embryonalen Fremdantigenität zu präsentieren beginnt, zum anderen ist es das zunehmende Ausschwemmen embryonaler/fetaler Zellen, auch von Immunzellen, in den maternalen Organismus. Dieses Phänomen bezeichnet man als Mikrochimärismus (MC); es ist weiter unten noch genauer dargestellt.

Vor diesem Hintergrund kommt es zusehends zu einer Sensibilisierung der spezifischen Immunabwehr mit der Bildung von regulatorischen T-Zellen (Treg) und auch regulatorischen B-Zellen (Breg). Diese werden heutzutage als essenziell dafür angesehen, dass das adaptive Immunsystem in der Schwangerschaft die Plazenta und damit den Fetus nicht attackiert.

Und so geht die Steuerung der Schwangerschaft nach und nach weg von den NK-Zellen hin zu den Zellen der spezifischen Immunabwehr. Dieser Übergang findet im 2. Trimenon statt.

Damit ändert sich freilich auch die Reaktionslage des maternalen Organismus. NK-Zellen agieren zytotoxisch (v. a. die pNK-Zellen), vernichten andere Zellen also direkt, ohne dass hierbei eine typische Entzündungsreaktion entsteht. Lymphozyten hingegen induzieren ggf. die typischen Entzündungsreaktionen, u. a. auf Basis entzündliche Zytokine bzw. über die typische Entzündungskaskade unter Einbeziehung der Prostaglandine. Kommt es nun zu einer Reaktion des Immunsystems gegen die Schwangerschaft – aus welchen Gründen auch immer -, dann wird das im 1. bis zum Anfang des 2. Trimenons so erfolgen, dass der Trophoblast in seiner Substanz reduziert und damit in seiner Funktion eingeschränkt wird, u. a. erkennbar an einem sich verzögernden Wachstums des Embryos. Mit dem 2. bis ins 3. Trimenon dominieren demgegenüber entzündliche Reaktionen mit Entzündungszeichen, ggf. Fieber und z. B. dem Andauen der Eihäute bis hin zu vorzeitigen Blasensprüngen, dazu auch prostaglandinvermittelte Kontraktionen.

Bemerkenswert ist, dass die Expression der HLA-Gruppen Ib und Iw sich den geänderten Verhältnissen anpasst. Dominiert anfänglich die Expression von HLA-G und HLA-E, so nimmt diese mit dem 2. Trimenon ab und diejenige von HLA-F nach und nach zu. HLA-F zielt v. a. auf die Lymphozyten und hier auf die hemmenden Rezeptoren der LIL-Familie („lymphocyte-immunoglobulin-like receptors“) insbesondere auf LILRB-1 und LILRB-2 (B steht für „blocking“).

1.8 Auswirkungen auf den maternalen Organismus

Sowohl die solublen HLA-Gruppen Ib und Iw wie auch die sezernierten Wachstumsfaktoren und Zytokine wirken nicht nur vor Ort, sondern schwemmen in den Gesamtorganismus aus.

Lösliche HLA-Gruppen wirken – wie schon erwähnt – auch auf andere immunkompetente Zellen, wie z. B. Lymphozyten, Makrophagen und Mastzellen (so von Paul Ehrlich bezeichnet, weil mit Granula „gemästet"), und ändern damit ihre Funktionsweise. Bei einer intakten Schwangerschaft führt das nicht nur dazu, dass die TH2-Antwort des spezifischen Immunsystems (B-Lymphozyten) zu dominieren beginnt, sondern auch zu anderen wichtigen Effekten wie z. B. der Öffnung der Spiralarterien.

Bereits an dieser Stelle ist darauf hinzuweisen, dass eine inadäquate „Auspendelung" des Immunsystems mit einer dominierenden TH-1-Anwort, also einer überwiegenden T-Zell-Aktivierung, proinflammatorischen Makrophagen (M1), einer erhöhten Zytotoxizität der NK-Zellen und einer geänderten Zytokinfreisetzung durch Mastzellen (u. a. zu hohe Histaminkonzentrationen) usw. Fehlgeburten und Schwangerschaftspathologien wie z. B. Präeklampsien nachhaltig begünstigt.

Es sind also nicht nur die HLA-Gruppen, Checkpointsysteme und evtl. noch weitere Systeme, die das Immunsystem „umorientieren", sondern auch verschiedene der sezernierten Wachstumsfaktoren/Zytokine, die hier eine Rolle spielen. Allerdings zielen diese nicht nur auf die eben skizzierte Funktionslage des (spezifischen) Immunsystems, sondern induzieren darüber hinausgehend auch noch Eigenwirkungen. So führen z. B. verschiedene koloniestimulierende Faktoren (CSF) wie z. B. der G-CSF (Granulozyten-CSF) neben der für die Schwangerschaft typischen (neutrophilen) Leukozytose auch zu Effekten wie z. B. einer beschleunigten Wundheilung. Auch der GDF-15 aus der Familie der „growth differentiation factors") ist hier neuerdings zu nennen, zumal seine Überexpression in der Onkologie zunehmende Bedeutung besitzt (schlechte Prognose aufgrund seiner stark immunsuppressiven Wirkungen).

Wie dargestellt, sind die Quellen der Wachstumsfaktoren und Zytokine anfänglich die Dezidua und die uterinen NK-Zellen. Mit zunehmender Ausreifung des Trophoblasten geht die Synthese auf diesen über, genauso wie die Synthese der Hormone wie z. B. des Progesterons. Dementsprechend erreicht ja das hCG um die 9. Schwangerschaftswoche ein Plateau und fällt danach ab, das Corpus luteum „verblüht", der Trophoblast wird autark. Diese Autarkie betrifft viele andere Syntheseleistungen und eben auch die der Wachstumsfaktoren und Zytokine, weswegen die Bedeutung der NK-Zellen nun auch sukzessive geringer wird, die „Ammenfunktion" des mütterlichen Hormon- und Immunsystem verliert an Bedeutung. Dabei darf allerdings nicht vergessen werden, dass die Zellmasse der werdenden Plazenta weiterhin im Zunehmen begriffen ist, weswegen nach der Autarkie des Trophoblasten und dem Verschwinden der „Ammenfunktion" die genannten Effekte auf den maternalen Organismus auch weiter zunehmen.

Insgesamt bedeutet dies, dass nach der initialen Immunsuppression, die zudem hauptsächlich vor Ort, also intrauterin und lokal, von Bedeutung ist, der maternale Organismus sehr schnell einerseits eine andere Ausbalancierung des Immunsystems erfährt (TH1-TH2-Shift) und andererseits eine Reihe von verschiedenen, sehr nachhaltigen Wachstumsimpulsen. Dies führt zu einer veränderten, dann aber verstärkten Immunkompetenz bzw. zu einer Erhöhung der gesamten Vitalität. Hierzu trägt auch noch sehr nachhaltig der (physiologische) Mikrochimärismus bei.

Alle diese Prozesse sind im Sinne des Gelingens der Fortpflanzung im Grunde genommen sehr logisch, da gerade beim Konzept der Schwangerschaft es wesentlich darauf ankommt, dass die Trägerin des heranwachsenden neuen Lebens, also die Mutter ins spe, möglichst gesund durch die Schwangerschaft und danach auch vital aus dieser herauskommt.

1.9 Der Mikrochimärismus (MC)

Unter einer Chimäre versteht man ein Lebewesen mit mehr als einer Zelllinie. Dominiert dabei eine Zelllinie sehr stark und ist die andere nur sehr gering vertreten, dann spricht man von einer Mikrochimäre.

Da es in der Schwangerschaft regelhaft zu einem Übertritt embryonaler/fetaler Zellen auf die Mutter in spe kommt, wird jede Frau in und durch die Schwangerschaft zu einer Mikrochimäre (embryonaler oder fetaler Mikrochimärismus; fMC). Bekannt ist auch, dass es gelegentlich zu einem Übertritt maternaler Zellen auf den Fetus kommen kann, was dann als maternaler Mikrochimärismus (mMC) bezeichnet wird.

Dass es nun nicht „die" embryonalen Zellen gibt, sondern sehr verschiedene, macht eine differenziertere Betrachtung notwendig.

Embryonale/fetale Zellen können sein:

- trophoblastäre Zellen,
- embryonale/fetale Stammzellen (ES/FS),
- embryonale/fetale Organzellen, auch Immunzellen.

Allerdings treten nicht nur Zellen über, es können auch Mikropartikel wie z. B. Exosomen, microRNA und auch zellfreie DNA sein. Deren Bestimmung wird mittlerweile bei der nicht-invasiven Pränataldiagnostik (NIPD) genutzt.

1.9.1 Folgen des Mikrochimärsimus

Der Invasionsvorgang ist gerade am Anfang der Schwangerschaft am aggressivsten, SST und EVT sind – auch aufgrund der hormonellen Stimulation – hoch teilungsaktiv, was bedeutet, dass gerade diese Zellen initial und im Laufe des 1. Trimenons in vergleichsweise hohen Konzentrationen auf den maternalen Organismus übertreten. Da diese Zellen aber – mit Ausnahme von HLA-C – nur die immunsuppressiven HLA-Klassen Ib und Iw sowie noch andere immunsuppressive Entitäten wie z. B. PDL-1 zeigen, sind sie gegen einen Angriff der maternalen Immunabwehr sehr gut geschützt.

Dasselbe gilt für die embryonalen/fetalen Stammzellen. Bislang ist nicht ganz klar, ob sie durch weitere Gruppen, z. B. aus der Klasse Iw, eventuell noch besser geschützt sind als trophoblastäre. Auf alle Fälle unterbleibt eine signifikante Immunantwort von maternaler Seite, sodass sie sich frei bewegen können. Sie siedeln sich dabei zumeist in epithelialen Organen an, bevorzugt im Zentralnervensystem und den Ovarien. Es ist nicht ganz klar, wie lange sie persistieren können, vermutet wird, dass das lebenslang der Fall ist. Hierin besteht einer der Unterschiede zu den trophoblastären Zellen, deren Lebenszeit die der plazentaren Zellen im Allgemeinen nicht überschreiten dürfte, also ein paar Monate bis höchstens ca. 9 Monate.

Die Bedeutung dieser Art „Jungbrunnen" ist bislang nicht klar. Bekannt ist, dass diese Stammzellen während der Schwangerschaft in der Lage sind, „Organreparaturen" wie z. B. am Herzen durchzuführen. Bekannt ist auch, dass Frauen, die geboren haben, ein höhere Lebenserwartung aufweisen und später in die Menopause kommen als kinderlose Frauen. Zu berücksichtigen ist zudem, dass Stammzellen aus einer ersten Schwangerschaft in Folgeschwangerschaften weitergegeben werden können, also jeder Zweit- oder Nachfolgegeborene an sich schon eine Mikrochimäre ist. Oder ist es eigentlich jeder Mensch? Ist das ein Mechanismus der adaptiven genetischen Anpassung?

Gänzlich anders ist die Situation bei den embryonalen/fetalen Organ- bzw. Immunzellen. Sie tragen definitiv die fremde HLA-Signatur des Embryos/Fetus. Vermutlich auf der Basis von sog. Homing-Faktoren siedeln sie sich bevorzugt in den entsprechenden maternalen Geweben an, also thyreoidale Zellen in der Schilddrüse usw.

Wie der maternale Organismus mit den definitiv fremden Zellen umgeht, ist bislang nicht völlig geklärt. Tatsache ist, dass bei den meisten Schwangerschaften etwa zwischen der 15. und 18. SSW sogenannte antipaternale Antikörper nachzuweisen sind. Sie richten sich gegen die HLA-Fremdheit des Embryos/Fetus, üblicherweise vom werdenden Vater stammend; bei Schwangerschaften nach Eizell- oder Embryonenspende wären sie „antiparental", also auch gegen die HLA-Fremdheit der Spenderin bzw. der Frau gerichtet, von der (zusammen mit ihrem Mann) der Embryo stammt.

Über die Bedeutung dieser Antikörper ist viel spekuliert worden. Auf alle Fälle sind sie Ausdruck eines immunologischen Gedächtnisses mit der Generierung von Gedächtniszellen („memory cells"); mittlerweile weiß man, dass es solche Gedächtniszellen auch auf NK-Ebene gibt. Bekannt ist von diesem immunologischen Gedächtnis, dass es sich begünstigend auf eine erneute Implantation auswirkt („Es ist umso leichter, schwanger zu werden, je häufiger frau geboren hat").

Was nun die physiologische Funktion der eigentlichen antipaternalen Antikörper anbelangt, so ist es wahrscheinlich, dass sie dem Influx der fremden Organzellen entgegenwirken. Bestehen sie nicht, wie z. B. bei jeder ersten Schwangerschaft, oder bilden sie sich – aus welchen Gründen auch immer – nicht aus, dann ist z. B. das Risiko für HELLP-Syndrome erhöht. Und diese gelten in der überwiegenden Literatur als eine Graft-versus-Host-Reaktion, also eine pathologische Situation, bei der die fremden embryonalen/fetalen Zellen den maternalen Organismus quasi „überrennen".

Bei einer ersten Schwangerschaft liegen diese Antikörper nicht vor, sie würden sich erst langsam und während des 2. Trimenons bilden. Damit können die fremden Organzellen des Embryos einigermaßen ungehindert zirkulieren. Es steht zu vermuten, dass dies eine der Hauptursachen der Emesis/Hyperemesis gravidarum ist. Denn diese ist gerade am häufigsten in einer ersten Schwangerschaft, bei Mehrlingsanlagen und insbesondere auch bei einem aggressiven Einnistungsverhalten mit hohen hCG-Werten. Eine aggressives Implantationsverhalten per se reduziert freilich in nachvollziehbarer Weise die Wahrscheinlichkeit eines Abortgeschehens, was für Emesis/Hyperemesis gut beschrieben ist und der alten Hebammenweisheit entspricht: „Speiberl sind Bleiberl".

In Folgeschwangerschaften und wenn bereits antipaternale Antikörper vorliegen, nimmt die Häufigkeit von Emesis/Hyperemesis gravidarum deutlich ab und dürfte sich damit nur noch auf Embryonen mit einer ausgeprägt aggressiven Implantation beschränken.

Sind die bislang dargestellten Immunreaktionen am ehesten als physiologisch zu beschreiben, so gibt es demgegenüber auch pathologische Reaktionen. Man könnte sie als eine Überreaktion des maternalen Immunsystems charakterisieren.

Hier sind an erster Stelle die durch den MC ausgelösten Autoimmunerkrankungen zu nennen. Ihnen allen ist gemeinsam, dass sie sklerosierend sind. Das deutet darauf hin, dass ihnen eine inflammatorische Attacke (des maternalen) Immunsystems zugrunde liegt. Am häufigsten ist die Hashimoto-Thyreoidits. Für viele weitere Autoimmunerkrankungen ist belegt, dass der MC an der Pathogenese mitbeteiligt ist, so z. B. auch bei der Multiplen Sklerose. Bislang ist nicht geklärt, warum es im Einzelfall zu pathologischen Entwicklungen kommt. Auffallend ist freilich, dass man sehr häufig einen Y-MC findet, also embryonale/fetale Zellen maskuliner Herkunft.

Tatsächlich ist die gegengeschlechtliche Schwangerschaft die immunologisch problematischere. Das dürfte damit zu tun haben, dass auf dem Y-Chromosom verschieden Proteine kodiert sind, die dem weiblichen Geschlecht unbekannt sind. Geradezu schon klassisch ist die Bildung von Antikörpern gegen den HY-Genkomplex (er zählt zu den MiHAs) in einer Schwangerschaft mit einem Jungen, mit der Folge, dass danach nur noch Mädchen geboren werden können. Und tatsächlich ist in einer gegengeschlechtlichen Schwangerschaft die Expression der Klasse Ib-HLAs höher als in einer Schwangerschaft mit einem Mädchen.

Es ist davon auszugehen, dass sich (Über-)Reaktionen des Immunsystems nicht nur gegen in Organen abgesiedelte embryonale/fetale Zellen richten, sondern auch gegen den Ort ihrer Herkunft, also die Plazenta. Wenn dem so ist, dann führt dies unweigerlich dazu, dass es – in Kombination mit Auslösung der Gerinnungskaskade – vor Ort zu einer zunehmenden Rarifizierung des Gefäßbettes kommt. Die dadurch entstehende Verschlechterung der Perfusion führt entweder zu einer adaptiven Retardierung des fetalen Wachstums und/oder zu dem Versuch, durch Erhöhung des Blutdruckes gegenzusteuern. Damit wäre der Weg zur Präeklampsie gebahnt.

Eine weitere pathologische Reaktion dabei wäre die Bildung von antitrophoblastären Antikörpern (AT-AK). Treten sie auf, ist in Folgeschwangerschaften mit einem erhöhten Abort- bzw. Komplikationsrisiko zu rechnen.

Diese pathologischen Reaktionen nehmen in ihrer Wahrscheinlichkeit zu, wenn die Fremdantigenität der ausgeschwemmten Zellen quantitativ oder qualitativ hoch ist. Quantitativ ist das bei Mehrlingsschwangerschaften der Fall, qualitativ bei

Schwangerschaften nach Eizell- oder Embryonenspende, wo erschwerend noch hinzukommt, dass diese zumeist Erstschwangerschaften auch noch in ein höheres Lebensalter fallen. Bei der Leihmutterschaft wäre das auch so erwarten, doch hier besteht ein wesentlicher Unterschied: Leihmütter haben schon mehrere unkomplizierte Schwangerschaften und Geburten hinter sich, besitzen also ein „geschultes" und nicht zu Pathologien neigendes Immunsystem und sind zudem jünger.

1.10 Das schlecht vorbereitete Nidationsbett

Wer die Kulturtechniken von ART-Behandlungen kennt, der weiß, wie sorgfältig auf Sterilität geachtet wird und was man schon mit der Eizellentnahme alles unternimmt, um bakterielle Kontaminationen jeglicher Art zu vermeiden. Das gilt auch noch beim Embryotransfer, doch danach?

Bislang war man der Meinung, dass das Endometrium physiologischerweise steril sei. Und tatsächlich ist es – abgesehen von klinisch manifesten Endometritiden – so, dass ein Endometriumabstrich nach Bebrütung kein Keimwachstum zeigt. Führt man jedoch diese Untersuchungen mit molekularbiologischen Methoden wie NGS („next generation sequencing"), WGS („whole genome sequencing") oder PCR (Polymerasekettenreaktion) durch, dann zeigt sich ein anders Bild. Regelhaft lassen sich Keime nachweisen. Als physiologisch ist mittlerweile die Besiedelung mit bestimmten Laktobazillenspezies erkannt worden, so wie dies auch für die Scheidenflora gilt. Im Einzelfall kann diese Normalität freilich durchbrochen sein, es finden sich z. B. Streptokokken, Gardnerellen, Atopobium usw., und das z. T. in hohen Prozentsätzen; auch Pilzbesiedelungen sind beschrieben.

Überträgt man dieses Szenario auf die Durchführung eines Embryotransfers mit z. B. einer Blastozyste, so bedeutet dies, dass sich diese nach 5 Tagen einer sterilen Kultur schlagartig in einem mikrobiellen Umfeld befindet, in dem ggf. pathogene Keime oder sogar Pilze siedeln.

Das Wissen um diese bakteriellen Netzwerke, kurz als Mikrobiom bezeichnet, und ihre (weitreichenden?) Bedeutungen steckt noch in den Anfängen, und doch zeigen erste Studien, welche Bedeutung sie für den Implantationsvorgang haben können. Und so wie es derzeit aussieht, geht es nicht nur um die oberflächlichen Keimnetzwerke, problematisch sind auch v. a. intrazellulär existierende Erreger wie Mykoplasmen, Ureaplasmen und insbesondere Chlamydien. Letztere sind v. a. deswegen problematisch, weil sie nach einer nicht erkannten und damit nicht behandelten Erstinfektion als Retikularkörperchen „überwintern" und damit zu einer chronisch rezidivierenden Infektion werden können. Hinzu kommt, dass mittlerweile auch endometriale Infektionen mit Viren beschrieben sind („Virom"), wie z. B. dem HHV6a+b. Weitgehend ungeklärt ist derzeit noch die Bedeutung von Pilzsporen bzw. Mykosen.

Immunologisch wird von unseren Körperorganen, wie z. B. der Haut, dem Darm, dem Mund-Nasen-Rachen-Raum, eine gewisse Konzentration von Keimen sowie deren

Einbindung in gegenseitige Keimnetzwerke toleriert – sozusagen eine quantitative und qualitative Toleranz. Wird dabei eine gewisse Schwelle überschritten, quantitativ und/ oder qualitativ, kommt es zu entzündlichen Gegenreaktionen.

Die Induktion einer chronischen Endometritis (CE) ist mittlerweile anhand des Nachweises von CD138-positiven Plasmazellen gut belegt. Und gut belegt ist auch deren Bedeutung für die Auslösung von Aborten, in Sonderheit von wiederholten Spontanaborten (RSA). Im Falle von intrazellulären Veränderungen, ausgelöst durch Viren oder Chlamydien usw., kommt es zudem zu einem Anstieg der NK-Toxizität, was die Implantationsbedingungen nochmals verschlechtert.

Eine entzündliche Aktivierung des Immunsystems muss freilich nicht immer vor Ort, also im Endometrium/Uteruscavum erfolgen. Eine solche Aktivierung (Akzentuierung der TH1-Immunantwort) ist auch extragenital möglich, z. B. durch eine Parodontitis, ein Abszessgeschehen. Das gilt auch für die NK-Toxizität, deren Erhöhung durchaus peripher hervorgerufen werden kann (z. B. durch eine chronische EBV-Infektion oder eine aktive HPV-Infektion [PAP!]). Insofern können extragenitale Trigger auf dem „Umweg" über das Immunsystem zu einer Verschlechterung der Implantationsbedingungen führen. Die alte Hebammenweisheit, wonach ein eitriger Zahn ein Kind kostet, scheint also durchaus ihre Bedeutung zu haben.

Extragenitale Trigger können auch Autoimmunerkrankungen sein, unabhängig davon, ob sie durch den MC ausgelöst wurden oder nicht. Entscheidend ist wohl die Aktivität der Erkrankung und dass sie zu einer entzündlichen Aktivierung des Immunsystems führt (TH1-Shift). Insofern ist bei bestehendem Kinderwunsch zu empfehlen, eine Phase mit niedriger Erkrankungsaktivität abzuwarten oder therapeutisch herbeizuführen.

Nicht alle Autoimmunerkrankungen basieren auf einer TH1-Shift: Bei verschiedenen Formen des Lupus erythematodes ist das anders, hier besteht eine Akzentuierung der TH2-Immunantwort. Deshalb ist dann in der Schwangerschaft mit einer tendenziellen Verschlechterung des Krankheitsbildes zu rechnen. Bei den TH1-basierten Erkrankungen ist die TH2-Shift hingegen positiv zu sehen, da die Erkrankungsaktivität oft abnimmt (und im Wochenbett meist schnell rezidiviert). Und da sich bekanntermaßen während einer Schwangerschaft die Endometriose – trotz der sehr hohen Östrogenwerte – auch gut zurückbildet oder oft ganz verschwindet, ist das als ein Beleg zu werten, dass dieses sehr spezielle Leiden in seiner Dynamik deutliche Stigmata einer TH1-basierten Autoimmunerkrankung zeigt.

1.11 Spermien – nur für die Befruchtung? Zur Physiologie und Pathologie des männlichen Beitrags

Spermien sind für den weiblichen Organismus definitiv fremde Zellen. Und doch können sie sich dort offensichtlich frei bewegen – von wenigen Ausnahmen abgesehen. Das wirft natürlich immunologische Fragen auf bzw. weist auf ihre Sonderstellung, auch im Hinblick auf ihre Generierung und Ausreifung, hin.

Obwohl nicht originäres Thema dieses Buches, hier einige Anmerkungen zum natürlichen Zeugungsvorgang:

Immer wieder wird kolportiert, dass die Beweglichkeit der Spermien v. a. dafür verantwortlich ist, dass diese bis in den Eileiter aszendieren können; doch dafür sind sie relativ zu langsam (sie lassen sich schon Minuten nach dem Sexualverkehr in den Tuben nachweisen), und zudem stellt sich die Frage, woher sie „wissen", in welche Richtung sie wandern sollen.

Tatsächlich nimmt die Kontraktilität des Uterus zur Ovulation hin ständig zu und ist um die Ovulation am höchsten. Vermittels der Hysterosalpingoszintigrafie (HSS), bei der man Proteinpartikel, die mit schwachen Strahlern beladen sind (Technetium), in das hintere Scheidengewölbe verbringt, kann man zeigen, dass diese unbeweglichen Partikel periovulatorsich (und auch nur dann) in 5–10 min in den Tuben nachweisbar sind, vereinzelt sogar schon im Douglas-Raum. Deutlich bevorzugt ist dabei die Tube auf der Seite des ovulierenden Follikels, vermutlich deshalb, weil diese durch die hohe Estrogenanflutung sehr gut durchblutet und weitgestellt ist. Die Kontraktilität des Uterus wird noch unterstützt durch verschiedene Prostaglandine im Seminalplasma (da sind sie ja in hohen Konzentrationen vorhanden und wurden demzufolge dort auch erstmalig entdeckt) sowie die Oxytocinausschüttung während des Orgasmusgeschehens.

Befinden sich die Spermien erst einmal in der Tube, so dürfte erst jetzt ihre Beweglichkeit dazu dienen, den Weg zur Eizelle zu finden. Und diese sezerniert bekanntermaßen Chemokine („Lockstoffe" wie z. B. den definierten „Maiglöckchenduft"), die von Spermien unproblematisch wahrgenommen werden können, da sie ja einige „Geruchs-" Rezeptoren besitzen, die denen der Nase nicht unähnlich sind. Einmal an der Eizelle angekommen, ist eine gewisse „Teamarbeit" der Spermien erforderlich, um die Zona pellucida zu „knacken"; die eigentliche Befruchtung der Eizelle erfolgt dann bekanntermaßen durch ein Spermium, das freilich nicht unbedingt das schnellste sein muss, sondern das dann eben vor Ort ist, wenn die Zonapassage möglich geworden ist.

Zurück zur Spermiogenese. Der Hoden stellt eine immunpriviligierte Region dar. Fremdes Gewebe kann hierin transplantiert werden, ohne dass es zu einer Abstoßung kommt. Mechanismen, die das bewerkstelligen, sind z. B. die Sequestrierung von keimzellspezifischen Neoantigenen durch die Blut-Hoden-Schranke, die Anwesenheit residenter und zirkulierender Immunzellen wie z. B. Makrophagen, Lymphozyten, v. a. Tregs, und wohl auch antigenpräsentierender Zellen wie DCs und die damit verbundene Synthese/Sekretion immunsuppressiver Zytokine wie z. B. IL-10, TGF-beta. Die Blut-Hoden-Schranke wird innerhalb der Tubuli seminiferi durch Zonulae occludentes, also „tight junctions", zwischen den benachbarten Sertoli-Zellen gebildet. Offenbar spielt HLA-E hierbei eine wichtige Rolle, neuerdings gibt es sogar Hinweise auf ein Mitwirken des PD1/PDL1-Checkpointsystems. Insgesamt resultiert die für den Hoden typische Gewebshomöostase, an der auch Mastzellen beteiligt sind, während zu den NK-Zellen kaum Daten vorliegen. Das generierte immunsuppressive Milieu führt allerdings nicht zu einer generellen Abwehrschwäche, vermutlich aber schon – wohl durch die eingeschränkte Immunsurveillance – zu einer Begünstigung maligner Keimzelltumoren.

Bislang ist nicht klar belegt, ob der Nebenhoden ebenfalls zu den immunpriviligierten Organen gehört, wenngleich auch hier eine Expression der immunsuppressiv wirksamen HLA-Gruppen -G (stärker) und -F (relativ schwach) bzw. ihrer Isoformen belegt ist. Auf alle Fälle können Leukozyten hier – anders als im Hoden – intraluminal direkt in Kontakt mit den Spermien treten, darunter auch die CD8+-T-Lymphozyten („Halo-Zellen"). Die häufigste Immunzellpopulation sind Makrophagen mit einer MHC-Klasse-II-Expression, verschiedene Lymphozytensubpopulationen und nun auch NK-Zellen. DCs, nahezu ausschließlich immatur, finden sich hingegen nur im Interstitium.

Das Ejakulat enthält Spermien, unreife Keimzellen (bis zu 10 %) und Leukozyten, namentlich neutrophile Granulozyten, und als weitere Population v. a. Makrophagen, vermutlich aus dem Nebenhoden stammend; T-Lymphozyten finden sich kaum. Was die HLA-Expression von Spermien anbelangt, gibt es kontroverse Mitteilungen. Es ist aber davon auszugehen, dass sie Klasse-I- und Klasse-II-Moleküle exprimieren, wobei die antigenpräsentierende Klasse II zu überwiegen scheint. Beschrieben ist auch eine Expression von HLA-E, das einerseits auch antigenpräsentierend ist, aber auch immunsuppressiv wirkt. Zudem lassen sich zahlreiche Zytokine wie z. B. IL-1, -2, -6, -8, 10, der TNFα und der TGF-beta, Prostaglandine und immunologisch wirksame Substanzen wie Defensine und Neopterin im Seminalplasma nachweisen, wobei es günstig für die Fertilität zu sein scheint, wenn die proinflammatorischen nicht überwiegen.

Diese und weitere Faktoren dienen dem Transport und dem Schutz der Spermien, induzieren aber im weiblichen Genitaltrakt auch Reaktionen, die den Nidationsprozess begünstigen. So werden z. B. DCs in Richtung des tolerogenen Phänotyps prozessiert. Das erfolgt auch durch HLA-G; vermutlich induziert es auch die immunmodulierenden Tregs. HLA-G zeigt starke Konzentrationsunterschiede von Individuum zu Individuum. Interessanterweise finden sich bestimmte Haplo- und Diplotypen bevorzugt bei Normozoospermie, andere wiederum gehäuft bei z. B. Teratozoospermie. Offenbar beeinflussen auch die KIR-Gene die Fertilität; zumindest liegen Daten vor, dass bestimmte hemmende (L-Gruppen) und andererseits aktivierende (S-Gruppen) bei Subfertilität fehlen.

Aufgrund dieser vielfältigen Effekte verwundert es nicht, dass mittlerweile durch klinische Studien relativ gut belegt ist, dass der Kontakt mit Seminalplasma nicht nur die Ergebnisse von ART-Behandlungen verbessert, sondern generell auch das Risiko für entzündliche Komplikationen in der Schwangerschaft und die Entwicklung von Präeklampsien reduziert.

Somit bleibt abschließend festzuhalten, dass das Seminalplasma bzw. Spermien eine weiterreichende Bedeutung für die Fertilität besitzen als nur den Transport des männlichen Genoms und die Fertilisierung von Eizellen. Was die Tolerierung der Spermien im weiblichen Genitaltrakt/Organismus anbelangt, so ist noch einiges ungeklärt, wenngleich auffällt, dass hier immer wieder dieselben Moleküle/Gruppen aufscheinen, die auch die Immuntoleranz gegenüber dem Trophoblasten gewährleisten.

Teil I
Wissenschaftliche Basis

Immunologie des männlichen Reproduktionstrakts

2

Hans-Christian Schuppe, Monika Fijak, Daniela Fietz und Andreas Meinhardt

2.1 Einleitung

Die männlichen Genitalorgane umfassen Hoden, Nebenhoden und Samenleiter, die akzessorischen Drüsen, namentlich Prostata, Bläschendrüsen und bulbourethrale (Cowper'sche) Drüsen, die Urethra mit ihren durch Prostata und Penis verlaufenden Abschnitten sowie den Penis und das Skrotum. Ebenso wie in anderen Organen können Immunzellen im männlichen Genitaltrakt angeborene und adaptive Immunantworten vermitteln und tragen zur Gewebshomöostase bei. Die Expression keimzellspezifischer Neoantigene, die im Gegensatz zu ubiquitär vorkommenden Selbstantigenen nicht der frühen klonalen Deletion autoreaktiver T-Lymphozyten im Thymus unterlagen, erfordert

H.-C. Schuppe (✉)
Sektion Konservative Andrologie, Klinik und Poliklinik für Urologie, Kinderurologie und Andrologie, Universitätsklinikum Gießen und Marburg GmbH – Standort Gießen, Justus-Liebig-Universität Gießen, Gießen, Deutschland
E-Mail: Hans-Christian.Schuppe@derma.med.uni-giessen.de

M. Fijak
Institut für Anatomie und Zellbiologie, Justus-Liebig-Universität Gießen, Giessen, Deutschland
E-Mail: Monika.Fijak@anatomie.med.uni-giessen.de

D. Fietz · A. Meinhardt
Institut für Veterinäranatomie, -Histologie, und -Embryologie, Justus-Liebig-Universität Gießen, Gießen, Deutschland
E-Mail: Daniela.Fietz@vetmed.uni-giessen.de

A. Meinhardt
E-Mail: Andreas.Meinhardt@anatomie.med.uni-giessen.de

W. Würfel (Hrsg.), *Reproduktionsimmunologie*,
https://doi.org/10.1007/978-3-662-63907-8_2

besondere Mechanismen der Immunregulation zur Vermeidung von Autoimmunreaktionen und daraus resultierenden Störungen von Organfunktionen und schließlich der Fertilität (Hedger 2015).

Diese immunologischen Besonderheiten betreffen vor allem den Hoden, der zu den sog. immunprivilegierten Organen zählt (Fijak und Meinhardt 2006). Die Spermatogenese in den Tubuli seminiferi ist durch eine Basalmembran und die Lamina propria vom interstitiellen Kompartiment getrennt, in dessen Bindegewebe neben den steroidhormonproduzierenden Leydig-Zellen, Blut- und Lymphgefäßen sowie Nervenfasern zahlreiche Immunzellen vorkommen. Diese sind nach neuen Erkenntnissen bereits während der Fetalzeit in die normale Entwicklung der Hoden involviert (DeFalco et al. 2014; Mossadegh-Keller und Sieweke 2018; Hosseini et al. 2022). Im adulten Hoden sind außer den Immunzellen selbst auch andere somatische Zellen wie die Sertoli-Zellen innerhalb der Tubuli seminiferi oder die Peritubulärzellen in der Lamina propria an immunologischen Aufgaben der Organhomöostase beteiligt (Zhao et al. 2014).

Die in den Tubuli seminiferi gebildeten Spermien gelangen über Rete testis und Ductuli efferentes in den Nebenhoden, der sich anatomisch in Caput, Corpus und Cauda mit jeweils weiteren Segmenten unterteilen lässt. Im Ductus epididymidis, einem unverzweigten geknäuelten Gang von 5–6 m Länge, durchlaufen die Spermien eine für ihre Motilität und Befruchtungsfähigkeit essenzielle biochemische Reifung und werden dort bis zur Ejakulation gespeichert (Sullivan und Mieusset 2016). Anders als im Hoden sind epididymale Immunzellen nicht nur im Interstitium lokalisiert, sondern auch im Epithel sowie im Lumen des Nebenhodens zu finden und können so in direkten Kontakt mit Spermien treten (Pleuger et al. 2020). Auch weitere Zellen des Nebenhodenepithels wie die „clear cells" werden als immunkompetente Zellen eingestuft (Leir et al. 2020).

Am Nebenhodenschwanz geht der Ductus epididymidis in den Ductus deferens über, der für den schnellen Transport der Spermien bei der Emission und Ejakulation verantwortlich ist. Er vereinigt sich mit den Ausführungsgängen der Bläschendrüsen zum Ductus ejaculatorius, der die Prostata durchzieht und schließlich in die Urethra mündet (siehe Abb. 2.1). Ebenso wie im Nebenhoden sind auch in diesen Abschnitten des männlichen Genitaltrakts epitheliale Barrierefunktionen immunologisch relevant (Hedger 2015; Le Tortorec et al. 2020). Leukozyten und proinflammatorische Zytokine können insbesondere aus der Prostata ins Ejakulat gelangen (Henkel et al. 2021).

Infektionen und Entzündungen können sämtliche Organe des männlichen Genitaltrakts erfassen, wobei Prostatitis und Epididymitis am häufigsten auftreten (Schuppe et al. 2017) (siehe Kap. 12). Mit Blick auf die potenzielle Einwirkung von Erregern oder Erregerbestandteilen sowie Entzündungszellen und ihren Mediatoren muss jedoch insbesondere in Hoden und Nebenhoden mit irreversiblen Schäden und einer Infertilität gerechnet werden (Abb. 2.1). Darüber hinaus können infolge humoraler Immunantworten Autoantikörper gegen Spermien gebildet und Spermienfunktionen sowie die Spermien-Eizell-Interaktion beeinträchtigt werden (Meinhardt et al. 2022a).

Im Folgenden wird der Kenntnisstand zur Immunologie des männlichen Genitaltrakts zusammengefasst. Aufgrund ihrer besonderen Bedeutung im Zusammenhang mit

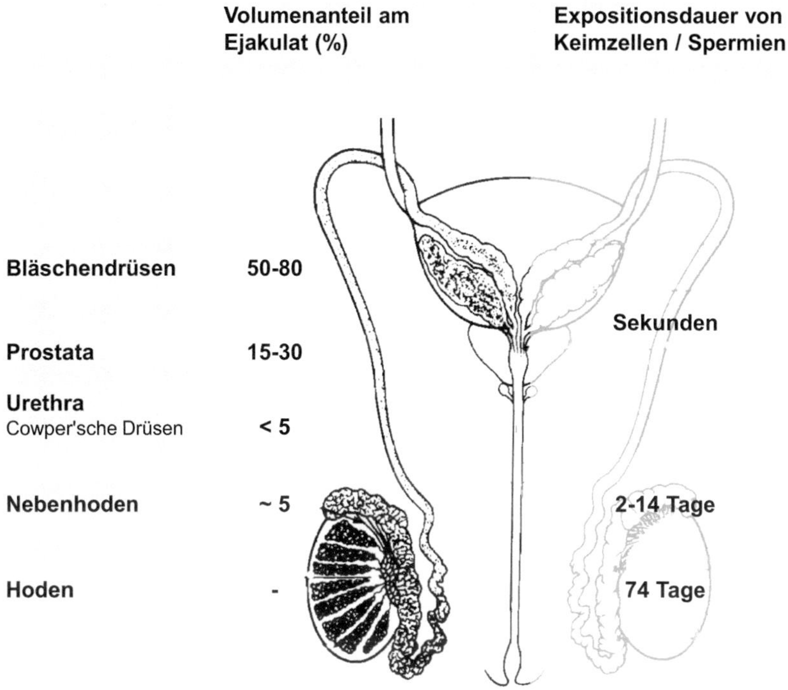

Abb. 2.1 Organe des männlichen Genitaltrakts: Jeweilige Anteile am Ejakulatvolumen und mögliche Exposition von Keimzellen bzw. Spermien gegenüber Erregern oder Erregerbestandteilen sowie an Entzündungsprozessen beteiligten Zellen und ihren Mediatoren in den verschiedenen Kompartimenten. (Nach Wolff 1995; Schema modifiziert aus Hendry 1994)

Fertilitätsstörungen des Mannes liegt ein Schwerpunkt auf Hoden und Nebenhoden; die verfügbaren humanen Daten werden zur Beleuchtung von mechanistischen Konzepten durch an Nagern erhobene Befunde ergänzt (Fijak et al. 2018). Zur Immunphysiologie der ableitenden Samenwege oder der akzessorischen Drüsen gibt es dagegen nur sehr spärliche Informationen (Chan und Schlegel 2002; Hedger 2015). Das Ejakulat wiederum lässt sich als komplexer Spiegel der Funktionen des männlichen Genitaltrakts und möglicher Störungen heranziehen (WHO 2021).

2.2 Immunbiologie des Hodens

Der Hoden stellt eine sog. immunologisch privilegierte Region des Körpers dar, in die Fremdgewebe eingebracht werden kann, ohne dass es zu einer Transplantatabstoßung kommt (Fijak und Meinhardt 2006; Hedger 2015). Die physiologische Bedeutung einer besonderen testikulären Immunregulation liegt in der Vermeidung keimzellspezifischer

Autoimmunreaktionen. Im Gegensatz zu ubiquitär vorkommenden Selbstantigenen sind die mit Einsetzen der Pubertät von meiotischen und postmeiotischen Keimzellen im Hoden exprimierten Antigene nicht an der bereits perinatal erfolgenden klonalen Deletion autoreaktiver T-Lymphozyten im Thymus beteiligt und werden als „körperfremd" erkannt (Hedger 2015). Dementsprechend können autologe Keimzellen bzw. ihre Antigene bei Kontakt mit immunkompetenten Zellen außerhalb des Genitaltraktes, z. B. nach Injektion in die Haut, spezifische Immunantworten mit der Folge einer Autoimmunorchitis induzieren, während sie in situ toleriert werden (Tung und Teuscher 1995; Fijak et al. 2018) (siehe Kap. 12).

Die besondere testikuläre Immunregulation, d. h. die ausgeprägte Toleranz auf lokaler Ebene gegenüber Neoantigenen, wird durch multiple, komplementäre Mechanismen gewährleistet. Zu den wesentlichen Elementen gehört die Sequestrierung keimzellspezifischer Neoantigene durch die sog. Blut-Hoden-Schranke, die tolerogene Rolle residenter und zirkulierender Immunzellen sowie die Bereitstellung immunsupprimierender Faktoren durch somatische Zellen im Hoden (Sertoli-, Leydig-, Peritubulärzellen und Immunzellen, z. B. Makrophagen) (Fijak et al. 2018; Lustig et al. 2020) (Abb. 2.2).

Vor allem die im Hodengewebe produzierten Zytokine sind an parakrinen und autokrinen Regulationsmechanismen beteiligt (Hedger 2015; Loveland et al. 2017).

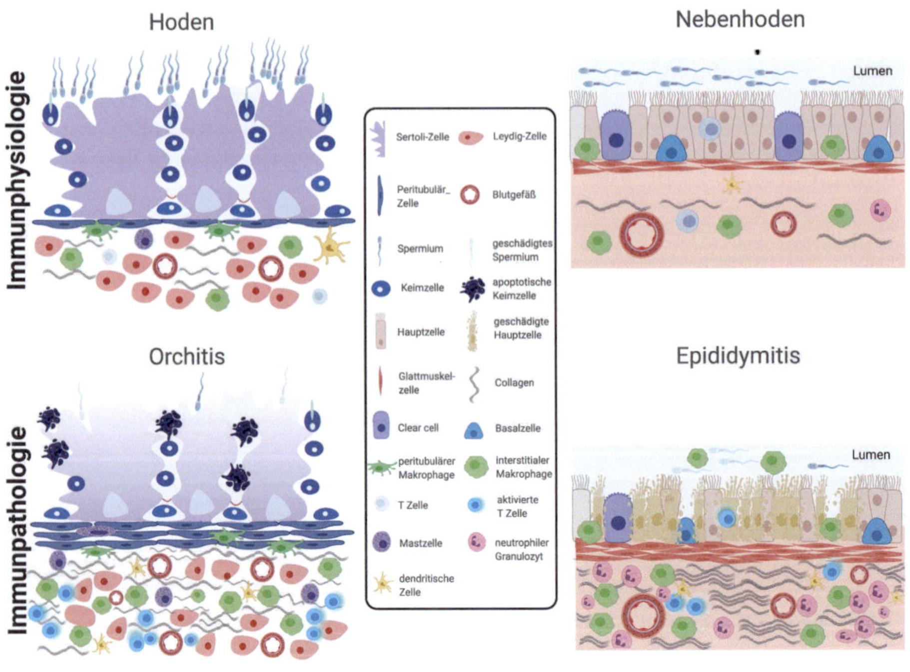

Abb. 2.2 Immunphysiologie und -pathologie in Hoden und Nebenhoden. (Aus Schuppe et al. 2022)

Zu den unter physiologischen Bedingungen produzierten Faktoren gehören einerseits proinflammatorische Zytokine wie z. B. IL (Interleukin)-1, IL-6 und TNF (tumor necrosis factor)-α, andererseits entfalten Moleküle wie z. B. IL-10, Mitglieder der TGF (transforming growth factor)-beta-Familie, Activin A oder Galectin-1 eine immunregulatorische Wirkung und können überschießende Immunreaktionen bzw. die Entstehung steriler Entzündungen im Hoden eindämmen (Zhao et al. 2014; Gao et al. 2016; Mayer et al. 2016; Meinhardt et al. 2018).

Das immunsuppressive Milieu führt jedoch nicht zu einer generellen Einschränkung immunologischer Abwehrfunktionen im Hoden, wie Tiermodelle einer bakteriellen Epididymoorchitis oder experimentellen Autoimmunorchitis (EAO) belegen (Fijak et al. 2018; Klein et al. 2020). Dies gilt auch für den menschlichen Hoden, wobei sowohl lokale und systemische Infektionen als auch andere Faktoren zu Entzündungsprozessen mit nachfolgender Beeinträchtigung der Spermatogenese, seltener auch der Androgenproduktion, führen können (Schuppe et al. 2008) (vgl. Kap. 12, Tab. 12.1). Unter den Bedingungen der Inflammation werden nicht-residente Immunzellen rekrutiert und aktiviert, die offenbar nicht den Kontrollmechanismen des Immunprivilegs unterliegen (Bhushan et al. 2020).

Andererseits kann das immunsuppressive Milieu im Hoden dazu beitragen, dass fehlprogrammierte atypische Keimzellen der Immunsurveillance entgehen und Entwicklung sowie Progression maligner Keimzelltumoren begünstigt werden (Loveland et al. 2017). Typischerweise findet sich im Zusammenhang mit testikulären Keimzelltumoren im erkrankten Hoden eine massive Infiltration nicht-residenter Immunzellen, die offenbar jedoch nicht in der Lage sind, neoplastische Keimzellen zu eliminieren (Fietz et al. 2022).

Blut-Hoden-Schranke

Die Abgrenzung zwischen Keimepithel und Interstitium durch eine Basalmembran und die aus Kollagenfasern und mehreren Lagen von Peritubulärzellen gebildete Lamina propria stellt bereits eine wichtige anatomische Barriere im Hoden dar. Die eigentliche Blut-Hoden-Schranke wird innerhalb der Tubuli seminiferi durch das System der Zonulae occludentes („tight junctions") zwischen benachbarten Sertoli-Zellen gebildet (Pelletier 2011; Fietz und Bergmann 2017). Als dynamische Barriere verhindern sie so einen direkten Kontakt zwischen den interstitiell lokalisierten Immunzellen und den meiotischen sowie postmeiotischen Keimzellen. Nach neueren Befunden gelangt dennoch antigenes Material dieser Zellen ins Interstitium (Tung et al. 2017; O'Donnell et al. 2021). Dies geschieht durch lumennahe Phagozytose der Residualkörper elongierter Spermatiden durch Sertoli-Zellen mit anschließender Transzytose der „Fracht" durch die Zelle und Ausschleusung am basalen Pol. Hierdurch werden peritubulär liegende Immunzellen permanent spezifischen Neoantigenen ausgesetzt. Neben den zahlreich vorkommenden Makrophagen spielen wahrscheinlich professionell antigenpräsentierende dendritische Zellen und regulatorische T-Lymphozyten eine zentrale Rolle bei der Entwicklung einer systemischen Toleranz (Tung et al. 2017; Bourque und Hawiger 2022). Diese ist essenziell, um keimzellspezifische Autoimmunantworten zu vermeiden, die sonst im Nebenhoden oder den ableitenden Samenwegen auftreten würden, da diese Abschnitte des männlichen Genitaltrakts nicht zu den immunprivilegierten Organen zählen.

Immunzellen und ihre Funktionen im Hoden

Zellen des Immunsystems gehören zu den regulären Bestandteilen des Hodens vieler Säuger, einschließlich des Menschen (Tab. 2.1; Abb. 2.2). Makrophagen stellen nach den Leydig-Zellen den zweithäufigsten Zelltyp im interstitiellen Kompartiment dar, auch Mastzellen gehören zu den residenten Immunzellen des adulten Hodens (Nistal et al. 1984; El-Demiry et al. 1987; Hedger 1997, 2015) (vgl. Kap. 7 und 8). Lymphozyten und dendritische Zellen kommen unter physiologischen Bedingungen nur in geringer Zahl vor, mit Entzündungsreaktionen assoziierte Granulozyten sind außerhalb von Gefäßen gar nicht anzutreffen. Im Gegensatz zu Nagern fehlen für den humanen Hoden aussagekräftige Befunde über die Präsenz von natürlichen Killer (NK)-Zellen und NK-T-Zellen, die vor allem an Funktionen der angeborenen Immunität beteiligt sind (Hedger 2015; Duan et al. 2020) (vgl. Kap. 6). Insgesamt werden den im Interstitium des gesunden, adulten Hodens vertretenen Immunzellen vor allem regulatorische Funktionen zugeschrieben, die nicht zuletzt das Immunprivileg bedingen und zur Vermeidung keimzellspezifischer Autoimmunreaktionen bzw. einer Anergie gegenüber entzündungsauslösenden Stimuli notwendig sind (Zhao et al. 2014; Hedger 2015; Bhushan et al. 2020).

Tab. 2.1 Vorkommen von Immunzellen in Hoden und Nebenhoden des erwachsenen Mannes unter physiologischen Bedingungen (Hedger 2015; Fijak et al. 2018; modifiziert)

Immunzellen	Marker (Bsp.)	Hoden	Nebenhoden
Makrophagen **M1** (klassische Aktivierung) **M2** (alternative Aktivierung)	CD68, CD11c, CD14 CD80, CD86, MHC II CD163, CD206	+++	++
Dendritische Zellen	CD1c, CD11c, CD209 (DC-SIGN), CD123, CD141, CD303, CD80, CD86, MHC II	(+)	++
T-Lymphozyten **regulatorische T-Zellen**	CD3, CD4, CD8 CD25, FOXP3	+	+
B-Lymphozyten	CD19, CD 20, CD79a	(+)	?
NK-Zellen	CD56, CD94	?	?
Granulozyten	CD66	§	§
Mastzellen	Tryptase Fc epsilon RI alpha, CD117 (c-kit), CD23, CD203c	+	+

§ nur intravaskulär.

Makrophagen

Makrophagen stellen eine aus vielen Subpopulationen bestehende Immunzellgruppe dar, die durch ihre phagozytotische Aktivität Fremdpartikel, eindringende Bakterien und zellulären Debris aufnehmen können (vgl. Kap. 8). Sie sind in allen Organen zu finden, wo sie immunologische und nicht-immunologische Aufgaben in der Organhomöostase übernehmen. Die Heterogenität wird durch Unterschiede in der Lokalisation, in organspezifischen Funktionen, den Oberflächenmarkern und Genexpressionsprofilen, der ontogenetischen Herkunft sowie der postnatalen Entwicklung determiniert (Meinhardt et al. 2022b).

Im Hoden der Maus konnten Makrophagen durch unterschiedliche Expression von Markern wie z. B. CD64 (Fc-gamma Rezeptor 1), MHC-Klasse II-Moleküle (MHCII; vgl. Kap. 3), CX3CR1, CD11b sowie CD206 phänotypisiert werden (Bhushan et al. 2020; Lokka et al. 2020; Wang et al. 2021). Hierbei spielen peritubulär lokalisierte Makrophagen (CD64low CD206- MHCII+) wahrscheinlich eine Rolle bei der Regulation der Anzahl spermatogonialer Stammzellen, während die interstitielle Untergruppe (CD64high CXRCR1+MHCII-) in die lokale Regulation der Steroidogenese und der Gefäßbildung involviert ist (DeFalco et al. 2015; Lokka et al. 2020). Nach der Besiedlung des Hodens in der Fetalzeit differenzieren Makrophagen – vermutlich durch die unmittelbare Nähe zu Gefäßen und Leydig-Zellen einerseits bzw. Peritubulärzellen andererseits – postnatal in ihren Mikrodomänen in die jeweiligen Subpopulationen (Mossadegh-Keller et al. 2017; Lokka et al. 2020; Wang et al. 2021). Die fetale Depletion aller Makrophagen erzeugt dagegen schwere Schädigungen des Keimepithels bei adulten Tieren (Lokka et al. 2020).

Auch im menschlichen Hoden lassen sich Makrophagensubpopulationen anhand verschiedener Marker sowie ihrer interstitiellen oder peritubulären Lokalisation unterscheiden (Fijak et al. 2018; Ponte et al. 2018; Püschl et al., unveröffentlicht). Dem Konzept einer funktionellen Polarisierung folgend werden M2-Makrophagen (CD163+, CD206+), die z. B. Zytokine wie IL-10 und TGF-beta sowie die Chemokine CCL-17, CCL-22 und CCL-24 produzieren, als antiinflammatorisch eingestuft (Locati et al. 2013; Kadamoto et al. 2021). M1-Makrophagen (CD68+, CD11c+, MHCII+), die z. B. IL-12, IL-23, IL-1β, TNF-α und IL-6 sezernieren, gelten dagegen als proinflammatorischer Phänotyp.

Testikuläre Makrophagen sind durch eine moderate (‚sedierte') proinflammatorische Immunantwort auf entsprechende Stimuli wie Lipopolysaccharide (LPS), IL-4 oder Interferon (IFN)-γ charakterisiert (Mossadegh-Keller und Sieweke 2018). Diese ist gekennzeichnet durch eine vergleichsweise geringere Sekretion proinflammatorischer Mediatoren (TNF-α, IL-1, NO), deren entzündlicher Einfluss zudem durch eine rasch einsetzende starke antiinflammatorische Antwort (IL-10) kontrolliert wird. Dadurch sollen die empfindlichen Keimzellen vor einem toxischen Einfluss hoher Zytokinlevel genauso geschützt werden wie die Leydig-Zellen, deren Testosteronproduktion durch TNFα negativ reguliert wird (Bhushan et al. 2020). So werden mögliche negative Konsequenzen bei infertilen Männern mit Hypospermatogenese und Sertoli-cellonly-Phänotyp u. a. auf eine erhöhte Produktion von TNF-α, IL-1α und IL-1β durch testikuläre Makrophagen zurückgeführt (Loveland et al. 2017; Fijak et al. 2018; Lustig et al. 2020).

Der charakteristische Phänotyp der testikulären Makrophagen wird mit großer Wahrscheinlichkeit durch das lokale Mikromilieu geprägt, das durch hohe Konzentrationen von immunsupprimierenden Molekülen wie Androgenen, Prostaglandinen, Glukokortikoiden, Activinen sowie 25 Hydroxy-Cholesterol gekennzeichnet ist (Hedger 2015; Meinhardt et al. 2018). Andererseits ist auch bekannt, dass die Anwesenheit von residenten Makrophagen im adulten Hoden Voraussetzung für eine normale Steroidproduktion in den Leydig-Zellen ist (Gaytan et al. 1994; Hedger 2015). Neuere Befunde weisen darauf hin, dass auch extrinsische Einflussfaktoren wie z. B. das Mikrobiom des Darms die Entwicklung und Funktion testikulärer Makrophagen beeinflussen könnten (Rooks und Garrett 2016) (vgl. Kap. 15).

Dendritische Zellen

Dendritische Zellen (DC) sind antigenpräsentierende Zellen, die durch Oberflächenmoleküle wie MHCII sowie co-stimulatorische Moleküle (z. B. B7-1 [CD80], B7-2 [CD86]) charakterisiert sind (vgl. Kap. 4). Grundsätzlich werden myeloide DC, die Monozyten ähneln (mDC), von plasmazytoiden dendritischen Zellen (pDC) unterschieden, die wiederum Plasmazellen ähneln (Collin und Bigley 2018; Balan et al. 2019). Die dendritischen Ausläufer dienen im Gewebe der Oberflächenvergrößerung und „Überwachung" der unmittelbaren Umgebung. DC nehmen wichtige Funktionen im Immunsystem ein, indem sie extrazelluläre Komponenten wie Proteine oder Mikroorganismen phagozytieren und diese nach proteolytischer Prozessierung sowie Migration in lokale Lymphknoten als Peptidbruchstücke naiven T-Zellen präsentieren, um spezifische zelluläre Immunantworten zu induzieren.

Die Befunde zu DC im Hoden stützen sich fast ausschließlich auf Nagermodelle (Bhushan et al. 2020). Immunhistologische Untersuchungen legen nahe, dass auch im normalen menschlichen Hoden DC in sehr geringer Zahl vorkommen, denen überwiegend tolerogene Eigenschaften zugeschrieben werden (Duan et al. 2011; Klein et al. 2016; Wang und Duan 2016). DC-Subsets, namentlich mDC1 (CD1c+/CD11c+), mDC2 (CD11c+/CD141+) und pDC (CD123+/CD303+/CD304+), konnten in pathologisch verändertem Hodengewebe (Seminom) mittels Immunfluoreszenz differenziert werden (Püschl 2019).

Lymphozyten

Lymphozyten vermitteln antigenspezifische Immunreaktionen gegenüber körperfremden und bei Autoimmunreaktionen auch gegenüber körpereigenen Antigenen (vgl. Kap. 17). Prinzipiell kann man T- und B-Lymphozyten unterscheiden. Abhängig vom lokalen Mikromilieu differenzieren die T-Zellen in Linien mit Effektor- oder regulatorischen Funktionen. Letztere determinieren mit ihrer Aktivität, ob antigenspezifische Immunantworten ausgelöst werden, oder ob eine Toleranz gegenüber dem

Antigen etabliert wird (Hedger 2015; Bourque und Hawiger 2022). T-Lymphozyten (pan-T-Zell-Marker: CD3) differenzieren hauptsächlich in CD4+ T Helfer (Th), CD8+ zytotoxische T-Zellen (Tc), Gedächtnis-T-Lymphozyten sowie regulatorische CD4+CD25+FOXP3+T-Zellen (Treg) (Golubovskaya und Wu 2016; Mousset et al. 2019). Th sezernieren unter anderem Zytokine, die die Differenzierung von B-Zellen in antikörpersezernierende Plasmazellen steuern.

Über das Vorkommen von Lymphozyten im normalen humanen Hoden stehen nur in begrenztem Umfang Daten zur Verfügung (El-Demiry et al. 1987; Jahnukainen et al. 1995; Hedger 1997; Hvarness et al. 2013; Klein et al. 2016; Ponte et al. 2018) (Abb. 2.2). Immunhistologisch konnten CD4+ und CD8+ T-Lymphozyten vor allem im Bereich des Rete testis nachgewiesen werden, ebenso kommen in geringer Zahl Treg im interstitiellen Kompartiment vor (Duan et al. 2011; Hvarness et al. 2013). B-Zellen fehlen dagegen unter physiologischen Bedingungen weitgehend (siehe Kap. 12). Hinsichtlich der Effektorfunktionen von Th-Zellen weisen testikuläre Genexpressionsprofile auf eine funktionelle Polarisierung in Richtung Th2-assoziierter Zytokine wie Il-4, IL-5, IL-10 und IL-13 hin (Klein et al. 2016; Walker und McKenzie 2018; Bhushan et al. 2020).

Mastzellen

Mastzellen sind geweberesidente Immunzellen mit einem heterogenen Phänotyp, die sich von CD34+-hämatopoetischen Progenitorzellen im Knochenmark ableiten und peripher im Zielorgan weiter differenzieren (Himelreich-Perić et al. 2022) (vgl. Kap. 7). Die mit charakteristischen Granula gefüllten („gemästeten“) Zellen haben diverse Aufgaben bei angeborenen und adaptiven Immunantworten sowie in der Gewebshomöostase und beim -remodeling (Cildir et al. 2021). Die Granula enthalten je nach Mastzelltyp bereits präformiert Substanzen wie Histamin, Heparin, Chymase, Tryptase und Carboxypeptidase A, die nach adäquatem Stimulus rasch ausgeschüttet werden. Weitere Mediatoren wie TNF-α, IL-6, und IL-1β werden erst de novo nach Mastzellaktivierung synthetisiert und entsprechend zeitlich verzögert sezerniert.

Wahrscheinlich sind Mastzellen ebenso wie residente Makrophagen in die komplexe Organhomöostase involviert (Hedger 2015; Mayerhofer et al. 2018; Himelreich-Perić et al. 2022). Im adulten menschlichen Hoden lassen sich Mastzellen im Interstitium sowie in der Lamina propria der Tubuli seminiferi und assoziiert mit Blutgefäßen in der Tunica albuginea nachweisen (Nistal et al. 1984; Jezek et al. 1999; Meineke et al. 2000). Die tryptasepositiven testikulären Mastzellen wurden auch hinsichtlich ihrer Chymasepositivität unterschieden, wobei die funktionelle Bedeutung dieses Befundes noch zu klären ist (Yamanaka et al. 2000; Haidl et al. 2011). Mastzellen können durch Histamin die Steroidproduktion in den Histaminrezeptor-1- und -2-positiven Leydig-Zellen vermitteln und darüber hinaus durch Aktivierung von Matrixmetalloproteinasen und Sekretion entsprechender Inhibitoren das fibrotische Geweberemodeling beeinflussen (Mayerhofer et al. 2018) (Abb. 2.2). Klinisch besonders relevant ist die Interaktion von Mastzellen mit den Peritubulärzellen; die Tubuluswand von Männern mit gestörter Spermatogenese zeigt oft eine erhöhte Anzahl tryptasepositiver Mastzellen bei gleichzeitigen fibrotischen Veränderungen. Andererseits gibt es Hinweise auf eine Interaktion mit autoreaktiven T-Zellen, die Mastzellen aktivieren und ihre Degranulation auslösen können (Bhushan et al. 2020).

Hoden Unter physiologischen Bedingungen basiert die besondere Immunregulation (Immunprivileg) auf der weitgehenden Sequestrierung keimzellspezifischer Neoantigene durch „tight junctions“ zwischen benachbarten Sertoli-Zellen (Blut-Hoden-Schranke) sowie einem immunsuppressiven Milieu. Unter den Immunzellen, die nur im Interstitium bzw. peritubulär vorkommen, sind Makrophagen am häufigsten und weisen eine Polarisierung in Richtung antiinflammatorischer Funktionen, einschließlich einer Anergie gegenüber entzündungsauslösenden Stimuli, auf. Residente Mastzellen sind ebenfalls in Immunantworten und Gewebshomöostase involviert. In geringer Anzahl vorkommende antigenpräsentierende dendritische Zellen und regulatorische T-Lymphozyten spielen eine wichtige Rolle bei der Induktion einer systemischen Toleranz gegenüber definierten Keimzellantigenen, die durch Transzytose die Blut-Hoden-Schranke umgehen. Das testikuläre Milieu wird von immunregulatorischen und immunsupprimierenden Faktoren bestimmt (z. B. TGF-beta, IL-10, Activin, Androgenen u. a.), die sowohl von residenten Immunzellen, aber auch anderen somatischen Zellen des Hodens (Sertoli-, Leydig-, Peritubulärzellen) bereitgestellt werden.

Trotz des immunsuppressiven Milieus können im Hoden Entzündungsreaktionen entstehen, die durch Rekrutierung aktivierter Immunzellen und erhöhte Freisetzung proinflammatorischer Mediatoren (z. B. MCP-1, TNF-α, IL-6, NO) gekennzeichnet sind. Infolge einer Störung der Blut-Hoden-Schranke kommt es zur Apoptose und Ablösung von Keimzellen, bei gleichzeitiger Verdickung und Fibrosierung der Lamina propria, bis hin zur vollständigen Atrophie der Tubuli seminiferi; auch eine Störung der Leydig-Zellfunktion ist möglich.

Nebenhoden Immunzellen sind nicht nur im Interstitium, sondern auch intraepithelial lokalisiert und können in direkten Kontakt mit Spermatozoen treten. Bei der Regulation von Immunantworten gegen Spermienantigene spielen Makrophagen (überwiegend MHC) und dendritische Zellen eine zentrale Rolle, ebenso die spezifische Expression immunmodulatorischer Effektormoleküle (z. B. IDO, Activin, Defensine). In geringer Anzahl kommen T-Lymphozyten vor.

Entzündungsreaktionen im Nebenhoden gehen mit der Rekrutierung von Leukozyten einher, wobei die interstitiellen Infiltrate charakteristischerweise zahlreiche neutrophile Granulozyten enthalten, im Lumen des Nebenhodengangs dagegen vorherrschend Makrophagen anzutreffen sind. Neben erhöhten Spiegeln proinflammatorischer Zytokine ist das Entzündungsgeschehen von einem interstitiellen Ödem, der Erweiterung des Lumens sowie einer Zerstörung der epithelialen Integrität und Funktion geprägt. Bei einer massiven Epididymitis können Abszesse oder Granulome auftreten, insbesondere in der Cauda epididymidis; zu den Spätfolgen gehören interstitielle Fibrose und Obstruktion des Ductus epididymidis.

(erstellt mit Biorender.com)

2.3 Immunbiologie des Nebenhodens

Immunologisch unterscheiden sich Hoden und Nebenhoden in einigen wesentlichen Aspekten (Abb. 2.2). Im Gegensatz zur anatomischen Barriere zwischen Keimepithel und interstitiellen Immunzellen im Hoden sind Leukozyten im Nebenhoden des Mannes intraepithelial, aber auch im Lumen lokalisiert und können somit in direkten Kontakt mit den Spermatozoen treten. Zudem gibt es bisher keine stichhaltige Evidenz, dass der Nebenhoden in gleicher Weise wie der Hoden zu den immunprivilegierten Organen im Körper zu zählen ist (Fijak et al. 2018; Pleuger et al. 2020). Entsprechend erzeugen entzündliche bzw. infektiöse Stimuli, wie sie beispielsweise bei einer akuten bakteriellen Epididymoorchitis auftreten, im Hoden eine deutlich geringere proinflammatorische Immunantwort als vergleichsweise im Nebenhoden, die dort insbesondere in der Cauda epididymidis zu beobachten ist (Hedger 2015; Michel et al. 2016) (siehe Kap. 12).

Unterschiede zwischen beiden Organen betreffen auch das Vorkommen bestimmter Immunzellpopulationen (Pleuger et al. 2020; Wang et al. 2021). Im Gegensatz zum humanen Hoden sind epididymale Daten jedoch rar, da bei einer mikrochirurgischen Spermiengewinnung aus dem Nebenhoden keine Biopsien entnommen werden und eine operative Entfernung des Organs nur äußerst selten indiziert ist. Im gesunden Nebenhoden repräsentieren residente Makrophagen – ähnlich wie in anderen Organen – die weitaus häufigste Immunzellpopulation (Pöllänen und Cooper 1994; Fijak et al. 2018) (Tab. 2.1; Abb. 2.2). Untersuchungen bei der Maus belegen darüber hinaus die Präsenz von Monozyten, dendritischen Zellen sowie Lymphozyten (αβ-, γδ-T-Zellen, B-Zellen) und NK-Zellen (Zhao et al. 2020; Pleuger et al. 2022).

Wie im Hoden lassen sich auch im Nebenhoden morphologisch periduktale Makrophagen von einer interstitiell gelegenen Population differenzieren, wobei letztere durch eine MHCII-Expression gekennzeichnet ist (Pleuger et al. 2020). Bei der Maus erhobene Befunde zeigen, dass sich im Caput epididymidis von intraepithelial gelegenen CXRCR1+Makrophagen lange, dünne Fortsätze zwischen den Epithelzellen bis zum Lumen des Nebenhodenganges erstrecken; in der Cauda sind diese Extensionen nicht zu beobachten (Da Silva et al. 2011; Battistone et al. 2020). Die Möglichkeit luminale Faktoren wahrzunehmen, wird mit einer Toleranzentwicklung gegenüber Spermienneoantigenen beim Eintritt in den Nebenhoden in Verbindung gebracht, ist experimentell jedoch bisher nicht belegt. Murine Daten weisen darüber hinaus auf eine enge funktionelle Koppelung epithelialer Zellen mit Makrophagen hin. So setzen die protonensezernierenden „clear cells", die das saure Milieu der Nebenhodenflüssigkeit etablieren, nach infektiösem Stimulus das Chemokin CXCL-10 frei und spielen sowohl als Sensorzellen für eine bakterielle Besiedlung des Lumens als auch bei der Rekrutierung weiterer Makrophagen sowie dem Erhalt der epithelialen Integrität eine Rolle (Smith et al. 2014; Battistone et al. 2019, 2020). Interessanterweise nimmt die Anzahl intraepithelialer CX3CR1+ Makrophagen mit der Entfernung von der Caputregion ab, während die MHCII-Expression in distalen Abschnitten zunimmt (Pleuger et al. 2020). Diese Befunde weisen auf eine graduelle Transition von überwiegend homöostatischen Funktionen zu Aufgaben der aktiven Immunabwehr in der Cauda epididymidis, der potenziellen Eintrittspforte von pathogenen Erregern, hin. Unterstützt werden diese phänotypischen Beobachtungen durch entsprechend unterschiedliche Genexpressionsprofile isolierter CX3CR1+ Zellen (Mendelsohn et al. 2020; Wang et al. 2021). Weitere Subpopulationen im distalen interstitiellen Kompartiment schließen regulatorische CD163+ sowie proinflammatorische CCR2+ Makrophagen ein (Pleuger et al. 2020).

Im normalen Nebenhoden kommen dendritische Zellen (DC) nur im Interstitium vor und sind ausschließlich vom immaturen Typ (CD1a+ DC, CD11c+ myeloide DC [mDC] sowie CD209+ DC) (Wang u. Duan 2016). Plasmazytoide DC (CD123+) und CD83+ reife DC finden sich nur bei „chronischer" Epididymitis; unter diesen Bedingungen nimmt auch die Anzahl CD1a+/CD209+ unreifer mDC zu (Duan et al. 2016). Mit Blick auf ihre Rolle als „professionelle" antigenpräsentierende Zellen bilden epididymale DC wahrscheinlich ein wichtiges Bindeglied zwischen angeborenen und adaptiven Immunantworten durch eine differenzielle Aktivierung von T-Zellen, einerseits solche mit einem tolerogenen Phänotyp zur Vermeidung keimzellspezifischer Autoimmunreaktionen, andererseits diejenigen mit einem pathogenspezifischen, proinflammatorischen Phänotyp (Guilliams et al. 2016; Bourque und Hawiger 2022).

Unter physiologischen Bedingungen sind intraepitheliale CD8+ T-Lymphozyten – auch als Halo-Zellen bezeichnet – Teil der immunologischen Barriere im humanen Nebenhoden; ihre Zahl nimmt im distalen Nebenhoden zu (Yakirevich et al. 2002; Pleuger et al. 2020). Nach verfügbaren Studien dominieren im Interstitium MHCII-restringierte CD4+ Lymphozyten. Proinflammatorische CD4+ Th17+ T-Zellen, für deren Rekrutierung und Aktivierung wie oben erwähnt epididymale DC wesentlich sind, finden sich nur in der entzündlich bedingten Organpathologie, vor allem bei einer chronischen Epididymitis (Duan et al. 2016).

Zu den immunmodulatorischen Effektormolekülen, die zur Aufrechterhaltung der Immuntoleranz gegenüber spermienspezifischen Antigenen im Nebenhoden beitragen und deren Expression vor allem im Caput epididymidis nachgewiesen wurde, gehören z. B. Indolamin-2,3-Dioxygenase (IDO), Activin A und TGFs (Hedger 2015; Michel et al. 2015). Epithelzellen und epididymale Immunzellen exprimieren darüber hinaus sog. Pattern-Recognition-Rezeptoren (PRR), die pathogenspezifische Moleküle („pathogen-associated molecular patterns"; PAMP) erkennen (Browne et al. 2018). Zur angeborenen Immunabwehr tragen auch β-Defensine bei, die im Nebenhoden produziert werden und teilweise organspezifische Eigenschaften sowie eine segmentabhängige Expression aufweisen (Yamaguchi et al. 2002; Zhao et al. 2020). Als kleine kationische Peptide entfalten Defensine nicht nur eine antibakterielle und antivirale Aktivität im

Nebenhoden, sondern sind auch für die Spermienreifung essenziell (Zhou et al. 2004; Holly et al. 2017). Zu den lokal sezernierten antimikrobiellen Molekülen zählen des Weiteren Lysozym und Lactoferrin (Zhao et al. 2020).

2.4 Immunzellen und ihre Mediatoren im Ejakulat

Das Ejakulat enthält als zelluläre Bestandteile die aus dem Hoden stammenden Spermien und unreife Keimzellen (bei gesunden Männern bis zu 10 %). Als weitere Elemente sind Leukozyten enthalten, zusätzlich können Epithelzellen und Erythrozyten zu finden sein (Tab. 2.2). Die flüssigen Bestandteile des Ejakulats stammen zu 95 % aus den akzessorischen Drüsen; hierbei weist das Prostatasekret einen sauren pH auf und enthält Zink, saure Phosphatase, Zitrat sowie prostataspezifisches Antigen (PSA); das alkalische Bläschendrüsensekret ist dagegen reich an Fruktose und Prostaglandinen (Abb. 2.1). Die Koagulation des Ejakulats erfolgt mit Verlassen der Urethra durch das Zusammenwirken von Sekretionsprodukten der Prostata und einem zinkbindenden Protein der Bläschendrüsen (Seminogelin), anschließend kommt es innerhalb von 20–30 min zur Verflüssigung unter dem Einfluss der Serinprotease PSA.

Den Hauptanteil der Leukozyten im Ejakulat stellen neutrophile Granulozyten dar, gefolgt von Makrophagen, während Lymphozyten (T-Zellen) nur selten anzutreffen sind (Wolff 1995) (Tab. 2.2). Es wird angenommen, dass der Großteil der Makrophagen aus dem Rete testis bzw. dem Nebenhoden stammt, wo sie an den oben dargestellten Aufgaben der Immunsurveillance sowie der Phagozytose defekter Spermien beteiligt sind

Tab. 2.2 Zusammensetzung des menschlichen Ejakulates (Le Tortorec et al. 2020; modifiziert)

Zelluläre Bestandteile	• Spermien (>85 % der Zellen; ≥ 39 Mio./Ejakulat) • unreife Keimzellen • Epithelzellen • (Bakterien)
	• Leukozyten* – neutrophile Granulozyten (50–60 %) – Makrophagen (20–30 %) – Lymphozyten (T-Zellen; 5 %) – (dendritische Zellen**)
Seminalplasma	• Lipide • Zucker • Steroidhormone • DNA, RNA • >2500 Proteine (Enzyme, Zytokine/Chemokine u. a. extrazelluläre Signalmoleküle) • extrazelluläre Vesikel (mit o. g. Molekülen)

* Konsensusbasierter unterer Grenzwert: $<10^6$ Leukozyten/ml (WHO 2021).
** Im Zusammenhang mit Entzündungsreaktionen im Genitaltrakt (Duan et al. 2014).

(Henkel et al. 2021). Die neutrophilen Granulozyten gelangen dagegen überwiegend aus Prostata und Bläschendrüsen ins Ejakulat.

Erhöhte Leukozytenzahlen im Ejakulat treten infolge von Infektionen bzw. Entzündungen des männlichen Genitaltrakts auf; der derzeit verwendete untere Grenzwert von 10^6 peroxidasepositiven Zellen (bzw. Leukozyten) pro ml Ejakulat ist jedoch nicht evidenzbasiert und wird kontrovers diskutiert (Castellini et al. 2020; Ventimiglia et al. 2020; Henkel et al. 2021; WHO 2021). Die Differenzierung von Leukozytensubpopulationen beispielsweise mithilfe der Durchflusszytometrie erlaubt Rückschlüsse auf ihre Funktion; vor allem Makrophagen sind Quelle proinflammatorischer Zytokine und können auf chronisch entzündliche Prozesse im Nebenhoden hinweisen (Ricci et al. 2000; Tremellen und Tunc 2010; Fathy et al. 2014; Haidl et al. 2019; WHO 2021) (siehe Kap. 12). Darüber hinaus sind sowohl neutrophile Granulozyten als auch Makrophagen in der Lage, sogenannte extrazelluläre Traps (ETosis) zur Abwehr von Erregern wie auch der Elimination defekter Spermien zu bilden (Schulz et al. 2019; Zambrano et al. 2020). Bereits unterhalb des WHO-Grenzwertes von 10^6 Leukozyten/ml ist eine oxidative Schädigung der Spermien einschließlich DNA-Fragmentierung durch erhöhte Spiegel reaktiver Sauerstoffspezies (ROS) im Ejakulat möglich (Erenpreiss et al. 2002; Henkel et al. 2005; Lobascio et al. 2015). Eine Assoziation besteht auch zwischen der Granulozytenelastase im Ejakulat und der Spermien-DNA-Integrität (Kopa et al. 2005; Henkel et al. 2021). Allerdings erlauben die hier genannten Parameter bzw. Methoden insgesamt keine kompartimentspezifische Lokalisation und Differenzialdiagnostik von Entzündungsprozessen im männlichen Genitaltrakt.

Im Ejakulat finden sich zahlreiche Zytokine wie z. B. IL-1β, IL-2, IL-6, IL-8, IL-10, TNF-α, IFNγ und TGF-beta sowie andere immunologisch relevante Moleküle wie z. B. Neopterin, Defensine oder die oben erwähnten Prostaglandine (Penna et al. 2007; Tremellen und Tunc 2010; Duan et al. 2014; Fraczek und Kurpisz 2015; Pilatz et al. 2017). Erhöhte IL-8-Spiegel im Seminalplasma werden zusammen mit einer Leukozytospermie als diagnostischer Marker für eine chronische Prostatitis angesehen (Penna et al. 2007) (siehe Kap. 12). Für das ebenfalls proinflammatorisch wirksame IL-6 konnte ein Zusammenhang mit der Leukozytenzahl im Ejakulat sowie der DNA-Fragmentierung gezeigt werden (Kopa et al. 2005). Die Studienlage zu möglichen Korrelationen zwischen Zytokinkonzentrationen im Seminalplasma und Variablen des Basisspermiogramms ist dagegen widersprüchlich (Pilatz et al. 2013; Fraczek und Kurpisz 2015; Henkel et al. 2021).

Zu den im Seminalplasma nachweisbaren immunregulatorischen Proteinen gehört auch von Leukozyten und anderen somatischen Zellen des Genitaltrakts freigesetztes HLA-G, das zur Familie der nicht-klassischen humanen Leukozytenantigene (HLA bzw. MHC) der Klasse Ib gehört (Larsen et al. 2011) (vgl. Kap. 3). Die Konzentrationen des sHLA-G weisen erhebliche interindividuelle Schwankungen auf; in einigen Studien konnte ein Zusammenhang mit Variablen des Spermiogramms gezeigt werden. Für das HLA-G-Gen finden sich Polymorphismen, wobei eine Assoziation bestimmter Haplotypen bzw. Diplotypen mit männlicher Infertilität beschrieben wurde (Piekarska et al.

2022). Darüber hinaus trägt HLA-G aus dem Ejakulat wahrscheinlich zur Polarisierung von DC in Richtung eines tolerogenen Phänotyps bei und ist an der Induktion von Treg beteiligt (Selmani et al. 2008; Remes Lenicov et al. 2012).

Über den Transport und Schutz der Spermien hinaus wird Komponenten des Seminalplasmas eine wichtige biologische Funktion im weiblichen Genitaltrakt zugeschrieben (Schjenken und Robertson 2020). Bioaktive Signalmoleküle aus dem Seminalplasma lösen in der Zervix offenbar eine entzündungsähnliche Reaktion aus, die zu veränderten Genexpressionsprofilen führt und tolerogene zelluläre Immunantworten begünstigt. In-vitro-Experimente zeigen, dass Faktoren aus dem Seminalplasma humane dendritische Zellen in Richtung eines tolerogenen Phänotyps polarisieren und damit die Differenzierung von Treg begünstigen (Remes Lenicov et al. 2012). Ergebnisse klinischer Studien weisen darauf hin, dass sich eine fehlende oder nur geringe Exposition gegenüber dem Seminalplasma des Partners ungünstig auf die Ergebnisse von Maßnahmen der assistierten Reproduktion auswirken kann und mit einem erhöhten Risiko für entzündliche Erkrankungen sowie eine Präeklampsie während der Schwangerschaft verbunden ist (Robertson und Sharkey 2016).

Eine Bakteriospermie spiegelt nicht unbedingt eine Genitalinfektion wider, da in Ejakulatproben urethrale Kommensalen vorkommen (Schiefer 1998; Cottell et al. 2000; Koedooder et al. 2019). Die Studienergebnisse in Bezug auf einen Zusammenhang mit der Ejakulatqualität sind widersprüchlich (Farahani et al. 2021). Inwieweit Veränderungen des Mikrobioms des männlichen Genitaltrakts bzw. des Ejakulates zur Entwicklung von Fertilitätsstörungen beitragen, ist Gegenstand aktueller Forschung (Mändar 2013; Koedooder et al. 2019; Lundy et al. 2021; Garcia-Segura et al. 2022) (vgl. Kap. 15).

2.5 Zusammenfassung

- Immunzellen tragen im männlichen Genitaltrakt zur Gewebshomöostase bei und können angeborene sowie adaptive Immunantworten vermitteln.
- Die Expression keimzellspezifischer Neoantigene mit Einsetzen der Spermatogenese erfordert spezielle Mechanismen der Immunregulation zur Vermeidung von Autoimmunreaktionen und daraus resultierenden Organschäden bzw. Störungen der Spermienfunktion.
- Diese immunologischen Besonderheiten betreffen vor allem den Hoden, der zu den sog. immuprivilegierten Organen zählt. Neben den im Interstitium lokalisierten Immunzellen (Makrophagen > Mastzellen > T-Lymphozyten > dendritische Zellen) sind auch andere somatische Zellen wie Sertoli-Zellen und Peritubulärzellen hieran beteiligt.
- Anders als im Hoden sind epididymale Immunzellen nicht nur im Interstitium lokalisiert, sondern auch im Epithel sowie im Lumen des Nebenhodens zu finden und können so in direkten Kontakt mit Spermien treten. Subtypen, Verteilung und

molekulare Signaturen der Immunzellen weisen auf eine graduelle Transition von überwiegend homöostatischen Funktionen im Caputbereich zu Aufgaben der aktiven Immunabwehr in der Cauda epididymidis hin.

- Leukozyten, insbesondere Granulozyten und Makrophagen, sowie erhöhte Spiegel proinflammatorischer Zytokine und anderer Mediatoren im Ejakulat können Indikatoren für Infektionen und Entzündungen im Genitaltrakt sein.
- Komponenten des Seminalplasmas wird über den Transport und Schutz der Spermien hinaus eine wichtige biologische Funktion im weiblichen Genitaltrakt zugeschrieben.

Literatur

Balan S, Saxena M, Bhardwaj N (2019) Dendritic cell subsets and locations. Int Rev Cell Mol Biol 348:1–68

Battistone MA, Spallanzani RG, Mendelsohn AC, Capen D, Nair AV, Brown D, Breton S (2019) Novel role of proton-secreting epithelial cells in sperm maturation and mucosal immunity. J Cell Sci 133(5):jcs233239. https://doi.org/10.1242/jcs.233239

Battistone MA, Mendelsohn AC, Spallanzani RG, Brown D, Nair AV, Breton S (2020) Region-specific transcriptomic and functional signatures of mononuclear phagocytes in the epididymis. Mol Hum Reprod 26(1):14–29. https://doi.org/10.1093/molehr/gaz059

Bhushan S, Theas MS, Guazzone VA, Jacobo P, Wang M, Fijak M, Meinhardt A, Lustig L (2020) Immune cell subtypes and their function in the testis. Front Immunol 11:583304

Bourque J, Hawiger D (2022) Variegated outcomes of T cell activation by dendritic cells in the steady state. J Immunol 208(3):539–547. https://doi.org/10.4049/jimmunol.2100932

Browne JA, Leir SH, Eggener SE, Harris A (2018) Region-specific innate antiviral responses of the human epididymis. Mol Cell Endocrinol 473:72–78. https://doi.org/10.1016/j.mce.2018.01.004

Castellini C, D'Andrea S, Martorella A, Minaldi E, Necozione S, Francavilla F, Francavilla S, Barbonetti A (2020) Relationship between leukocytospermia, reproductive potential after assisted reproductive technology, and sperm parameters: a systematic review and meta-analysis of case-control studies. Andrology 8:125–135. https://doi.org/10.1111/andr.12662

Chan PTK, Schlegel PN (2002) Inflammatory conditions of the male excurrent ductal system Part II. J Androl 23:461–469

Cildir G, Yip KH, Pant H, Tergaonkar V, Lopez AF, Tumes DJ (2021) Understanding mast cell heterogeneity at single cell resolution. Trends Immunol 42:523–535. https://doi.org/10.1016/j.it.2021.04.004

Collin M, Bigley V (2018) Human dendritic cell subsets: an update. Immunology 154(1):3–20

Cottell E, Harrison RF, McCaffrey M et al (2000) Are seminal fluid microorganisms of significance or merely contaminants? Fertil Steril 74:465–470

Da Silva N, Cortez-Retamozo V, Reinecker HC, Wildgruber M, Hill E, Brown D, Swirski FK, Pittet MJ, Breton S (2011) A dense network of dendritic cells populates the murine epididymis. Reproduction 141:653–663

DeFalco T, Bhattacharya I, Williams AV, Sams DM, Capel B (2014) Yolk-sac-derived macrophages regulate fetal testis vascularization and morphogenesis. Proc Natl Acad Sci 111(23):E2384–E2393. https://doi.org/10.1073/pnas.1400057111

DeFalco T, Potter SJ, Williams AV, Waller B, Kan MJ, Capel B (2015) Macrophages contribute to the spermatogonial niche in the adult testis. Cell Rep 12:1107–1119

Duan YG, Yu CF, Novak N, Bieber T, Zhu CH, Schuppe H-C, Haidl G, Allam JP (2011) Immunodeviation towards a Th17 immune response associated with testicular damage in azoospermic men. Int J Androl 34:e536–545

Duan YG, Zhang Q, Liu Y, Mou L, Li G, Gui Y, Cai Z (2014) Dendritic cells in semen of infertile men: association with sperm quality and inflammatory status of the epididymis. Fertil Steril 101(1):70–77.e3. https://doi.org/10.1016/j.fertnstert.2013.09.006

Duan YG, Wang P, Zheng W, Zhang Q, Huang W, Jin F, Cai Z (2016) Characterisation of dendritic cell subsets in chronically inflamed human epididymis. Andrologia 48(4):431–440

Duan YG, Gong J, Yeung WSB, Haidl G, Allam JP (2020) Natural killer and NKT cells in the male reproductive tract. J Reprod Immunol 142:103178. https://doi.org/10.1016/j.jri.2020.103178

El Demiry MI, Hargreave TB, Busuttil A, Elton R, James K, Chisholm GD (1987) Immunocompetent cells in human testis in health and disease. Fertil Steril 48:470–479

Erenpreiss J, Hlevicka S, Zalkalns J, Erenpreisa J (2002) Effect of leukocytospermia on sperm DNA integrity: a negative effect in abnormal semen samples. J Androl 23:717–723

Farahani L, Tharakan T, Yap T, Ramsay JW, Jayasena CN, Minhas S (2021) The semen microbiome and its impact on sperm function and male fertility: A systematic review and meta-analysis. Andrology 9:115–144. https://doi.org/10.1111/andr.12886

Fathy A, Chen SJ, Novak N, Schuppe H-C, Haidl G, Allam J-P (2014) Differential leucocyte detection by flow cytometry improves the diagnosis of genital tract inflammation and identifies macrophages as pro-inflammatory cytokine-producing cells in human semen. Andrologia 46:1004–1012

Fietz D, Bergmann M (2017) Functional anatomy and histology of the testis. In: Simoni M, Huhtaniemi I (Hrsg) Endocrinology of the testis and male reproduction. Springer, Cham. https://doi.org/10.1007/978-3-319-29456-8_9-1

Fietz D, Schuppe H-C, Loveland KL (2022) Immunobiology of testicular cancer. In: Rezaei N (ed) Handbook of cancer immunology, Vol. 6, Genitourinary cancers: Interdisciplinary approach. Springer, in press

Fijak M, Meinhardt A (2006) The testis in immune privilege. Immunol Rev 213:66–81

Fijak M, Pilatz A, Hedger MP, Nicolas N, Bhushan S, Michel V, Tung KSK, Schuppe H-C, Meinhardt A (2018) Infectious, inflammatory and "autoimmune" male factor infertility: How do rodent models inform clinical practice? Hum Reprod Update 24:416–441. https://doi.org/10.1093/humupd/dmy009

Fraczek M, Kurpisz M (2015) Cytokines in the male reproductive tract and their role in infertility disorders. J Reprod Immunol 108:98–104. https://doi.org/10.1016/j.jri.2015.02.001

Gao J, Wang X, Wang Y, Han F, Cai W, Zhao B, Li Y, Han S, Wu X, Hu D (2016) Murine Sertoli cells promote the development of tolerogenic dendritic cells: a pivotal role of galectin-1. Immunology 148(3):253–265

Garcia-Segura S, Del Rey J, Closa L, Garcia-Martínez I, Hobeich C, Castel AB, Vidal F, Benet J, Ribas-Maynou J, Oliver-Bonet M (2022 Jun) Seminal microbiota of idiopathic infertile patients and its relationship with sperm DNA integrity. Front Cell Dev Biol 28(10):937157. https://doi.org/10.3389/fcell.2022.937157.PMID:35837328;PMCID:PMC9275566

Gaytan F, Bellido C, Aguilar E, van Rooijen N (1994) Requirement for testicular macrophages in Leydig cell proliferation and differentiation during prepubertal development in rats. J Reprod Fertil 102(2):393–399

Golubovskaya V, Wu L (2016) Different subsets of T cells, memory, effector functions, and CAR-T immunotherapy. Cancers 8(3):36

Guilliams M, Dutertre CA, Scott CL et al (2016) Unsupervised high-dimensional analysis aligns dendritic cells across tissues and species. Immunity 45:669–684. https://doi.org/10.1016/j.immuni.2016.08.015

Haidl G, Duan YG, Chen SJ, Köhn F-M, Schuppe H-C, Allam JP (2011) The role of mast cells in male infertility. Expert Rev Clin Immunol 7(5):627–634

Haidl G, Haidl F, Allam JP, Schuppe H-C (2019) Therapeutic options in male genital tract inflammation. Andrologia 51:e13207. https://doi.org/10.1111/and.13207

Hedger MP (1997) Testicular leukocytes: what are they doing? Rev Reprod 2:38–47

Hedger MP (2015) The immunophysiology of male reproduction. In: Knobil and Neill's Physiology of reproduction, 4 Aufl. Elsevier, S 805–892

Hendry WF (1994) Azoospermia and surgery for testicular obstruction. In: Hargreave TB (Hrsg) Male Infertility. Springer, Berlin, S 337–363

Henkel R, Kierspel E, Stalf T, Mehnert C, Menkveld R, Tinneberg HR, Schill WB, Kruger TF (2005) Effect of reactive oxygen species produced by spermatozoa and leukocytes on sperm functions in non-leukocytospermic patients. Fertil Steril 83:635–642

Henkel R, Offor U, Fisher D (2021) The role of infections and leukocytes in male infertility. Andrologia 53:e13743. https://doi.org/10.1111/and.13743

Himelreich-Perić M, Katušić-Bojanac A, Hohšteter M, Sinčić N, Mužić-Radović V, Ježek D (2022) Mast cells in the mammalian testis and epididymis-animal models and detection methods. Int J Mol Sci 23(5):2547. https://doi.org/10.3390/ijms23052547

Holly MK, Diaz K, Smith JG (2017) Defensins in viral infection and pathogenesis. Annu Rev Virol 4:369–391. https://doi.org/10.1146/annurev-virology-101416-041734

Hosseini S, Moody SC, Fietz D, Indumathy S, Schuppe HC, Hedger MP, Loveland KL (2022) The changing landscape of immune cells in the fetal mouse testis. Histochem Cell Biol Jul 12. https://doi.org/10.1007/s00418-022-02129-6. Epub ahead of print

Hvarness T, Nielsen JE, Almstrup K, Skakkebaek NE, Rajpert-De Meyts E, Claesson MH (2013) Phenotypic characterisation of immune cell infiltrates in testicular germ cell neoplasia. J Reprod Immunol 100(2):135–145

Jahnukainen K, Jörgensen N, Pöllänen P, Giwercman A, Skakkebaek NE (1995) Incidence of testicular mononuclear cell infiltrates in normal human males and in patients with germ cell neoplasia. Int J Androl 18:313–320

Jezek D, Banek L, Hittmair A, Pezerović-Panijan R, Goluza T, Schulze W (1999) Mast cells in testicular biopsies of infertile men with ‚mixed atrophy' of seminiferous tubules. Andrologia 31(4):203–210. https://doi.org/10.1046/j.1439-0272.1999.00287.x

Klein B, Haggeney T, Fietz D, Indumathy S, Loveland K, Hedger M, Kliesch S, Weidner W, Bergmann M, Schuppe H-C (2016) Specific immune cell and cytokine characteristics of human testicular germ cell neoplasia. Hum Reprod 31:2192–2202

Klein B, Bhushan S, Günther S, Middendorff R, Loveland KL, Hedger MP, Meinhardt A (2020) Differential tissue-specific damage caused by bacterial epididymo-orchitis in the mouse. Mol Hum Reprod 26:215–227. https://doi.org/10.1093/molehr/gaaa011

Koedooder R, Mackens S, Budding A, Fares D, Blockeel C, Laven J, Schoenmakers S (2019) Identification and evaluation of the microbiome in the female and male reproductive tracts. Hum Reprod Update 25(1):298–325. https://doi.org/10.1093/humupd/dmy048

Kopa Z, Wenzel J, Papp GK, Haidl G (2005) Role of granulocyte elastase and interleukin-6 in the diagnosis of male genital tract inflammation. Andrologia 37:188–194

Larsen MH, Bzorek M, Pass MB, Larsen LG, Nielsen MW, Svendsen SG, Lindhard A, Hviid TV (2011) Human leukocyte antigen-G in the male reproductive system and in seminal plasma. Mol Hum Reprod 17:727–738. https://doi.org/10.1093/molehr/gar052

Leir SH, Yin S, Kerschner JL, Cosme W, Harris A (2020) An atlas of human proximal epididymis reveals cell-specific functions and distinct roles for CFTR. Life Sci Alliance 3(11):e202000744. https://doi.org/10.26508/lsa.202000744

Le Tortorec A, Matusali G, Mahé D, Aubry F, Mazaud-Guittot S, Houzet L, Dejucq-Rainsford N (2020) From ancient to emerging infections: The odyssey of viruses in the male genital tract. Physiol Rev 100:1349–1414. https://doi.org/10.1152/physrev.00021.2019

Lobascio AM, De Felici M, Anibaldi M, Greco P, Minasi MG, Greco E (2015) Involvement of seminal leukocytes, reactive oxygen species, and sperm mitochondrial membrane potential in the DNA damage of the human spermatozoa. Andrology 3:265–270. https://doi.org/10.1111/andr.302

Locati M, Mantovani A, Sica A (2013) Macrophage activation and polarization as an adaptive component of innate immunity. Adv Immunol 120:163–184

Lokka E, Lintukorpi L, Cisneros-Montalvo S, Mäkelä JA, Tyystjärvi S, Ojasalo V, Gerke H, Toppari J, Rantakari P, Salmi M (2020) Generation, localization and functions of macrophages during the development of testis. Nat Commun 11:4375. https://doi.org/10.1038/s41467-020-18206-0

Loveland KL, Klein B, Pueschl D, Indumathy S, Bergmann M, Loveland BE, Hedger MP, Schuppe H-C (2017) Cytokines in male fertility and reproductive pathologies: immunoregulation and beyond. Front Endocrinol (Lausanne) 8:307. https://doi.org/10.3389/fendo.2017.00307

Lundy SD, Sangwan N, Parekh NV, Selvam MKP, Gupta S, McCaffrey P, Bessoff K, Vala A, Agarwal A, Sabanegh ES, Vij SC, Eng C (2021) Functional and taxonomic dysbiosis of the gut, urine, and semen microbiomes in male infertility. Eur Urol 79:826–836. https://doi.org/10.1016/j.eururo.2021.01.014

Lustig L, Guazzone VA, Theas MS, Pleuger C, Jacobo P, Pérez CV, Meinhardt A, Fijak M (2020) Pathomechanisms of autoimmune based testicular inflammation. Front Immunol 11:583135

Mändar R (2013) Microbiota of male genital tract: impact on the health of man and his partner. Pharmacol Res 69:32–41. https://doi.org/10.1016/j.phrs.2012.10.019. Epub 2012 Nov 8 PMID: 23142212

Mayer C, Adam M, Glashauser L, Dietrich K, Schwarzer JU, Köhn F-M, Strauss L, Welter H, Poutanen M, Mayerhofer A (2016) Sterile inflammation as a factor in human male infertility: Involvement of Toll like receptor 2, biglycan and peritubular cells. Sci Rep 6:37128

Mayerhofer A, Walenta L, Mayer C, Eubler K, Welter H (2018) Human testicular peritubular cells, mast cells and testicular inflammation. Andrologia 50:e13055

Meineke V, Frungieri MB, Jessberger B, Vogt H, Mayerhofer A (2000) Human testicular mast cells contain tryptase: increased mast cell number and altered distribution in the testes of infertile men. Fertil Steril 74:239–244

Meinhardt A, Wang M, Schulz C, Bhushan S (2018) Microenvironmental signals govern the cellular identity of testicular macrophages. J Leukoc Biol 104:757–766

Meinhardt A, Schuppe H-C, Behre HM (2022a) Immunologisch bedingte Infertilität. In: Nieschlag E et al (Hrsg), Andrologie. Springer, im Druck

Meinhardt A, Dejucq-Rainsford N, Bhushan S (2022b) Testicular macrophages: development and function in health and disease. Trends Immunol 43(1):51–62. https://doi.org/10.1016/j.it.2021.11.003

Mendelsohn AC, Sanmarco LM, Spallanzani RG, Brown D, Quintana FJ, Breton S, Battistone MA (2020) From initial segment to cauda: a regional characterization of mouse epididymal CD11c^{+} mononuclear phagocytes based on immune phenotype and function. Am J Physiol Cell Physiol 319:C997–C1010

Michel V, Pilatz A, Hedger MP, Meinhardt A (2015) Epididymitis: revelations at the convergence of clinical and basic sciences. Asian J Androl 17(5):756–763. https://doi.org/10.4103/1008-682X.155770

Michel V, Duan Y, Stoschek E, Bhushan S, Middendorff R, Young JM, Loveland KL, Kretser DM, Hedger MP, Meinhardt A (2016) Uropathogenic Escherichia coli causes fibrotic remodelling of the epididymis. J Pathol 240:15–24. https://doi.org/10.1002/path.4748

Mousset CM, Hobo W, Woestenenk R, Preijers F, Dolstra H, van der Waart AB (2019) Comprehensive phenotyping of T cells using flow cytometry. Cytometry A 95(6):647–654

Mossadegh-Keller N, Sieweke MH (2018) Testicular macrophages: Guardians of fertility. Cell Immunol 330:120–125

Mossadegh-Keller N, Gentek R, Gimenez G, Bigot S, Mailfert S, Sieweke MH (2017) Developmental origin and maintenance of distinct testicular macrophage populations. J Exp Med 214:2829–2841

Nistal M, Santamaria L, Paniagua R (1984) Mast cells in the human testis and epididymis from birth to adulthood. Acta Anat (Basel) 119:155–160

O'Donnell L, Rebourcet D, Dagley LF, Sgaier R, Infusini G, O'Shaughnessy PJ, Chalmel F, Fietz D, Weidner W, Legrand JMD, Hobbs RM, McLachlan RI, Webb AI, Pilatz A, Diemer T, Smith LB, Stanton PG (2021) Sperm proteins and cancer-testis antigens are released by the seminiferous tubules in mice and men. FASEB J 35(3):e21397

Pelletier R-M (2011) The blood-testis barrier: the junctional permeability, the proteins and the lipids. Prog Histochem Cytochem 46(2):49–127

Penna G, Mondaini N, Amuchastegui S et al (2007) Seminal plasma cytokines and chemokines in prostate inflammation: interleukin 8 as a predictive biomarker in chronic prostatitis/chronic pelvic pain syndrome and benign prostatic hyperplasia. Eur Urol 51:524–533

Piekarska K, Radwan P, Tarnowska A, Wiśniewski A, Krasiński R, Radwan M, Wilczyński JR, Malinowski A, Nowak I (2022) The association of HLA-G gene polymorphism and its soluble form with male infertility. Front Immunol 2:791399. https://doi.org/10.3389/fimmu.2021.791399

Pilatz A, Hudemann C, Wagenlehner F, Schuppe HC, Diemer T, Weidner W, Renz H, Bschleipfer T (2013) Zytokine im Ejakulat. Ist die Bestimmung bei urogenitalen Erkrankungen sinnvoll? Urologe A 52(3):359–366

Pilatz A, Hudemann C, Wolf J, Halefeld I, Paradowska-Dogan A, Schuppe H-C, Hossain H, Jiang Q, Schultheiss D, Renz H, Weidner W, Wagenlehner F, Linn T (2017) Metabolic syndrome and the seminal cytokine network in morbidly obese males. Andrology 5:23–30. https://doi.org/10.1111/andr.12296

Pleuger C, Silva EJR, Pilatz A, Bhushan S, Meinhardt A (2020) Differential immune response to infection and acute inflammation along the epididymis. Front Immunol 11:599594

Pleuger C, Ai DD, Hoppe ML, Bohnert D, Karl D, Guenther S, Epelman S, Kantores C, Fijak M, Ravens S, Middendorff R, Mayer JU, Loveland KL, Hedger MP, Bhushan S, Meinhardt A (2022) The regional distribution of resident immune cells shapes distinct immunological environments along the murine epididymis. Elife 11:e82193. https://doi.org/10.7554/eLife.82193

Pöllänen P, Cooper TG (1994) Immunology of the testicular excurrent ducts. J Reprod Immunol 26:167–216

Ponte R, Dupuy FP, Brimo F, Mehraj V, Brassard P, Belanger M, Yurchenko E, Jenabian M-A, Bernard NF, Routy J-P (2018) Characterization of myeloid cell populations in human testes collected after sex reassignment surgery. J Reprod Immunol 125:16–24

Püschl D (2019) Testicular neoplasia: functional polarization of macrophages and dendritic cells. Inaugural-Dissertation, Justus-Liebig-Universität, Gießen

Remes Lenicov F, Rodriguez Rodrigues C, Sabatté J, Cabrini M, Jancic C, Ostrowski M, Merlotti A, Gonzalez H, Alonso A, Pasqualini RA, Davio C, Geffner J, Ceballos A (2012) Semen promotes the differentiation of tolerogenic dendritic cells. J Immunol 189:4777–4786. https://doi.org/10.4049/jimmunol.1202089

Ricci G, Presani G, Guaschino S, Simeone R, Perticarari S (2000) Leukocyte detection in human semen using flow cytometry. Hum Reprod 15:1329–1337. https://doi.org/10.1093/humrep/15.6.1329

Robertson SA, Sharkey DJ (2016) Seminal fluid and fertility in women. Fertil Steril 106:511–519. https://doi.org/10.1016/j.fertnstert.07.1101

Rooks MG, Garrett WS (2016) Gut microbiota, metabolites and host immunity. Nat Rev Immunol 16:341–352

Schiefer HG (1998) Microbiology of male urethroadnexitis: diagnostic procedures and criteria for aetiologic classification. Andrologia 30(suppl 1):7–13

Schjenken JE, Robertson SA (2020) The female response to seminal fluid. Physiol Rev 100(3):1077–1117. https://doi.org/10.1152/physrev.00013.2018

Schulz M, Zambrano F, Schuppe H-C, Wagenlehner F, Taubert A, Gaertner U, Sánchez R, Hermosilla C (2019) Monocyte-derived extracellular trap (MET) formation induces aggregation and affects motility of human spermatozoa in vitro. Syst Biol Reprod Med 65:357–366

Schuppe H-C, Meinhardt A, Allam JP, Bergmann M, Weidner W, Haidl G (2008) Chronic orchitis – a neglected cause of male infertility? Andrologia 40:84–91

Schuppe H-C, Pilatz A, Hossain H, Diemer T, Wagenlehner F, Weidner W (2017) Urogenital infection as a risk factor for male infertility. Dtsch Ärztebl Int 114:339–346

Schuppe H-C, Pilatz A, Meinhardt A, Behre HM (2022) Infektionen und Entzündungen der ableitenden Samenwege und akzessorischen Geschlechtsdrüsen. In: Nieschlag E et al (Hrsg), Andrologie. Springer. https://doi.org/10.1007/978-3-662-61904-9_26-1

Selmani Z, Naji A, Zidi I, Favier B, Gaiffe E, Obert L, Borg C, Saas P, Tiberghien P, Rouas-Freiss N, Carosella ED, Deschaseaux F (2008) Human leukocyte antigen-G5 secretion by human mesenchymal stem cells is required to suppress T lymphocyte and natural killer function and to induce CD4+CD25highFOXP3+ regulatory T cells. Stem Cells 26:212–222. https://doi.org/10.1634/stemcells.2007-0554

Smith TB, Cortez-Retamozo V, Grigoryeva LS, Hill E, Pittet MJ, Da Silva N (2014) Mononuclear phagocytes rapidly clear apoptotic epithelial cells in the proximal epididymis. Andrology 2(5):755–762. https://doi.org/10.1111/j.2047-2927.2014.00251.x

Sullivan R, Mieusset R (2016) The human epididymis: its function in sperm maturation. Hum Reprod Update 22(5):574–587. https://doi.org/10.1093/humupd/dmw015

Tremellen K, Tunc O (2010) Macrophage activity in semen is significantly correlated with sperm quality in infertile men. Int J Androl 33:823–831

Tung KS, Teuscher C (1995) Mechanisms of autoimmune disease in the testis and ovary. Hum Reprod Update 1:35–50

Tung KSK, Harakal J, Qiao H, Rival C, Li JCH, Paul AGA, Wheeler K, Pramoonjago P, Grafer CM, Sun W, Sampson RD, Wong EWP, Reddi PP, Deshmukh US, Hardy DM, Tang H, Cheng CY, Goldberg E (2017) Egress of sperm autoantigen from seminiferous tubules maintains systemic tolerance. J Clin Investig 127(3):1046–1060

Ventimiglia E, Capogrosso P, Boeri L, Cazzaniga W, Matloob R, Pozzi E, Chierigo F, Abbate C, Viganò P, Montorsi F, Salonia A (2020) Leukocytospermia is not an informative predictor of positive semen culture in infertile men: results from a validation study of available guidelines. Hum Reprod Open 2020(3):hoaa039. https://doi.org/10.1093/hropen/hoaa039

Walker JA, McKenzie ANJ (2018) TH2 cell development and function. Nat Rev Immunol 18(2):121–133

Wang P, Duan YG (2016) The role of dendritic cells in the male reproductive tract. Am J Reprod Immunol 76:186–192

Wang M, Yang Y, Cansever D, Wang Y, Kantores C, Messiaen S, Moison D, Livera G, Chakarov S, Weinberger T, Stremmel C, Fijak M, Klein B, Pleuger C, Lian Z, Ma W, Liu Q, Klee K, Händler K, Ulas T, Schlitzer A, Schultze JL, Becher B, Greter M, Liu Z, Ginhoux F, Epelman S, Schulz C, Meinhardt A, Bhushan S (2021) Two populations of self-maintaining monocyte-independent macrophages exist in adult epididymis and testis. Proc Natl Acad Sci USA 5(118):e2013686117

Wolff H (1995) The biologic significance of white blood cells in semen. Fertil Steril 63:1143–1157

World Health Organization (2021) WHO laboratory manual for the examination and processing of human semen, 6 Auf. WHO Press, Geneva

Yakirevich E, Yanai O, Sova Y, Sabo E, Stein A, Hiss J, Resnick MB (2002) Cytotoxic phenotype of intra-epithelial lymphocytes in normal and cryptorchid human testicular excurrent ducts. Hum Reprod 17:275–283

Yamaguchi Y, Nagase T, Makita R, Fukuhara S, Tomita T, Tominaga T, Kurihara H, Ouchi Y (2002) Identification of multiple novel epididymis-specific beta-defensin isoforms in humans and mice. J Immunol 169:2516–2523. https://doi.org/10.4049/jimmunol.169.5.2516

Yamanaka K, Fujisawa M, Tanaka H, Okada H, Arakawa S, Kamidono S (2000) Significance of human testicular mast cells and their subtypes in male infertility. Hum Reprod 15(7):1543–1547. https://doi.org/10.1093/humrep/15.7.1543

Zambrano F, Schulz M, Pilatz A, Wagenlehner F, Schuppe H-C, Conejeros I, Uribe P, Taubert A, Sánchez R, Hermosilla C (2020) Increase of leucocyte-derived extracellular traps (ETs) in semen samples from human acute epididymitis patients – a pilot study. J Assist Reprod Genet 37:2223–2231. https://doi.org/10.1007/s10815-020-01883-7

Zhao S, Zhu W, Xue S, Han D (2014) Testicular defense systems: immune privilege and innate immunity. Cell Mol Immunol 11(5):428–437

Zhao H, Yu C, He C, Mei C, Liao A, Huang D (2020) The immune characteristics of the epididymis and the immune pathway of the epididymitis caused by different pathogens. Front Immunol 11:2115. https://doi.org/10.3389/fimmu.2020.02115

Zhou CX, Zhang Y-L, Xiao L, Zheng M, Leung KM, Chan MY, Lo PS, Tsang LL, Wong HY, Ho LS, Chung YW, Chan HC (2004) An epididymis-specific β-defensin is important for the initiation of sperm maturation. Nat Cell Biol 6:458–464. https://doi.org/10.1038/ncb1127

3 Die Rolle der humanen Leukozytenantigene und weitere immunregulatorische Checkpoints

Franziska Würfel

3.1 Das humane Leukozytenantigensystem (HLA-System)

3.1.1 Humane Leukozytenantigene – Klasse II

Das Immunsystem ist in der Lage, körpereigene entartete Zellen zu erkennen und zu eliminieren. Die Identifizierung der körpereigenen Zellen, Erkennung von entarteten Zellen und exogenen Pathogenen erfolgt durch das Major-Histocompatibility-Complex-System (MHC-System), das im Menschen als humanes Leukozytenantigensystem (HLA-System) bezeichnet wird und auf dem Chromosom 6p21.3 codiert ist (Foroni et al. 2014). Das klassische HLA-System wird in 2 Hauptklassen unterteilt, Klasse I und Klasse II. Die HLA-Gruppen der Klasse II werden nur auf antigenpräsentierenden Zellen (APCs), wie den Makrophagen, dendritischen Zellen und B-Lymphozyten exprimiert. Sie werden unterteilt in die klassischen Gruppen HLA-DP, -DQ und -DR und in die nicht-klassischen Klasse II Antigene HLA-DM und -DO (Ting und Trowsdale 2002). Sie werden, im Gegensatz zu den klassischen Klasse-II-Antigenen, nur intrazellulär exprimiert und beeinflussen dort die Bindung der Peptide an die klassischen Antigene (Ting und Trowsdale 2002). Im Vergleich zu den klassischen HLA-Klasse-I-Gruppen (HLA-A bis -C, auch Klasse Ia genannt) und nicht-klassischen HLA-Klasse-I-Gruppen (HLA-G bis -F, auch Klasse Ib genannt) bestehen die HLA-Klasse-II-Moleküle aus einer leichten Kette (β-Kette, 27–29 kDa) und einer schweren Kette (α-Kette, 33–35 kDa), welche beide eine Transmembrandomäne besitzen. Beide Ketten besitzen zwei extrazelluläre Domänen, welche als β_1 bzw. β_2 und α_1 bzw. α_2 bezeichnet werden. Die β_1- und α_1-Domänen bilden die Peptidbindungstasche aus,

F. Würfel (✉)
Intellexon GmbH, Pöcking, Deutschland
E-Mail: franziska.wuerfel@blandinagmbh.de

W. Würfel (Hrsg.), *Reproduktionsimmunologie*,
https://doi.org/10.1007/978-3-662-63907-8_3

welche Peptide bakteriellen Ursprungs mit einer Länge von 13–25 Aminosäuren binden. Die extrazellulären Domänen ß$_2$ und α_2 binden an die Transmembrandomänen der beiden Ketten. Die Transmembrandomänen beider Ketten sind mit intrazellulären Domänen über Disulfidbrücken miteinander verbunden (Batalia und Collins 1997; Kaufman et al. 1984) (Abb. 3.1). Die Sequenzvarianten erscheinen im Molekül in der β_1- und α_1-Domäne der leichten Kette, welche auch die Pepidbindungstasche ausbilden (Kaufman et al. 1984). Für HLA-DRB sind derzeit 548 Allele (HLA-DRB1-5), für HLA-DRA1 7 Allele und für HLA-DQ 99 Allele (HLA-DQA: 33 Allele, HLA-DQB: 66 Allele) bekannt (Robinson et al. 2015).

3.1.2 Klassische humane Leukozytenantigene – Klasse Ia

Die klassischen HLA Klasse I beinhalten die polymorphen Gene HLA-A, -B und -C. Sie kodieren transmembrane Glykoproteine, welche auf jeder kernhaltigen Zelle exprimiert werden. Die Glykoproteine setzen sich aus einer schweren, polymorphen (α-Kette) und einer nichtkovalent gebundenen, monomorphen, leichten Proteinkette, dem β2-Mikroglobulin (β2m) zusammen (Bjorkman et al. 1987). Die schwere α-Kette bildet den transmembranen und extrazellulären Teil aus, welcher weiter in 3 Domänen α_1, α_2 und

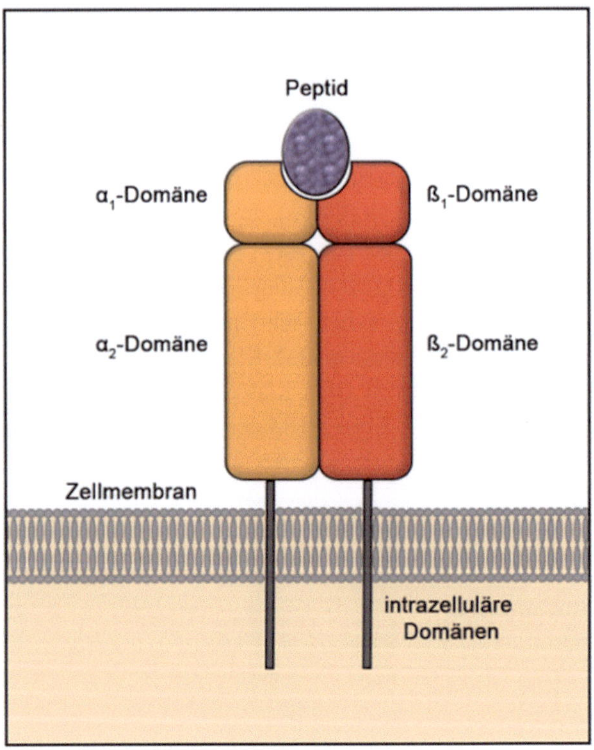

Abb. 3.1 Struktureller Aufbau der HLA-Klasse-II-Gruppen. Die extrazelluläre HLA-Klasse-II-Proteinstruktur besteht aus zwei intrazellulären Domänen, die auch die Transmembrandomänen bilden. Diese sind verbunden mit immunglobulinähnlichen α-Domänen, α_1 und α_2. Kovalent daran gebunden sind die β_1- und β_2-Domänen. Die α_1- und β_1-Domänen bilden die Peptidbindungstasche aus, welche Peptide mit einer Länge von 13–25 Aminosäuren bakteriellen Ursprungs binden. (Die Abbildung wurde modifiziert nach Elgert 2009)

α_3, unterteilt wird (siehe Abb. 3.2). Die Länge der einzelnen α-Domänen umfasst ca. 90 Aminosäuren. Die nichtkovalente Bindung von β-Mikroglobulin erfolgt mittels Wasserstoffbrückenbindung an die α_3-Domäne. Die Präsentation der intrazellulären Proteine erfolgt über die polymorphen α_1- und α_2-Domänen. Zusammen binden sie Peptide, welche eine Länge von 8–10 Aminosäuren aufweisen (Maenaka und Jones 1999). Die α_1- und α_2-Domäne sowie die gebundenen Peptide werden von T-Lymphozyten mittels des T-Zell-Rezeptors (TCR) erkannt (Maenaka und Jones 1999; Elgert 2009).

Die α-Domänen des HLA Komplexes sind auf dem kurzen Arm des Chromosom 6 und β2-Mikrogloblin ist auf dem Chromosom 15q22 codiert. Der HLA-Klasse-I-Komplex der Gene HLA-A und C besteht aus 8 Exons. Das HLA-B Gen besteht nur aus 7 Exons (Voorter et al. 2016). Das Exon 1 des HLA- Komplexes kodiert die Signal-Peptidsequenz, Exon 2 und 3 die α_1- und α_2-Domänen und die dazugehörige Peptid-Bindungstasche, Exon 4 die α3 Domäne und Exon 5 die Transmembran-Domäne. Die Exone 6–8 stellen die Sequenz für den zytoplasmatischen Teil zur Verfügung (Voorter et al. 2016; Dai et al. 2014). Der Großteil der Polymorphismen ist im Exon 2 und 3 lokalisiert und somit in den α_2 und α_3 Domänen des Glykoproteins (Williams 2001). Für HLA-A gibt es 466 bekannte Allele, für HLA-B 797 und für HLA-C 252 (Robinson et al. 2015).

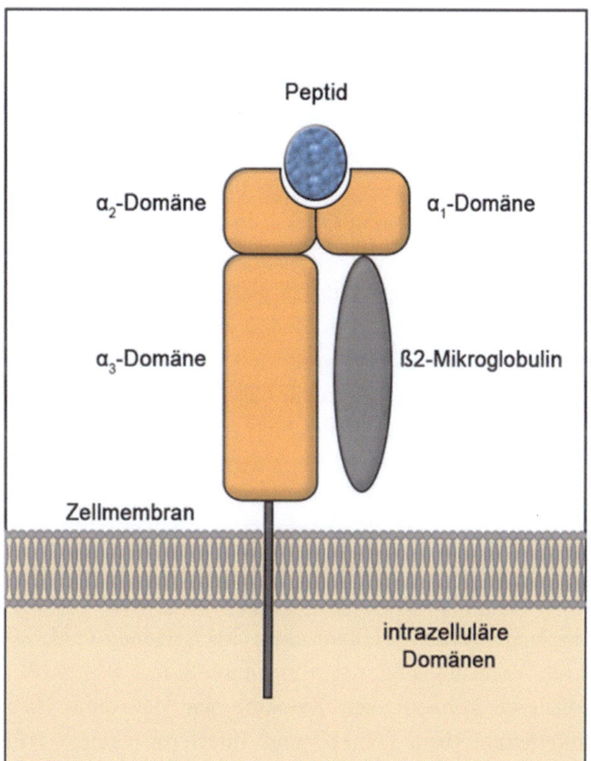

Abb. 3.2 Struktureller Aufbau der HLA-Klasse-Ia-Gruppen. Die HLA-Gruppen der Klasse Ia bestehen aus einer intrazellulären Domäne, welche in die Transmembran-Domäne übergeht. Diese ist verbunden mit 3 α-Domänen, α_1, α_2 und α_3. Die α_1- und α_2-Domänen bilden die Peptidbindungstasche aus, welche intrazelluläre Peptide mit einer Länge von 8–10 Aminosäuren bindet und CD8⁺ zytotoxischen T-Zellen präsentiert. An die α-Domänen ist zusätzlich β2-Mikroglobulin über nicht-kovalente Bindungen gebunden. (Die Abbildung wurde modifiziert nach Elgert 2009)

3.1.3 Nicht-klassische Humanen Leukozyten Antigene – Klasse Ib

Zu den HLA Gruppen der Klasse I gehören auch die nicht-klassischen HLA Gene HLA-E, -F und -G. Sie sind im Vergleich zu den klassischen HLA Genen nahezu monomorph und werden ebenfalls auf dem Chromosom 6p21.3 codiert (Foroni et al. 2014). Sie werden gerne auch als HLA Klasse Ib oder „embryofetale" HLAs bezeichnet, da HLA-G und -F ausschließlich auf den extravillösen Trophoblasten (EVTs) bzw. der Plazenta exprimiert werden. HLA-E hingegen wird ubiquitär auf allen kernhaltigen somatischen Zellen exprimiert (Guleria und Sayegh 2007; King et al. 2000).

3.1.3.1 HLA-E

HLA-E ist 650 kb upstream von HLA-C auf dem Chromosom 6 entfernt. Es besteht wie HLA-B aus 7 Exons. Das erste Exon codiert das Signalpeptid, die Exons 2, 3 und 4 die Alpha-Domänen α_1, α_2 und α_3 und das Exon 5 die Transmembran-Domäne. Die Exons 6 und 7 codieren den zytoplasmatischen Teil des Proteins (Foroni et al. 2014; Würfel et al. 2019).

HLA-E ist mit 13 bekannten Allelen am wenigsten polymorph (Robinson et al. 2015; Kraemer et al. 2014). Funktionell bekannt sind die Allele HLA-E*0101 und HLA-E*0103. Sie unterscheiden sich durch einen Aminosäureaustausch (Arginin durch Glycin) an Position 107, welcher sich in einer unterschiedlichen Zelloberflächenexpression, thermischen Stabilität und Affinität der Peptidbindung äußert (Zheng et al. 2015; Strong et al. 2003). Für eine stabile Oberflächenexpression von HLA-E benötigt HLA-E die Bindung von intrazellulären Peptidsequenzen. Es bindet ausschließlich intrazelluläre Signalpeptide von klassischen HLA-Klasse I Proteinen und HLA-G (Kraemer et al. 2014). Die Oberflächenexpression von HLA-E ist damit auch von der Expression der klassischen HLA-Gruppen der Klasse I, sowie von HLA-G abhängig. Eine verminderte Expression der klassischen HLA-Gruppen und HLA-G hat somit auch eine verminderte HLA-E Expression zur Folge (Strong et al. 2003; O'Callaghan et al. 1998).

HLA-E interagiert mit dem Killer cell lectin like receptor C1 (KLRC1), auch NKG2A genannt, welcher auf NK-Zellen exprimiert wird. Der Rezeptor CD94/NKG2A (in Co-Expression mit CD94) vermittelt ein inhibierendes Signal an die NK-Zelle durch die zwei immunoreceptor tyrosin-based inhibition motifs (ITIM) in seiner zytoplasmatischen Domäne, hingegen die Bindung an den Rezeptor CD94/NKG2C aktivierend durch die Dimerisierung von DNAX-activating protein 12 (DAP-12) mit ein immunoreceptor tyrosin-based activating motif (ITAM) wirkt. Über dessen Wirkung und Signalweg wird im Abschn. 2.2 „Natural Killer Group (NKG)-Rezeptoren" berichtet.

Die HLA-E Proteinexpression kann intrazellulär und auf der Zellmembran durch den Präimplantationsfaktor (Preimplantation Factor, PIF), sowie durch Progesteron angeregt werden (Hakam et al. 2017; Huang et al. 2009) (siehe Kap. 9 zu Zytokinen und Wachstumsfaktoren von Dunja-Maria Baston-Büst und Alexandra Bielfeld). Des Weiteren können auch Zytokine wie der tumor necrosis factor alpha (TNF-alpha), Interleukin-1beta (IL-1ß) und Interferon-gamma (IFN-γ) die Proteinexpression von HLA-E auf der Zellmembran induzieren (Coupel et al. 2007) (Abb. 3.3).

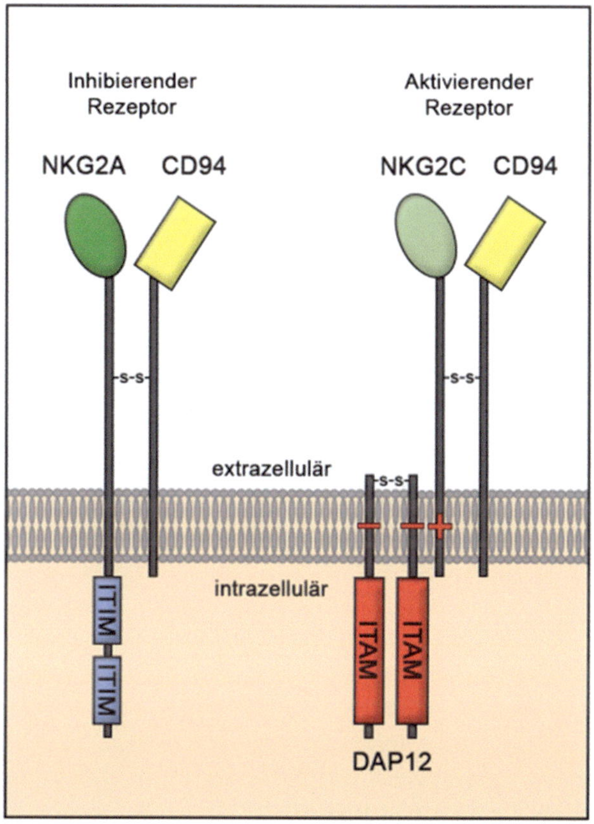

Abb. 3.3 Rezeptorinteraktion von HLA-E mit CD94/NKG2A und CD94/NKG2C. HLA-E bindet an die NK-Zell-Rezeptoren CD94/NKG2A und CD94/NKG2C, welche inhibierend bzw. aktivierend auf die NK-Zelle wirken. Der Rezeptor CD94/NKG2A besitzt 2 „immunoreceptor tyrosin-based inhibition motifs" (ITIM) in seiner zytoplasmatischen Domäne und vermittelt ein inhibierendes Signal an die NK-Zelle. Der aktivierende Rezeptor dimerisiert zusätzlich mit „DNAX-activating protein" 12 (DAP-12), ein Protein, welches ein „immunoreceptor tyrosin-based activating motif" (ITAM) im intrazellulären Teil besitzt und ein aktivierendes Signal nach Bindung von HLA-E generiert. (Die Abbildung wurde modifiziert nach Würfel et al. 2019, Rajagopalan und Long 2012)

3.1.3.2 HLA-F

HLA-F befindet sich auf dem terminalen Ende von dem Chromosom 6p21.3. Das HLA-F Gen besitzt wie die HLA-Klasse Ia Gene 8 Exons, welche ebenfalls das Signalpeptid, die Alpha- und Transmembrandomänen codieren. Die Gliederung der Exons ist analog zu HLA-E; das erste Exon codiert das Signalpeptid, die Exons 2, 3 und 4 die Alpha-Domänen α_1, α_2 und α_3 und das Exon 5 die Transmembran-Domäne. Die Exons 6 und 7 codieren den zytoplasmatischen Teil (Foroni et al. 2014). Das Exon 8 wird nicht translatiert und als untranslatierte Region (3'UTR) bezeichnet (Persson et al. 2017). Derzeit sind für HLA-F 22 Allele mit drei mRNA-Transkriptvarianten bekannt (Robinson et al. 2015) (siehe Abb. 3.4).

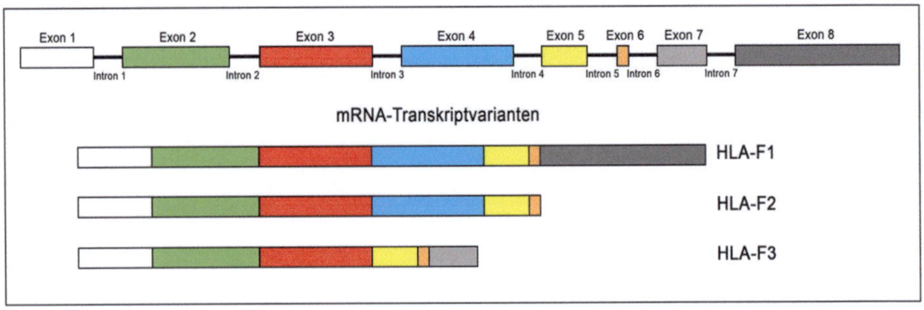

Abb. 3.4 mRNA-Transkriptvarianten von HLA-F. Für HLA-F existieren derzeit 3 bekannte mRNA-Transkriptvarianten. In der ersten Transkriptform HLA-F1 wird das 7. Exon nicht transkribiert, wodurch das Exon 8 zusätzlich transkribiert wird. Das 8. Exon wird in den Varianten HLA-F2 und -F3 nicht abgelesen. Zusätzlich fehlt das Exon 7 bei HLA-F2. Bei der Isoform HLA-F3 wurden das Exon 4 sowie das Exon 8 nicht transkribiert. (Die Abbildung wurde modifiziert nach Würfel 2023 und Würfel et al. 2019)

Über die Funktion der einzelnen Transkriptvarianten ist derzeit wenig bekannt. Die aktuellen Ergebnisse aus der Literatur sind vermutlich auf die Transkriptvariante HLA-F1 und dessen Protein zurückzuführen (Würfel 2023).

Im Gegensatz zu den klassischen HLA-Gruppen wird in der Transkriptvariante HLA-F1 das Exon 7, welches den zytoplasmatischen Teil codiert, nicht transkribiert. Aufgrund des Fehlens des zytoplasmatischen Teils ist das HLA-F1-Glykoprotein mit 42 kDa um 2 kDa kürzer als die klassischen HLA-Glykoproteine (Foroni et al. 2014). Bei der Trankskriptvariante HLA-F2 werden das Exon 7 und 8 ebenfalls nicht abgelesen. Bei der Transkriptvariante HLA-F3 wird zusätzlich zu dem Exon 8 das Exon 4, welches die α_3-Domäne kodiert, nicht transkribiert (Foroni et al. 2014). Die Proteinstruktur entspricht dennoch den klassischen HLA-Klasse-Ia-Gruppen und bildet ebenfalls über die α_1- und α_2-Domänen eine Peptidbindungstasche aus. Im Vergleich zu den HLA-Ia- und -Ib-Gruppen ist der HLA-F-Komplex auch ohne die Bindung einer Peptidsequenz und β2-Mikroglobulin stabil. Diese Proteinkonformation wird als offene Konformation („open conformation“, OC) bezeichnet.

Neben der Bindung von β-Mikroglobulin bildet HLA-F auch Komplexe mit den schweren Ketten anderer HLA-Klasse-I-Moleküle aus, möglicherweise, um diese zu stabilisieren (Goodridge et al. 2010).

Die HLA-F-Expression ist beschränkt auf trophoblastäre Zellen und aktivierte Zellen lymphozytären Ursprungs, wie z. B. aktivierte B-Zellen (Lepin et al. 2000). Im Ruhezustand lässt sich HLA-F als Protein im endoplasmatischen Retikulum nachweisen (Garcia-Beltran et al. 2016).

HLA-F interagiert als Tetramer mit den Leukocyte-immunoglobulin-like-Rezeptoren B1 und B2 (kurz, LILRB1 und LILRB2, auch „Ig-like transcript 2, ILT2“ und „Ig-like transcript 4, ILT4“ genannt) (Lepin et al. 2000). HLA-F bindet als OC an den

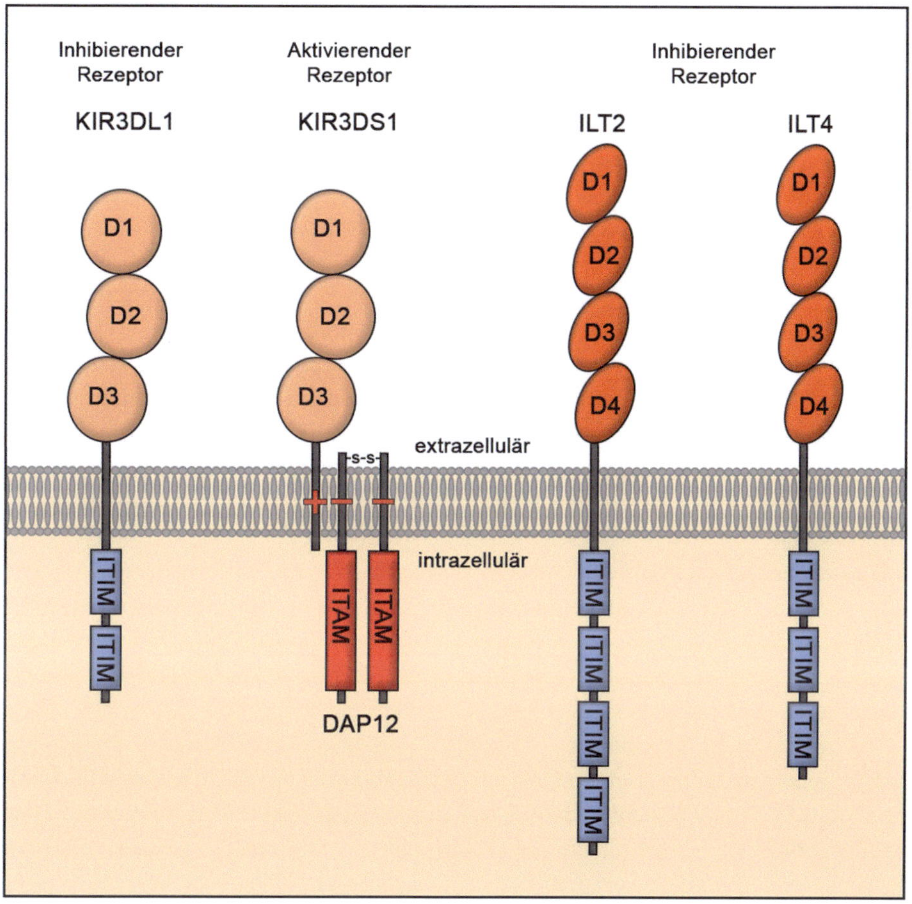

Abb. 3.5 Rezeptorinterkation von HLA-F mit KIR2DL1, KIR2DS1, ILT2 und ILT4. HLA-F bindet an die inhibierenden Rezeptoren „Ig-like transcript" (ILT2, auch als „leukocyte immunoglobulin-like receptor B1, LILRB1" bezeichnet) und „Ig-like transcript 4" (ILT4, auch als „leukocyte immunoglobulin-like receptor B2, LILRB2" bezeichnet), welche auf Monozyten, dendritischen Zellen, B-, T- und NK-Zellen bzw. auf dendritischen Zellen exprimiert werden. ILT2 besitzt vier ITIMs und ILT4 drei ITIMs, welche nach Bindung von HLA-F ein inhibierendes Signal an die Zellen übermittelt. Im OC bindet HLA-F auch an die NK-Rezeptoren KIR3DL1 und -S1, welche jeweils inhibierend bzw. aktivierend wirken. Der inhibierende Rezeptor beinhaltet 2 ITIMs, über welche dieser nach Aktivierung durch HLA-F ein inhibierendes Signal an die NK-Zelle vermittelt. Der aktivierende Rezeptor KIR3DS1 besitzt keine Signal-Motifs. Er dimerisiert über eine geladene Transmembrandomäne mit DAP-12, welches über ITAMs ein aktivierendes Signal an die NK-Zelle weiterleitet. (Die Abbildung wurde modifiziert nach Würfel et al. 2019, Würfel 2023, Rajagopalan und Long 2012, Farag et al. 2002)

aktivierenden NK-Zell-Rezeptor Killer-cell-immunoglobulin-like Rezeptor (KIR) 3DS1 (KIR3DS1) sowie auch an den inhibierenden KIR-Rezeptor 3DL1. HLA-F OC zeigt die höchste Bindungsaffinität für den aktivierenden Rezeptor KIR3DS1 (Abb. 3.5).

Die HLA-F-Proteinexpression kann durch den PIF angeregt werden, allerdings nur auf intrazellulärer Ebene (Hakam et al. 2017). Über eine Induktion der HLA-F-Proteinexpression auf der Zelloberfläche mit Hormonen, wie z. B. Östrogenen, Progesteron oder Glukokortikoiden oder Medikamenten, ist derzeit nichts bekannt.

3.1.3.3 HLA-G

HLA-G ist ebenfalls wie die HLA-Klasse-Ia-Gruppen aus 8 Exons aufgebaut. Wie HLA-F wird auch das 7. und 8. Exon aufgrund eines Stopp-Codons im 6. Exon nicht translatiert. Der Bereich der nicht translatierten Exons 7 und 8 wird als 3'untranslatierte Region (3'UTR) bezeichnet (Donadi et al. 2011). Die translatierten Exons werden durch alternatives Splicen des primären Transkripts zu 7 mRNAs ausgebildet, welche für 7 unterschiedliche Proteinisoformen codieren. Sie werden in membranständige und lösliche Isoformen unterteilt. Die membranständigen Isoformen sind HLA-G1, -G2, -G3 und -G4 (Castelli et al. 2014). Die Isoform HLA-G1 besteht aus der Transmembrandomäne und allen 3 α-Regionen, welche durch Komplexbildung mit β-Mikroglobulin ebenfalls eine Peptidbindungstasche ausbilden (Foroni et al. 2014). Die verbleibenden Isoformen sind durch das Fehlen von β-Mikroglobulin und verschiedener α Regionen gekennzeichnet und können somit nur eingeschränkt Peptidsequenzen binden. Die solublen Isoformen sind HLA-G5, -G6 und -G7. Die Isoformen HLA-G5 und -G6 entsprechen in ihrer extrazellulären Struktur den Isoformen HLA-G1 und G2 und entstehen durch die Translation des Introns 4, welches ein Stopp-Codon beinhaltet. Durch das Stopp-Codon im des Introns 4 kann das Exon, welches die Transmembrandomäne codiert, nicht translatiert werden (Donadi et al. 2011). HLA-G7 ist das soluble Homolog zu HLA-G3 und besteht ebenfalls nur aus der α_1-Domäne. Das Fehlen der Transmembrandomäne entsteht durch die Translation des Introns 2, welches 2 an der α_1-Domäne hängende Aminosäuren codiert (Donadi et al. 2011) (Abb. 3.6).

Das HLA-G-Protein tritt, neben der Präsenz verschiedener Isoformen, auch in mehreren Komplexformationen auf. HLA-G1 tritt wie die klassischen HLA-Proteine als Monomer im Verbund mit β2-Mikroglobulin auf. In dieser Komplexstruktur präsentiert das HLA-G1-Protein auch Peptidsequenzen in seiner Peptidbindungstasche. Diese unterscheidet sich zu den klassischen HLA-Peptidbindungstaschen durch ihre höhere Hydrophobizität. HLA-G1 sowie HLA-G5 bilden des Weiteren über Disulfidbrücken (via Cystein 42) zwischen den α_1-Domänen Heterodimere und Homotrimere aus. Die verbleibenden membranständigen Isoformen bilden keinen Komplex mit β2-Mikroglobulin aus und können ebenfalls wie HLA-G1 und HLA-G5 Hetero- bzw. Homodimere ausbilden. Die unterschiedlichen Isoformen konnten bisher nur in verschiedenen trophoblastären Zellen und der Plazenta nachgewiesen werden. HLA-G1 ist die vorherrschende Isoform und wird auf allen EVTs (endotheliale EVT, interstitielle EVT), sowie den villösen Trophoblasten (VT) exprimiert. Die EVTs exprimieren des Weiteren auch die Isoformen HLA-G2, -G5, sowie -G6. Die villösen Trophoblasten hingegen exprimieren nur das soluble Homolog zu HLA-G1, nämlich HLA-G5, welches in den maternalen Blutkreislauf abgegeben wird (Hunt et al. 2005, 2007). HLA-G5 steigt

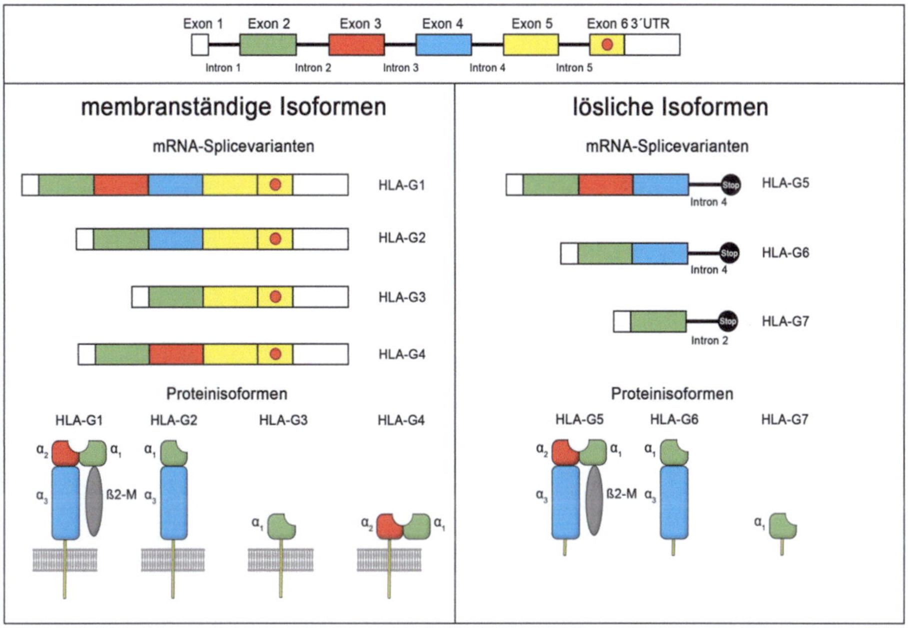

Abb. 3.6 mRNA-Splicingvarianten und Proteinisoformen von HLA-G. Das primäre Transkript von HLA-G besitzt ein Stopp-Codon im 6. Exon, wodurch das 8. Exon nicht transkribiert wird. Durch alternatives Splicen entstehen 7 mRNA-Isoformen mit daraus resultierenden Isoformen. Die 4 membranständigen Isoformen beinhalten das 5. und 6. Exon, welche die Transmembrandomäne codieren. Durch Translation von Intron 4 bei HLA-G5, -G6 und Intron 2 bei HLA-G7 entstehen die 3 löslichen Isoformen aufgrund des Fehlens der Transmembrandomäne. (Die Abbildung ist modifiziert nach Donadi et al. 2011, Würfel 2023)

am Beginn der Schwangerschaft deutlich an und fällt im weiteren Verlauf wieder ab (Steinborn et al. 2003, 2007).

Eine veränderte HLA-G-Expression zeigt sich in einigen Schwangerschaftserkrankungen, z. B. der Präeklampsie, der intrauterinen Wachstumsrestriktion („intrauterine growth restriction", IUGR) und dem HELLP-Syndrom („haemolysis, elevated liver enzyme levels, low platelet count") (Steinborn et al. 2007; Emmer et al. 2004). Bei einer Präeklampsie ist die HLA-G-Expression in der Plazenta vermindert, was sich auch in einer verringerten Serumkonzentration im 1, 2. und 3. Trimenon widerspiegelt (Steinborn et al. 2007; Djurisic und Hviid 2014; Rokhafrooz et al. 2018). Diese verminderten Serumlevel im 2.Trimenon können auch auf eine mögliche IUGR hinweisen (Steinborn et al. 2007).

Neben Trophoblasten sekretieren bereits Präimplantationsembryonen (Tag 3) solubles HLA-G, dessen Höhe im Kulturmedium mit erhöhten Schwangerschaftsraten assoziiert ist (Díaz et al. 2019). Diese erhöhten HLA-G-Level zeigen sich vornehmlich in Kulturmedien von qualitativ und morphologisch hochwertigen Embryonen (Heidari et al. 2011). Somit könnte die Bestimmung von solublem HLA-G in Kulturmedien von Präimplantationsmedien sich zukünftig als nicht-invasiver Marker für die Qualitäts- sowie Schwangerschaftsvorhersage der transferierten Embryonen anbieten (Kotze et al. 2013; Sher et al. 2004).

Neben trophoblastären Zellen und Präimplantationsembryonen lässt sich eine HLA-G-Proteinexpression auch im testikulären Gewebe sowie im Seminalplasma nachweisen (Schallmoser et al. 2019; Yao et al. 2014). Im Gegensatz zu den HLA-G-Leveln im Kulturmedium korreliert die Menge an HLA-G im Seminalplasma nicht mit einer erhöhten Schwangerschaftswahrscheinlichkeit (Schallmoser et al. 2019).

Die HLA-G-Proteinexpression lässt sich durch eine Vielzahl an Steroidhormonen und Medikamenten beeinflussen (siehe Kap. 9 zu Zytokinen und Wachstumsfaktoren von Dunja-Maria Baston-Büst und Alexandra Bielfeld). So induzieren die Glukokortikoide, z. B. Dexamethason und Hydrokortison, sowie Progesteron und Estradiol eine erhöhte HLA-G-Genexpression (Carosella et al. 2015; Akhter et al. 2012). Auch Zytokine wie Interleukin-10 (IL-10), IFN-γ oder „transforming growth factor β" (TGF-beta) sowie die Wachstumsfaktoren „granulocyte macrophage colony-stimulating factor" (GM-CSF) und PIF sind in der Lage, die Proteinexpression und Sekretion anzuregen (Hakam et al. 2017; Hasanah et al. 2019; Moreau et al. 1999).

Derzeit sind für den codierenden Bereich des HLA-G-Gens 75 Single-Nukleotid-Polymorphismen (SNP), resultierend in 53 Allelen mit 18 Proteinen und den dazugehörigen Isoformen, bekannt (Robinson et al. 2015; Castelli et al. 2014; Carosella et al. 2015). Für den Bereich der 3'UTR sind derzeit 19 Sequenzvariationen bekannt (Carosella et al. 2015). Die Polymorphismen beeinflussen die Translation der HLA-G-Proteine u. a. durch eine verminderte Transkription und mRNA-Stabilität. Einige Sequenzvarianten im 3'UTR nehmen Einfluss auf die mRNA-Stabilität und deren Translation durch die Veränderung der Bindungsaffinität für bestimmte Micro-RNAs (miRNA) (Carosella et al. 2015).

HLA-G interagiert mit verschiedenen Rezeptoren, wie LILRB1, LILRB2, CD8 und KIR2DL4, welche auf Zellen des adaptiven und natürlichen Immunsystems zu finden sind (Carosella et al. 2015). Wie bereits beschrieben, wird der inhibierende Rezeptor LILRB1 auf Monozyten, dendritischen Zellen, B-, T- und NK-Zellen und der Rezeptor LILRB2 nur auf dendritischen Zellen und Endothelzellen exprimiert. Sie binden an β2-Mikroglobulin und an die α_3-Domäne und erkennen so eine Vielzahl an HLA-Klasse-Ia- und -Ib-Molekülen. Aufgrund der Hydrophobizität der α_3-Domäne im HLA-G-Molekül binden die Rezeptoren bevorzugt HLA-G als Interaktionspartner (Brown et al. 2004). Die Bindungsaffinität der Rezeptoren LILRB1 und LILRB2 erhöht sich für HLA-G, wenn das HLA-G-Molekül als Multimer vorliegt (Carosella et al. 2008). Dennoch erkennen beide Rezeptoren unterschiedliche Strukturkonfomere von HLA-G. Der Rezeptor LILRB1 bindet bevorzugt HLA-G im Komplex mit β2-Mikroglobulin. Der Rezeptor LILRB2 hingegen erkennt auch die freien, schweren α-Domänen von HLA-G, ungebunden an β2-Mikroglobulin (Gonen-Gross et al. 2005; Shiroishi et al. 2006). HLA-G interagiert möglicherweise auch mit CD8, einem Oberflächenmarker für zytotoxische T-Zellen. Die Bindung von HLA-G an CD8 induziert möglichweise Apoptose in $CD8^+$-zytotoxischen T-Zellen (Contini et al. 2003). Neben zytotoxischen T-Zellen wird

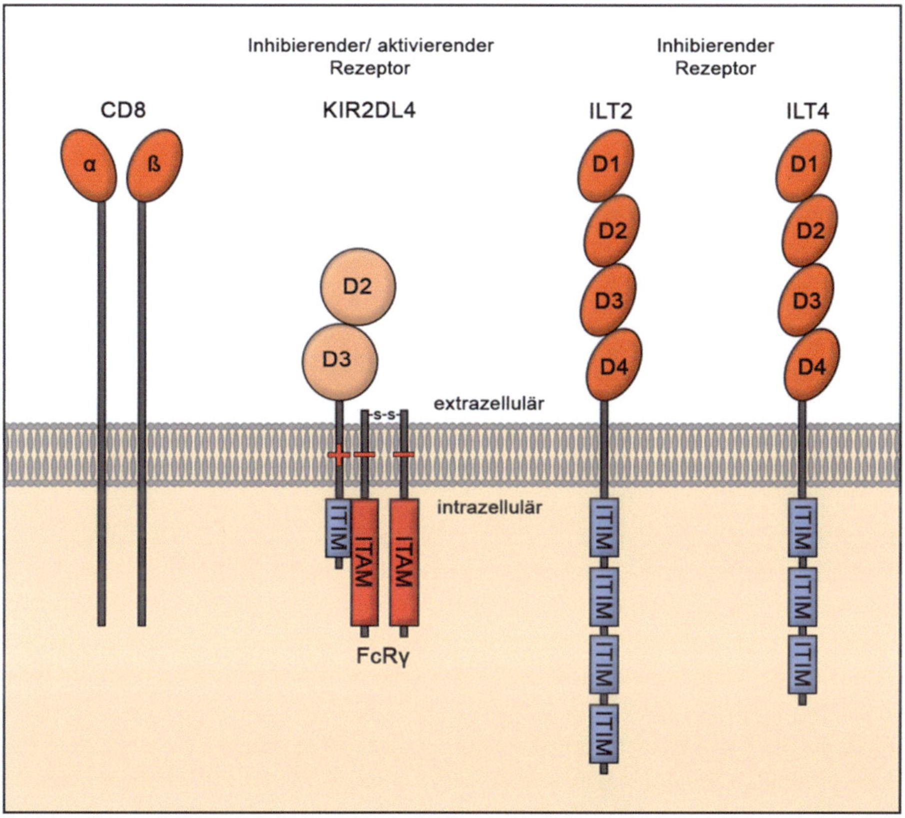

Abb. 3.7 Rezeptorinteraktionen von HLA-G mit CD8, KIR2DL4, ILT2 und ILT4. HLA-G bindet an die Rezeptoren CD8, KIR2DL4, ILT2 und ILT4. CD8 wird auf zytotoxischen T-Zellen exprimiert. Der Rezeptor KIR2DL4 wird auf vornehmlich auf uterinen NK-Zellen ($CD56^{bright}$, $CD16^{-}$), aber auch auf peripheren NK-Zellen ($CD56^{dim}$, $CD16^{+}$) exprimiert. Der Rezeptor beinhaltet nur eine ITIM und dimerisiert über eine geladene Transmembrandomäne mit dem Rezeptor FcRγ, welcher 2 ITAM beinhaltet. Beide Moftis vermitteln jeweils ein inhibierendes und aktivierendes Signal. Die Rezeptoren ILT2 und ILT4 werden, wie bereits beschrieben, auf Monozyten, dendritischen Zellen, B-, T- und NK-Zellen bzw. auf dendritischen Zellen exprimiert. ILT2 besitzt 4 ITIMs und ILT4 3 ITIMs, welche nach Bindung von HLA-F ein inhibierendes Signal an die Zellen übermittelt. (Die Abbildung ist modifiziert nach Würfel et al. 2019, Würfel 2023; Carosella et al. 2015)

CD8 auch auf einigen aktivierten uNK-Zellen exprimiert (Burton 1997). Die Bindung von HLA-G an CD8 der uNK-Zellen induziert ebenfalls Apoptose in dieser Subpopulation (Fournel et al. 2000) (Abb. 3.7).

Für einen detaillierten Einblick in die Biologie von HLA-G sind die Übersichtsartikel von Carosella et al. (2015) und Lin und Yan (2019) zu empfehlen.

3.1.4 Pseudogene der HLA-Gruppen

Neben den HLA Klasse II und I sind auch HLA-Pseudogene auf dem Chromosom 6p21.3 codiert. Sie werden als HLA Klasse III bezeichnet und machen 41,2 % (81 von 202) des HLA-Lokus aus (Kovalenko und Patrushev 2018). Innerhalb der HLA Klasse I sind ca. 12 Pseudogene und Genfragmente bekannt (Geraghty et al. 1992). Die Pseudogene werden, wie die HLA-Gruppen der Klassen I und II, alphabetisch gereihten Buchstaben zugeordnet: HLA-H, -J, -K, -L, -N, -P, -S, -T, -U, -V, -W, -X, -Y, -Z. Bereits 1984 wurden HLA-Pseudogene im HLA-Genlokus entdeckt, jedoch ist ihre Funktion unbekannt (Smerekanych et al. 2020; Strachan et al. 1984). Aufgrund von Mutationen, welche zu einer Leserasterverschiebung, vorzeitigen Stopp-Codons in der mRNA oder dem Fehlen von ein oder mehreren Exons, welche für eine HLA-spezifische Expression notwendig sind, führen, werden diese Gene nicht translatiert und deswegen als Pseudogene bezeichnet (Hughes 1995). Sie zeigen Sequenzhomologien zu anderen HLA-Klasse-I-Genen, wie z. B. HLA-J zu dem nicht-klassischen HLA-G und zu dem klassischen HLA-A (Geraghty et al. 1992; Messer et al. 1992). Aufgrund bekannter Sequenzhomologien zu proteinkodierenden HLAs wird vermutet, dass diese einen regulatorischen Einfluss auf mRNA-Ebene auf die Expression proteinkodierender HLAs haben (Smerekanych et al. 2020).

Neue Sequenzanalysen des HLA-G-verwandten Pseudogens HLA-J deuten jedoch darauf hin, dass das Pseudogen HLA-J möglichweise doch translatiert wird. In einem Sequenzvergleich von Würfel et al. konnte ein 2. Start-Codon in der HLA-J-Sequenz detektiert werden. Dieses Start-Codon ist in allen klassischen und nicht-klassischen HLAs ebenfalls vorhanden. Wird das 2. Start-Codon als Start der Translation deklariert, würde sich, gemäß der HLA-Nomenklatur, ein funktionales HLA-J-Protein ergeben (Würfel et al. 2020). Aufgrund der Sequenzhomologie zu HLA-G ist zu erwarten, das HLA-J ebenfalls zu den immunregulatorischen Mechanismen in der Schwangerschaft beiträgt und auch auf der Plazenta exprimiert werden könnte (siehe auch Patent „HLA-J and medical/diagnostic uses thereof" WO2019207039A1, PCT/EP2019/060.606).

Auch für die Pseudogene HLA-H, HLA-L, HLA-V und HLA-Y konnten nach einer Analyse der in silico translatierten Nukleotidsequenzen Homologien zu den klassischen HLA-Gruppen wie auch zu HLA-G gefunden werden. Analog zu HLA-J ist auch hier zu erwarten, dass diese Pseudogene möglicherweise funktionelle Proteine translatieren, welche ebenfalls immunregulatorisch aktiv sind (siehe auch Patent „HLA-H, HLA-J, HLA-L, HLA-V and HLA-Y as therapeutic and diagnostic targets" WO2021078679A1, PCT/EP2020/079344).

3.2 Immunzellrezeptoren

3.2.1 KI-Rezeptoren

Natürliche Killerzellen (NK-Zellen) sind die vorherrschenden Immunzellen im Endometrium zu Beginn der Schwangerschaft. Sie exprimieren eine Reihe von Rezeptoren, welche nach Interaktion mit HLA-E, -G, -F oder -C die NK-Zellen aktivieren, inhibieren oder zur Synthese von Zytokinen und Wachstumsfaktoren anregen. Die bekannteste Rezeptorfamilie ist die der Killer-cell-immunoglobulin-like Rezeptoren (KIR), welche als transmembrane Glykoproteine auf NK-Zellen exprimiert werden und auf dem Chromosom 19q13.4 codiert sind. Derzeit sind 17 KIR-Gene bekannt, welche ebenfalls wie die HLA-Gene sehr polymorph sind. Sie werden unterschieden und klassifiziert anhand der Anzahl der extrazellulären Domänen (2 oder 3 Domänen, „KIR2D" oder „KIR3D") und der Länge der intrazellulären Signaldomäne. Die Rezeptoren, welche zwei extrazelluläre Domänen besitzen, können weiter unterschieden werden: KIRs, die sich zusammensetzen aus D1- und D2-Domänen (KIR2DL1/L2/L3 und KIR2DS1/S. 2/S. 3/S. 4/S. 5) und D0- und D1-Domänen (KIR2DL4 und KIR2DL5). KIR-Unterformen mit einer kurzen („short", S) intrazellulären Signaldomäne gehören zu den aktivierende Rezeptoren, da sie anstatt einer ITIM einen geladenen Lysinrest in ihrer Transmembrandomäne beinhalten (Moradi et al. 2015). Hingegen gehören KI-Rezeptoren wie KIR3DL1 mit einer langen zytoplasmatischen Domäne („long", L) zur Klasse der inhibierenden Rezeptoren. Sie besitzen ebenfalls ein ITIM in ihrer zytoplasmatischen Domäne, welche nach Aktivierung mit den Protein-Tyrosin-Phosphatasen SHP-1 und SHP-2 ein inhibierendes Signal an die NK-Zelle weiterleiten (Burshtyn et al. 1996; Yusa et al. 2002).

Die KI-Rezeptoren interagieren ausschließlich mit den klassischen HLA-Gruppen HLA-A, -B und -C; so ist bekannt, dass die einzelnen KIR-Gene mit bestimmten HLA-Klasse-I-Allotypen bevorzugt interagieren. Beispielsweise binden der inhibierende Rezeptor KIR2DL1-3 unterschiedliche Allotypen von HLA-C (KIR2DL1:HLA-Cw2, -Cw4, -Cw5 und -Cw6; KIR2DL2 und -L3: HLA-Cw1, -Cw3, -Cw7, -Cw8), während KIR3DL2 vornehmlich an HLA-A-Allotypen (HLA-A3 und HLA-A11) bindet (Nowak et al. 2017). Neben den klassischen HLA-Gruppen bestehen auch Wechselwirkungen bestimmter KIR-Gene mit nicht-klassischen HLA-Gruppen. So binden, wie bereits beschrieben, der aktivierende Rezeptor KIR3DS1 an HLA-F und der inhibierende Rezeptor KIR2DL4 an HLA-G.

Der Rezeptor KIR2DL4 (auch CD158d genannt) stellt eine Sonderform der KIR-Unterformen dar, da er ausschließlich mit HLA-G interagiert. Der Rezeptor besteht aus zwei extrazellulären Domänen D0 und D1, welche in dieser Konfiguration nur bei den KIR2DL4. und -5-Rezeptoren vorkommen (Faure und Long 2002). Neben nur einer ITIM besitzt der Rezeptor auch einen geladenen Argininrest, welcher die Komplexbildung mit dem „Fc fragment receptor γ" (FcRγ) ermöglicht. Der FcRγ besitzt 2 ITAMs, wodurch das aktivierende Signal an die NK-Zelle vermittelt wird. Durch die Komplexbildung mit FcRγ wird die NK-Zelle zur Zytotoxizität und Zytokinproduktion angeregt (Rajagopalan und Long 2012). Der KIR2DL4-Rezeptor ist im Vergleich zu den anderen KI-Rezeptoren nicht auf ruhenden, peripheren NK-Zellen mit dem Phänotyp $CD56^{dim}$, $CD16^{+}$ nachweisbar und wird vornehmlich auf einer NK-Zellsubpopulation, welche als deziduale bzw. uterine NK-Zellen (uNK) mit dem Phänotyp $CD56^{bright}$, $CD16^{-}$ bezeichnet werden, exprimiert (Djurisic et al. 2015; Goodridge et al. 2009; Melsen et al. 2016). Durch die Bindung von membrangebundenem HLA-G an KIR2DL4 wird die uNK-Zelle zur Proliferation und IFN-γ Produktion angeregt (siehe Kap. 6 von Ruben Kuon zu NK-Zellen) (Meer et al. 2004).

Hormone wie z. B. das humanes Choriongonadotropin (HCG) oder deren Agonisten und Antagonisten beeinflussen die Menge an KIR2DL4-positiven NK-Zellen und führen zu einer vermehrten Anreicherung dieser NK-Zellsubpopulation im peripheren Blut. Dieser Effekt ist besonders bei Paaren mit verringerten Implantationsraten („recurrent implantation failure", RIF) zu beobachten (Svoboda et al. 2013).

3.2.2 Natural-Killer-Group-Rezeptoren (NKG-Rezeptoren)

Die Natural-Killer-Group-Rezeptoren (NKG-Rezeptoren) stellt neben den KIRs die zweite Gruppe der NK-Zell-Rezeptoren dar (Brostjan et al. 2000). Bei den Rezeptoren der NKG2-Familie handelt sich um Transmembranproteine der Typs II, welche durch das Vorhandensein einer extrazellulären C-Typ-Transmembrandomäne gekennzeichnet sind. Die NKG2-Rezeptoren werden in 6 Unterformen unterteilt, -A, -B, -C, -D, -E und -H, welche zum Teil nur Splicevarianten des gleichen Gens darstellen (A/B und E/H) (Brostjan et al. 2000). Die Unterform NKG2A gehört, neben NKG2B, zu den inhibierenden Rezeptoren, welche ein inhibierendes Signal über „immunoreceptor tyrosin-based inhibition motifs" (ITIMs) an die NK-Zelle vermittelt (Carretero et al. 1998). Durch Bindung des Liganden HLA-E an NKG2A binden die ITIMs mit „Src homology region 2 domain-containing phosphatase-1" (SHP-1), welche Signalmoleküle im Immunoreceptor-tyrosine-based-activating-motifs-Signalweg (ITAM-Signalweg) dephosphoryliert und somit ein inhibierendes Signal an die Zelle vermittelt (Farag et al. 2002). Der Rezeptor NKG2A dimerisiert, wie NKG2B, -C, -E und -H, mit CD94, um einen stabilen Komplex zu bilden (Petrie et al. 2008; Lazetic et al. 1996). CD94 wird ebenfalls auf NK-Zellen exprimiert und ist an der Erkennung der HLA-Klasse-I-Proteine mitbeteiligt. Die Rezeptorfamilie CD94/NKG2 erkennt, mit Ausnahme von CD94/NKG2D, nur HLA-E als Liganden (zu NK-Zellen siehe Kap. 6 von Ruben Kuon) (Petrie et al. 2008).

Die Affinität der einzelnen NKG2-Unterformen variiert für die einzelnen HLA-Gruppen; so bindet z. B. HLA-E – wie dargestellt – bevorzugt an den inhibierenden Rezeptor CD94/NKG2A als an den aktivierenden Rezeptor CD94/NKG2C (Petrie et al. 2008). Die aktivierenden Rezeptoren, wie CD94/NKG2C, besitzen keine intrazellulären Motifs. Für die Signaltransduktion dimerisiert der Rezeptor CD94/NKG2C über eine positiv geladene Transmembrandomäne mit dem „DNAX-activation protein 12" (DAP-12), welches eine ITAM in ihrer zytoplasmatischen Domäne besitzt und ein aktivierendes Signal an die Zelle vermittelt (Rajagopalan und Long 2012; Farag et al. 2002; Campbell und Colonna 1999). Das Signaltransduktionsprotein DAP12 rekrutiert nach dessen Aktivierung die Tyrosinkinasen „spleen tyrosin kinase" (Syk) und „zeta chain associated protein kinase 70" (ZAP70), welche ihrerseits die NK-Zelle zur Zytotoxizität und Zytokinproduktion anregen (Lanier 2003).

3.2.3 Leukocyte-immunoglobulin-like-Rezeptoren (LIL-Rezeptoren)

Die beiden LILRB1- und -2- Rezeptoren gehören zur der Familie der Leukocyte immunoglobulin-like Rezeptoren, welche sich aus 5 aktivierenden Rezeptoren (LIRA1, 2, 4–6), einem löslichen Rezeptor (LIRA3) und 5 inhibierenden Rezeptoren (LILRB1-5) zusammensetzt (Hirayasu und Arase 2015). Der LILRB1-Rezeptor (auch bekannt als Ig-like Transkript 2 ILT2, oder CD85j) ist ein inhibierender Rezeptor, welcher auf Monozyten, dendritischen Zellen, B-, T- und NK-Zellen zu finden ist. Der Rezeptor besitzt 4 ITIMs in seiner intrazellulären Domäne und vermittelt über die Bindung von SHP-1 und -2 ein inhibierendes Signal an die immunkompetente Zelle. Bei aktivierten T-Zellen erfolgt die Inhibierung der zytotoxischen Aktivität ausschließlich über SHP-2, welche eine Blockierung des Mechanistic-target-of-rapamycin-Signalweges (mTOR-Signalweg) induziert (Ketroussi et al. 2011). Der LILRB1-Rezeptor ist durch Quervernetzung mit weiteren LILRB1-Rezeptoren in der Lage, antigenspezifische $\gamma\delta$-T-Zellen an deren Proliferation zu hindern (Lesport et al. 2011). Des Weiteren induzieren die quervernetzten LILRB1-Rezeptoren die Synthese von IL-10 und des „transforming growth factor beta“ (TGF-beta) und inhibieren die Synthese des proinflammatorischen Zytokins IFN-γ (Thomas et al. 2010; Young et al. 2008; Morel und Bellon 2008). Der ebenfalls inhibierend wirkende Rezeptor LILRB2, auch als ILT4 bezeichnet, wird hauptsächlich auf dendritischen Zellen und Endothelzellen exprimiert (Cortesini et al. 2004). Im Gegensatz zu LILRB1 besitzt dieser nur 3 ITIMs, die ebenfalls über die Rekrutierung von SHP-1 und -2 ein inhibierendes Signal an die dendritischen Zellen vermitteln (Carosella et al. 2008). Die beiden Rezeptoren LILRB1 und -B2 binden an β2-Mikroglobulin und an die α_3-Domäne der MHC Klasse I und erkennen so eine Vielzahl an HLA-Klasse-Ia- und -Ib-Molekülen, wie z. B. HLA-F (siehe Kap. 4 „Dendritische Zellen und Hormone“ von Sabine Segerer).

Patientinnen mit einem wiederholten Implantationsversagen (RIF) und solche mit wiederholten Aborten haben geringere Mengen an LILRB2$^+$ DC im peripheren Blut und im Endometrium (Liu et al. 2018). Dies weist darauf hin, dass die Mengen an regulatorischen DCs und deren Rezeptor LILRB2 eine wichtige Rolle in der Immunregulation zu Beginn und während der Schwangerschaft spielen.

3.3 Immuncheckpoints

Neben dem embryofetalen HLAs, HLA-C und möglicherweise HLA-Pseudogenen wird auch eine Vielzahl an sogenannten Immuncheckpoints exprimiert. Immuncheckpoints sind Moleküle, die bei der Steuerung des Immunsystems beteiligt sind und inhibierend wie auch aktivierend wirken. Der „programmed cell death 1“ (PD-1) und dessen Ligand „programmed cell death 1 ligand“ (PDL-1) sowie „cytotoxic T-lymphocyte-associated protein 4“ (CTLA-4) gehören zu den ersten Immunecheckpoints, die entdeckt wurden.

Zu den neueren Checkpoints gehören „immunoglobulin and mucin domain-3“ (TIM-3), „lymphocyte activation gene-3“ (LAG-3), „T cell immunoglobulin and ITIM domain“ (TIGIT), „V-domain Ig suppressor of T cell activation“ (VISTA) und CD200.

3.3.1 PD-1 und PD-L1

PD-1, in der Nomenklatur Cluster of Differentiation (CD) auch CD279 genannt, ist ein transmembranes Glykoprotein, welches auf einer Vielzahl an immunkompetenten Zellen wie z. B. $CD4^+$-, $CD8^+$-T-Lymphozyten, regulatorischen T-Lymphozyten (Tregs), Monozyten, dendritischen Zellen und B-Lymphozyten exprimiert wird (Francisco et al. 2010; Meggyes et al. 2019). PD-1 besteht aus einer Ig-V-ähnlichen extrazellulären Domäne, einer Transmembrandomäne und einer zytoplasmatischen Domäne. Die zytoplasmatische Domäne ihrerseits beinhaltet eine ITIM und ein „immunoreceptor tyrosine-based switch motif“ (ITSM), das nach Bindung der PD-1 Liganden „programmed cell death 1 ligand 1“ (PD-L1) und „programmed cell death 1 ligand 2“ (PD-L2) phosphoryliert wird und somit die Aktivierung der T-Zelle vermindert (Lin et al. 2008). Neben einer verminderten T-Zell-Aktivierung vermindert die Bindung von PD-L1 an PD-1 die Proliferation von $CD8^+$-T-Zellen, aber unterstützt die Proliferation von $CD4^+$-T-Zellen in regulatorische T-Zellen (Latchman et al. 2004). PD-1 interagiert, wie bereits erwähnt, mit PD-L1 (auch CD274 genannt) und PD-L2 (auch CD273 genannt). Beide Liganden gehören zur Familie der B7-Immunglobulin-Superfamilie Typ 1 und werden deswegen auch als B7-H1 (PD-L1) und B7-DC (PD-L2) bezeichnet (Philips et al. 2020). Während PD-L1 auf diversen Organen wie z. B. Herz, Lunge und APCs exprimiert wird, wird PD-L2 nur auf dendritischen Zellen und Makrophagen exprimiert (Meggyes et al. 2019).

3.3.2 CTLA-4

CTLA-4 (auch CD152 genannt) ist ein immunregulatorischer Proteinrezeptor und gehört ebenfalls zur Immunglobulin-Superfamilie. Es wird vornehmlich auf aktivierten $CD4^+$-, $CD8^+$- T-Lymphozyten und Tregs exprimiert. In ruhenden Tregs ist CTLA-4 nur intrazellulär zu finden (Miko et al. 2019). CLTA-4 wirkt inhibierend, indem es mit dem T-Zell-aktivierenden CD28-Rezeptor um die Bindung mit den B7-Liganden CD80 (B7-1) und CD86 (B7-2) konkurriert, welche ihrerseits auf APCs exprimiert werden (Oderup et al. 2006). Es wird vermutet, dass die immunregulatorische Wirkung von CTLA-4 dadurch erzielt wird, indem es seine Liganden CD80 und CD86 von der Zelloberfläche von APCs entfernt und somit der co-stimulatorische Rezeptor CD28 nicht mehr an die beiden Liganden binden kann (Walker und Sansom 2015). Wird CTLA-4 auf Tregs exprimiert, kommt es zu einem weiteren, sekundären immunregulatorischen Effekt; durch die Bindung von CTLA-4 an seine Liganden CD80 und CD86 wird die Expression von IDO in den APCs induziert (Zhang und Sun 2020).

3.3.3 IDO

IDO ist ein intrazelluläres, hämhaltiges Enzym, welches Tryptophan zu N-Formylkynurenin umwandelt und in allen Organen, vornehmlich aber in der Plazenta vorkommt (Bilir und Sarisozen 2017). IDO kann in IDO-1 und IDO-2 unterteilt werden. Beide Subtypen wandeln Tryptophan um, jedoch zeigt IDO-2 eine 95–97 % geringere Enzymaktivität als IDO-1 und eine ebenfalls geringere Gewebeverteilung (Bilir und Sarisozen 2017). Dadurch, dass insbesondere bei der Aktivierung von T-Lymphozyten viel Tryptophan benötigt wird, wirkt IDO durch den Abbau der essenziellen Aminosäure sekundär immunregulatorisch. Wie bereits erwähnt, kann dessen Expression in APCs durch die Bindung von CTLA-4 induziert werden (Zhang und Sun 2020).

3.3.4 TIM-3

TIM-3, auch bekannt als „hepatitis A virus cellular receptor 2“ (HAVCR2), ist ein transmembraner Oberflächenrezeptor, welcher zur Familie der „transmembrane immunoglobulin and mucin domain“ (TIM) gehört. TIM-3 besteht aus einer extrazellulären Domäne, bestehend aus einer membranfernen N-terminalen Immunglobulin (IgV)-Domäne, einem Mucinstamm, einer Transmembrandomäne und einer zytoplasmatischen Domäne (Miko et al. 2019; Das et al. 2017). Im Gegensatz zu PD-1 beinhaltet der zytoplasmatische Teil keine klassisch hemmenden Signaltransduktionsmotive wie z. B. ITIM, jedoch beinhalten die Domäne Tyrosinreste, welche vermutlich für die Signaltransduktion entscheidend sind (Das et al. 2017). Bisher sind für TIM-3 4 Liganden bekannt, darunter Galectin-9 (Gal-9), Phosphatidylserin, „carcinoembryonic antigen cell adhesion molecule 1“ (Ceacam1) und „high mobility group protein B1“ (HMGB1) (Das et al. 2017). TIM-3 wird auf einer Vielzahl an immunkompetenten Zellen wie z. B. T- und B-Lymphozyten, Tregs, dendritischen Zellen, Mastzellen und NK-Zellen exprimiert und hemmt dort die Th1-Immunantwort sowie die Expression von Zytokinen wie Interleukin-2, TNF-α und INF-γ (He et al. 2018). Insbesondere die Interaktion zwischen TIM-3 und Galectin-9 spielt eine Rolle bei der Hemmung der Immunantwort, so kann die Bindung von TIM-3 an Galektin-9 den Zelltod in Effektor-Th1-Zellen auslösen (Das et al. 2017). Gal-9 wird insbesondere von APCs und Trophoblasten exprimiert, welche ihrerseits somit an der Immunregulation beteiligt sind (Hu et al. 2020).

3.3.5 LAG-3

LAG-3 ist ein transmembranes Zelloberflächenprotein, welches hauptsächlich in aktivierten T-Zellen, Tregs, NK-Zellen und dendritischen Zellen vorkommt. Der Hauptligand von LAG-3 ist, wie für das strukturverwandte CD4, die HLA-Proteine der Klasse II. Neben den HLA-Klasse-II-Molekülen ist auch das fibrinogenähnliche

Protein 1 (FGL1) ein Ligand für LAG-3. Nach Bindung seiner Liganden hemmt LAG-3 die Aktivierung, Vermehrung und Proliferation von zytotoxischen T-Lymphozyten und T-Helferzellen (Zhang und Sun 2020). Besonders bei Tregs ist die LAG-3 für die Erschöpfung von T-Zellen verantwortlich (Li et al. 2021).

3.3.6 TIGIT

TIGIT ist ein transmembraner Rezeptor, welcher zur Familie der Poliovirusrezeptoren (PVR)/Nectinrezeptoren gehört und auf aktivierten $CD4^+$-T- und $CD8^+$-T-Lymphozyten, NK-Zellen sowie Tregs exprimiert wird (Zhang und Sun 2020). TIGIT besteht aus einer extrazellulären Immunglobulin-Variable-Set (IgV)-Domäne, einer Transmembrandomäne und einer intrazellulären Domäne, welche eine ITIM und ein Immunglobulin-Tyrosin-Schwanzmotiv (ITT) beinhaltet (Fu et al. 2021). TIGIT interagiert mit den Liganden Polyvirusrezeptor (PVR, auch bekannt als CD155) und Nectin-2 (auch bekannt als CD112 oder „oliovirus receptor-related 2"; PVRL2), welche hauptsächlich auf APCs exprimiert werden (Fu et al. 2021). TIGIT konkurriert mit „DNAX accessory molecule-1" (DNAM-1, auch CD226 genannt), einem co-stimulatorischen Adhäsionsmolekül, und „T cell activation, increased late expression" (TACTILE, auch CD96 genannt), einem Transmembranprotein um die Bindung an PVR. Jedoch bindet TIGIT stärker an PVR als DNAM-1.

3.3.7 VISTA

VISTA besitzt eine extrazelluläre Domäne, eine transmembrane Domäne und eine zytoplasmatische Domäne. Im Gegensatz zu vielen immunregulatorischen Rezeptoren beinhaltet die zytoplasmatische Domäne von VISA kein ITIMs, jedoch mehrere Casein-kinase-2- und Phosphokinase-C-Phosphorylierungsstellen, welche möglicherweise eine Rolle bei der Signaltransduktion spielen könnten (Mehta et al. 2019).

3.3.8 CD200

CD200, auch OX-2 genannt, ist ein Typ-1-Membranglykoprotein und wird auf einer Vielzahl an immunkompetenten Zellen, wie z. B. B- und T-Lymphozyten, exprimiert. Des Weiteren konnte die Expression von OX-2 auch auf Neuronen, Endothelzellen und Synzytiotrophoblasten nachgewiesen werden (Wright et al. 2001). CD200 bindet an den Rezeptor CD200R1, welcher ebenfalls auf villösen Trophoblasten, Makrophagen und dendritischen Zellen der Dezidua exprimiert wird (Li et al. 2021). Die immunregulatorischen sowie molekularen Mechanismen, die hinter der Bindung von CD200 an CD200R1 stehen, müssen genau untersucht werden. Es wird jedoch vermutet, dass CD200 durch die Hemmung von Th17-Zellen die Produktion von IL-17 hemmt und somit eine antiinflammatorische Wirkung hat (Clark et al. 2018).

3.4 HLA-, rezeptor- und checkpointvermittelte Immunevasion in der Schwangerschaft

Der Fetus ist üblicherweise ein Semiallograft, aufgrund des zu 50 % paternalen Genotyps. Bei der Eizellspende, Embryonenspende sowie der Leihmutterschaft hingegen ist der Genotyp bis zu 100 % fremd, weshalb der Embryo/Fetus dann ein Holo-Allograft darstellt. Er präsentiert dem maternalen Immunsystem ein zu 50 % bzw. bei Eizellspende bis zu 100 % fremdes HLA-System und exprimiert paternale, bei Eizellspende zusätzlich fremde Alloantigene. Die Plazenta bildet einen physiologischen Schutz durch die Ausbildung einer fetomaternalen bzw. trophoblastären Schnittstelle. Der Kontakt mit dem maternalen Immunsystem entsteht nur durch die trophoblastären Zellen, welche als Synzytiotrophoblast (SCT) mit dem mütterlichen Blut und als EVTs mit der maternalen Dezidua in Interaktion treten. Die trophoblastären Zellen exprimieren im Gegensatz zum semi- bzw. holoallogentischen Fetus keine HLA-Gruppen der Klasse II sowie HLA-A und -B (Poole und Claman 2004) und werden dadurch nicht von $CD8^+$-T-Lymphozyten erkannt. Eine Sonderform stellt HLA-C dar; es wird im Gegensatz zu den HLA-Klasse-Ia-Gruppen zusätzlich auf extravillösen Trophoblasten exprimiert (Jabeen et al. 2013). Um sich vor der Zytotoxizität der NK-Zellen aufgrund der fehlenden HLA-Klasse-Ia- und -II-Expression zu schützen, exprimieren die trophoblastären Zellen die nichtklassischen HLA-Gruppen der Klasse Ib, also HLA-E, -F und -G, sowie, wie bereits beschrieben, HLA-C und vermutlich HLA-Pseudogen (wie z. B. HLA-J und HLA-H) (Guleria und Sayegh 2007; King et al. 2000) (Abb. 3.8).

HLA-G inhibiert über die bereits beschriebenen Rezeptoren die lytische Aktivität von $CD8^+$-T- und NK-Zellen (Carosella et al. 2015; Gonzalez et al. 2012). Des Weiteren inhibiert es die Proliferation von zytotoxischen T- und peripheren NK-Zellen sowie die Reifung und Funktion dendritischer Zellen (Gonzalez et al. 2012). Zudem induziert HLA-G einen langanhaltenden immunregulatorischen Effekt durch die Proliferation von regulatorischen T-Zellen (Tregs), von $CD8^{low}$- und $CD4^{low}$-Suppressor-T-Zellen und von „myeliod-derived suppressor cells" (MDSC) (Carosella et al. 2008). HLA-E, welches co-exprimiert zu HLA-G auftritt, inhibiert über CD94/NKG2A uNK sowie periphere NK-Zellen (siehe auch Kap. 6 „NK-Zellen" von Ruben Kuon, Kap. 7 „Mastzellen" von Nicole Meyer, Kap. 4 „Dendritische Zellen und Hormone" von Sabine Segerer und Ulrike Kämmerer Kap. 11 „Mikrochimärismus (MC)" von Petra Arch, Steven Schepanski und Christopher Urbschat) (King et al. 2000). HLA-F, welches neben den EVTs auch auf den SCT exprimiert wird, hemmt vornehmlich die lytische Aktivität maternaler $CD8^+$-zytotoxischer T-Zellen, welche über den intervillösen Raum

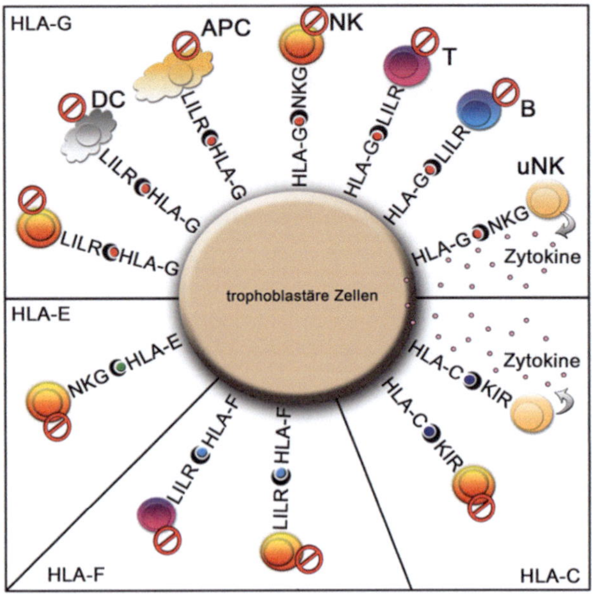

Abb. 3.8 Immunevasion der trophoblastären Zellen. Die trophoblastären Zellen inhibieren über die fetalen HLA-Gruppen HLA-E, -F und -G die proinflammatorische Immunantwort der NK-Zellen (NK), T-Zellen (T), B-Zellen (B), dendritischen Zellen (DC), antigenpräsentrierenden Zellen (APC) und uterinen NK-Zellen (uNK) über die bereits genannten Rezeptoren. Des Weiteren aktivieren HLA-G und -C die uNK zur Zytokinbildung, welche das Wachstum des Embryos und die Plazentogenese unterstützen.

direkten Kontakt zu den SCTs haben (Shobu et al. 2006). HLA-C wird als einzige HLA-Gruppe der Klasse Ia auf den extravillösen Trophoblasten exprimiert und aktiviert über KIR2DL4 die Zytokinproduktion von uNK (King et al. 2000; Sharkey et al. 2008). Der EVT trifft in der Dezidua auf uterine NK-Zellen (uNK), welche sich in ihrem Phänotyp $CD56^{bright}$ $CD16^{-}$ zu den peripheren NK-Zellen ($CD56^{dim}$ $CD16^{+}$) unterscheiden (Fu und Wei 2016). Dieser Phänotyp macht 50–90 % der dezidualen Lymphozyten aus und nur 10 % der peripheren NK-Zellen (Strominger 2004). Im Gegensatz zu den peripheren NK-Zellen synthetisieren die uNK-Zellen nach Aktivierung des KIR2DS1 immunregulatorische Zytokine wie INF-γ, den Tumornekrosefaktor β (TNF-β), IL-10 sowie GM-CSF und den „granulocyte colony stimulating factor" (G-CSF) (zu Zytokinen und Wachstumsfaktoren siehe auch Kap. 9 von Dunja-Maria Baston-Büst und Alexandra Bielfeld) (Manaster und Mandelboim 2010). Daraus resultierend ist die zytotoxische Aktivität der uNK-Zellen, im Vergleich zu den $CD56^{dim}$ $CD16^{+}$-NK-Zellen der Peripherie, deutlich vermindert und richtet sich nicht gegen EVTs (Vacca et al. 2006). Der invadierende EVT aktiviert über dessen HLA-G Expression den Rezeptor KIR2DL4, welcher auf NK-Zellen exprimiert ist. Die Aktivierung des Rezeptors und somit der NK-Zelle hat eine Zytokinproduktion zur Folge, welche die EVTs bei der Remodellierung der uterinen Spiralarterien maßgeblich unterstützt (Xiong et al. 2013; Hanna et al. 2006). Neben uNK-Zellen finden sich auch vermehrt regulatorische T-Zellen (Tregs), M2-Makrophagen (siehe auch Kap. 8 „Makrophagen" von Nicole Meyer) und dendritische Zellen (DCs) (siehe auch Kap. 4 „Dendritische Zellen und Hormone" von Sabine Segerer). Deziduale Tregs induzieren durch die Expression von IL-10 und

CTLA-4 ein immunosuppressives Milieu (Beaman et al. 2016). IL-10 ist ein antiinflammatorisches Zytokin, welches die Expression von HLA-G mitinduziert (Moreau et al. 1999). Innerhalb der dezidualen Tregs befinden sich HLA-G^+ $CD8^+$- T-Zellen und $CD4^+$-T-Zellen, welche ebenfalls immunosuppressiv über die Sekretion von IL-10 und HLA-G5 wirken (Huang et al. 2009; Vianna et al. 2016). Die HLA-G^+-T-Zellen entstehen durch den Mechanismus der Trogozytose, transferiert von HLA-G^+-APCs (Brown et al. 2012). Bei diesem Prozess transferiert eine HLA-G-positive Zelle über direkten Zell-Zell-Kontakt HLA-G+-Zellmembranfragmente an die Akzeptorzelle (Lin und Yan 2019). Die Akzeptorzelle exprimiert dann ihrerseits ebenfalls HLA-G an ihrer Zelloberfläche. Neben uNKs, HLA-G^+-Tregs finden sich auch vermehrt HLA-G^+-APCs in der Dezidua, welche auch an der Entstehung eines immunotoleranten Milieus in der Dezidua zu Beginn der Schwangerschaft verantwortlich sind. Innerhalb dieser HLA-G^+-APCs tragen insbesondere die DCs, welche hohe Mengen an IL-10 sekretieren, ihren Teil dazu bei. Aufgrund ihrer vermehrten Sekretion von IL-10 werden diese dendritischen Zellen auch DC-10 genannt (Amodio et al. 2013). Der immunologische Schutz wird nicht nur durch die Expression der nicht-klassischen HLA-Gruppen erzielt, der EVT exprimiert auch PDL-1 sowie IDO (Guleria und Sayegh 2007). IDO1 wird neben dem EVT auch auf dem villösen Trophoblasten, dem SCT und Makrophagen exprimiert und induziert den Abbau von Tryptophan. Der Abbau der essenziellen Aminosäure inhibiert die Aktivierung maternaler $CD8^+$-zytotoxischer T-Zellen sowie deren Proliferation und trägt somit zur Immunregulation bei (Guleria und Sayegh 2007; Poole und Claman 2004; Honig et al. 2004).

Es wird vermutet, dass eine verminderte Expression von HLA-G zu Beginn der Schwangerschaft mitverantwortlich für die Entstehung von Präeklampsien sein könnte. Ein Hinweis für diese Hypothese liefert die Entdeckung der verminderten Serumkonzentrationen im 1. und 2. Trimenon von Schwangeren, die eine Präeklampsie erlitten, im Vergleich zu normal verlaufenden Schwangerschaften (Steinborn et al. 2007; Marozio et al. 2017). Neben verminderten Serumleveln haben präeklamptische Plazenten auch eine verringerte mRNA und Proteinexpression von HLA-G (Emmer et al. 2004; Djurisic und Hviid 2014). Diese verringerte Sekretion und Expression von HLA-G resultiert vermutlich in einer verminderten Immuntoleranz, wie sie oft bei Präeklampsien beobachtet wird. Diese Hypothese wird untermauert durch das Auffinden einer geringeren Menge an $CD4^+$-HLA-G^+-Suppressor-T-Zellen in präeklamptischen Plazenten (Hsu et al. 2014).

Wie die embryonalen HLA-Gruppen sind auch die Immuncheckpoints an der Immunregulation des maternalen Immunsystems beteiligt; so lässt sich beobachten, dass vermehrt PD-1^+-, $CD4^+$-, $CD8^+$-T-Lymphozyten, uNKs in der Dezidua zu finden sind (Taglauer et al. 2008). Besonders im 1. Trimenon akkumulieren sich in der Dezidua vermehrt $CD4^+$- und $CD8^+$-T-Lymphozyten, welche ihrerseits eine verstärkte PD-1-Expression verglichen mit peripheren $CD4^+$- und $CD8^+$-T-Lymphozyten aufweisen (Meggyes et al. 2019). Diese PD-1+-zytotoxischen T-Lymphozyten und uNKs haben auch eine verminderte Zytotoxizität und tragen somit zur lokalen Immunregulation in der Dezidua bei (Li et al. 2021). Demgegenüber wird der PD-1 Interaktionspartner PD-L1 vornehmlich auf dezidualen Monozyten und den SCT und EVT exprimiert, also trophoblastäre Zellen, welche in direkten Kontakt mit maternalen Lymphozyten und dezidualen CD4-, CD8- T-Lymphozyten, Tregs und dezidualen NK-Zellen ($CD56^{bright}$) und peripheren NK-Zellen kommen (Vacca et al. 2019; Petroff et al. 2003). Neben der membrangebundenen Expression von PD-L1 sezernieren Trophoblasten auch solubles PD-L1, welches bei Makrophagen die Entwicklung zum M2-Phänotyp induziert. Das soluble PD-L1 lässt sich auch im Blutkreislauf nachweisen und steigt im Verlauf der Schwangerschaft (Li et al. 2021). Zu Beginn der Schwangerschaft steigt die ebenfalls die Anzahl an CTLA-4^+-positiven, TIM-3-positiven und LAG-3^+-Tregs in der Dezidua. Wie wichtig die Tregs bzw. CTLA-4^+-Tregs in der (Früh)-Schwangerschaft sind, zeigt der Anstieg der Th2-Zytokinmenge in der Dezidua, während gleichzeitig Th1-Zytokine vermindert produziert werden (Zhang und Sun 2020; Miko 2019). Besonders CTLA-4^+ $CD8^+$-T-Lymphozyten mit einer gleichzeitigen Expression von TIM-3 haben eine besonders hohe Synthese von antiinflammatorischen Zytokinen und tragen somit zur fetomaternalen Immuntoleranz bei (Wang et al. 2019). Die TIM-3^+-T-Helferzellen und TIM-3^+-Tregs wiederum unterstützten besonders in der Dezidua sowie der Proliferation von T-Lymphozyten zu Tregs, welche ihrerseits wichtig für die deziduale Immunregulation während der Schwangerschaft sind (Hu et al. 2020). Neben PD-1, PD-L1, CTLA-4, TIM-3 und LAG-3 ist auch IDO vermehrt auf dezidualen, immunkompetenten Zellen wie z. B. uNKs, T-Lymphozyten, dendritischen Zellen und dem Trophoblast exprimiert (Chang et al. 2018). Durch die Expression von IDO reguliert der Trophoblast selbst deziduale Immunzellen durch die Unterdrückung der Proliferation allogener T-Lymphozyten (Chang et al. 2018). Darüber hinaus induziert der Trophoblast die Expression von IDO in dezidualen Makrophagen. Diese IDO+-dezidualen Makrophagen wiederum unterstützten die Proliferation der Trophoblasten und schützen den Trophoblasten vor Apoptose (Huang et al. 2021). Der Trophoblast schützt sich nicht nur durch die Expression von IDO und den embryofetalen HLAs vor dem maternalen Immunsystem, er exprimiert auch den TIGIT-Ligand PVR, auch CD155 genannt, der Ligand für TIGIT (Fu et al. 2021). Interagiert TIGIT mit dem auf Trophoblasten exprimierten PVR, kommt es zu einer Unterdrückung der NK-Zytotoxizität und IFN-γ-Produktion. Des Weiteren inhibiert TIGIT über den TCR die Proliferation und Aktivierung von $CD8^+$-T-Lymphozyten (Ge et al. 2021). TIGIT vermittelt seine inhibierende Wirkung nicht nur über direkten Zellkontakt, sondern auch indirekt, indem es die Bindung von CD226 an den gemeinsamen Liganden verhindert und somit eine Co-Stimulation von T-Zellen vermindert. Darüber hinaus können TIGIT-exprimierende T-Lymphozyten, wie z. B. TIGIT+ $CD4^+$-T-Zellen, durch eine Bindung an CD155, welches auf APCs exprimiert wird, die IL-10-Produktion induzieren. Diese Bindung hemmt ihrerseits wiederum die Proliferation von $CD4^+$-T-Lymphozyten und die IFN-γ-Produktion (Ge et al. 2021). Ausschlaggebend für die immuninhibierende Wirkung von TIGIT, besonders in der Schwangerschaft, ist der direkte Zellkontakt der CD155-exprimierenden Trophoblasten und TIGIT-positiven immunkompetenten dezidualen Zellen. Neben PVR wird auch CD200 vermehrt auf den Trophoblasten exprimiert (Clark et al. 2018). Es konnte bereits gezeigt werden, das eine hohe CD200-Expression auf Trophoblasten zu einem Th1/Th2-Shift führt (Wang et al. 2020). Neben dem Trophoblast exprimieren auch Monozyten vermehrt CD200R sowie CD200. Es wird vermutet, das CD200R ebenfalls die zytotoxische Aktivität von NK-Zellen hemmen kann und somit auch immunregulatorisch wirkt (Li et al. 2021). Eine verminderte Expression an CD200 auf Trophoblasten ist wiederum mit einer erhöhten Frühabortrate assoziiert (Clark et al. 2018). Des Weiteren wird in Frühabortplazenten auch eine verminderte Expression von IDO sowie von CTLA-4^{+}-Tregs und CTLA-4^{+}-Lymphozyten in der Peripherie sowie in der Dezidua beobachtet (Huang et al. 2021; Jin et al. 2009). Ähnliches wurde bei CTLA-4^{+}TIM-3^{+}-zytotoxischen T-Zellen beobachtet; eine verminderte Anzahl sowie Funktionalität dieser T-Lymphozyten ist ebenfalls mit einer erhöhten Fehlgeburtenrate assoziiert (Hu et al. 2020; Wang et al. 2019).

Literatur

Akhter A et al (2012) In vitro up-regulation of HLA-G using dexamethasone and hydrocortisone in first-trimester trophoblast cells of women experiencing recurrent miscarriage. Tissue Antigens 80(2):126–135

Amodio G et al (2013) HLA-G expressing DC-10 and CD4(+) T cells accumulate in human decidua during pregnancy. Hum Immunol 74(4):406–411

Batalia MA, Collins EJ (1997) Peptide binding by class I and class II MHC molecules. Biopolymers 43(4):281–302

Beaman KD et al (2016) Pregnancy is a model for tumors, not transplantation. Am J Reprod Immunol 76(1):3–7

Bilir C, Sarisozen C (2017) Indoleamine 2,3-dioxygenase (IDO): Only an enzyme or a checkpoint controller? Journal of Oncological Sciences 3(2):52–56

Bjorkman PJ et al (1987) Structure of the human class I histocompatibility antigen, HLA-A2. Nature 329(6139):506–512

Brostjan C et al (2000) The NKG2 natural killer cell receptor family: comparative analysis of promoter sequences. Genes Immun 1(8):504–508

Brown D, Trowsdale J, Allen R (2004) The LILR family: modulators of innate and adaptive immune pathways in health and disease. Tissue Antigens 64(3):215–225

Brown R et al (2012) CD86+ or HLA-G+ can be transferred via trogocytosis from myeloma cells to T cells and are associated with poor prognosis. Blood 120(10):2055–2063

Burshtyn DN et al (1996) Recruitment of tyrosine phosphatase HCP by the killer cell inhibitor receptor. Immunity 4(1):77–85

Burton G (1997) Human implantation: Cell biology and immunology. J Anat 190(Pt 3):473–475

Campbell KS, Colonna M (1999) DAP12: a key accessory protein for relaying signals by natural killer cell receptors. Int J Biochem Cell Biol 31(6):631–636

Carosella ED et al (2008) Beyond the increasing complexity of the immunomodulatory HLA-G molecule. Blood 111(10):4862–4870

Carosella ED, et al (2015) Chapter Two – HLA-G: An Immune Checkpoint Molecule. In: Frederick WA (Hrsg) Advances in Immunology. Academic Press, New York. S 33–144

Carretero M et al (1998) Specific engagement of the CD94/NKG2-A killer inhibitory receptor by the HLA-E class Ib molecule induces SHP-1 phosphatase recruitment to tyrosine-phosphorylated NKG2-A: evidence for receptor function in heterologous transfectants. Eur J Immunol 28(4):1280–1291

Castelli EC et al (2014) Transcriptional and posttranscriptional regulations of the HLA-G gene. J Immunol Res 2014:15
Chang RQ, Li DJ, Li MQ (2018) The role of indoleamine-2,3-dioxygenase in normal and pathological pregnancies. Am J Reprod Immunol 79(4):e12786
Clark DA et al (2018) Trophoblast CD200 expression in successful human pregancies and missed abortions. J Reprod Immunol 127:55–57
Contini P et al (2003) Soluble HLA-A,-B,-C and -G molecules induce apoptosis in T and NK CD8+ cells and inhibit cytotoxic T cell activity through CD8 ligation. Eur J Immunol 33(1):125–134
Cortesini NS-F et al (2004) Role of regulatory and suppressor T-cells in the induction of ILT3+ ILT4+ tolerogenic endothelial cells in organ allografts. Transpl Immunol 13(2):73–82
Coupel S et al (2007) Expression and release of soluble HLA-E is an immunoregulatory feature of endothelial cell activation. Blood 109(7):2806–2814
Dai Z-X et al (2014) A splice variant of HLA-A with a deletion of exon 3 expressed as nonmature cell-surface glycoproteins forms a heterodimeric structure with full-length HLA-A. Hum Immunol 75(3):234–238
Das M, Zhu C, Kuchroo VK (2017) Tim-3 and its role in regulating anti-tumor immunity. Immunol Rev 276(1):97–111
Díaz RR et al (2019) Embryo sHLA-G secretion is related to pregnancy rate. Zygote 27(2):78–81
Djurisic S, Hviid TVF (2014) HLA Class Ib Molecules and Immune Cells in Pregnancy and Preeclampsia. Front Immunol 5:652–652
Djurisic S, Skibsted L, Hviid TVF (2015) A phenotypic analysis of regulatory T cells and uterine NK cells from first trimester pregnancies and associations with HLA-G. Am J Reprod Immunol 74(5):427–444
Donadi EA et al (2011) Implications of the polymorphism of HLA-G on its function, regulation, evolution and disease association. Cell Mol Life Sci 68(3):369–395
Elgert KD (2009) Immunology: understanding the immune system. Hoboken, Wiley
Emmer PM et al (2004) Shift in expression of HLA-G mRNA spliceforms in pregnancies complicated by preeclampsia. J Soc Gynecol Investig 11(4):220–226
Farag SS et al (2002) Natural killer cell receptors: new biology and insights into the graft-versus-leukemia effect. Blood 100(6):1935–1947
Faure M, Long EO (2002) KIR2DL4 (CD158d), an NK cell-activating receptor with inhibitory potential. J Immunol 168(12):6208–6214
Foroni I, et al (2014) HLA-E, HLA-F and HLA-G-The non-classical side of the MHC cluster. HLA and associated important diseases. InTech, Rijeka, Croatia
Fournel S et al (2000) Cutting edge: soluble HLA-G1 triggers CD95/CD95 ligand-mediated apoptosis in activated CD8+ cells by interacting with CD8. J Immunol 164(12):6100–6104
Francisco LM, Sage PT, Sharpe AH (2010) The PD-1 pathway in tolerance and autoimmunity. Immunol Rev 236:219–242
Fu B, Wei H (2016) Decidual natural killer cells and the immune microenvironment at the maternal-fetal interface. Science China Life Sciences 59(12):1224–1231
Fu W et al (2021) TIGIT-Fc as a potential therapeutic agent for fetomaternal tolerance. Front Immunol 12:649135–649135
Garcia-Beltran WF et al (2016) Open conformers of HLA-F are high-affinity ligands of the activating NK-cell receptor KIR3DS1. Nat Immunol 17(9):1067–1074
Ge Z et al (2021) TIGIT, the next step towards successful combination immune checkpoint therapy in cancer. Front Immunol 12:699895–699895
Geraghty DE et al (1992) Examination of four HLA class I pseudogenes. Common events in the evolution of HLA genes and pseudogenes. J Immunol 149(6):1947–1956

Geraghty DE et al (1992) The HLA class I gene family includes at least six genes and twelve pseudogenes and gene fragments. J Immunol 149(6):1934–1946

Gonen-Gross T et al (2005) The CD85J/leukocyte inhibitory receptor-1 distinguishes between conformed and beta 2-microglobulin-free HLA-G molecules. J Immunol 175(8):4866–4874

Gonzalez A et al (2012) The immunosuppressive molecule HLA-G and its clinical implications. Crit Rev Clin Lab Sci 49(3):63–84

Goodridge JP et al (2009) The genotype of the NK cell receptor, KIR2DL4, influences INFγ secretion by decidual natural killer cells. Mol Hum Reprod 15(8):489–497

Goodridge JP et al (2010) HLA-F complex without peptide binds to MHC class I protein in the open conformer form. J Immunol 184(11):6199–6208

Guleria I, Sayegh MH (2007) Maternal acceptance of the fetus: True human tolerance. J Immunol 178(6):3345–3351

Hakam MS et al (2017) Preimplantation factor (PIF) promotes HLA-G, -E, -F, -C expression in JEG-3 choriocarcinoma cells and endogenous progesterone activity. Cell Physiol Biochem 43(6):2277–2296

Hanna J et al (2006) Decidual NK cells regulate key developmental processes at the human fetal-maternal interface. Nat Med 12(9):1065–1074

Hasanah N et al (2019) Interleukin 10 induces the expression of membrane-bound HLA- G and the production of soluble HLA-G on HeLa CCL-2 cells. Open Access Maced J Med Sci 7(21):3554–3558

He Y et al (2018) TIM-3, a promising target for cancer immunotherapy. OncoTargets Therapy 11:7005–7009

Heidari MH et al (2011) Increase in concentration of soluble HLA-G in high-quality embryos after intracytoplasmic sperm injection. Anat Cell Biol 44(4):331–336

Hirayasu K, Arase H (2015) Functional and genetic diversity of leukocyte immunoglobulin-like receptor and implication for disease associations. J Hum Genet 60(11):703–708

Honig A et al (2004) Indoleamine 2,3-dioxygenase (IDO) expression in invasive extravillous trophoblast supports role of the enzyme for materno-fetal tolerance. J Reprod Immunol 61(2):79–86

Hsu P et al (2014) Expansion of CD4(+) HLA-G(+) T Cell in human pregnancy is impaired in pre-eclampsia. Am J Reprod Immunol 71(3):217–228

Hu X et al (2020) Newly characterized decidual Tim-3+ Treg cells are abundant during early pregnancy and driven by IL-27 coordinately with Gal-9 from trophoblasts. Human Reprod 35(11):2454–2466

Huang HL et al (2021) Decidual IDO(+) macrophage promotes the proliferation and restricts the apoptosis of trophoblasts. J Reprod Immunol 148:103364

Huang YH et al (2009a) T cell suppression by naturally occurring HLA-G-expressing regulatory CD4+ T cells is IL-10-dependent and reversible. J Leukoc Biol 86(2):273–281

Huang Z et al (2009b) Effect of progesterone on HLA-E gene expression in JEG-3 choriocarcinoma cell line. Am J Reprod Immunol 61(3):221–226

Hughes AL (1995) Origin and evolution of HLA class I pseudogenes. Mol Biol Evol 12(2):247–258

Hunt JS et al (2007) A commentary on gestational programming and functions of HLA-G in pregnancy. Placenta 28(Supplement):S57–S63

Hunt JS et al (2005) HLA-G and immune tolerance in pregnancy. FASEB J 19(7):681–693

Jabeen A, et al (2013) Quantified colocalization reveals heterotypic histocompatibility class I antigen associations on trophoblast cell membranes: relevance for human pregnancy. Biol Reprod 89(4):94, 1–10

Jin LP et al (2009) The CD4+CD25 bright regulatory T cells and CTLA-4 expression in peripheral and decidual lymphocytes are down-regulated in human miscarriage. Clin Immunol 133(3):402–410

Kaufman JF et al (1984) The class II molecules of the human and murine major histocompatibility complex. Cell 36(1):1–13

Ketroussi F et al (2011) Lymphocyte cell-cycle inhibition by HLA-G is mediated by phosphatase SHP-2 and acts on the mTOR pathway. PLoS ONE 6(8):e22776

King A et al (2000a) Recognition of trophoblast HLA class I molecules by decidual NK cell receptors—A review. Placenta 21:S81–S85

King A et al (2000b) Surface expression of HLA-C antigen by human extravillous trophoblast. Placenta 21(4):376–387

Kotze D et al (2013) The effect of the biochemical marker soluble human leukocyte antigen G on pregnancy outcome in assisted reproductive technology–a multicenter study. Fertil Steril 100(5):1303–1309

Kovalenko TF, Patrushev LI (2018) Pseudogenes as functionally significant elements of the genome. Biochemistry (Mosc) 83(11):1332–1349

Kraemer T, Blasczyk R, Bade-Doeding C (2014) HLA-E: A novel player for histocompatibility. J Immunol Res 2014:7

Lanier LL (2003) Natural killer cell receptor signaling. Curr Opin Immunol 15(3):308–314

Latchman YE et al (2004) PD-L1-deficient mice show that PD-L1 on T cells, antigen-presenting cells, and host tissues negatively regulates T cells. Proc Natl Acad Sci U S A 101(29):10691–10696

Lazetic S et al (1996) Human natural killer cell receptors involved in MHC class I recognition are disulfide-linked heterodimers of CD94 and NKG2 subunits. J Immunol 157(11):4741–4745

Lepin EJ et al (2000) Functional characterization of HLA-F and binding of HLA-F tetramers to ILT2 and ILT4 receptors. Eur J Immunol 30(12):3552–3561

Lesport E et al (2011) Inhibition of human gamma delta [corrected] T-cell antitumoral activity through HLA-G: implications for immunotherapy of cancer. Cell Mol Life Sci 68(20):3385–3399

Li W-X, Xu X-H, Jin L-P (2021) Regulation of the innate immune cells during pregnancy: An immune checkpoint perspective. J Cell Mol Med 25(22):10362–10375

Lin A, Yan WH (2019) Intercellular transfer of HLA-G: its potential in cancer immunology. Clin Transl Immunol 8(9):e1077

Lin DY et al (2008) The PD-1/PD-L1 complex resembles the antigen-binding Fv domains of antibodies and T cell receptors. Proc Natl Acad Sci U S A 105(8):3011–3016

Liu S et al (2018) Downregulation of ILT4(+) dendritic cells in recurrent miscarriage and recurrent implantation failure. Am J Reprod Immunol 80(4):e12998

Maenaka K, Jones EY (1999) MHC superfamily structure and the immune system. Curr Opin Struct Biol 9(6):745–753

Manaster I, Mandelboim O (2010) REVIEW ARTICLE: The unique properties of uterine NK cells. Am J Reprod Immunol 63(6):434–444

Marozio L et al (2017) Low expression of soluble human leukocyte antigen G in early gestation and subsequent placenta-mediated complications of pregnancy. J Obstet Gynaecol Res 43(9):1391–1396

Meggyes M et al (2019) The importance of the PD-1/PD-L1 pathway at the maternal-fetal interface. BMC Pregnancy Childbirth 19(1):74

Mehta N et al (2019) Structure and Functional Binding Epitope of V-domain Ig Suppressor of T Cell Activation. Cell Rep 28(10):2509-2516.e5

Melsen JE et al (2016) Human circulating and tissue-resident CD56(bright) natural killer cell populations. Front Immunol 7:262

Messer G, et al (1992) HLA-J, a second inactivated class I HLA gene related to HLA-G and HLA-A. Implications for the evolution of the HLA-A-related genes. J Immunol 148(12):4043–4053

Miko E, et al (2019) Immune checkpoint molecules in reproductive immunology. Front Immunol 10:846

Moradi S et al (2015) The structure of the atypical killer cell immunoglobulin-like receptor, KIR2DL4. J Biol Chem 290(16):10460–10471

Moreau P et al (1999) IL-10 selectively induces HLA-G expression in human trophoblasts and monocytes. Int Immunol 11(5):803–811

Morel E, Bellon T (2008) HLA class I molecules regulate IFN-gamma production induced in NK cells by target cells, viral products, or immature dendritic cells through the inhibitory receptor ILT2/CD85j. J Immunol 181(4):2368–2381

Nowak I et al (2017) KIR, LILRB and their ligands' genes as potential biomarkers in recurrent implantation failure. Arch Immunol Ther Exp 65(5):391–399

O'Callaghan CA et al (1998) Structural features impose tight peptide binding specificity in the nonclassical MHC molecule HLA-E. Mol Cell 1(4):531–541

Oderup C et al (2006) Cytotoxic T lymphocyte antigen-4-dependent down-modulation of costimulatory molecules on dendritic cells in CD4+ CD25+ regulatory T-cell-mediated suppression. Immunology 118(2):240–249

Persson G et al (2017) HLA class Ib in pregnancy and pregnancy-related disorders. Immunogenetics 69(8–9):581–595

Petrie EJ et al (2008) CD94-NKG2A recognition of human leukocyte antigen (HLA)-E bound to an HLA class I leader sequence. J Exp Med 205(3):725–735

Petroff MG et al (2003) B7 family molecules are favorably positioned at the human maternal-fetal interface. Biol Reprod 68(5):1496–1504

Philips EA et al (2020) The structural features that distinguish PD-L2 from PD-L1 emerged in placental mammals. J Biol Chem 295(14):4372–4380

Poole JA, Claman HN (2004) Immunology of pregnancy. Implications for the mother. Clin Rev Allergy Immunol 26(3): 161–170

Rajagopalan S, Long E (2012) KIR2DL4 (CD158d): An activation receptor for HLA-G. Front Immunol 3:258

Robinson J, et al (2015) The IPD and IMGT/HLA database: allele variant databases. Nucleic Acids Res 43(Database issue):D423–D431

Rokhafrooz S et al (2018) Association between HLA-G 14bp gene polymorphism and serum sHLA-G protein concentrations in preeclamptic patients and normal pregnant women. Immunol Invest 47(6):558–568

Schallmoser A et al (2019) Quantitative analysis of the sHLA-G protein in seminal plasma. Am J Reprod Immunol 82(3):e13152

Sharkey AM et al (2008) Killer Ig-like receptor expression in uterine NK cells is biased toward recognition of HLA-C and alters with gestational age. J Immunol 181(1):39–46

Sher G et al (2004) Expression of sHLA-G in supernatants of individually cultured 46-h embryos: a potentially valuable indicator of 'embryo competency' and IVF outcome. Reprod Biomed Online 9(1):74–78

Shiroishi M et al (2006) Efficient leukocyte Ig-like receptor signaling and crystal structure of disulfide-linked HLA-G dimer. J Biol Chem 281(15):10439–10447

Shobu T et al (2006) The surface expression of HLA-F on decidual trophoblasts increases from mid to term gestation. J Reprod Immunol 72(1–2):18–32

Smerekanych S et al (2020) Pseudogene-gene functional networks are prognostic of patient survival in breast cancer. BMC Med Genomics 13(Suppl 5):51

Steinborn A et al (2007) Early detection of decreased soluble HLA-G levels in the maternal circulation predicts the occurrence of preeclampsia and intrauterine growth retardation during further course of pregnancy. Am J Reprod Immunol 57(4):277–286

Steinborn A et al (2003) Placental abruption is associated with decreased maternal plasma levels of soluble HLA-G. J Clin Immunol 23(4):307–314

Strachan T et al (1984) Complete nucleotide sequence of a functional class I HLA gene, HLA-A3: implications for the evolution of HLA genes. EMBO J 3(4):887–894

Strominger JL (2004) Human decidual lymphocytes and the immunobiology of pregnancy. J Reprod Immunol 62(1–2):17–18

Strong RK et al (2003) HLA-E Allelic variants: correlating differential expression, peptide affinities, crystal structures, and thermal stabilities. J Biol Chem 278(7):5082–5090

Svoboda J et al (2013) Ovulation stimulation protocols utilizing GnRH-antagonist/hCG, promote cytotoxic cell populations, predominant in patients with embryo implantation complications. Neuro Endocrinol Lett 34(3):249–257

Taglauer ES et al (2008) Expression and function of PDCD1 at the human maternal-fetal interface. Biol Reprod 79(3):562–569

Thomas R, Matthias T, Witte T (2010) Leukocyte immunoglobulin-like receptors as new players in autoimmunity. Clin Rev Allergy Immunol 38(2):159–162

Ting JP-Y, Trowsdale J (2002) Genetic control of MHC class II expression. Cell 109(2, Supplement 1):S21–S33

Vacca P et al (2006) Analysis of natural killer cells isolated from human decidua: Evidence that 2B4 (CD244) functions as an inhibitory receptor and blocks NK-cell function. Blood 108(13):4078–4085

Vacca P et al (2019) PD-1 is expressed by and regulates human group 3 innate lymphoid cells in human decidua. Mucosal Immunol 12(3):624–631

van der Meer A et al (2004) Membrane-bound HLA-G activates proliferation and interferon-gamma production by uterine natural killer cells. Mol Hum Reprod 10(3):189–195

Vianna P et al (2016) HLA-G and CD8+ regulatory T cells in the inflammatory environment of pre-eclampsia. Reproduction 152(6):741–751

Voorter CE et al (2016) The role of gene polymorphism in HLA class I splicing. Int J Immunogenet 43(2):65–78

Walker LS, Sansom DM (2015) Confusing signals: recent progress in CTLA-4 biology. Trends Immunol 36(2):63–70

Wang LQ et al (2020) Decreased expression of CD200 and CD200R1 by human decidual tissues in spontaneous early abortion. J Matern Fetal Neonatal Med 33(20):3399–3408

Wang S et al (2019) The appropriate frequency and function of decidual Tim-3(+)CTLA-4(+) CD8(+) T cells are important in maintaining normal pregnancy. Cell Death Dis 10(6):407

Williams TM (2001) Human leukocyte antigen gene polymorphism and the histocompatibility laboratory. J Molecular Diagn 3(3):98–104

Wright GJ et al (2001) The unusual distribution of the neuronal/lymphoid cell surface CD200 (OX2) glycoprotein is conserved in humans. Immunology 102(2):173–179

Würfel FM, et al (2019) European patent in immunoncology: From immunological principles of implantation to cancer treatment. Int J Mol Sci 20(8):1830

Wurfel FM et al (2020) HLA-J, a non-pseudogene as a new prognostic marker for therapy response and survival in breast cancer. Geburtshilfe Frauenheilkd 80(11):1123–1133

Würfel FM (2023) Dissertation; Expression der Isoformen der „embryofetalen“ HLA-Gruppen im Mammakarzinom, in Department of Gynaecology and Obstetrics. Friedrich Alexander University of Erlangen–Nuremberg, eingereicht

Xiong S, et al (2013) Maternal uterine NK cell-activating receptor KIR2DS1 enhances placentation. J Clin Investig 123(10):4264–4272

Yao G-D et al (2014) Expression and potential roles of HLA-G in human spermatogenesis and early embryonic development. PLoS ONE 9(3):e92889

Young NT et al (2008) The inhibitory receptor LILRB1 modulates the differentiation and regulatory potential of human dendritic cells. Blood 111(6):3090–3096

Yusa S-I, Catina TL, Campbell KS (2002) SHP-1- and phosphotyrosine-independent inhibitory signaling by a killer cell Ig-like receptor cytoplasmic domain in human NK cells. J Immunol 168(10):5047–5057

Zhang YH, Sun HX (2020) Immune checkpoint molecules in pregnancy: Focus on regulatory T cells. Eur J Immunol 50(2):160–169

Zheng H et al (2015) Human leukocyte antigen-E alleles and expression in patients with serous ovarian cancer. Cancer Sci 106(5):522–528

4 Dendritische Zellen und Hormone

Sabine Segerer und Ulrike Kämmerer

4.1 Einleitung

Hauptunterschied der Plazentation beim Menschen im Vergleich zu den meisten Nichtprimaten ist, dass es nicht nur zu einem bloßen oberflächlichen Kontakt plazentarer Zellen mit dem mütterlichen Endometrium, sondern zu einer tiefen Invasion fetaler Trophoblastzellen in den mütterlichen Uterus kommt (Loke et al. 1995). Um diesen Invasionsprozess zu ermöglichen, ist eine Transformation des Endometriums in die glykogenreiche Dezidua notwendig, ein Prozess, der durch den Anstieg der Steroidhormone gesteuert wird. Neben diesen morphologischen Veränderungen kommt es in der Dezidua der Frühschwangerschaft zu einem deutlichen Anstieg von lokalen Leukozytenpopulationen. Hauptvertreter hierbei sind uterine natürliche Killerzellen (uNK-Zellen, bis zu 70 %) sowie CD14+-Monozyten (20 %).

Es wird vermutet, dass diese beiden Zellpopulationen, die im dezidualen Gewebe häufig in engem Kontakt zu finden sind, eine wichtige Rolle bei der Modulation und Regulation von Immunantworten spielen (Kammerer et al. 2003).

Welche Faktoren ihr vermehrtes Auftreten in der Frühphase der Schwangerschaft bewirken, ist bislang noch nicht eindeutig geklärt. Da deutliche Schwankungen der Anzahl von uNK-Zellen im Rahmen des Menstruationszyklus beobachtet werden

S. Segerer (✉)
Facharzt-Zentrum für Kinderwunsch, pränatale Medizin, Endokrinologie und Osteologie, amedes MVZ Hamburg, Hamburg, Deutschland
E-Mail: Sabine.Segerer@amedes-group.com

U. Kämmerer
Frauenklinik und Poliklinik, Universitätsklinikum Würzburg, Würzburg, Deutschland
E-Mail: u.kaemmerer@mail.uni-wuerzburg.de

W. Würfel (Hrsg.), *Reproduktionsimmunologie*,
https://doi.org/10.1007/978-3-662-63907-8_4

können und uNK-Zellen auch Östrogen- und Glukokortikoidrezeptoren exprimieren, wird angenommen, dass Sexualsteroide einen wichtigen Einfluss haben (Zitate 23 und 24 aus Kapitel Kuon). Zudem konnte jedoch nachgewiesen werden, dass uNK-Zellen und CD14+-Monozyten in situ eine auffällig hohe Proliferationsrate aufweisen (Kammerer et al. 2003). Als eine weitere mögliche Erklärung für den lokalen Anstieg von Immunzellen wird die Rekrutierung dieser Zellen aus dem peripheren Blut diskutiert. Zytokine, die aus Drüsen- oder Luminalepithel des Uterus und/oder auch aus dezidualisierten Stromazellen stammen, spielen dabei eine entscheidende Rolle (Zitat 15 aus Baston-Büst; Kayisli UA, Mahutte, 2002, Bachmann et al., 2006, Bachmann et al, 2002).

4.2 Antigen-präsentierende Zellen (APC)

Gleich zu Beginn der Schwangerschaft kann neben der signifikanten Zunahme der Immunzellen im dezidualisierten Endometrium auch ein deutlicher Anstieg der Steroidhormone (Estradiol, Progesteron und Cortisol) und der Glykoproteinhormone (humanes Choriongonadotropin, hCG; Activin A; Inhibin A) im Serum beobachtet werden (Loke et al. 1995). Dabei kann eine modulatorische Wirkung der hormonellen Faktoren, aber auch von Zytokinen auf die Immunzellen beobachtet werden (Audiger et al. 2017). Eine bedeutende Zellpopulation in der Dezidua stellen hierbei die zur monomyeloischen Zelllinie gehörenden antigenpräsentierende Zellen (APC) dar. Diese APC sind in der Lage, abhängig von verschiedenen Stimuli entweder eine antigenspezifische Aktivierung oder Unterdrückung von Immunantworten zu induzieren (Steinman und Hemmi 2006).

Eine besondere Subgruppe der APC bilden dendritische Zellen (DC). Als eine Art Wächter migrieren DC durch das periphere Gewebe und sind in der Lage, mögliche pathogene Antigene, beispielsweise von *Streptococcus spp., Acinetobacter, Pseudomonas,* die häufig den Geschlechtstrakt kolonisieren, aufzunehmen (Zitate aus Oberle: Chen et al. 2017; Leoni et al. 2019; Winters et al. 2019). Während der Antigenaufnahme beginnt ein Migrationsprozess der DC zu den sekundären lymphatischen Organen. Hier werden die Antigene zusammen mit co-stimulatorischen Molekülen (z. B. „cluster of differentiation“, CD) präsentiert und damit T- und B-Zellen zur aktiven Immunabwehr stimuliert (Audiger et al. 2017, Iberg et al. 2017, Sallusto und Lanzavecchia 1999; Guerin et al. 2009, Abb. 4.1). Im Rahmen der Steigerung der Expression co-stimulatorischer Moleküle kommt es zudem zu einer Veränderung der Morphologie der DC. Im unreifen, nicht aktivierten Zustand besitzen DC große Somata und sogenannte Podosomen. Nach Aktivierung durch inflammatorische Zytokine bilden DC die typischen dendritischen Fortsätze aus, um die Kontaktfläche für die Antigenpräsentation zu vergrößern (Schuurhuis et al. 2006).

Neben dieser Fähigkeit, fremde Antigene zu erkennen und aufzunehmen, können DC aber auch „körpereigene“ Antigene identifizieren und die aktive Immunantwort gegen diese „Selbstantigene“ hemmen. Es wird postuliert, dass ihnen hierdurch eine entscheidende Rolle bei der Entwicklung einer mütterlichen Toleranz hinsichtlich des

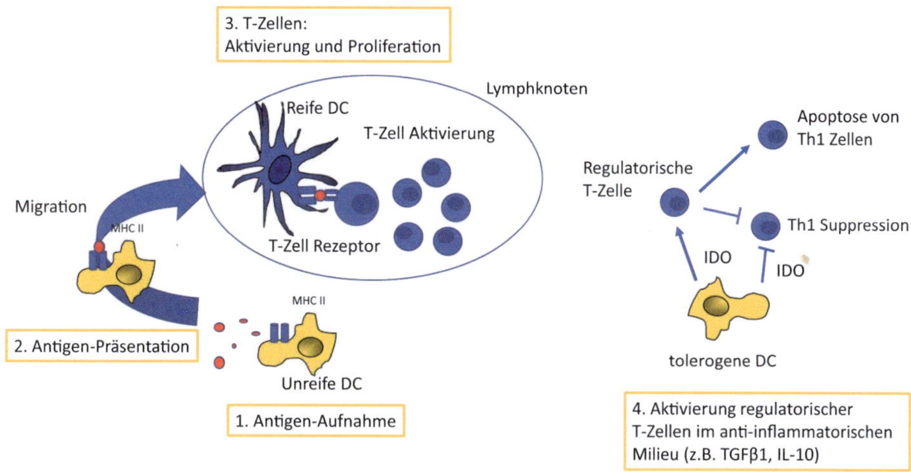

Abb. 4.1 Maturations- und Migrationsprozess dendritischer Zellen. (Nach Guerin LR et al. 2009)

Embryos zukommt, der immunologisch gesehen einem semiallogenen Transplantat (Eizellspende, Embryonenspende: holo-allogen) gleichkommt (Steinbrink et al. 1997; Waisman et al. 2017).

DC fungieren somit quasi als eine Art zentrale Entscheidungsinstanz hinsichtlich „fremd versus eigen", da sie im aktivierten Zustand eine gerichtete Immunantwort gegen pathogenen Keime („fremd") steuern, gleichzeitig aber auch in einem antiinflammatorischen Milieu eine Immuntoleranz gegenüber dem Embryo („eigen") induzieren können (Abb. 4.2).

4.3 Beeinflussung von DC durch schwangerschaftsassoziierte Hormone

Immer mehr Studien weisen darauf hin, dass bei der Generierung eines tolerogenen Subtyps der DC hormonelle Faktoren eine herausragende Rolle spielen. So konnte für das Leithormon der Frühschwangerschaft (hCG) nachgewiesen werden, dass es die Bildung immunsuppressiver Zytokine stimuliert, insbesondere von Interleukin-10 (IL-10; Wan et al. 2008). Untersuchungen zu den unterschiedlichen Isoformen des hCG liegen leider nicht vor. Des Weiteren hemmt es die antigenspezifische T-Zell-Proliferation und somit die spezifische Immunantwort.

In Untersuchungen unserer Arbeitsgruppe konnten wir feststellen, dass hCG den Reifungsprozess der DC nicht verhindert (Segerer et al. 2009); im Gegenteil, bei Analyse der Oberflächenmarker konnten spezifische Moleküle, die einen reifen, differenzierten Phänotyp der DC anzeigen, gefunden werden (CD40^{high}, CD83^{high}, CD86^{high}). Diese

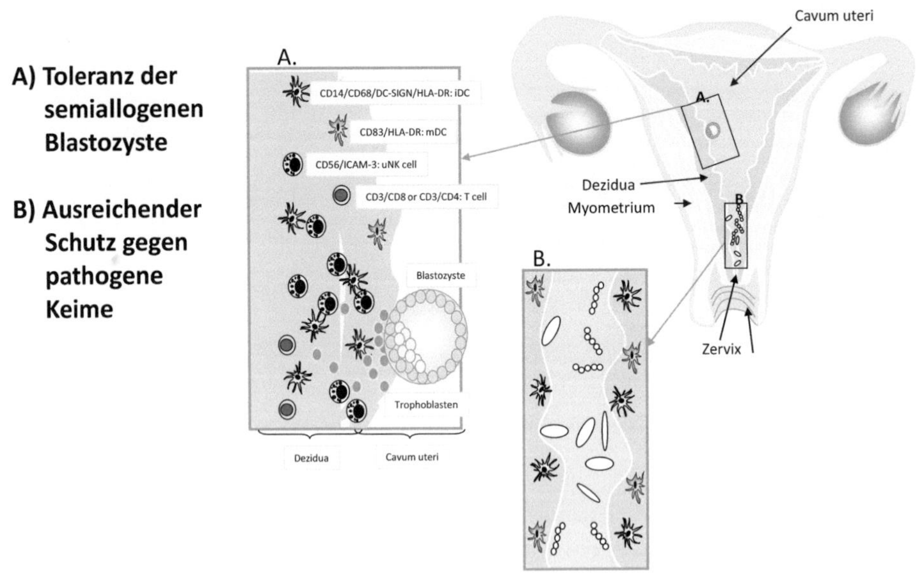

Abb. 4.2 Invasionsprozess embryonaler Trophoblastzellen in das dezidualisierte Endometrium; Interaktion mit maternalen Immunzellen.**Segerer SE,** Staib C et al. (2012) Current Pharm Biotechnol

Beobachtung konnte in der konfokalen Mikroskopie bei Untersuchung des Zytoskeletts der hCG-exponierten DC bestätigt werden (Abb. 4.3). Im Gegensatz dazu ließ sich jedoch eine signifikante Hemmung der Aktivierung von T-Zellen nach hCG-Exposition feststellen (Abb. 4.4).

Nachdem hCG den höchsten Serumspiegel um die 10–12. SSW erreicht hat, wird vom plazentaren Gewebe vermehrt Progesteron gebildet. Auch für Progesteron konnten immunsupprimierende Eigenschaften nachgewiesen werden. So hemmt Progesteron die Bildung von proinflammatorischen Zytokinen wie TNF-α und Interleukin 1 beta (IL-1β; Butts et al. 2007). Progesteron ist nicht in der Lage, den morphologischen Reifungsprozess der DC zu hemmen (Abb. 4.3) (Segerer et al. 2009). Auch die Aktivierung von T-Zellen durch DC konnte durch Progesteron nicht signifikant gesenkt werden (Abb. 4.4).

Hinsichtlich der immunmodulatorischen Effekte von Estradiol bestanden bislang überwiegend Spekulationen, vor allem was die immunmodulatorische Rolle in der Schwangerschaft anbelangt. Studien an Mausmodellen konnten zeigen, dass Estradiol ebenfalls in der Lage ist, die durch DC hervorgerufene Antigen-spezifische T-Zell-Aktivierung zu hemmen, aber auch die Expression anti-inflammatorischer Zytokine wie Interleukin-6 und Interleukin-10 zu senken (Yang et al. 2006). Analog dazu konnten wir nach Estradiol-Präinkubation auch eine signifikante Hemmung der T-Zell-Aktivierung

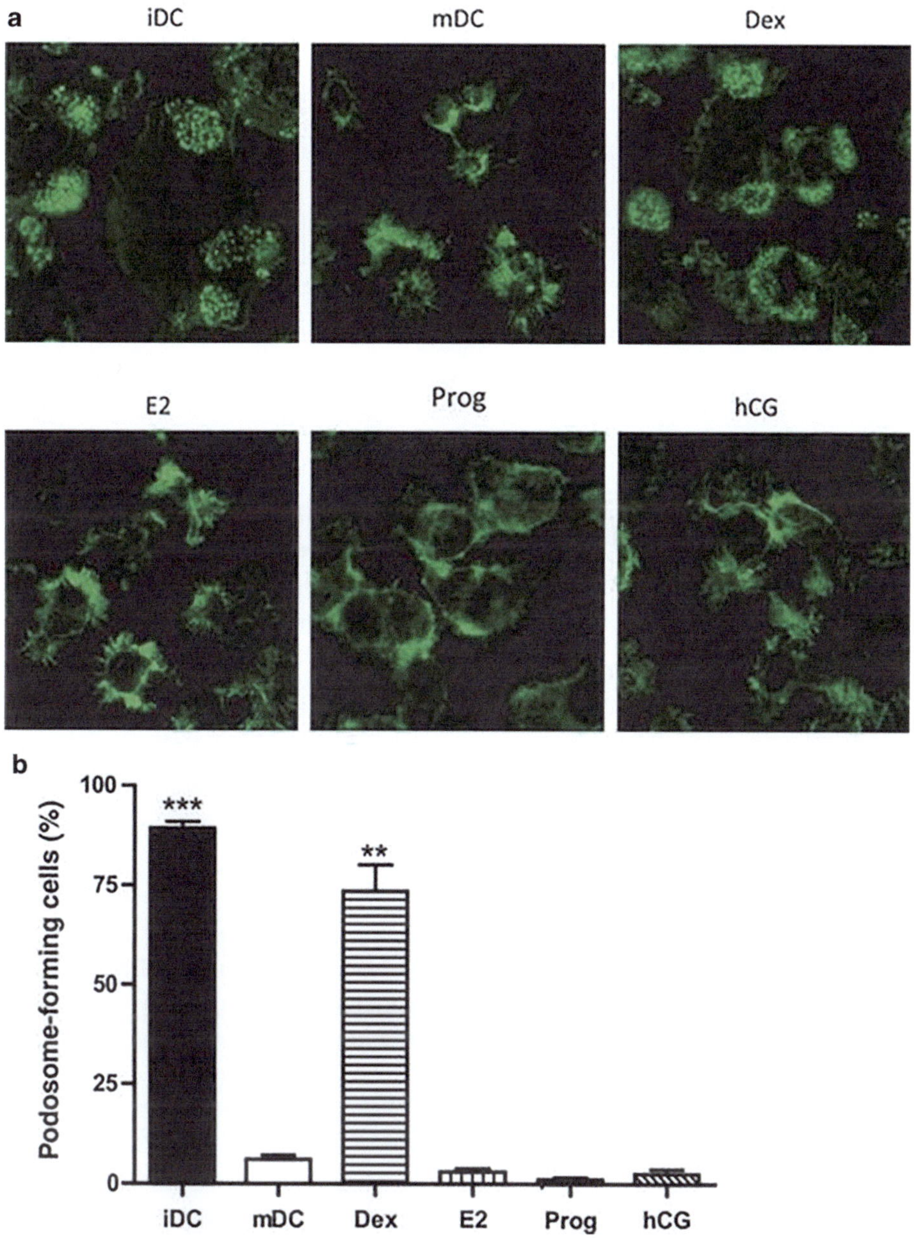

Abb. 4.3 Podosomenbildung während des Maturationsprozesses der DC in Abhängigkeit der Exposition mit verschiedenen hormonellen Faktoren

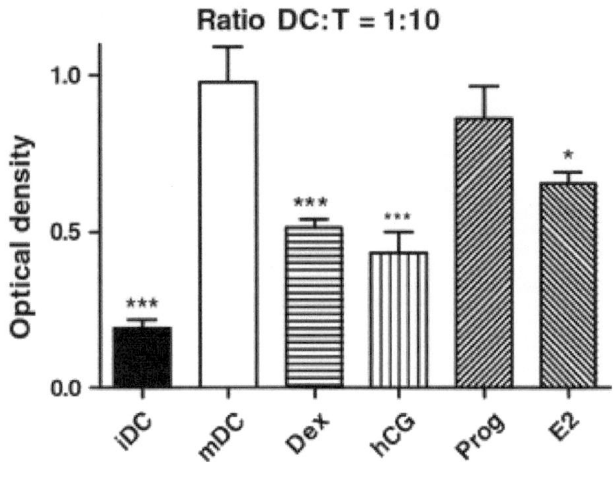

Abb. 4.4 Darstellung der T-Zell-Aktivierung nach Exposition mit hormonellen Faktoren

durch humane DC beobachten (Abb. 4.4). Eine Hemmung des Reifungsprozesses der DC nach Estradiolexposition konnte nicht erreicht werden (Abb. 4.3).

Äußerst potente, von der Plazenta produzierte Immunmodulatoren stellen zudem die Glukokortikoide dar. Diese werden in ansteigenden Serumspiegeln ab dem 1. Trimenon der Schwangerschaft gebildet (Soldin et al. 2005). Glukokortikoide können ebenfalls die Produktion des immunsuppressiven Zytokins IL-10 steigern sowie eine Reifung der DC in einen aktivierten proinflammatorischen Zustand unterdrücken (Xia et al. 2005).

4.4 Beeinflussung der DC durch Zytokine der TGF-β-Familie

Ein weiterer wichtiger immunmodulierender Faktor ist der Tumor Growth Factor-beta 1 (TGF-beta1). Es konnte nachgewiesen werden, dass TGF-beta1 zum einen den Reifungsprozess der DC inhibieren kann (Li et al. 2007) und zum anderen die Bildung eines tolerogenen Subtyps induziert. TGF-beta wird vom Endometrium, Trophoblastzellen und auch von Makrophagen sezerniert und ist auch im Seminalplasma enthalten (vgl. Kapitel „Makrophagen in der Reproduktionsimmunologie").

Mitglieder der TGF-beta-Familie sind auch die Glykoproteinhormone **Activin A** und **Inhibin A.** Diese beiden Faktoren werden vor allem in der Frühschwangerschaft mit einem Sekretionsmaximum in der 10. Schwangerschaftswoche (SSW) gebildet. Dabei konnten die Serumwerte von Activin A und Inhibin A sogar als prognostische Korrelationsmarker für den Schwangerschaftsverlauf herangezogen werden: Bei im Schwangerschaftsverlauf sinkenden Serumwerten kam es im weiteren Verlauf zum Abort (Muttukrishna et al. 2002; Florio et al. 2007) (Tab. 4.1).

Eine mögliche immunmodulatorische Wirkung dieser Glykoproteinhormone, insbesondere bezüglich des Phänotyps und der Funktion der DC, war bislang noch nicht untersucht worden. Unsere Arbeitsgruppe konnte 2008 nachweisen, dass es

Tab. 4.1 Prädiktive Marker für den Schwangerschaftsverlauf nach Prakash et al. 2005, Fertil Steril

	Abort	*Intakte Gravidität*
Mittlere Inhibin-A-Konzentration (pg/ml) 7–8 Wochen (p < 0,001)	60 ± 13	145 ± 15
Mittlere Activin A-Konzentration(pg/ml) 7–8 Wochen (p < 0,001)	747 ± 90	1123 ± 90
Mittlere hCG-Konzentration(pg/ml) 7–8 Wochen (p < 0,003)	43 ± 12	100 ± 13

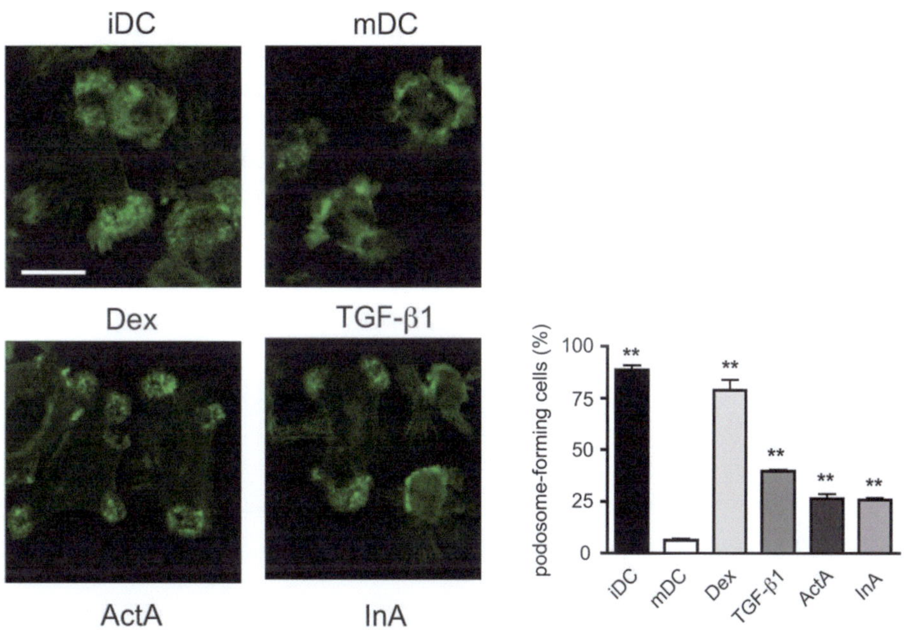

Abb. 4.5 Modulation des Aktinzytoskeletts nach Exposition mit TGF-β1, Activin A (ActA) und Inhibin A (InA)

unter Activin-A- und Inhibin-A-Einfluss zu keiner signifikanten Änderung der co-stimulatorischen Moleküle der DC kommt (Segerer et al. 2008).

Allerdings konnten wir in unserer Studie beobachten, dass Activin A und Inhibin A die Veränderung des DC-Phänotyps in den „aktivierten" Zustand unterdrücken und somit vielleicht auch die Antigenpräsentation einschränken (Abb. 4.5).

Zudem konnten wir nachweisen, dass es in vitro unter Inkubation mit Activin A und Inhibin A zu einer signifikanten Senkung der Aktivierung von T-Zellen durch DC kommt (Abb. 4.6).

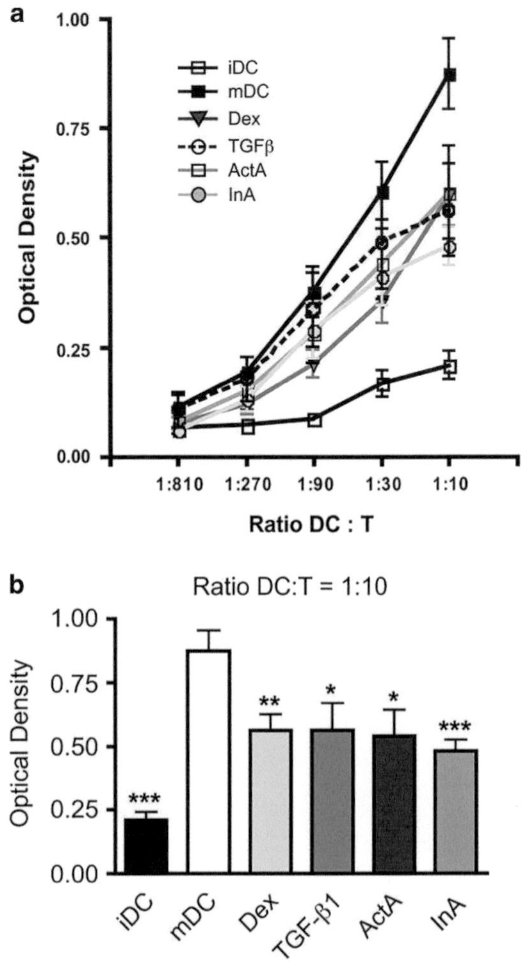

Abb. 4.6 Signifikante Senkung der T-Zell-Aktivierung nach Activin A- und Inhibin A-Exposition

Unserer Ansicht nach spielen somit Activin A und Inhibin A eine wichtige Rolle in der Generierung eines Milieus, welches eine antiinflammatorische, tolerogene Wirkung auf DC ausübt.

Ein weiteres Mitglied der TGF-beta-Familie ist das „macrophage inhibitory cytokine 1" (MIC-1). In der Schwangerschaft ist ein 15-facher Anstieg der Serumspiegel von MIC-1 in der 10–14. SSW zu beobachten (Marjono et al. 2003). Weitere Studien konnten zeigen, dass Schwangerschaften, bei denen es im Verlauf zum Abort kam, signifikant niedrigere Serumspiegel von MIC-1 aufwiesen (Tong et al. 2004). Da bereits 3 Wochen vor einem Abort signifikant erniedrigte MIC-1-Serumspiegel feststellbar waren, könnte MIC-1 sogar als eine Art prädiktiver Faktor für den Verlauf einer Schwangerschaft herangezogen werden. Bislang war MIC-1 nur in immunohistochemischen Färbungen an plazentarem Gewebe detektiert worden (Moore et al. 2000). Unsere Arbeitsgruppe

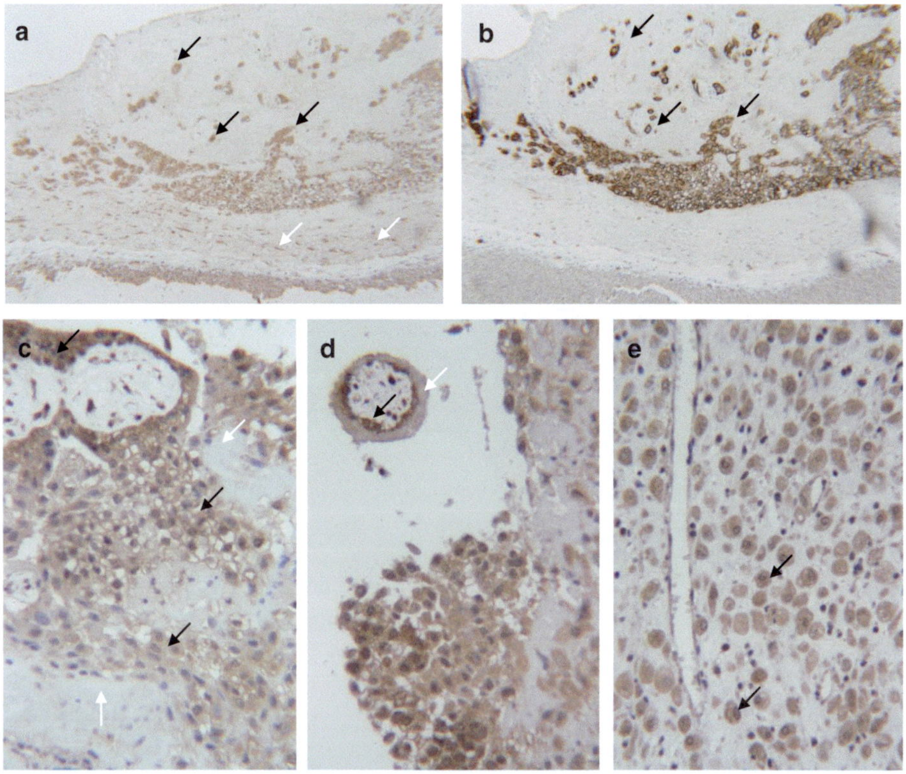

Abb. 4.7 MIC-1 Expression durch Trophoblasten (A, C, D schwarze Pfeile), deziduale Stromazellen (E, schwarzer Pfeil); keine Expression in Synzytiotrophoblasten (C, D weiße Pfeile)

konnte in immunhistochemischen Experimenten, PCR und Western-Blot-Analysen nachweisen, dass MIC-1 hauptsächlich von Trophoblastzellen und dezidualen Stromazellen exprimiert und sezerniert wird (Abb. 4.7) (Segerer et al. 2012).

Wie bereits beschrieben, beginnen DC während ihres Reifungsprozesses zu sekundären lymphatischen Organen zu migrieren. Dabei konnten wir feststellen, dass MIC-1 zwar die Migration unreifer DC zu steigern vermag, dass aber bereits gereifte DC nicht weiter in ihrer Migrationsrate stimuliert werden (Abb. 4.8).

Keinen Einfluss konnten wir zudem auf die Sekretion pro- und antiinflammatorischer Zytokine nach MIC-1-Exposition in vitro feststellen. Dagegen konnten wir auf kultivierten DC eine deutliche Veränderung der Expression co-stimulatorischer Moleküle der DC nach MIC-1-Inkubation nachweisen (HLA-DR^{low}, CD25^{low}, CD83^{low}, CD86^{low}), was einem toleranten Phänotyp von DC entspräche (vgl. Kap. 3 „Die Rolle der humanen Leukozytenantigene und weitere immunregulatorische Checkpoints" von Franziska Würfel). Auch die Aktivierung von T-Zellen konnte durch MIC-1, vergleichbar mit dem Glukokortikoid Dexamethason, signifikant gesenkt werden.

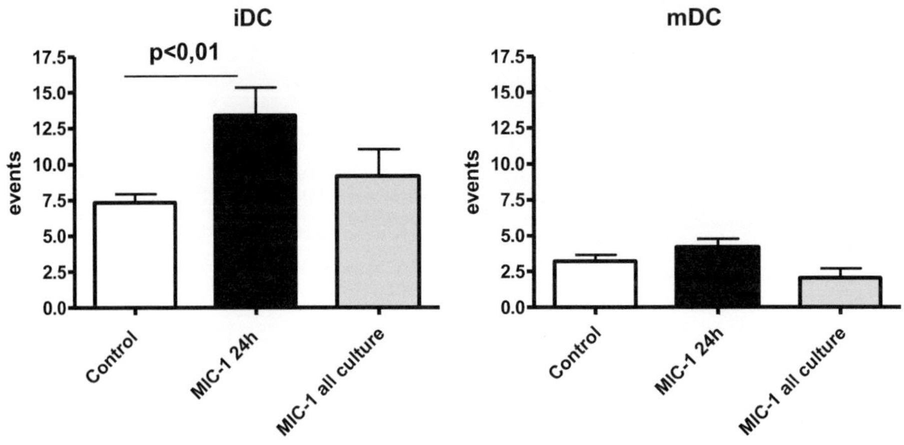

Abb. 4.8 Migrationsrate von iDC bzw. mDC unter MIC-1-Exposition mittels Migration Assay

Zusammenfassend lässt sich anhand dieser Ergebnisse feststellen, dass MIC-1 einen Immunmodulator dendritischer Zellen mit immunsuppressiver Wirkung in der Schwangerschaft darstellt.

4.5 Blick in die Zukunft

Eine Vielzahl von Studien aus den letzten Jahren konnten nachweisen, dass das deziduale Mikromilieu, generiert durch hormonelle Faktoren und Immunzellen, einen entscheidenden Einfluss auf eine erfolgreiche Implantation und somit auf die Schwangerschaftswahrscheinlichkeit hat (Gellersen und Brosens 2014). Bislang ist wenig bekannt, in welcher Form die unterschiedlichen Gonadotropine, welche zur Polyovulation bei Maßnahmen assistierter Reproduktion (ART) eingesetzt werden, die endometriale Rezeptivität und die Zusammensetzung follikulärer Immunzellpopulationen beeinflussen und somit möglichweise auch die Schwangerschaftswahrscheinlichkeit. Daher wären weitere Untersuchungen zu den immunologischen Veränderungen im stimulierten vs. natürlichen Zyklus wünschenswert, um hier möglicherweise auf neuen Ebenen günstige Effekte erzielen zu können.

Literatur

Audiger C, Rahman MJ, Yun TJ, Tarbell KV, Lesage S (2017) The importance of dendritic cells in maintaining immune tolerance. J Immunol 198(6):2223–2231

Bachmann MF, Kopf M (2002) Balancing protective immunity and immunopathology. Curr Opin Immunol 14(4):413–419

Butts CL, Shukair SA, Duncan KM, Bowers E, Horn C, Belyavskaya E et al (2007) Progesterone inhibits mature rat dendritic cells in a receptor-mediated fashion. Int Immunol 19(3):287–296

Florio P, Severi FM, Bocchi C, Luisi S, Mazzini M, Danero S et al (2007) Single serum activin a testing to predict ectopic pregnancy. J Clin Endocrinol Metab 92(5):1748–1753

Gellersen B, Brosens JJ (2014) Cyclic decidualization of the human endometrium in reproductive health and failure. Endocr Rev er20141045

Guerin LR, Prins JR, Robertson SA (2009) Regulatory T-cells and immune tolerance in pregnancy: a new target for infertility treatment? Hum Reprod Update 15(5):517–535

Iberg CA, Jones A, Hawiger D (2017) Dendritic cells as inducers of peripheral tolerance. Trends Immunol 38(11):793–804

Kammerer U, Eggert AO, Kapp M, McLellan AD, Geijtenbeek TB, Dietl J et al (2003) Unique appearance of proliferating antigen-presenting cells expressing DC-SIGN (CD209) in the decidua of early human pregnancy. Am J Pathol 162(3):887–896

Kayisli UA, Mahutte NG, Arici A (2002) Uterine chemokines in reproductive physiology and pathology. Am J Reprod Immunol 47(4):213–221

Li G, Abediankenari S, Kim YJ, Campbell TB, Ito S, Graham-Evans B et al (2007) TGF-beta combined with M-CSF and IL-4 induces generation of immune inhibitory cord blood dendritic cells capable of enhancing cytokine-induced ex vivo expansion of myeloid progenitors. Blood 110(8):2872–2879

Loke YW, King A, Burrows TD (1995) Decidua in human implantation. Hum Reprod 10 Suppl 2:14–21.

Marjono AB, Brown DA, Horton KE, Wallace EM, Breit SN, Manuelpillai U (2003) Macrophage inhibitory cytokine-1 in gestational tissues and maternal serum in normal and pre-eclamptic pregnancy. Placenta 24(1):100–106

Moore AG, Brown DA, Fairlie WD, Bauskin AR, Brown PK, Munier ML et al (2000) The transforming growth factor-ss superfamily cytokine macrophage inhibitory cytokine-1 is present in high concentrations in the serum of pregnant women. J Clin Endocrinol Metab 85(12):4781–4788

Muttukrishna S, Jauniaux E, Greenwold N, McGarrigle H, Jivraj S, Carter S et al (2002) Circulating levels of inhibin A, activin A and follistatin in missed and recurrent miscarriages. Hum Reprod 17(12):3072–3078

Sallusto F, Lanzavecchia A (1999) Mobilizing dendritic cells for tolerance, priming, and chronic inflammation. J Exp Med 189(4):611–614

Schuurhuis DH, Fu N, Ossendorp F, Melief CJ (2006) Ins and outs of dendritic cells. Int Arch Allergy Immunol 140(1):53–72

Segerer SE, Muller N, Brandt J, Kapp M, Dietl J, Reichardt HM et al (2008) The glycoprotein-hormones activin A and inhibin A interfere with dendritic cell maturation. Reprod Biol Endocrinol 6:17

Segerer SE, Muller N, van den Brandt J, Kapp M, Dietl J, Reichardt HM et al (2009) Impact of female sex hormones on the maturation and function of human dendritic cells. Am J Reprod Immunol 62(3):165–173

Segerer SE, Rieger L, Kapp M, Dombrowski Y, Muller N, Dietl J et al (2012) MIC-1 (a multifunctional modulator of dendritic cell phenotype and function) is produced by decidual stromal cells and trophoblasts. Hum Reprod 27(1):200–209

Soldin OP, Guo T, Weiderpass E, Tractenberg RE, Hilakivi-Clarke L, Soldin SJ (2005) Steroid hormone levels in pregnancy and 1 year postpartum using isotope dilution tandem mass spectrometry. Fertil Steril 84(3):701–710

Steinbrink K, Wolfl M, Jonuleit H, Knop J, Enk AH (1997) Induction of tolerance by IL-10-treated dendritic cells. J Immunol 159(10):4772–4780

Steinman RM, Hemmi H (2006) Dendritic cells: translating innate to adaptive immunity. Curr Top Microbiol Immunol 311:17–58

Tong S, Marjono B, Brown DA, Mulvey S, Breit SN, Manuelpillai U et al (2004) Serum concentrations of macrophage inhibitory cytokine 1 (MIC 1) as a predictor of miscarriage. Lancet 363(9403):129–130

Waisman A, Lukas D, Clausen BE, Yogev N (2017) Dendritic cells as gatekeepers of tolerance. Semin Immunopathol 39(2):153–163

Wan H, Versnel MA, Leijten LM, van Helden-Meeuwsen CG, Fekkes D, Leenen PJ et al (2008) Chorionic gonadotropin induces dendritic cells to express a tolerogenic phenotype. J Leukoc Biol 83(4):894–901

Xia CQ, Peng R, Beato F, Clare-Salzler MJ (2005) Dexamethasone induces IL-10-producing monocyte-derived dendritic cells with durable immaturity. Scand J Immunol 62(1):45–54

Yang L, Hu Y, Li X, Zhao J, Hou Y (2006) Prolactin modulates the functions of murine spleen CD11c-positive dendritic cells. Int Immunopharmacol 6(9):1478–1486

5 Einfluss von (regulatorischen) T-Helfer-Zellen auf die Immuntoleranz an der feto-maternalen Interphase

Sanja Löb und Udo Jeschke

Die Schwangerschaft ist ein immunologisches Phänomen (Moffett und Loke 2004), da das maternale Immunsystem den semiallogenen Fetus während seiner intrauterinen Entwicklung akzeptiert (Chavan et al. 2017). Dies stellt einen erstaunlichen Mechanismus dar, der die grundlegenden Prinzipien der Selbst-Fremd-Erkennung widerlegt (Chavan et al. 2017). Im Bereich der Organtransplantation wird eine Abstoßung des allogenen Spenderorgans nur verhindert, indem eine systemische Immunsuppression durch die lebenslange Einnahme verschiedener Medikamente etabliert wird. In der Schwangerschaft hingegen wird angenommen, dass das maternale Immunsystem die fetalen Zellen (Trophoblasten) aufgrund einer spezifischen Immunmodulation in Form einer Toleranzinduktion nicht angreift.

Mütterliche und kindliche Zellen haben im Bereich der fetomaternalen Interphase in der Plazenta direkten Kontakt zueinander. Ab der Implantation nistet sich der Trophoblast in die Dezidua ein und differenziert sich während der Implantation bzw. Plazentation zum Zytotrophoblasten, Synzytiotrophoblasten und extravillösen Trophoblasten (EVT) (Malassine und Cronier 2002). Am Anfang der Frühschwangerschaft wird die fetomaternale Interphase von maternalen Zellen der Dezidua und dem Synzytiotrophoblasten gebildet (Tersigni et al. 2020). Bei weiterem Voranschreiten der Schwangerschaft besteht die fetomaternale Interphase aus maternalen dezidualen Stromazellen und den extravillösen Trophoblasten (EVT) (Tersigni et al. 2020). Durch

S. Löb
Frauenklinik und Poliklinik, Universitätsklinikum Würzburg, Würzburg, Deutschland
E-Mail: loeb_s1@ukw.de

U. Jeschke (✉)
Universitätsklinikum Augsburg, Augsburg, Deutschland
E-Mail: udo.jeschke@med.uni-ausburg.de

W. Würfel (Hrsg.), *Reproduktionsimmunologie*,
https://doi.org/10.1007/978-3-662-63907-8_5

weitere Umbauvorgänge und das Wachstum der Plazenta kommt es in etwa ab der 11. Schwangerschaftswoche zusätzlich zum Einstrom des mütterlichen Blutes in den intervillösen Raum, welcher von den Synzytiotrophoblasten begrenzt wird (Tersigni et al. 2020). In diesem Bereich kommt es also zu einer weiteren Kontaktfläche von mütterlichen und kindlichen Zellen. An der fetomaternalen Interphase wird eine immunprivilegierte Umgebung aufgebaut. Diese wird unter anderem von verschiedenen immunmodulatorischen Glykoproteinen, einer spezialisierten Leukozytenpopulation der Dezidua und Zytokinen sichergestellt (Lob et al. 2021a; Saito et al. 2008, 2010). Eine koordinierte maternale Immunantwort an der fetomaternalen Interphase erscheint unabdingbar für den Erhalt einer gesunden Schwangerschaft (Toth et al. 2010a). Jegliche Störungen dieses komplexen Systems können in Schwangerschaftskomplikationen wie Präeklampsie oder Fehlgeburten resultieren (Negishi et al. 2018).

Etwa 1 von 4 Schwangerschaften resultiert in einem Abort (Regan und Rai 2000). Als Fehlgeburt wird der Verlust einer Schwangerschaft von der Konzeption bis zur 24. SSW bezeichnet, wobei 80 % der Aborte im 1. Trimenon auftreten (Baek et al. 2007; Chen und Creinin 2007). Treten in 3 aufeinanderfolgenden Schwangerschaften Fehlgeburten auf, dann bezeichnet man das gemäß der Definition der World Health Organization (WHO) als rezidivierende oder habituelle Aborte („recurrent spontaneous abortion", RSA) (WHO 1977). Dies betrifft ungefähr 1–2 % der Frauen im reproduktionsfähigen Alter (Ford und Schust 2009). Die europäische sowie die amerikanische Fachgesellschaft für Reproduktionsmedizin (E.G.G.o et al. 2018; Practice Committee of American Society for Reproductive Medicine 2013). Diese Definition erhöht die Inzidenz auf etwa 1–5 %. RSA ist multifaktoriell bedingt, und es konnten verschiedene Risikofaktoren wie z. B. Autoimmunerkrankungen, endokrine Vorerkrankungen oder Gerinnungsstörungen identifiziert werden (Toth et al. 2010b). Bei 50 % der Patientinnen bleibt die Ursache jedoch trotz ausführlicher Diagnostik unbekannt (Arck et al. 2008). In diesen Fällen geht man von einer fehlgeleiteten Immunantwort gegenüber dem Kind an der fetomaternalen Interphase aus. Verschiedene Studien haben eine Imbalance der Zytokinexpression der T-Lymphozyten als möglichen ursächlichen Faktor für RSA identifiziert. Die Kommunikation zwischen fetalen und maternalen Zellen wird unter anderem durch Zytokine vermittelt. T-Lymphozyten werden in CD8+-T-Zellen (zytotoxische T-Zellen), CD4+-T-Zellen (T-Helferzellen, Th) und CD4+CD25+-T-Zellen (regulatorische T-Zellen, T-reg) gegliedert (Skornicka et al. 2004). Th-Zellen werden nochmals in Th1-, Th2- und Th17-Zellen unterteilt (Saito et al. 2010; Harrington et al. 2005). Th-Zellen können morphologisch nicht voneinander unterschieden werden, sodass sie anhand von ihrem Zytokinexpressionsprofil klassifiziert werden (Saito et al. 2010; Harrington et al. 2005). Th1-Zellen sezernieren vorwiegend proinflammatorische Zytokine wie Interleukin-2 (IL-2), Interferon gamma (IFN-γ) und Tumornekrosefaktor alpha (TNF-α) (Sykes et al. 2012). Th2-Zellen schütten hauptsächlich antiinflammatorische Zytokine wie Interleukin-4 (IL-4) und Interleukin 10 (IL-10) aus (Sykes et al. 2012). Wegemann et al. haben 1993 erstmals das Th1/Th2-Paradigma als Erklärung für mütterliche Toleranz gegenüber dem Embryo beschrieben (Wegmann et al. 1993). Die Theorie besagt, dass in einer gesunden Schwangerschaft die Expression von antiinflammatorischen Th2-Zytokinen gegenüber der proinflammatorischen Th1-Zytokinsekretion dominiert (Wegmann et al. 1993). Eine Überexpression von Th1-Zytokinen an der fetomaternalen Interphase ist mit Schwangerschaftskomplikationen wie Präeklampsie und RSA assoziiert, während sich Th2-Zytokine positiv auf den Schwangerschaftsverlauf auswirken (Wegmann et al. 1993). Verschiedene Studien wurden publiziert, welche die genannte Hypothese unterstützen. Heute geht man jedoch davon aus, dass der Ansatz zu vereinfacht ist. Zum einen ist die Interaktion zwischen der Th1- und Th2-Zell-Immunantwort äußerst komplex und unterliegt einer hohen Plastizität in der Schwangerschaft. Zum anderen konnten an der fetomaternalen Interphase zahlreiche weitere Zytokine identifiziert werden, die weder Th1- noch Th2-Zellen zugeordnet werden konnten. Daher wurde 2010 von Saito et. al. postuliert, dass für eine erfolgreiche Schwangerschaft ein Gleichgewicht von Th1/Th2/Th17/Treg-Zytokinen von zentraler Bedeutung sein könnte (Saito et al. 2010).

5.1 Th1/Th2-Balance

Eine vermehrte Sekretion von Th1-Zytokinen ist mit RSA, Implantationsversagen und Präeklampsie assoziiert (Kwak-Kim et al. 2003; Saito und Sakai 2003). Th1-Zellen sezernieren IL-1, IL-2, IFN-γ, TNF-α und TNF-β, was eine proinflammatorische Immunantwort zur Folge hat durch die Aktivierung von Makrophagen und zytotoxischen T-Zellen (Saito et al. 2010; Drake und Head 1989a, b). Während der frühen Implantation scheint eine maternale Immunantwort zugunsten Th1-Zellen die Invasion des Trophoblasten jedoch zu begünstigen. Hierbei spielen TNF-α und IFN-γ eine wichtige Rolle. Es wurde beschrieben, dass TNF-α eine exzessive Trophoblastinvasion verhindern kann (Todt et al. 1996). In In-vitro-Experimenten konnte gezeigt werden, dass TNF-α die Mobilität sowie Adhäsion des Trophoblasten beeinflusst (Todt et al. 1996). IFN-γ ist von zentraler Bedeutung für den Gefäßumbau der Spiralarterien in der Frühschwangerschaft (Ashkar et al. 2000). Es steigert die Apoptoserate der EVT und reguliert somit deren Invasion in die Dezidua sowie in die Spiralarterien (Ashkar et al. 2000). Eine moderate, kontrollierte Inflammation zu Beginn der Frühschwangerschaft scheint den weiteren Schwangerschaftsverlauf positiv zu beeinflussen. Eine kontinuierliche proinflammatorische Immunantwort über die Phase der Implantation hinaus ist jedoch mit einem negativen Schwangerschaftsoutcome assoziiert (Kwak-Kim et al. 2003; Saito und Sakai 2003). Erst kürzlich konnte gezeigt werden, dass die proinflammatorischen Zytokine IL-1β und IL-18 in der Dezidua von Patientinnen mit RSA signifikant vermehrt exprimiert werden (Lob et al. 2021b, c). Beide Zytokine konnten auch in Endometriumbiopsien bei Patientinnen mit RSA und Implantationsversagen vermehrt nachgewiesen werden im Vergleich zu gesunden Kontrollen (D'Ippolito, et al. 2016). Die Autoren haben die Ergebnisse dahingehend interpretiert, dass durch eine erhöhte Expression von IL-1β und IL-18 eine chronische Inflammation begünstigt wird, die wiederum die

Rezeptivität des Endometriums beeinträchtigt und somit eine Implantation negativ beeinflusst (D'Ippolito, et al. 2016).

Th2-Zellen vermitteln eine humorale Immunantwort und sezernieren im Unterschied zu Th1-Zellen vorwiegend antiinflammatorische Zytokine wie IL-4, IL-5, IL-10, IL-12, IL-13 (Sykes et al. 2012). Insbesondere IL-10 ist ein potentes immunsuppressives Zytokin. Es inhibiert die Sekretion von IFN-γ sowie die Th1-Zellaktivität (Chaouat et al. 1995; Saito et al. 1999). Daher wird angenommen, dass IL-10 einen großen Einfluss auf die mütterliche Toleranzentwicklung gegenüber dem semiallogenen Fetus hat (Chaouat et al. 1995; Saito et al. 1999). Es wurden zahlreiche Studien publiziert, die das Th1/Th2-Zellgleichgewicht in der Schwangerschaft untersucht haben. Das Zytokinexpressionsprofil bei Patientinnen mit RSA war zugunsten von Th1 verschoben, was sich in einer signifikant erhöhten Ratio von IFN-γ zu IL-4, TNF-α zu IL-4 und TNF-α zu IL-10 zeigte (Kwak-Kim et al. 2003). Frühe In-vitro-Studien haben gezeigt, dass isolierte Lymphozyten von RSA-Patientinnen, welche mit Trophoblastantigenen kultiviert wurden, vermehrt die Th1-Zytokine TNF-α und IFN-γ sezernieren (Hill et al. 1995). Es konnte jedoch in 2 Studien ein gehäuftes Auftreten von RSA bei Patientinnen mit einer dominanten Th2-Immunantwort identifiziert werden (Bates et al. 2002; Chaouat et al. 2003). Daher wird angenommen, dass ein Gleichgewicht zwischen Th1 und Th2 zugunsten einer dezenten Verschiebung zu Th2 sich positiv auf den Schwangerschaftsverlauf auswirkt.

5.2 Gleichgewicht von Th17- und Treg-Zellen

Im 1. Trimenon stellen T-Zellen mit 10–20 % der dezidualen Immunzellen die drittgrößte Leukozytenpopulation dar (Williams et al. 2009). Treg machen ungefähr 10–30 % der T-Helferzellen aus (Dimova et al. 2011). Regulatorische T-Zellen im Uterus haben ihren Ursprung unmittelbar aus dem Thymus (tTreg) oder stammen aus peripheren Lymphknoten oder anderem Gewebe (pTreg) nach erfolgtem Kontakt mit antigenpräsentierenden Zellen (Shevach und Thornton 2014). Treg werden in der proliferativen Phase des weiblichen Zyklus vor der Konzeption östrogengesteuert rekrutiert (Arruvito et al. 2007). In der Frühschwangerschaft steigt die Anzahl der Treg kontinuierlich an und bleibt während des 2. Trimenons erhöht (Dimova et al. 2011; Quinn et al. 2011). Erst kurz vor der Entbindung nimmt die Zahl der Treg stetig ab (Quinn et al. 2011).

Treg agieren antiinflammatorisch, und sie haben immunmodulatorische Funktionen. Sie sind essenziell für die Toleranz gegenüber körpereigenen sowie fremden Antigenen (Sakaguchi 2005; Sakaguchi et al. 2008). Bei der Organtransplantation wird ihnen eine wichtige Rolle bei der Toleranz des Allografts zugesprochen (Sakaguchi et al. 2008). Sie regulieren die Zytokinsekretion von CD4+- und CD8+-T-Zellen (Sakaguchi 2005; Akbar et al. 2007). Zudem inhibieren Treg die Differenzierung von dendritischen Zellen (Sakaguchi 2005; Akbar et al. 2007).

Während der Frühschwangerschaft können Treg IL-2 binden und so die Aktivierung und Effektorfunktion von Th1- und Th17-Zellen inhibieren (Cooke et al. 2017). Zudem regulieren sie die Inflammation, indem sie verstärkt TGF-β und IL-10 sezernieren (Juneja et al. 2022). Durch diesen Mechanismus können Treg ebenfalls eine Produktion von weiteren Tregs induzieren und die Th1-Proliferation inhibieren (Juneja et al. 2022).

In der Dezidua sind Treg wichtig für die Anpassung des mütterlichen Blutstroms an den steigenden Nährstoff- und Sauerstoffbedarf des Fetus sowie den Umbau der Spiralarterien im Rahmen der Plazentation. Der vaskuläre Umbau der Spiralarterien wird vollzogen durch die Invasion der EVT in die Gefäßwand (Ashkar et al. 2000). Infolgedessen werden Endothelzellen sowie glatte muskuläre Zellen durch EVT ersetzt (Ashkar et al. 2000). Für diesen Prozess ist IFN-γ von zentraler Bedeutung, welches durch uNK- und Th1-Zellen sezerniert wird (Ashkar et al. 2000). Treg schütten TGF-β und IL-10 aus und können so die Aktivität von uNK-Zellen steuern (Li et al. 2017; Mjosberg et al. 2010; Vacca et al. 2010). Bei einer verminderten Anzahl von Treg in der Dezidua ist das *„remodeling"* der Spiralarterien unzureichend (Li et al. 2017; Mjosberg et al. 2010; Vacca et al. 2010). Die Abwesenheit von Treg könnte zu einer verminderten Regulation von uNK-, Th1- und Th17-Zellen führen, was in einer erhöhten Sekretion proinflammatorischer Zytokine wie TNF, IL-6, und IL-17 resultiert (Chaturvedi et al. 2015; Zhang et al. 2018; Care et al. 2018). Die verstärkte lokale Inflammation führt zur einem erhöhten Gefäßwiderstand der Spiralarterien sowie zu einer verstärkten Gefäßpermeabilität, was eine regelrechte Plazentation verhindern kann (Redman und Sargent 2010). Im Mausmodell konnte beobachtet werden, dass bei Treg-defizienten Mäusen die vaskuläre Trophoblastinvasion sowie der vaskuläre Umbau der Spiralarterien zu einem verminderten plazentaren Blutfluss und einer fetalen intrauterinen Wachstumsrestriktion führt (Care et al. 2018). In einem Präeklampsie-Rattenmodell konnte gezeigt werden, dass nach einer Stimulation der Tregs durch die Applikation von IL-10 die arterielle Hypertonie reduziert werden konnte und das Auftreten einer intrauterinen Wachstumsrestriktion seltener im Vergleich zum Kontrollkollektiv war (Harmon et al. 2015).

In der Dezidua von Frauen mit rezidivierenden Aborten sind Treg in ihrer Anzahl vermindert, und ihre immunsupprimierende Funktion ist eingeschränkt (Arruvito et al. 2007; Inada et al. 2013). Bei Patientinnen mit primärer Infertilität ist die Expression von Treg im Endometrium reduziert im Vergleich zu der fertilen Kontrollgruppe (Jasper et al. 2006). Zudem korreliert der Erfolg einer IVF positiv mit der Anzahl peripherer Treg (Zhou et al. 2012). Bei Patientinnen mit ungeklärter Sterilität ist nicht nur eine isolierte Reduktion der Treg zu beobachten, sondern es zeigt sich in den gleichen Patientinnenkollektiven eine Akkumulation von Th17-Zellen (Ehsani et al. 2019).

Th17-Zellen sind als zu Treg antagonistisch agierende Th-Zellen beschrieben worden (Wang et al. 2010). Sie sezernieren die proinflammatorischen Zytokine IL-17 und IL-22 und werden mit Autoimmunerkrankungen in Zusammenhang gebracht (Xu et al. 2017). Des Weiteren sind Th17-Zellen in der Aufrechterhaltung der Schleimhautbarriere sowie der Beseitigung von Pathogenen von der Schleimhautoberfläche von großer Bedeutung

(Xu et al. 2017). Sie sind somit ein wichtiger Bestandteil der Immunantwort bei bakteriellen und viralen Infektionen in der Schwangerschaft und können ebenfalls vor Mykosen schützen (Manni et al. 2014).

IL-22 ist ein potentes proinflammatorisches Zytokin (Manni et al. 2014). Es induziert die Sekretion von IFN-γ durch Th1-Zellen und zytotoxische T-Zellen und inhibiert die Ausschüttung von IL-10 durch Th2- und Treg-Zellen (Couturier et al. 2013; Zhao et al. 2014). Dieser Mechanismus wurde bereits bei der Transplantatabstoßung beschrieben (Couturier et al. 2013; Zhao et al. 2014). Bei Frauen mit ungeklärten RSA konnten signifikant erhöhte Serumwerte von IL-22 nachgewiesen werden im Vergleich zu Frauen, die eine Schwangerschaft austragen (Roomandeh et al. 2018). Das impliziert, dass IL-22 in die Pathogenese von ungeklärten RSA involviert sein könnte. Erhöhte IL-17-Serumwerte werden ebenfalls mit RSA assoziiert (Lee et al. 2011). IL-17 induziert eine proinflammatorische Immunantwort, indem es den Einstrom von neutrophilen Granulozyten begünstigt und zu einer vermehrten Sekretion von TNF-α, IL-8, IL-6 und IL-1 führt (Berg und Miossec 2009).

In Patientinnen mit ungeklärten RSA ist die Anzahl von Th17-Zellen im Serum signifikant erhöht (Fu et al. 2014). IL-7, welches in der Dezidua von Patientinnen mit RSA vermehrt exprimiert wird, induziert eine Th17-Zellimmunantwort und supprimiert die Sekretion von Treg-Zytokinen (Vilsmaier et al. 2021). Verschiedene Studien haben postuliert, dass die Balance von Treg/Th17-Zellen für den Verlauf einer Schwangerschaft von zentraler Bedeutung ist. Eine Imbalance von Treg/Th17-Zellen konnte im Serum sowie in der Dezidua von Patientinnen mit RSA nachgewiesen werden (Zhu et al. 2017; Sereshki et al. 2014). Die Th17/Treg-Ratio war bei Patientinnen in der Abortgruppe signifikant erhöht im Vergleich zu Frauen mit einer gesunden Schwangerschaft, und bei gesunden Schwangeren zeigte sich eine erhöhte Ratio zugunsten Treg/Th17 (Zhu et al. 2017; Sereshki et al. 2014). Zudem konnten Wang et al. im Serum sowie im Bereich der fetomaternalen Interphase zeigen, dass bei ungeklärten RSA die Anzahl von Th17-Zellen und Treg signifikant negativ korreliert ist (Wang et al. 2010). Diese Ergebnisse deuten darauf hin, dass für die mütterliche Toleranzentwicklung ein Gleichgewicht zwischen Th17-Zellen und Treg zugunsten Treg von zentraler Bedeutung ist.

5.3 Ausblick: Therapeutische Ansätze für die Modulation der Th-Zellantwort in der Schwangerschaft

Für die Akzeptanz des semiallogenen Embryos durch das mütterliche Immunsystem ist ein sensibles Gleichgewicht zwischen den Zytokinen von Th1/Th2/Th1/Treg-Zellen notwendig. Das ist eine Herausforderung für das mütterliche Immunsystem, da zum einen eine lokale Immunsuppression aufgebaut werden und zum anderen das Immunsystem adäquat auf Infektionen reagieren muss. In einer gesunden Schwangerschaft scheint nach der abgeschlossenen Implantation eine Verschiebung des Gleichgewichts zugunsten Th2 und Treg ein positives Outcome der Schwangerschaft zu begünstigen. Eine Th1- und/

oder Th17-Zelldominanz ist mit Schwangerschaftskomplikationen wie Präeklampsie und Aborten assoziiert.

Daher haben die meisten klinischen Studien den Nutzen von immunsuppressiven Medikamenten bei Patientinnen mit ungeklärten RSA und rezidivierendem Implantationsversagen untersucht. Es wurde unter anderem der Einsatz von Progesteron, Immunglobulinen, TNF-α-Blockern oder Intralipidinfusionen untersucht (Wang et al. 2016; Saccone et al. 2017; Meng et al. 2016; Winger und Reed 2008). Ausgewählte Studien haben einen positiven Effekt der oben genannten Medikamente bei Patientinnen mit RSA oder Implantationsversagen gezeigt, wurden aber bisher nicht als Empfehlung in die gängigen Leitlinien aufgenommen. Aufgrund der kleinen Größe der Studienpopulationen, der unterschiedlichen Studienprotokolle sowie des Fehlens von großen, randomisierten, doppelblinden Studien sind die Empfehlungen für die Anwendung der Medikamente noch zurückhaltend.

5.4 Fazit

Das Zustandekommen einer lokalen Immunsuppression an der fetomaternalen Interphase bzw. die Induktion einer spezifischen Immunmodulation in Form einer Toleranzinduktion mithilfe spezieller T-Helferzellpopulationen ist unabdingbar für eine erfolgreiche Schwangerschaft.

Literatur

Akbar AN et al (2007) The dynamic co-evolution of memory and regulatory CD4+ T cells in the periphery. Nat Rev Immunol 7(3):231–237

Arck PC et al (2008) Early risk factors for miscarriage: a prospective cohort study in pregnant women. Reprod Biomed Online 17(1):101–113

Arruvito L et al (2007) Expansion of CD4+CD25+ and FOXP3+ regulatory T cells during the follicular phase of the menstrual cycle: implications for human reproduction. J Immunol 178(4):2572–2578

Ashkar AA, Di Santo JP, Croy BA (2000) Interferon gamma contributes to initiation of uterine vascular modification, decidual integrity, and uterine natural killer cell maturation during normal murine pregnancy. J Exp Med 192(2):259–270

Baek KH, Lee EJ, Kim YS (2007) Recurrent pregnancy loss: the key potential mechanisms. Trends Mol Med 13(7):310–317

Bates MD et al (2002) Aberrant cytokine production by peripheral blood mononuclear cells in recurrent pregnancy loss? Hum Reprod 17(9):2439–2444

Care AS et al (2018) Reduction in regulatory T cells in early pregnancy causes uterine artery dysfunction in mice. Hypertension 72(1):177–187

Chaouat G et al (1995) IL-10 prevents naturally occurring fetal loss in the CBA x DBA/2 mating combination, and local defect in IL-10 production in this abortion-prone combination is corrected by in vivo injection of IFN-tau. J Immunol 154(9):4261–4268

Chaouat G et al (2003) Cytokines, implantation and early abortion: re-examining the Th1/Th2 paradigm leads to question the single pathway, single therapy concept. Am J Reprod Immunol 50(3):177–186

Chaturvedi V et al (2015) CXCR3 blockade protects against Listeria monocytogenes infection-induced fetal wastage. J Clin Invest 125(4):1713–1725

Chavan AR, Griffith OW, Wagner GP (2017) The inflammation paradox in the evolution of mammalian pregnancy: turning a foe into a friend. Curr Opin Genet Dev 47:24–32

Chen BA, Creinin MD (2007) Contemporary management of early pregnancy failure. Clin Obstet Gynecol 50(1):67–88

Cooke KR et al (2017) The biology of chronic graft-versus-host disease: a task force report from the national institutes of health consensus development project on criteria for clinical trials in chronic graft-versus-host disease. Biol Blood Marrow Transplant 23(2):211–234

Couturier M et al (2013) IL-22 deficiency in donor T cells attenuates murine acute graft-versus-host disease mortality while sparing the graft-versus-leukemia effect. Leukemia 27(7):1527–1537

Dimova T et al (2011) Maternal Foxp3 expressing CD4+ CD25+ and CD4+ CD25-regulatory T-cell populations are enriched in human early normal pregnancy decidua: a phenotypic study of paired decidual and peripheral blood samples. Am J Reprod Immunol 66(Suppl 1):44–56

D'Ippolito S et al (2016) Inflammosome in the human endometrium: further step in the evaluation of the "maternal side". Fertil Steril 105(1): 111-8 e1-4.

Drake BL, Head JR (1989a) Murine trophoblast can be killed by lymphokine-activated killer cells. J Immunol 143(1):9–14

Drake BL, Head JR (1989b) Murine trophoblast can be killed by allospecific cytotoxic T lymphocytes generated in GIBCO Opti-MEM medium. J Reprod Immunol 15(1):71–77

Ehsani M et al (2019) Female unexplained infertility: a disease with imbalanced adaptive immunity. J Hum Reprod Sci 12(4):274–282

Ford HB, Schust DJ (2009) Recurrent pregnancy loss: etiology, diagnosis, and therapy. Rev Obstet Gynecol 2(2):76–83

Fu B, Tian Z, Wei H (2014) TH17 cells in human recurrent pregnancy loss and pre-eclampsia. Cell Mol Immunol 11(6):564–570

Harmon A et al (2015) IL-10 supplementation increases Tregs and decreases hypertension in the RUPP rat model of preeclampsia. Hypertens Pregnancy 34(3):291–306

Harrington LE et al (2005) Interleukin 17-producing CD4+ effector T cells develop via a lineage distinct from the T helper type 1 and 2 lineages. Nat Immunol 6(11):1123–1132

Hill JA, Polgar K, Anderson DJ (1995) T-helper 1-type immunity to trophoblast in women with recurrent spontaneous abortion. JAMA 273(24):1933–1936

Inada K et al (2013) Characterization of regulatory T cells in decidua of miscarriage cases with abnormal or normal fetal chromosomal content. J Reprod Immunol 97(1):104–111

Jasper MJ, Tremellen KP, Robertson SA (2006) Primary unexplained infertility is associated with reduced expression of the T-regulatory cell transcription factor Foxp3 in endometrial tissue. Mol Hum Reprod 12(5):301–308

Juneja T et al (2022) Utilization of Treg Cells in Solid Organ Transplantation. Front Immunol 13:746889

Kwak-Kim JY et al (2003) Increased T helper 1 cytokine responses by circulating T cells are present in women with recurrent pregnancy losses and in infertile women with multiple implantation failures after IVF. Hum Reprod 18(4):767–773

Lee SK et al (2011) An imbalance in interleukin-17-producing T and Foxp3(+) regulatory T cells in women with idiopathic recurrent pregnancy loss. Hum Reprod 26(11):2964–2971

Li L et al (2017) Regulatory T cells decrease invariant natural killer T cell-mediated pregnancy loss in mice. Mucosal Immunol 10(3):613–623

Lob S et al (2021a) Interleukin-1 beta is significantly upregulated in the decidua of spontaneous and recurrent miscarriage placentas. J Reprod Immunol 144:103283

Lob S et al (2021b) Pregnancy Zone Protein (PZP) is significantly upregulated in the decidua of recurrent and spontaneous miscarriage and negatively correlated to Glycodelin A (GdA). J Reprod Immunol 143:103267

Lob S et al (2021c) The role of Interleukin-18 in recurrent early pregnancy loss. J Reprod Immunol 148:103432

Malassine A, Cronier L (2002) Hormones and human trophoblast differentiation: a review. Endocrine 19(1):3–11

Manni ML, Robinson KM, Alcorn JF (2014) A tale of two cytokines: IL-17 and IL-22 in asthma and infection. Expert Rev Respir Med 8(1):25–42

Meng L et al (2016) Effectiveness and potential mechanisms of intralipid in treating unexplained recurrent spontaneous abortion. Arch Gynecol Obstet 294(1):29–39

Mjosberg J et al (2010) FOXP3+ regulatory T cells and T helper 1, T helper 2, and T helper 17 cells in human early pregnancy decidua. Biol Reprod 82(4):698–705

Moffett A, Loke YW (2004) The immunological paradox of pregnancy: a reappraisal. Placenta 25(1):1–8

Negishi Y et al (2018) Innate immune cells in reproduction. J Obstet Gynaecol Res 44(11):2025–2036

Practice Committee of American Society for Reproductive Medicine (2013) Definitions of infertility and recurrent pregnancy loss: a committee opinion. Fertil Steril 99(1):63.

Quinn KH et al (2011) The unique pathophysiology of early-onset severe preeclampsia: role of decidual T regulatory cells. J Reprod Immunol 91(1–2):76–82

Redman CW, Sargent IL (2010) Immunology of pre-eclampsia. Am J Reprod Immunol 63(6):534–543

Regan L, Rai R (2000) Epidemiology and the medical causes of miscarriage. Baillieres Best Pract Res Clin Obstet Gynaecol 14(5):839–854

Roomandeh N et al (2018) Comparing Serum Levels of Th17 and Treg Cytokines in Women with Unexplained Recurrent Spontaneous Abortion and Fertile Women. Iran J Immunol 15(1):59–67

RPL, E.G.G.o et al (2018) ESHRE guideline: recurrent pregnancy loss. Hum Reprod Open 2018(2):hoy004. https://doi.org/10.1093/hropen/hoy004. eCollection 2018. (ESHRE Guideline Group on RPL; Bender Atik R, Christiansen OB, Elson J, Kolte AM, Lewis S, Middeldorp S, Nelen W, Peramo B, Quenby S, Vermeulen N, Goddijn M)

Saccone G et al (2017) Supplementation with progestogens in the first trimester of pregnancy to prevent miscarriage in women with unexplained recurrent miscarriage: a systematic review and meta-analysis of randomized, controlled trials. Fertil Steril 107(2): 430–438 e3.

Saito S, Sakai M (2003) Th1/Th2 balance in preeclampsia. J Reprod Immunol 59(2):161–173

Saito S et al (1999) Quantitative analysis of peripheral blood Th0, Th1, Th2 and the Th1:Th2 cell ratio during normal human pregnancy and preeclampsia. Clin Exp Immunol 117(3):550–555

Saito S et al (2008) The balance between cytotoxic NK cells and regulatory NK cells in human pregnancy. J Reprod Immunol 77(1):14–22

Saito S et al (2010) Th1/Th2/Th17 and regulatory T-cell paradigm in pregnancy. Am J Reprod Immunol 63(6):601–610

Sakaguchi S (2005) Naturally arising Foxp3-expressing CD25+CD4+ regulatory T cells in immunological tolerance to self and non-self. Nat Immunol 6(4):345–352

Sakaguchi S et al (2008) Regulatory T cells and immune tolerance. Cell 133(5):775–787

Sereshki N et al (2014) Variations in T-helper 17 and Regulatory T Cells during The Menstrual Cycle in Peripheral Blood of Women with Recurrent Spontaneous Abortion. Int J Fertil Steril 8(1):59–66

Shevach EM, Thornton AM (2014) tTregs, pTregs, and iTregs: similarities and differences. Immunol Rev 259(1):88–102

Skornicka EL et al (2004) Pregnancy zone protein is a carrier and modulator of placental protein-14 in T-cell growth and cytokine production. Cell Immunol 232(1–2):144–156

Sykes L et al (2012) The Th1:th2 dichotomy of pregnancy and preterm labour. Mediators Inflamm 2012:967629

Tersigni C et al (2020) Role of Human Leukocyte Antigens at the Feto-Maternal Interface in Normal and Pathological Pregnancy: An Update. Int J Mol Sci 21(13).

Todt JC et al (1996) Effects of tumor necrosis factor-alpha on human trophoblast cell adhesion and motility. Am J Reprod Immunol 36(2):65–71

Toth B et al (2010a) Placental interleukin-15 expression in recurrent miscarriage. Am J Reprod Immunol 64(6):402–410

Toth B et al (2010b) Recurrent miscarriage: current concepts in diagnosis and treatment. J Reprod Immunol 85(1):25–32

Vacca P et al (2010) Crosstalk between decidual NK and CD14+ myelomonocytic cells results in induction of Tregs and immunosuppression. Proc Natl Acad Sci U S A 107(26):11918–11923

van den Berg WB, Miossec P (2009) IL-17 as a future therapeutic target for rheumatoid arthritis. Nat Rev Rheumatol 5(10):549–553

Vilsmaier T et al (2021) The decidual expression of Interleukin-7 is upregulated in early pregnancy loss. Am J Reprod Immunol 86(3):e13437

Wang WJ et al (2010) Increased prevalence of T helper 17 (Th17) cells in peripheral blood and decidua in unexplained recurrent spontaneous abortion patients. J Reprod Immunol 84(2):164–170

Wang SW et al (2016) The effect of intravenous immunoglobulin passive immunotherapy on unexplained recurrent spontaneous abortion: a meta-analysis. Reprod Biomed Online 33(6):720–736

Wegmann TG et al (1993) Bidirectional cytokine interactions in the maternal-fetal relationship: is successful pregnancy a TH2 phenomenon? Immunol Today 14(7):353–356

WHO (1977) recommended definitions, terminology and format for statistical tables related to the perinatal period and use of a new certificate for cause of perinatal deaths. Modifications recommended by FIGO as amended October 14, 1976. Acta Obstet Gynecol Scand 56(3):247–53.

Williams PJ et al (2009) Decidual leucocyte populations in early to late gestation normal human pregnancy. J Reprod Immunol 82(1):24–31

Winger EE, Reed JL (2008) Treatment with tumor necrosis factor inhibitors and intravenous immunoglobulin improves live birth rates in women with recurrent spontaneous abortion. Am J Reprod Immunol 60(1):8–16

Xu YY et al (2017) Co-Signaling Molecules in Maternal-Fetal Immunity. Trends Mol Med 23(1):46–58

Zhang Y et al (2018) The altered PD-1/PD-L1 pathway delivers the „one-two punch" effects to promote the Treg/Th17 imbalance in pre-eclampsia. Cell Mol Immunol 15(7):710–723

Zhao K et al (2014) Interleukin-22 aggravates murine acute graft-versus-host disease by expanding effector T cell and reducing regulatory T cell. J Interferon Cytokine Res 34(9):707–715

Zhou J et al (2012) An increase of Treg cells in the peripheral blood is associated with a better in vitro fertilization treatment outcome. Am J Reprod Immunol 68(2):100–106

Zhu L et al (2017) Treg/Th17 Cell Imbalance and IL-6 Profile in Patients With Unexplained Recurrent Spontaneous Abortion. Reprod Sci 24(6):882–890

6 Natürliche Killerzellen

Ruben-J. Kuon und Kilian Vomstein

6.1 Einleitung

Der Schlüssel zu einer erfolgreichen Schwangerschaft beim Menschen ist die Umwandlung der uterinen Spiralarterien mit einer Zerstörung der Media der Gefäßwand durch das Eindringen von extravillösen Trophoblastzellen (Pijnenborg et al. 2006). Gerade dieser Prozess scheint bei großen geburtshilflichen Komplikationen wie der Präeklampsie, fetaler Wachstumsrestriktion oder auch bei Totgeburten gestört zu sein (Brosens et al. 2011). Studien an Modellen einer gestörten Dezidualisierung weisen auf eine Schlüsselrolle der Dezidua bei der Regulierung der Plazentation hin, da Trophoblastzellen ohne Dezidua tief in das Myometrium eindringen und zu einer Placenta percreta führen können. Dass auch und vor allem das Immunsystem an der Regelung dieses Gleichgewichts zwischen übermäßiger und fehlender Invasion beteiligt ist, liegt nahe, da in der Dezidua eine Vielzahl an Immunzellen vorhanden ist (Mor et al. 2017). Die fetomaternale Grenzzone setzt sich aus Trophoblastzellen, dezidualen Stromazellen und einer Vielzahl verschiedener Immunzellen wie uterinen natürlichen Killerzellen (NK-Zellen), Makrophagen, dendritischen Zellen, T- und B-Zellen und

R.-J. Kuon (✉)
Abteilung für Gynäkologische Endokrinologie und Fertilitätsstörungen, Universitätsklinikum Heidelberg, Heidelberg, Deutschland
E-Mail: ruben.kuon@med.uni-heidelberg.de

K. Vomstein
The Recurrent Pregnancy Loss Unit, Capital Region, Copenhagen University Hospital Hvidovre, Kopenhagen, Dänemark
E-Mail: thomas.kilian.vomstein@regionh.dk

W. Würfel (Hrsg.), *Reproduktionsimmunologie*,
https://doi.org/10.1007/978-3-662-63907-8_6

natürlichen Killer-T-Zellen zusammen. Hierbei stellen zahlenmäßig die uterinen NK-Zellen mit etwa 70 % nach etwa 9–12 Schwangerschaftswochen (SSW) die Hauptsubpopulation von lymphozytären Zellen dar (Xu et al. 2017; Erlebacher 2013). Sie spielen eine zentrale Rolle in der Schwangerschaft bei der Aufrechterhaltung der fetomaternalen Immuntoleranz, der Förderung und Kontrolle der Zellinvasion des extravillösen Trophoblasten und dem Umbau der uterinen Spiralarterien. Aktuelle Studien beleuchten die zugrunde liegenden Mechanismen unter Berücksichtigung der Bedeutung der beteiligten Rezeptoren, der sezernierten löslichen Moleküle und der Zell-Zell-Interaktion zwischen NK-Zellen und dem extravillösen Trophoblasten. Aus diesem besseren Verständnis der Grundlagenforschung entwickelt sich zunehmend ein klareres Bild der Bedeutung von Funktionsstörungen der NK-Zellen in der Pathogenese von schwangerschaftsassoziierten Komplikationen wie Implantationsversagen, rezidivierenden Fehlgeburten und der Präeklampsie, wodurch in der Zukunft zielgerichtete therapeutische Optionen für die klinische Anwendung entwickelt werden könnten.

6.2 Charakterisierung der natürlichen Killerzellen

NK-Zellen sind Teil des angeborenen Immunsystems und können im Gegensatz zu T-Zellen Zielantigene erkennen und ohne vorherige Aktivierung auf diese reagieren. Sie werden anhand der Oberflächenmarker (Cluster of Differentiation) CD56 und CD16 identifiziert, welche sie an ihrer Oberfläche präsentieren. NK-Zellen können dabei sowohl zytotoxisch als auch regulatorisch im Sinne einer Zytokinproduktion auf Aktivierung reagieren (Robertson und Ritz 1990). NK-Zellen kommen sowohl im peripheren Blut (periphere NK-Zellen) als auch im Endometrium und in der Dezidua (uterine bzw. deziduale NK-Zellen) vor. Beide Populationen der NK-Zellen exprimieren CD56, jedoch in unterschiedlicher Dichte. Bei hoher Expression, was charakteristisch für uterine NK-Zellen ist, spricht man von $CD56^{bright}$, bei niedriger Expression von $CD56^{dim}$ (periphere NK-Zellen) (Poli et al. 2009).

Es zeigt sich keine positive Korrelation der Anzahl der uterinen und peripheren NK-Zellen (Kuon et al. 2017; Toth et al. 2019). Zudem unterscheiden sie sich auch grundlegend hinsichtlich ihrer Funktion. Die überwiegende Anzahl der uterinen NK-Zellen weisen einen $CD56^{bright}CD16-KIR^{+}CD9+CD49a+$-Phänotyp auf, was mit einer niedrigeren Zytotoxizität und höheren Zytokinsekretion verbunden ist (KIR = Killer-Cell-Immunoglobulin-like Rezeptoren) (Vacca et al. 2018; Costa et al. 2008; Fu et al. 2017). Etwa 90 % der uterinen NK-Zellen zeigen in der Lutealphase im Endometrium und in der Dezidua der Frühschwangerschaft diese Eigenschaften ($CD56^{bright}CD16^{dim}$). Periphere NK-Zellen hingegen präsentieren sich überwiegend mit dem Phänotyp $CD56^{dim}CD16^{bright}$ und weisen daher eine hohe Zytotoxizität und niedrige Zytokinproduktion auf (Laird et al. 2011) (Abb. 6.1). Beiden Populationen der NK-Zellen gemein ist die Expression von KIRs (Verma et al. 1997). Studien weisen auf eine für uterine NK-Zellen charakteristische Überexpression von bestimmten Oberflächen-

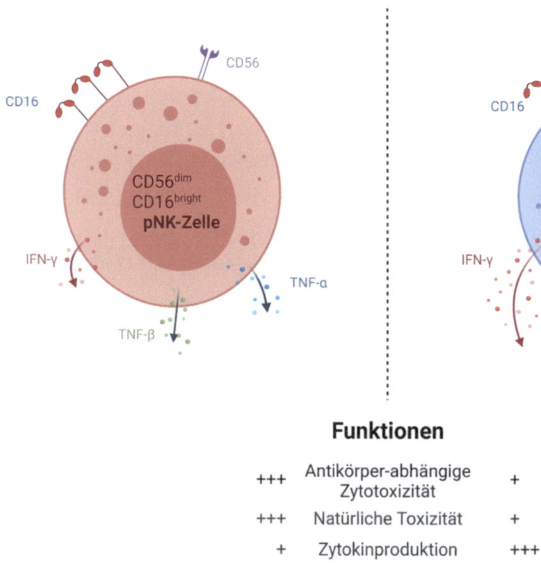

Abb. 6.1 Funktion, Oberflächenmarker und Zytokinproduktion von peripheren und uterinen NK-Zellen. CD56^{dim}CD16^{bright}-periphere NK-Zellen zeigen eine geringe Zytokinausschüttung und damit geringere regulatorische Komponente bei hoher natürlicher und antikörperabhängiger Zytotoxizität. CD56^{bright}CD16^{dim}-uterine NK-Zellen übernehmen mit einer hohen Zytokinsekretion vor allem regulatorische Eigenschaften (pNK-Zelle = periphere natürliche Killerzellen, uNK-Zelle = uterine natürliche Killerzellen, TNF-α = Tumornekrosefaktor alpha, TNF-β = Tumornekrosefaktor beta, IFN-γ = Interferon gamma). (Created with BioRender.com)

rezeptoren hin, wozu u. a. Killer-Cell-Lectin-like Rezeptor C2 (NKG2C), Killer-Cell-Lectin-like Rezeptor C3 (NKG2E), Ly-49 L, besondere KIRs, Tim-3 und Granzyme A gehören (Koopman et al. 2003; Sun et al. 2016).

6.3 Periphere natürliche Killerzellen

Die Prävalenz von NK-Zellen im Blut beträgt etwa 10–15 % der gesamten peripheren Blutlymphozyten (Robertson und Ritz 1990; Jonges et al. 2001). Die Zytotoxizität und Zytokinproduktion der peripheren NK-Zellen sind essenziell bei der Verteidigung des Körpers gegen Virusinfektionen oder aber auch bei der Ausbreitung von Tumoren (Moffett und Shreeve 2015). Sie sind nicht nur bedeutsam im Rahmen der Überwachung des Immunsystems, sondern nehmen auch eine entscheidende Rolle bei der Toleranz gegenüber dem eigenen Gewebe durch immunologische Erziehung („immune education") wahr, wobei Antigene der MHC-Klasse I und spezifische inhibitorische Rezeptoren wie Killer-Cell -Lectin-like Rezeptor C1 (NKG2A) beteiligt sind (Zhang et al. 2019; Chen et al. 2020, 2016).

6.4 Uterine natürliche Killerzellen

Bereits 1921 berichteten Weill et al. von Granulosazellen in der Mukosa des Uterus von Schwangeren als „auf die Dezidua spezialisierte Leukozyten" (Weill 1921). Immunhistochemisch konnten diese Zellen als CD45+, also Leukozyten identifiziert werden. Weitere Untersuchungen zeigten, dass diese Zellen CD3− (also **keine** T-Lymphozyten), CD19− (**keine** B-Lymphozyten) und CD56+ (NK-Zellen) sind.

Die Anzahl der uterinen NK-Zellen variiert erheblich während des Menstruationszyklus. So stehen die zyklischen Veränderungen der Konzentration der uterinen NK-Zellen im Endometrium nicht zuletzt auch direkt oder indirekt unter dem Einfluss der Steroidhormone Östrogen und Progesteron (King et al. 1996). Uterine NK-Zellen exprimieren Östrogen- und Glukokortikoidrezeptoren, nicht jedoch Progesteronrezeptoren (Henderson et al. 2003). Die Beeinflussung der Proliferation und Differenzierung uteriner NK-Zellen durch Progesteron erfolgt durch den Einfluss von IL-15 aus Stromazellen, deren IL-15-Sekretion wiederum durch Progesteron beeinflusst wird (Okada et al. 2000). Etwa 6–7 Tage nach dem LH-Peak findet ein starker Anstieg der uterinen NK-Zellen statt (Bulmer et al. 1991). Dieser setzt sich bis zur ca. 8. SSW fort und bleibt dann bis in die 20. SSW konstant. Im 3. Trimenon bis zum Entbindungstermin nimmt der Anteil an uterinen NK-Zellen ab (Lash und Bulmer 2011). Darüber hinaus gibt es hinsichtlich des Gestationsalters Unterschiede in der sekretorischen Aktivität von uNK-Zellen: In der 12.–14. SSW produzieren uNK-Zellen mehr Zytokine und weniger angiogenetische Faktoren als zwischen der 8. und 10. SSW (Lash et al. 2006).

Woher die uterinen NK-Zellen im Endometrium ihren Ursprung haben, ist noch nicht abschließend geklärt. So könnten sie sich aus residenziellen CD34+CD122+CD127+-intrauterinen Stammzellen unter dem Einfluss von IL-15 entwickeln (Keskin et al. 2007; Vacca et al. 2011). Es ist jedoch wahrscheinlicher, dass sie aus undifferenzierten zirkulierenden Vorläuferzellen entstehen und in das Endometrium migrieren (Moffett und Shreeve 2015; Male et al. 2010) (Abb. 6.2). Bei der Rekrutierung in die Dezidua spielen möglicherweise sogenannte C-X-C-Chemokinrezeptoren 4 (CXCR4) der uterinen und peripheren CD16−-NK-Zellen und der CXC Chemokinligand 12 (CXCL12), welche nur auf Zellen des extravillösen Trophoblasten in der Dezidua exprimiert werden, eine entscheidende Rolle (Tao et al. 2015; Wu et al. 2005; Hanna et al. 2003). Darüber hinaus wird ein dritter möglicher Differenzierungsweg im Einwandern von CD16+-peripheren NK-Zellen und Umwandung in den Phänotyp der uterinen NK-Zellen unter dem Einfluss von TGF-beta diskutiert (Keskin et al. 2007).

Die endgültige Differenzierung als uterine NK-Zelle findet in der progesterondominierten Umgebung des sekretorischen Endometriums und der frühen Dezidua statt, wobei Galectin 9 (Gal-9)/T-Zell-Immunglobulin und Tim-3 beteiligt sind (Moffett und Shreeve 2015; Pace et al. 1989; Li et al. 2016).

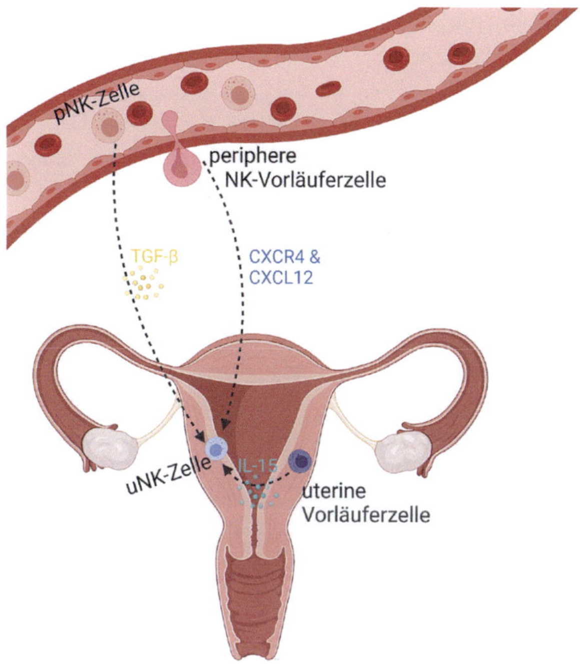

Abb. 6.2 Möglicher Ursprung von uterinen NK-Zellen. Drei verschiedene Theorien des Ursprungs uteriner NK-Zellen: 1. Entwicklung aus residenziellen intrauterinen Stammzellen unter dem Einfluss von IL-15. 2. Entstehung aus undifferenzierten zirkulierenden Vorläuferzellen und Migration in das Endometrium unter dem Einfluss von C-X-C-Chemokinrezeptoren 4 (CXCR4) der uterinen und peripheren NK-Zellen und des CXC-Chemokinliganden 12 (CXCL12), auf Zellen des extravillösen Trophoblasten. 3. Einwandern von CD16+-peripheren NK-Zellen und Umwandung in den Phänotyp der uterinen NK-Zellen unter dem Einfluss von TGF-beta. (Created with BioRender.com)

Die Funktion der uterinen NK-Zellen wird durch gegensätzliche Rezeptoren reguliert, wobei aktivierende und inhibierende Killerzellrezeptoren unterschieden werden können (Liu et al. 2021). Auf Grundlage der unterschiedlichen Struktur lassen sich 5 Rezeptorfamilien unterscheiden: KIRs, Leukocyte-Immunoglobulin-like Rezeptoren (LILRs), Killer-Cell-Lectin-like Rezeptoren (KLRs), Nature-Cytotoxicity-Rezeptoren (NCRs) und T Cell Immunoglobulin and Mucin Domain (Tim) (Liu et al. 2021). Die KIRs werden als die entscheidenden Rezeptoren beschrieben, da sie mit HLA-C und HLA-G eine Bindung eingehen können und somit maßgeblich die uterine NK-Zellfunktion (Zytotoxizität, inhibitorische Funktion) über verschiedene Signalkaskaden beeinflussen (Brodin et al. 2009; Anfossi et al. 2006; Campbell und Purdy 2011).

Es sind derzeit 16 KIR-Gene bekannt, welche auf dem Chromosom 19q13.4 lokalisiert sind und einen hohen Polymorphismus aufweisen. Hierbei können wiederum 2 unterschiedliche genetische Haplotypen unterschieden werden, woraus funktionelle

Verschiedenheiten resultieren (wobei jeder Mensch 2 dieser Haplotypen aufweist – einen mütterlichen und einen väterlichen):

- KIR A (Haplotyp A), mit 7 KIR-Genen (KIR3DL3-2DL3-2DL1-2DL4-3DL1-2DS4-3DL2), welche für 6 inhibitorische Rezeptoren und nur 1 aktivierenden Rezeptor (KIR2DS4) codieren,
- KIR B (Haplotyp B), welcher eine hohe Variabilität überwiegend aktivierender Rezeptoren aufweist (Moffett et al. 2016; Hiby et al. 2004).

KIRs helfen den uterinen NK-Zellen bei der Unterscheidung „normaler" Zellen von Zielzellen durch die Interaktion mit Antigenen der MHC-Klasse I (Diaz-Hernandez et al. 2021).

Die verschiedenen NK-Zellsubgruppen sezernieren eine Vielzahl immunmodulatorischer Moleküle wie Chemokine, „granulocyte-macrophage colony-stimulating factor" (GM-CSF), Interferon-γ (IFN-g), „vascular endothelial growth factor" (VEGF), Angiopoietin (Ang), „placental growth factor" (PLGF), löslicher „Fas ligand" (sFasL), Matrixmetalloproteinase-2 (MMP-2), MMP-9 und „transforming growth factor-beta" (TGF-beta) (Wallace et al. 2012; Vento-Tormo et al. 2018; Fraser et al. 2012). Über die Oberflächenrezeptoren und die löslichen Moleküle findet die Kommunikation und Interaktion mit den Zellen des extravillösen Trophoblasten statt, welche HLA-C (klassisches MHC-Klasse-I-Antigen, exprimiert das paternale Allel auf der Zelloberfläche), HLA-G und in geringen Maßen auch HLA-E und HLA-F exprimieren (also die 3 nicht-klassischen MHC-Klasse-I-Antigene) (Liu et al. 2021; Diaz-Hernandez et al. 2021). Es werden also keine MHC-Klasse-II-Antigene oder die Hauptvertreter der MHC-Klasse-I-Antigene, HLA-A und HLA-B exprimiert (Diaz-Hernandez et al. 2021; Hackmon et al. 2017). Für eine detaillierte Darstellung des HLA-Systems wird zudem auf Kap. 3 („Die Rolle der humanen Leukozytenantigene und weitere immunregulatorische Checkpoints") von Franziska Würfel verwiesen.

Sowohl membrangebundenes als auch lösliches HLA-G sind entscheidend für die Immuntoleranz, den Umbau der Spiralarterien und fetales Wachstum (Xu et al. 2020). So konnte gezeigt werden, dass uterine NK-Zellen unter dem Einfluss von HLA-G nicht-zytotoxische Eigenschaften entfalten, wohingegen ohne HLA-G zytotoxische Effekte stärker ausgeprägt sind, was durch IL-15, IL-2 und IL-12 zusätzlich gefördert wird (Liu et al. 2021; Tilburgs et al. 2015). Uterine NK-Zellen tragen 2 der 3 Rezeptoren, mit denen HLA-G interagiert (KIR2DL4 und ILT2) (Diaz-Hernandez et al. 2021). Mehrere Studien weisen auf signifikant niedrigere Konzentration von löslichem HLA-G bei Frauen mit Präeklampsie hin, was die Bedeutung des HLA-G bei der Steuerung der Funktion der uterinen NK-Zellen unterstreicht (Diaz-Hernandez et al. 2021).

Die fein abgestimmte Kommunikation zwischen uterinen NK-Zellen und Zellen des extravillösen Trophoblasten nimmt für den Umbau der Spiralarterien und somit die plazentare Entwicklung eine Schlüsselrolle ein (Liu et al. 2021). Bei unauffälligem Verlauf resultiert hierdurch ein Gefäßsystem mit niedrigen Druckverhältnissen. Bei diesem Prozess lagern sich uterine NK-Zellen zunächst um die Spiralarterien an, bevor Zellen des extravillösen Trophoblasten einwandern und vaskuläre glatte Muskelzellen durch apoptotische Vorgänge umbauen. Bei diesen „trophoblastunabhängigen" und „trophoblastabhängigen" Abschnitten ist erneut eine Vielzahl löslicher, teils angiogenetischer Faktoren wie IL-8, GM-CSF, IFN- γ, TNF-α, VEGF und verschiedene Matrixmetalloproteinasen beteiligt (Liu et al. 2021; Sato 2020). Für die Produktion dieser parakrin wirksamen Faktoren wiederum sind Zell-zu-Zell-Interaktionen über das KIR/HLA-Fremderkennungssystem verantwortlich, insbesondere zwischen KIR2DS1-HLA-C2 und KIR2DL4-HLA-G (Liu et al. 2021). Diese Prozesse müssen präzise reguliert werden, da auch eine gesteigerte Produktion dieser Faktoren zu überhöhtem Blutfluss und negativen oxidativen Prozessen führen können (Quenby et al. 2009; Chen et al. 2017).

Die entscheidende Bedeutung der Interaktion der Trophoblastzellen mit den Immunzellen der Dezidua (also vor allem mit den uterinen NK-Zellen) für die Kontrolle des Ausmaßes der Invasion der Plazenta zeigt sich auch darin, dass im Falle einer fehlenden Dezidua, wie bei einer ektopen Schwangerschaft oder einer Implantation im Bereich einer Sectionarbe, die Invasion unkontrolliert stattfindet. Studien bei Frauen, welche sich bei Geburt mit einer Placenta accreta vorstellten, konnten zeigen, dass diese Frauen im Vergleich zu Frauen mit normaler Plazentation eine verringerte deziduale NK-Zellzahl aufwiesen, was darauf hindeutet, dass uterine NK-Zellen beim Menschen entweder die Trophoblasteninvasion begrenzen oder eine normale Invasion erleichtern (Laban et al. 2014). Für die Bedeutung der Makrophagen bei der Trophoblastinvasion wird auf das Kap. 8 („Makrophagen in der Reproduktionsimmunologie") von Rebekka Einenkel verwiesen.

Uterine NK-Zellen sind darüber hinaus entscheidend bei der Erhaltung der Immunität bei viralen oder bakteriellen Infektionen von Zellen des extravillösen Trophoblasten beteiligt. Unter Anwendung von Perforin, Granzymen und Granulysin gelingt es uterinen NK-Zellen, infizierte Zellen zu beseitigen und teilweise sogar intrazelluläre Erreger abzutöten, ohne die infizierte Zelle des extravillösen Trophoblasten zu schädigen (Liu et al. 2021).

6.5 Diagnostik der NK-Zellen

Aufgrund der einfacheren Verfügbarkeit (periphere Blutentnahme) wurden die meisten Studien zu NK-Zellen zunächst mit peripherem Blut durchgeführt, welche hierbei mittels Fluoreszenzdurchflusszytometrie (FACS) als absolute Anzahl und prozentualer Anteil aller Lymphozyten bestimmt werden (Laban et al. 2014; Seshadri und Sunkara 2014).

Neben der rein quantitativen Analyse der peripheren NK-Zellen besteht mit dem NK-Toxizitätstest die Möglichkeit, die zytotoxische Funktion der peripheren NK-Zellen zu untersuchen. Letztendlich bleibt derzeit jedoch unklar, inwieweit ein Zusammenhang zwischen peripheren NK-Zellen, uterinen NK-Zellen und dem NK-Zytotoxitätstest hergestellt werden kann, sodass zunächst weitere Studien abgewartet werden müssen.

Eine einheitliche Diagnostik der uterinen NK-Zellen ist bislang noch nicht etabliert und aufgrund der großen Zyklusvariabilität und fehlender Referenzwerte dringend notwendig (Chen et al. 2017; Lash et al. 2016; Kuon et al. 2017). So kann die Analyse der uterinen NK-Zellen sowohl durch Fluoreszenzdurchflusszytometrie als auch durch Immunhistochemie erfolgen (Seshadri und Sunkara 2014). Aktuelle Studien führen die Analyse vor allem mittels Immunhistochemie durch. Hierbei haben sich zwei Methoden etabliert. So können uterine NK-Zellen zum einen pro mm^2 analysiert werden. Hierbei wurde in einer aktuellen Arbeit anhand eines Kontrollkollektivs ein Referenzbereich etabliert (Abb. 6.3, Kuon et al. 2017):

- $< 40/mm^2$: erniedrigte Anzahl uteriner NK-Zellen,
- $40–300/mm^2$:normale Anzahl uteriner NK-Zellen,
- $> 300/mm^2$: erhöhte Anzahl uteriner NK-Zellen.

Andere Arbeitsgruppen postulieren die Messung der uterinen NK-Zellen als Anteil an den gesamten Stromazellen (Lash et al. 2016). Hierbei werden, ausgehend von einem Gesichtsfeld, welches eine endometriale Drüse beinhaltet, insgesamt 10 Gesichtsfelder ausgezählt, um den Anteil der CD56+-Zellen im Verhältnis zu den Gesamtstromazellen anzugeben. Eine kürzlich veröffentlichte Studie spricht ab einem Anteil von 4,5 % von erhöhten uterinen NK-Zellen (Chen et al. 2017). Hierbei wurden nach dem Protokoll von Lash et al. Endometriumbiopsien von insgesamt 97 RSA-Patientinnen (RSA = rezidivierende Spontanaborte) und 84 gesunden Kontrollen untersucht. Es zeigten sich erhöhte uterine NK-Zellen in der RSA-Gruppe im Vergleich zu den Kontrollen. Durch eine Standardisierung der Diagnostik konnte eine Erhöhung der Inter- und Intra-Oberserver-Variabilität gezeigt werden (Chen et al. 2017; Lash et al. 2016).

Auch wenn die Untersuchung auf uterine NK-Zellen ein noch experimentelles diagnostisches Verfahren darstellt, so kann diese im Einzelfall eine Entscheidung für eine immunmodulatorische Begleittherapie im Rahmen einer individualisierten Kinderwunschbehandlung unterstützen.

Darüber hinaus ist bekannt, dass Wechselwirkungen zwischen fetalem HLA-C und mütterlichem KIR die Plazentation beeinflussen. Bei Müttern mit dem Haplotyp KIR-AA besteht ein erhöhtes Risiko für rezidivierende Spontanaborte (RSA), Präeklampsie oder fetale Wachstumsrestriktion, wenn der Fetus mehr HLA-C2-Gene besitzt als die Mutter (siehe auch Kap. 3 von Franziska Würfel). Diese neuen Erkenntnisse könnten einen Einfluss auf die Auswahl von Embryonen bei Patientinnen mit RSA oder rezidivierendem Implantationsversagen (RIF) und einem KIR-AA-Haplotyp haben. Darüber hinaus könnte es in der Zukunft bei der Auswahl von Eizellen und/oder Samenspendern helfen, indem bei Patienten mit RSA oder RIF und einem KIR-AA-Haplotyp eine Analyse des HLA-C des Spendersamens und/oder der Spendereizelle durchgeführt werden könnte (Alecsandru et al. 2014). Jedoch sind bis zu diesem Schritt noch

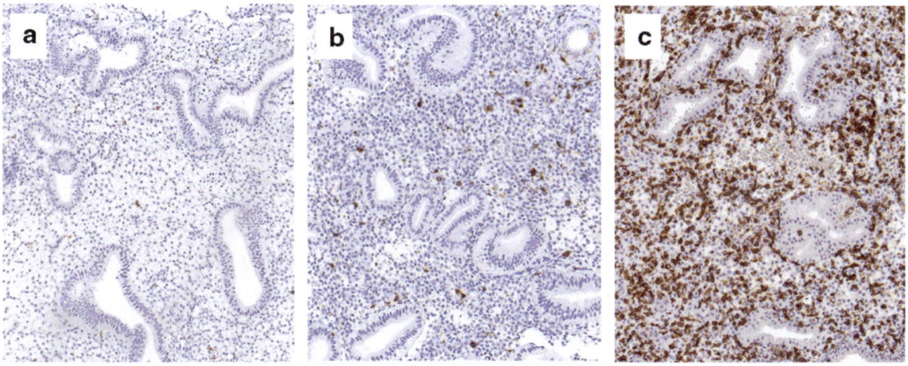

Abb. 6.3 Immunhistochemische Darstellung von uterinen NK-Zellen im Endometrium CD56-Immunhistochemie, Zellkerne blau, uNK-Zellen braun gefärbt, 200×-Vergrößerung. Endometriale Drüsenanschnitte, welche morphologisch der sekretorischen Phase entsprechen. Score für semiquantitative Analyse: niedrig: <40 uterine NK-Zellen/mm^2, normal: 40–300 uterine NK-Zellen/mm^2, erhöht: >300 uterine NK-Zellen/mm^2 (Kuon et al. 2017). a: 36 uterine NK-Zellen/mm^2, b: 156 uterine NK-Zellen/mm^2, c: 776 uterine NK-Zellen/mm^2

weitere Studien mit einer sorgfältigen Auswahl von Patienten, euploiden Embryotransfers, separiert in Zyklen mit eigenen Eizellen oder gespendeten Eizellen, und anderen wichtigen Molekülen, die an der Plazentation beteiligt sind, wie HLA-G erforderlich, um festzustellen, ob diese Polymorphismen eine entscheidende Rolle spielen.

6.6 NK-Zellen und Schwangerschaftskomplikationen

Durch die Erkenntnisse der Grundlagenforschung und der fundamentalen Bedeutung im Rahmen der Plazentaentwicklung werden Auffälligkeiten der NK-Zellen hinsichtlich ihrer Anzahl und/oder Funktion, aber auch bestimmter KIR/HLA-C Kombinationen mit Schwangerschaftskomplikationen wie Implantationsstörungen, rezidivierenden Spontanaborten, Präeklampsie und Wachstumsrestriktionen in Verbindung gebracht. Eine Dysregulation der uterinen NK-Zellen wurde zudem bei Frauen mit starker Menstruationsblutung beobachtet, was die Bedeutung dieser Zellen bei der Differenzierung der Gefäßarchitektur im Endometrium möglicherweise auch im Zeitraum des Implantationsfensters verdeutlicht (Biswas Shivhare et al. 2015).

Präeklampsie

Bei unzureichendem Umbau der Spiralarterien entsteht eine Plazenta mit ungünstigen Druckverhältnissen, was sich ab dem 2. Trimenon in der Schwangerschaftskomplikation einer Präeklampsie zeigen kann, woraus weitreichende Risiken für Mutter und Kind resultieren (Moffett und Loke 2006). In der Pathogenese sind lösliches Endoglin und Fmslike-Tyrosinkinase-1 (sFLT-1) als antiangiogene Faktoren beteiligt (Venkatesha et al. 2006). Störungen der NK-Zellen werden ebenso als Entstehungsmechanismus einer Präeklampsie beschrieben. Es besteht eine uneinheitliche Datenlage hinsichtlich einer höheren Frequenz einer Präeklampsie bei Frauen mit einem besonderen KIR A-Haplotyp (KIR AA) und fetalem HLA-C2 (Liu et al. 2021). Jedoch wurde eine höhere Rate an Präeklampsien bei Frauen mit Schwangerschaft nach Embryotransfer bei Eizellspende beschrieben, bei denen eine höhere Anzahl fremder Antigene (HLA-C) vorlagen (Levron et al. 2014).

Rezidivierende Spontanaborte, Implantationsversagen, Infertilität
In internationalen Studien wurden sowohl erhöhte als auch erniedrigte uterine und periphere NK-Zellen mit teils auch Veränderungen der zytotoxischen Aktivität bei Patientinnen mit RSA und Infertilität im Vergleich zu gesunden Kontrollen beschrieben (Abb. 6.4 und 6.5) (Seshadri und Sunkara 2014; King et al. 2010; Beer et al. 1996; Kwak et al. 1995; Shakhar et al. 2003; Ntrivalas et al. 2005). Andere Studien fanden keine Unterschiede zwischen NK-Zellzahlen im Vergleich zu Kontrollen (Huang et al. 2008; Carbone et al. 2009).

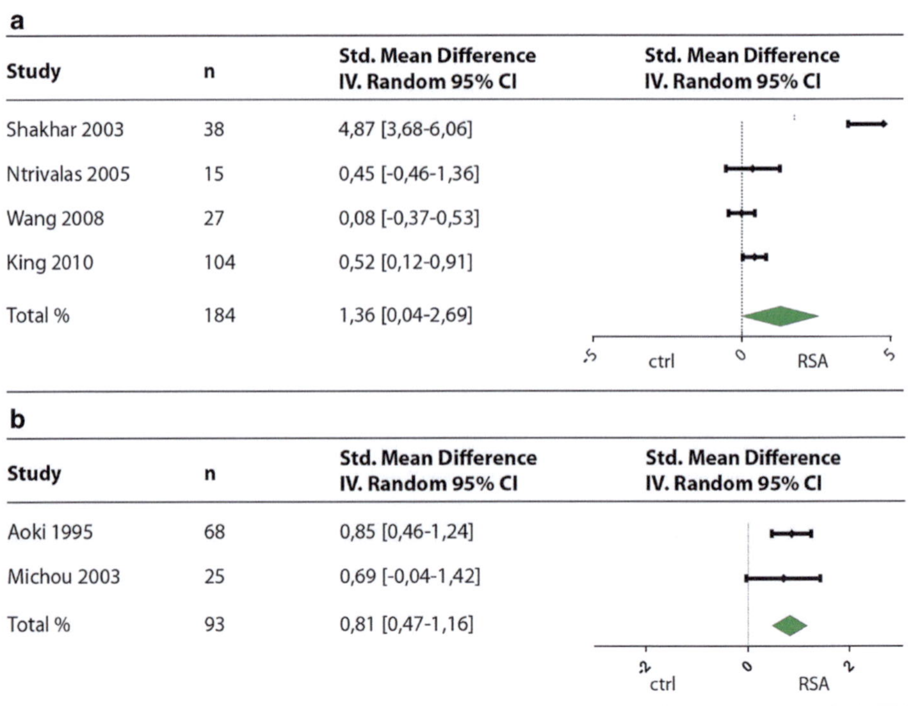

Abb. 6.4 Darstellung einer Metaanalyse bisheriger Studien, welche periphere NK-Zellen bei RSA-Patientinnen untersuchten (Nach Seshadri und Sunkara 2014). In a dargestellt sind Studien, welche den prozentualen Anteil der peripheren NK-Zellen an den Gesamtlymphozyten untersuchten. In b dargestellt sind die Studien, welche Absolutzahlen der peripheren NK-Zellen untersuchten

Study	n	Std. Mean Difference IV. Random 95% CI
Lachapelle 1996	20	-1,58 [-2,35-(-0,80)]
Quenby 1999	22	0,40 [-0,38-1,19]
Michimata 2002	17	-0,10 [-0,82-0,57]
Shimada 2004	20	0,17 [-0,47-0,87]
Tuckerman 2007	87	5,17 [4,18-6,16]
Parkin 2011	24	-1,54 [-2,30-(-0,71)]
Total %	190	0,40 [-1,24-2,04]

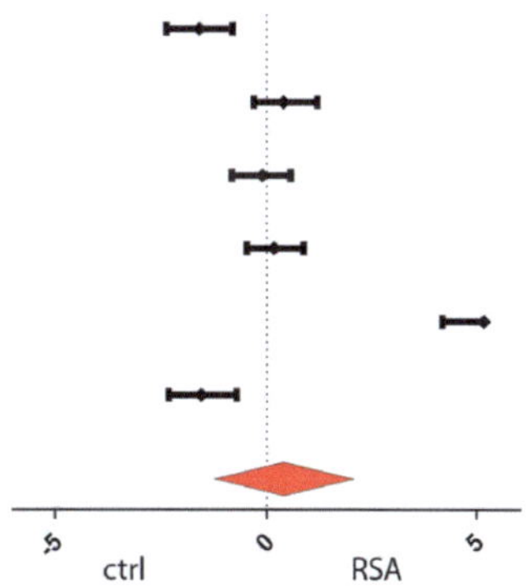

Abb. 6.5 Darstellung einer Metaanalyse bisheriger Studien, welche uterine NK-Zellen bei RSA-Patientinnen untersuchten (Nach Seshadri und Sunkara 2014).

Es könnte nicht nur der naive lokale Immunstatus, sondern auch Veränderungen der Immunzellzusammensetzung nach einer erfolgreich durchlaufenen Schwangerschaft einen Einfluss auf die Pathophysiologie bei RSA haben (Kuon et al. 2017; Shakhar et al. 2003). So konnte gezeigt werden, dass eine Lebendgeburt zu Veränderungen der NK-Zellsubpopulationen sowohl in der Patientinnen- als auch in der Kontrollgruppe führt. Jedoch zeigte sich ein inverser Effekt: Während die NK-Zellzahlen bei den Kontrollen nach einer erfolgreichen Schwangerschaft im Vergleich zu gesunden Nullipara erhöht waren, zeigten RSA-Patientinnen mit vorheriger erfolgreicher Schwangerschaft (sRSA) im Vergleich zu Kontrollen erniedrigte NK-Zellzahlen (Toth et al. 2019; Strobel et al. 2021).

Eine mögliche Ursache besteht in der Zirkulation von fetalen mikrochimären Zellen, die während der Schwangerschaft und vor allem während der Entbindung übertragen werden (Ariga et al. 2001) und welche bis zu 27 Jahre im Kreislauf der Mutter nachweisbar sein können (Bianchi et al. 1996) (siehe auch Kap. 10 „Schwangerschaftsbedingter Mikrochimärismus" von Urbschat, Arck, Schepanski). Eine chronische Immunstimulation könnte daher bei sekundären RSA-Patientinnen (also nach einer oder mehreren stattgehabten Lebendgeburten) zu einer geringeren NK-Zytotoxizität mit niedrigerer NK-Zellzahl führen. In einer Studie zu T-Zellveränderungen und Zytokin-Assays bei RSA-Patientinnen wurde eine immunologische Störung bei RSA-Patientinnen gezeigt, die einer T-Zellerschöpfung bei HIV und Krebs ähnelt, mit erhöhtem HLA-DR, aber verringerter CD25-Expression auf CD3+-T-Zellen, die weniger auf Mitogene ansprachen (Kuon et al. 2015). Eine ähnliche Immunerschöpfung kann in den NK-Subpopulationen vermutet werden. Interessant ist, dass sekundäre RSA-Patientinnen eine höhere Prävalenz geburtshilflicher Komplikationen während der vorherigen Entbindungen wie Plazentalösungen oder Präeklampsien aufweisen (Weintraub et al. 2005; Nielsen et al. 2008, 2007), die dementsprechend auch mit einem vermehrten fetomaternalen Bluttransfer assoziiert sind.

Eine signifikant niedrigere Lebendgeburtenrate wurde zudem bei Patientinnen mit KIR AA-Haplotyp beschrieben, wenn der Embryo eine erhöhte Expression von HLA-C2 aufwies (Alecsandru und Garcia-Velasco 2020). Die Hypothese besteht darin, dass eine zu starke Inhibition der uterinen NK-Zellen zu einer Reduktion der Sekretion der angiogenetischen Faktoren führt, woraus ein gestörter Gefäßumbau und Invasionstiefe mit einer abnormen Plazentation resultiert (Diaz-Hernandez et al. 2021; Hiby et al. 2010).

6.7 Therapieoptionen bei erhöhten uterinen und peripheren natürlichen Killerzellen

Auch wenn mehrere Studien auf erhöhte uterine und periphere NK-Zellzahlen bei RSA hinweisen, besteht derzeit kein etabliertes und international in Leitlinien empfohlenes Therapiekonzept. Es gibt verschiedene Studien mit unterschiedlichen Ansätzen einer immunmodulatorischen Therapie. Jedoch sind die Studien in Design, Methodik, Intervention und Studienpopulation sehr heterogen, was es schwierig macht, sie zu interpretieren und evidenzbasierte rationale Therapiestrategien zu entwerfen. Therapeutische Optionen umfassen Kortikosteroide, Lipidinfusionen, Immunglobuline, TNF-α-Blocker sowie mTOR-inhibierende Medikamente (Quenby et al. 2005; Moraru et al. 2012; Roussev et al. 2008, 2007; Ahmadi et al. 2019; Ledee et al. 2020, 2018). So zeigten Quenby et al., dass durch eine Therapie mit Glukokortikoiden von Zyklustag 1–21 bei Patientinnen mit RSA, welche präkonzeptionell eine erhöhte uterine NK-Zellzahl aufwiesen, die uterinen NK-Zellzahlen signifikant verringert werden konnte (Quenby et al. 2005). Andere Studien konnten diese Ergebnisse jedoch nur teilweise bestätigen (Fawzy et al. 2008; Gomaa et al. 2014; Tempfer et al. 2006). Einzelne Studien berichteten auch von einem Effekt von intravenös verabreichten Immunglobulinen auf die Aktivität natürlicher Killerzellen und die TH-1-vermittelte Immunreaktion bei der Behandlung von RSA-Patientinnen (Christiansen et al. 2015; Ata et al. 2011; Ensom und Stephenson 2011; Stephenson et al. 2010; Winger und Reed 2008). Sojaölhaltigen Lipidinfusionen wird ebenfalls ein Effekt auf die NK-Zellaktivität zugesprochen (Roussev et al. 2008, 2007, 2013; Granato et al. 2000). In Beobachtungsstudien konnte gezeigt werden, dass bei Frauen mit RSA bzw. Implantationsversagen und erhöhter NK-Zellaktivität mit Lipidinfusionen die gleiche Lebendgeburtenrate erzielt werden kann wie mit einer Therapie mit intravenösen Immunglobulinen (Moraru et al. 2012; Coulam und Acacio 2012; Meng et al. 2016).

Eine randomisierte placebokontrollierte Studie an RSA-Patientinnen, welche vor der folgenden Schwangerschaft eine IVF-Therapie erhielten, konnte bei den Patientinnen, die erhöhte periphere NK-Zellen aufwiesen, eine erhöhte Lebendgeburtenrate in der Lipidinfusionsgruppe zeigen (Dakhly et al. 2016). Dennoch sind die Ergebnisse und Studienpopulationen der einzelnen Studien sehr heterogen, und daher werden Therapien bei veränderten NK-Zellzahlen bei RSA-Patientinnen aktuell nur im Rahmen von Studien empfohlen (Toth et al. 2018).

6.8 Ausblick

Der Einfluss von NK-Zellen auf die Entstehung von Schwangerschaftskomplikationen ist einer der umstrittensten Bereiche in der Reproduktionsmedizin. Durch die wachsenden Erkenntnisse der Grundlagenforschung bei den Vorgängen der Implantation und der Plazentaentwicklung wird die herausragende Rolle der NK-Zellen bei diesen Prozessen jedoch immer deutlicher. Eine besondere Bedeutung nimmt das bessere Verständnis der unterschiedlichen Funktionen der peripheren und uterinen NK-Zellen ein, sodass diese als unabhängige Immunmarker betrachtet werden müssen.

Die Vielzahl der vorliegenden Studien, welche Erkenntnisse zu den Einflussfaktoren des Endometriums liefern, der beteiligten Immunzellen und der löslichen Moleküle müssen zudem die enorme Vielfalt genetischer Kombinationen berücksichtigen. Dies trägt zu einer hohen Komplexität der immunologischen Vorgänge an der fetomaternalen Grenzzone bei, sodass nicht zuletzt die Entschlüsselung der Funktion der NK-Zellen im Rahmen der Reproduktion eine große wissenschaftliche Herausforderung darstellt.

Von herausragendem Interesse müssen hierbei Forschungsbemühungen für eine weitere, exaktere und möglicherweise auf die individuelle Patientin zugeschnittene Charakterisierung der Funktion der uterinen NK-Zellen sein. Endstrecke der Bemühungen könnten dann zielgerichtete, individualisierte immunmodulatorische Therapieoptionen sein, die zu einem großen Durchbruch in der Behandlung insbesondere plazentaassoziierter reproduktiver Komplikationen führen.

Literatur

Ahmadi M, Abdolmohamadi-Vahid S, Ghaebi M, Dolati S, Abbaspour-Aghdam S, Danaii S et al (2019) Sirolimus as a new drug to treat RIF patients with elevated Th17/Treg ratio: a double-blind, phase II randomized clinical trial. Int Immunopharmacol 74:105730

Alecsandru D, Garcia-Velasco JA (2020) Is there a role for human leukocyte antigen-G typing in infertility treatment? Fertil Steril 114(3):515–516

Alecsandru D, Garrido N, Vicario JL, Barrio A, Aparicio P, Requena A et al (2014) Maternal KIR haplotype influences live birth rate after double embryo transfer in IVF cycles in patients with recurrent miscarriages and implantation failure. Human reproduction (Oxford, England). 29(12):2637–2643

Anfossi N, Andre P, Guia S, Falk CS, Roetynck S, Stewart CA et al (2006) Human NK cell education by inhibitory receptors for MHC class I. Immunity 25(2):331–342

Ariga H, Ohto H, Busch MP, Imamura S, Watson R, Reed W et al (2001) Kinetics of fetal cellular and cell-free DNA in the maternal circulation during and after pregnancy: implications for non-invasive prenatal diagnosis. Transfusion 41(12):1524–1530

Ata B, Tan SL, Shehata F, Holzer H, Buckett W (2011) A systematic review of intravenous immunoglobulin for treatment of unexplained recurrent miscarriage. Fertility and sterility 95(3):1080–5 e1–2

Beer AE, Kwak JY, Ruiz JE (1996) Immunophenotypic profiles of peripheral blood lymphocytes in women with recurrent pregnancy losses and in infertile women with multiple failed in vitro fertilization cycles. Am J Reprod Immunol 35(4):376–382

Bianchi DW, Zickwolf GK, Weil GJ, Sylvester S, DeMaria MA (1996) Male fetal progenitor cells persist in maternal blood for as long as 27 years postpartum. Proc Natl Acad Sci U S A 93(2):705–708

Biswas Shivhare S, Bulmer JN, Innes BA, Hapangama DK, Lash GE (2015) Menstrual cycle distribution of uterine natural killer cells is altered in heavy menstrual bleeding. J Reprod Immunol 112:88–94

Brodin P, Karre K, Hoglund P (2009) NK cell education: not an on-off switch but a tunable rheostat. Trends Immunol 30(4):143–149

Brosens I, Pijnenborg R, Vercruysse L, Romero R (2011) The, "Great Obstetrical Syndromes" are associated with disorders of deep placentation. Am J Obstet Gynecol 204(3):193–201

Bulmer JN, Morrison L, Longfellow M, Ritson A, Pace D (1991) Granulated lymphocytes in human endometrium: histochemical and immunohistochemical studies. Human reproduction (Oxford, England). 6(6):791–798

Campbell KS, Purdy AK (2011) Structure/function of human killer cell immunoglobulin-like receptors: lessons from polymorphisms, evolution, crystal structures and mutations. Immunology 132(3):315–325

Carbone J, Gallego A, Lanio N, Navarro J, Orera M, Aguaron A et al (2009) Quantitative abnormalities of peripheral blood distinct T, B, and natural killer cell subsets and clinical findings in obstetric antiphospholipid syndrome. J Rheumatol 36(6):1217–1225

Chen S, Yang M, Du J, Li D, Li Z, Cai C et al (2016) The self-specific activation receptor SLAM family is critical for NK cell education. Immunity 45(2):292–304

Chen S, Li D, Wang Y, Li Q, Dong Z (2020) Regulation of MHC class I-independent NK cell education by SLAM family receptors. Adv Immunol 145:159–185

Chen X, Mariee N, Jiang L, Liu Y, Wang CC, Li TC et al (2017) Measurement of uterine natural killer cell percentage in the periimplantation endometrium from fertile women and women with recurrent reproductive failure: establishment of a reference range. Am J Obstet Gynecol 217(6):680 e1–e6

Christiansen OB, Larsen EC, Egerup P, Lunoee L, Egestad L, Nielsen HS (2015) Intravenous immunoglobulin treatment for secondary recurrent miscarriage: a randomised, double-blind, placebo-controlled trial. BJOG 122(4):500–508

Coulam CB, Acacio B (2012) Does immunotherapy for treatment of reproductive failure enhance live births? Am J Reprod Immunol 67(4):296–304

Dakhly DM, Bayoumi YA, Sharkawy M, Gad Allah SH, Hassan MA, Gouda HM et al (2016) Intralipid supplementation in women with recurrent spontaneous abortion and elevated levels of natural killer cells. International journal of gynaecology and obstetrics: the official organ of the International Federation of Gynaecology and Obstetrics. 135(3):324–327

Díaz-Hernández I, Alecsandru D, García-Velasco JA, Domínguez F. (2021) Uterine natural killer cells: from foe to friend in reproduction. Hum Reprod Update 27(4):720–746. https://doi.org/10.1093/humupd/dmaa062. PMID: 33528013.

El Costa H, Casemayou A, Aguerre-Girr M, Rabot M, Berrebi A, Parant O et al (2008) Critical and differential roles of NKp46- and NKp30-activating receptors expressed by uterine NK cells in early pregnancy. J Immunol 181(5):3009–3017

Ensom MH, Stephenson MD (2011) A two-center study on the pharmacokinetics of intravenous immunoglobulin before and during pregnancy in healthy women with poor obstetrical histories. Human reproduction (Oxford, England). 26(9):2283–2288

Erlebacher A (2013) Immunology of the maternal-fetal interface. Annu Rev Immunol 31:387–411

Fawzy M, Shokeir T, El-Tatongy M, Warda O, El-Refaiey AA, Mosbah A (2008) Treatment options and pregnancy outcome in women with idiopathic recurrent miscarriage: a randomized placebo-controlled study. Arch Gynecol Obstet 278(1):33–38

Fraser R, Whitley GS, Johnstone AP, Host AJ, Sebire NJ, Thilaganathan B et al (2012) Impaired decidual natural killer cell regulation of vascular remodelling in early human pregnancies with high uterine artery resistance. J Pathol 228(3):322–332

Fu B, Zhou Y, Ni X, Tong X, Xu X, Dong Z, et al (2017) Natural Killer Cells Promote Fetal Development through the Secretion of Growth-Promoting Factors. Immunity 47(6):1100–13 e6

Gomaa MF, Elkholy AG, El-Said MM, Abdel-Salam NE (2014) Combined oral prednisolone and heparin versus heparin: the effect on peripheral NK cells and clinical outcome in patients with unexplained recurrent miscarriage. A double-blind placebo randomized controlled trial. Arch Gynecol Obstet 290(4):757–62

Granato D, Blum S, Rossle C, Le Boucher J, Malnoe A, Dutot G (2000) Effects of parenteral lipid emulsions with different fatty acid composition on immune cell functions in vitro. JPEN J Parenter Enteral Nutr 24(2):113–118

Hackmon R, Pinnaduwage L, Zhang J, Lye SJ, Geraghty DE, Dunk CE (2017) Definitive class I human leukocyte antigen expression in gestational placentation: HLA-F, HLA-E, HLA-C, and HLA-G in extravillous trophoblast invasion on placentation, pregnancy, and parturition. Am J Reprod Immunol 77(6). https://doi.org/10.1111/aji.12643. Epub 2017 Feb 10. PMID: 28185362

Hanna J, Wald O, Goldman-Wohl D, Prus D, Markel G, Gazit R et al (2003) CXCL12 expression by invasive trophoblasts induces the specific migration of CD16- human natural killer cells. Blood 102(5):1569–1577

Henderson TA, Saunders PT, Moffett-King A, Groome NP, Critchley HO (2003) Steroid receptor expression in uterine natural killer cells. J Clin Endocrinol Metab 88(1):440–449

Hiby SE, Walker JJ, O'Shaughnessy KM, Redman CW, Carrington M, Trowsdale J et al (2004) Combinations of maternal KIR and fetal HLA-C genes influence the risk of preeclampsia and reproductive success. J Exp Med 200(8):957–965

Hiby SE, Apps R, Sharkey AM, Farrell LE, Gardner L, Mulder A et al (2010) Maternal activating KIRs protect against human reproductive failure mediated by fetal HLA-C2. J Clin Invest 120(11):4102–4110

Huang JF, Yu ML, Dai CY, Hsieh MY, Hwang SJ, Hsiao PJ et al (2008) Reappraisal of the characteristics of glucose abnormalities in patients with chronic hepatitis C infection. Am J Gastroenterol 103(8):1933–1940

Jonges LE, Albertsson P, van Vlierberghe RL, Ensink NG, Johansson BR, van de Velde CJ et al (2001) The phenotypic heterogeneity of human natural killer cells: presence of at least 48 different subsets in the peripheral blood. Scand J Immunol 53(2):103–110

Keskin DB, Allan DS, Rybalov B, Andzelm MM, Stern JN, Kopcow HD et al (2007) TGFbeta promotes conversion of CD16+ peripheral blood NK cells into CD16- NK cells with similarities to decidual NK cells. Proc Natl Acad Sci U S A 104(9):3378–3383

King A, Gardner L, Loke YW (1996) Evaluation of oestrogen and progesterone receptor expression in uterine mucosal lymphocytes. Human Reprod 11(5):1079–1082

King K, Smith S, Chapman M, Sacks G (2010) Detailed analysis of peripheral blood natural killer (NK) cells in women with recurrent miscarriage. Human reproduction (Oxford, England). 25(1):52–58

Koopman LA, Kopcow HD, Rybalov B, Boyson JE, Orange JS, Schatz F et al (2003) Human decidual natural killer cells are a unique NK cell subset with immunomodulatory potential. J Exp Med 198(8):1201–1212

Kuon RJ, Schaumann J, Goeggl T, Strowitzki T, Sadeghi M, Opelz G et al (2015) Patients with idiopathic recurrent miscarriage show higher levels of DR+ activated T-cells that are less responsive to mitogens. J Reprod Immunol 112:82–87

Kuon RJ, Vomstein K, Weber M, Muller F, Seitz C, Wallwiener S et al (2017) The „killer cell story" in recurrent miscarriage: Association between activated peripheral lymphocytes and uterine natural killer cells. J Reprod Immunol 119:9–14

Kuon RJ, Weber M, Heger J, Santillan I, Vomstein K, Bar C, et al (2017) Uterine natural killer cells in patients with idiopathic recurrent miscarriage. Am J Reprod Immunol 78(4)

Kwak JY, Beaman KD, Gilman-Sachs A, Ruiz JE, Schewitz D, Beer AE (1995) Up-regulated expression of CD56+, CD56+/CD16+, and CD19+ cells in peripheral blood lymphocytes in pregnant women with recurrent pregnancy losses. Am J Reprod Immunol 34(2):93–99

Laban M, Ibrahim EA, Elsafty MS, Hassanin AS (2014) Placenta accreta is associated with decreased decidual natural killer (dNK) cells population: a comparative pilot study. Eur J Obstet Gynecol Reprod Biol 181:284–288

Laird SM, Mariee N, Wei L, Li TC (2011) Measurements of CD56+ cells in peripheral blood and endometrium by flow cytometry and immunohistochemical staining in situ. Human reproduction (Oxford, England). 26(6):1331–1337

Lash GE, Bulmer JN (2011) Do uterine natural killer (uNK) cells contribute to female reproductive disorders? J Reprod Immunol 88(2):156–164

Lash GE, Schiessl B, Kirkley M, Innes BA, Cooper A, Searle RF et al (2006) Expression of angiogenic growth factors by uterine natural killer cells during early pregnancy. J Leukoc Biol 80(3):572–580

Lash GE, Bulmer JN, Li TC, Innes BA, Mariee N, Patel G et al (2016) Standardisation of uterine natural killer (uNK) cell measurements in the endometrium of women with recurrent reproductive failure. J Reprod Immunol 116:50–59

Ledee N, Vasseur C, Petitbarat M, Chevrier L, Vezmar K, Dray G et al (2018) Intralipid(R) may represent a new hope for patients with reproductive failures and simultaneously an over-immune endometrial activation. J Reprod Immunol 130:18–22

Ledee N, Petitbarat M, Prat-Ellenberg L, Dray G, Cassuto GN, Chevrier L et al (2020) Endometrial immune profiling: A method to design personalized care in assisted reproductive medicine. Front Immunol 11:1032

Levron Y, Dviri M, Segol I, Yerushalmi GM, Hourvitz A, Orvieto R et al (2014) The 'immunologic theory' of preeclampsia revisited: a lesson from donor oocyte gestations. Am J Obstet Gynecol 211(4):383 e1–5

Li YH, Zhou WH, Tao Y, Wang SC, Jiang YL, Zhang D et al (2016) The Galectin-9/Tim-3 pathway is involved in the regulation of NK cell function at the maternal-fetal interface in early pregnancy. Cell Mol Immunol 13(1):73–81

Liu Y, Gao S, Zhao Y, Wang H, Pan Q, Shao Q (2021) Decidual Natural Killer Cells: A Good Nanny at the Maternal-Fetal Interface During Early Pregnancy. Front Immunol 12(1684):663660

Male V, Hughes T, McClory S, Colucci F, Caligiuri MA, Moffett A (2010) Immature NK cells, capable of producing IL-22, are present in human uterine mucosa. J Immunol 185(7):3913–3918

Meng L, Lin J, Chen L, Wang Z, Liu M, Liu Y et al (2016) Effectiveness and potential mechanisms of intralipid in treating unexplained recurrent spontaneous abortion. Arch Gynecol Obstet 294(1):29–39

Moffett A, Loke C (2006) Immunology of placentation in eutherian mammals. Nat Rev Immunol 6(8):584–594

Moffett A, Shreeve N (2015) First do no harm: uterine natural killer (NK) cells in assisted reproduction. Human reproduction (Oxford, England). 30(7):1519–1525

Moffett A, Chazara O, Colucci F, Johnson MH (2016) Variation of maternal KIR and fetal HLA-C genes in reproductive failure: too early for clinical intervention. Reprod Biomed Online 33(6):763–769

Mor G, Aldo P, Alvero AB (2017) The unique immunological and microbial aspects of pregnancy. Nat Rev Immunol 17(8):469–482

Moraru M, Carbone J, Alecsandru D, Castillo-Rama M, Garcia-Segovia A, Gil J et al (2012) Intravenous immunoglobulin treatment increased live birth rate in a Spanish cohort of women with recurrent reproductive failure and expanded CD56(+) cells. Am J Reprod Immunol 68(1):75–84

Nielsen HS, Mogensen M, Steffensen R, Kruse C, Christiansen OB (2007) Indications of anti-HY immunity in recurrent placental abruption. J Reprod Immunol 75(1):63–69

Nielsen HS, Mortensen L, Nygaard U, Schnor O, Christiansen OB, Andersen AM (2008) Brothers and reduction of the birth weight of later-born siblings. Am J Epidemiol 167(4):480–484

Ntrivalas EI, Bowser CR, Kwak-Kim J, Beaman KD, Gilman-Sachs A (2005) Expression of killer immunoglobulin-like receptors on peripheral blood NK cell subsets of women with recurrent spontaneous abortions or implantation failures. Am J Reprod Immunol 53(5):215–221

Okada H, Nakajima T, Sanezumi M, Ikuta A, Yasuda K, Kanzaki H (2000) Progesterone enhances interleukin-15 production in human endometrial stromal cells in vitro. J Clin Endocrinol Metab 85(12):4765–4770

Pace D, Morrison L, Bulmer JN (1989) Proliferative activity in endometrial stromal granulocytes throughout menstrual cycle and early pregnancy. J Clin Pathol 42(1):35–39

Pijnenborg R, Vercruysse L, Hanssens M (2006) The uterine spiral arteries in human pregnancy: facts and controversies. Placenta 27(9–10):939–958

Poli A, Michel T, Theresine M, Andres E, Hentges F, Zimmer J (2009) CD56bright natural killer (NK) cells: an important NK cell subset. Immunology 126(4):458–465

Quenby S, Kalumbi C, Bates M, Farquharson R, Vince G (2005) Prednisolone reduces preconceptual endometrial natural killer cells in women with recurrent miscarriage. Fertil Steril 84(4):980–984

Quenby S, Nik H, Innes B, Lash G, Turner M, Drury J et al (2009) Uterine natural killer cells and angiogenesis in recurrent reproductive failure. Human Reprod 24(1):45–54

Robertson MJ, Ritz J (1990) Biology and clinical relevance of human natural killer cells. Blood 76(12):2421–2438

Roussev RG, Ng SC, Coulam CB (2007) Natural killer cell functional activity suppression by intravenous immunoglobulin, intralipid and soluble human leukocyte antigen-G. Am J Reprod Immunol 57(4):262–269

Roussev RG, Acacio B, Ng SC, Coulam CB (2008) Duration of intralipid's suppressive effect on NK cell's functional activity. Am J Reprod Immunol 60(3):258–263

Roussev RG, Dons'koi BV, Stamatkin C, Ramu S, Chernyshov VP, Coulam CB et al (2013) Preimplantation factor inhibits circulating natural killer cell cytotoxicity and reduces CD69 expression: implications for recurrent pregnancy loss therapy. Reprod Biomed Online 26(1):79–87

Sato Y (2020) Endovascular trophoblast and spiral artery remodeling. Mol Cell Endocrinol 503:110699

Seshadri S, Sunkara SK (2014) Natural killer cells in female infertility and recurrent miscarriage: a systematic review and meta-analysis. Hum Reprod Update 20(3):429–438

Shakhar K, Ben-Eliyahu S, Loewenthal R, Rosenne E, Carp H (2003) Differences in number and activity of peripheral natural killer cells in primary versus secondary recurrent miscarriage. Fertil Steril 80(2):368–375

Stephenson MD, Kutteh WH, Purkiss S, Librach C, Schultz P, Houlihan E et al (2010) Intravenous immunoglobulin and idiopathic secondary recurrent miscarriage: a multicentered randomized placebo-controlled trial. Human reproduction (Oxford, England). 25(9):2203–2209

Strobel L, Vomstein K, Kyvelidou C, Hofer-Tollinger S, Feil K, Kuon RJ, Ebner S, Troppmair J, Toth B (2021) Different Background: Natural Killer Cell Profiles in Secondary versus Primary Recurrent Pregnancy Loss. J Clin Med 10(2):194. https://doi.org/10.3390/jcm10020194. PMID: 33430491; PMCID: PMC7826987

Sun J, Yang M, Ban Y, Gao W, Song B, Wang Y et al (2016) Tim-3 is upregulated in NK cells during early pregnancy and inhibits NK cytotoxicity toward trophoblast in galectin-9 dependent pathway. PLoS ONE 11(1):e0147186

Tao Y, Li YH, Piao HL, Zhou WJ, Zhang D, Fu Q et al (2015) CD56(bright)CD25+ NK cells are preferentially recruited to the maternal/fetal interface in early human pregnancy. Cell Mol Immunol 12(1):77–86

Tempfer CB, Kurz C, Bentz EK, Unfried G, Walch K, Czizek U et al (2006) A combination treatment of prednisone, aspirin, folate, and progesterone in women with idiopathic recurrent miscarriage: a matched-pair study. Fertil Steril 86(1):145–148

Tilburgs T, Evans JH, Crespo AC, Strominger JL (2015) The HLA-G cycle provides for both NK tolerance and immunity at the maternal-fetal interface. Proc Natl Acad Sci U S A 112(43):13312–13317

Toth B, Vomstein K, Togawa R, Bottcher B, Hudalla H, Strowitzki T et al (2019) The impact of previous live births on peripheral and uterine natural killer cells in patients with recurrent miscarriage. Reprod Biol Endocrinol 17(1):72

Toth B, Wurfel W, Bohlmann M, Zschocke J, Rudnik-Schoneborn S, Nawroth F et al (2018) Recurrent Miscarriage: Diagnostic and Therapeutic Procedures. Guideline of the DGGG, OEGGG and SGGG (S2k-Level, AWMF Registry Number 015/050). Geburtshilfe Frauenheilkd 78(4):364–381

Vacca P, Vitale C, Montaldo E, Conte R, Cantoni C, Fulcheri E et al (2011) CD34+ hematopoietic precursors are present in human decidua and differentiate into natural killer cells upon interaction with stromal cells. Proc Natl Acad Sci U S A 108(6):2402–2407

Vacca P, Vitale C, Munari E, Cassatella MA, Mingari MC, Moretta L (2018) Human innate lymphoid cells: their functional and cellular interactions in decidua. Front Immunol 9:1897

Venkatesha S, Toporsian M, Lam C, Hanai J, Mammoto T, Kim YM et al (2006) Soluble endoglin contributes to the pathogenesis of preeclampsia. Nat Med 12(6):642–649

Vento-Tormo R, Efremova M, Botting RA, Turco MY, Vento-Tormo M, Meyer KB et al (2018) Single-cell reconstruction of the early maternal-fetal interface in humans. Nature 563(7731):347–353

Verma S, King A, Loke YW (1997) Expression of killer cell inhibitory receptors on human uterine natural killer cells. Eur J Immunol 27(4):979–983

Wallace AE, Fraser R, Cartwright JE (2012) Extravillous trophoblast and decidual natural killer cells: a remodelling partnership. Hum Reprod Update 18(4):458–471

Weill P (1921) Les cellules granuleuses des muqueuses intestinale et utérine. Arch Anat Microsc 7:77

Weintraub AY, Sheiner E, Bashiri A, Shoham-Vardi I, Mazor M (2005) Is there a higher prevalence of pregnancy complications in a live-birth preceding the appearance of recurrent abortions? Arch Gynecol Obstet 271(4):350–354

Winger EE, Reed JL (2008) Treatment with tumor necrosis factor inhibitors and intravenous immunoglobulin improves live birth rates in women with recurrent spontaneous abortion. Am J Reprod Immunol 60(1):8–16

Wu X, Jin LP, Yuan MM, Zhu Y, Wang MY, Li DJ (2005) Human first-trimester trophoblast cells recruit CD56brightCD16- NK cells into decidua by way of expressing and secreting of CXCL12/stromal cell-derived factor 1. J Immunol 175(1):61–68

Xu YY, Wang SC, Li DJ, Du MR (2017) Co-signaling molecules in maternal-fetal immunity. Trends Mol Med 23(1):46–58

Xu X, Zhou Y, Wei H (2020) Roles of HLA-G in the maternal-fetal immune microenvironment. Front Immunol 11:592010

Zhang X, Feng J, Chen S, Yang H, Dong Z (2019) Synergized regulation of NK cell education by NKG2A and specific Ly49 family members. Nat Commun 10(1):5010

Mastzellen 7

Nicole Meyer

Mastzellen (MCs) gehören als Leukozyten zur zellulären Komponente des angeborenen Immunsystems. Bekannt sind die Zellen maßgeblich als Effektorzellen bei allergischen Reaktionen. Neben ihrer Beteiligung an verschiedenen immunpathologischen Reaktionen sind diese Immunzellen auch an zahlreichen physiologischen Funktionen beteiligt, von denen längst nicht alle ausreichend erforscht sind. Während frühere Studien die Rolle von MCs im Rahmen einer Schwangerschaft anzweifelten, zeigen Forschungsergebnisse der letzten Jahre eindrucksvoll die Bedeutsamkeit von MCs für verschiedene reproduktive Prozesse und das ungeborene Leben. Somit geraten MCs zunehmend in den Fokus der Reproduktionsforschung.

7.1 Ursprung und Entwicklung

Mastzellen (MCs) wurden erstmalig im Jahr 1878 von dem deutschen Wissenschaftler Paul Ehrlich beschrieben. Im Rahmen seiner Dissertation mit dem Titel „Beiträge zur Theorie und Praxis der histologischen Färbung" (Ehrlich 1878) beschrieb er die Morphologie, die Lokalisation und auch erste Funktionen der Anilinfarbstoff-reaktiven Zellen. Ehrlich beschrieb MCs als granulierte Bindegewebszellen, die als einzigartiges Merkmal zahlreiche Granula in ihrem Zytoplasma aufweisen. Auch die charakteristische Metachromasie der Granula wurde beschrieben. Die zelltypischen Granula waren es auch, die den Zellen ihren Namen verschafften. Ehrlich nahm an, dass MCs andere Zellen

N. Meyer (✉)
Department Umweltimmunologie, Helmholtz-Zentrum für Umweltforschung GmbH – UFZ, Leipzig, Deutschland
E-Mail: nicole.meyer@ufz.de

W. Würfel (Hrsg.), *Reproduktionsimmunologie*,
https://doi.org/10.1007/978-3-662-63907-8_7

mit ihren Granula füttern/mästen. Laut einer anderen Theorie wurde angenommen, dass die Granula von den Zellen selbst aufgenommen werden und sie dadurch wie gemästet aussahen (Beaven 2009; Crivellato et al. 2003). Obwohl man heute weiß, dass beide Theorien falsch sind, sind es die mediatorengefüllten Granula, die für die vielfältigen und umfangreichen Funktionen von MCs verantwortlich sind.

MCs entwickeln sich aus hämatopoetischen Stammzellen des Knochenmarks. Als unreife Vorläuferzellen gelangen sie mit dem Blutstrom in unterschiedliche Regionen des Körpers, erst dort findet die Reifung der Zellen satt (Kitamura et al. 1987). MCs kommen in nahezu jedem Gewebe vor, ihre höchste Dichte erlangen sie dabei in grenzbildenden Oberflächen des Körpers. Diese Lokalisationen in der Haut, dem Respirationstrakt, dem Magen-Darm-Trakt und dem Reproduktionstrakt wird ihrer Rolle bei der Pathogenabwehr zugeschrieben, da Pathogene vorrangig über diese genannten Regionen in den Körper eindringen (Metcalfe et al. 1997). In der Peripherie angekommen, induziert die lokale Mikroumgebung die Reifung der MCs. Im Menschen trägt der Stammzellfaktor (SCF), in Nagetieren das gemeinsame Wirken von SCF und Interleukin (IL)-3 maßgeblich zur Reifung der MCs bei. Auch andere Wachstumsfaktoren, Zytokine und Interleukine wie beispielsweise IL-4, IL-6, IL-9, IL-10 und Interferon-γ beeinflussen die Reifung, die Differenzierung, die Proliferation und die Apoptose von MCs (Frossi et al. 2004).

7.2 Aktivierung

MCs lassen sich durch nicht-immunologische Mechanismen (z. B. Substanz 48/80 oder Kalzium-Ionophor) und durch immunologische Mechanismen aktivieren (Rosengard et al. 1986). Eine wichtige Rolle spielen dabei verschiedenste auf der Zelloberfläche exprimierte Rezeptoren. Ein wichtiger Rezeptor für die Entwicklung, Reifung, Proliferation und das Überleben von MCs ist die Tyrosinkinase Kit (c-Kit or CD117), die SCF bindet. Eine Defizienz an c-Kit-Rezeptoren oder SCF kann mit Störungen der Blutzellproduktion, geringer Pigmentierung oder Fertilitätsproblemen assoziiert sein (Lennartsson et al. 2005; Roskoski 2005).

Der am meisten erforschte Aktivierungsweg von MCs verläuft über die hochaffinen Immunoglobulin (Ig)-Fc ε-Rezeptoren alpha (FcεRα), welche IgE Antikörper binden.

Bi- oder multivalente Antigenbindung an die IgE Antikörper führt zur Vernetzung der Rezeptoren und vermittelt die Aktivierung und Degranulation von MCs. Diese IgE-abhängige Aktivierung spielt insbesondere bei allergischen Reaktionen eine entscheidende Rolle (Wedemeyer und Galli 2000). MCs können über eine Reihe anderer Rezeptoren, ligandengesteuerte Ionenkanäle und Moleküle, Zytokine oder Peptide aktiviert werden. Durch die Expression entsprechender Hormonrezeptoren können auch Sexualhormone wie Östrogen und Progesteron zur direkten oder indirekten Aktivierung von MCs führen (Jensen et al. 2010; Chen et al. 2010).

Die Aktivierung von MCs führt zur Degranulation, wobei zwei Arten der Degranulation unterschieden werden. Bei der klassischen IgE-vermittelten anaphylaktischen Degranulation (anaphylactic degranulation) kommt es zur Fusion von Granula und Zellmembran und einem explosionsartigen Ausstoßen der in den Granula gespeicherten Mediatoren in den Extrazellularraum. Daneben gibt es die sogenannte „allmähliche Degranulation" (piecemeal-degranulation), wobei Vesikel die Granulainhalte nach und nach an die Membran transportieren (Moon et al. 2014).

7.3 Mediatoren und Subtypen

MCs stellen eine heterogene Zellpopulation dar. Sie unterscheiden sich hinsichtlich ihrer Morphologie, ihrer Lokalisation, ihrer Sensitivität gegenüber verschiedener Farbstoffe, ihrer Funktion und ihrem Gehalt an Mediatoren. Das gemeinsame, einzigartige Merkmal reifer MCs sind die hundertfach vorhandenen zytoplasmatischen Granula. In diesen Granula speichern MCs große Mengen vorgefertigter Mediatoren, die sie nach Aktivierung der Zelle innerhalb von Sekunden aus dem Zellinneren entlassen können. Zu diesen Mediatoren gehören Histamin, Heparin, Serotonin, Interleukine, Zytokine, Proteoglykane und Proteasen. Neben diesen vorgefertigten Mediatoren, können MCs nach Stimulation auch neue Mediatoren wie Arachidonsäuremetaboliten, Zytokine, Chemokine, Wachstumsfaktoren und angiogenetische Faktoren synthetisieren (Gordon und Galli 1991). Die Proteasen Carboxypeptidase A3 (Cpa3), Chymasen und Tryptasen umfassen nahezu die Hälfte aller Proteine einer MC (Pejler et al. 2007). Wegen des hohen Gehaltes an Chymasen und Tryptasen wird angenommen, dass die Proteasen eine besondere Bedeutung hinsichtlich der Funktion von MCs haben.

Chymasen sind Serinproteasen mit chymotrypsinähnlicher Substratspezifität. Basierend auf ihrer biochemischen Struktur werden sie in α-Chymasen und in β-Chymasen unterteilt. Mäuse exprimieren die α-Chymase-Mastzellprotease (Mcpt) 5 sowie mehrere β-Chymasen. Humane MCs exprimieren lediglich eine einzige als Cma1 bezeichnete α-Chymase (Pejler 2020). Chymasen besitzen vielseitige Funktionen. Sie induzieren die Akkumulation von inflammatorischen Zellen *in vivo*. Sie sind dazu in der Lage, den Blutdruck zu regulieren, Matrixmetalloproteasen (MMPs) durch Spaltung ihrer Vorstufen zu aktivieren und die extrazelluläre Matrix zu degradieren (Pejler 2020). Außerdem hemmen Chymasen das Wachstum glatter Muskelzellen oder induzieren deren Apoptose (Leskinen et al. 2006). Tryptasen sind trypsinähnliche Serinproteasen, die fast ausschließlich in MCs exprimiert werden. Ebenso wie Chymasen regulieren sie die Prozessierung von Hormonvorstufen sowie die Degradierung und den Umbau von Bindegewebe durch die Spaltung von Peptiden und Proteinen (Gruber et al. 1989). Außerdem beeinflussen sie Zellproliferation und Zellwachstum (Cairns und Walls 1996) und die Rekrutierung von Neutrophilen (Huang et al. 1998).

Die Einordnung von MCs in verschiedene Subtypen wird im Menschen durch den Gehalt an Proteasen definiert. So werden MCs, die lediglich Tryptase enthalten (MC_T), von MCs, die Chymase und Tryptase enthalten (MC_{CT}), unterschieden. MC_Ts sind vorrangig auf Schleimhautoberflächen, MC_{CT}s in der Haut, dem Peritoneum und im Bindegewebe lokalisiert (Irani et al. 1986). Als dritten Subtyp wurden später auch MCs beschrieben, die nur Chymase exprimieren ($MC_{C)}$ (Weidner und Austen 1991).

In Nagetieren wird zwischen „Mukosamastzellen" (MMCs) und „Bindegewebsmastzellen" (CTMCs) unterschieden. Kurzlebige MMCs, vorrangig auf Schleimhautoberflächen zu finden, exprimieren hautsächlich Chymasen. Langlebige CTMCs, im Bindegewebe und im Peritoneum lokalisiert, exprimieren Chymasen, Tryptasen, Cpa3, aber auch Heparin und große Mengen Histamin (Galli et al. 2011). Nicht immer können MCs eindeutig einem der Subtypen zugeordnet werden. Neuste Forschungen in verschiedenen Modellen zeigen, dass MCs dazu in der Lage sind, ihren Phänotyp in Abhängigkeit vom umliegenden Gewebe zu verändern und in einem anderen Subtyp zu konvertieren (Galli et al. 2011; Woidacki et al. 2013).

7.4 Pathophysiologische und physiologische Relevanz

Die Vielzahl an unterschiedlichen Mediatoren führt zu einer eindrucksvollen Multifunktionalität der MCs. Seit Jahrzehnten sind MCs weitestgehend durch ihre prominente Rolle bei allergischen Erkrankungen, einschließlich Asthma und Anaphylaxie, bekannt. Daneben spielen MCs eine Rolle bei Autoimmunerkrankungen, metabolischen Erkrankungen, Magen-Darm-Erkrankungen, Herz-Kreislauf-Erkrankungen und Fibrose (Weller et al. 2011). Immer noch kontrovers diskutiert wird die Rolle von MCs in Bezug auf Krebserkrankungen.

Forschung der letzten Jahre belegt daneben eindrucksvoll eine Vielzahl physiologischer Funktionen der Immunzellen. So regulieren MCs angeborene und adaptive Immunantworten und stimmen Immunzellinteraktionen gezielt aufeinander ab. Als antigenpräsentierende Zellen induzieren MCs die klonale Expansion von T-Zellen (Kambayashi et al. 2009). Daneben beeinflussen sie die Migration, die Reifung und die Funktion verschiedenster Immunzellen (Galli et al. 2005). MCs beeinflussen außerdem wichtige Prozesse wie die Wirtsresistenz gegen Parasiten und Gifte, Vasodilatation und Permeabilität, Gefäßhomöostase (Dudeck et al. 2019), und sie sind bedeutsam für alle Phasen der Wundheilung (Douaiher et al. 2014). Durch die Freisetzung angiogenetischer Faktoren unterstützen MCs die Angiogenese, die wiederum einen Einfluss auf Prozesse wie den Menstrualzyklus, die Ovulation, die Wund- und Gewebeheilung, die Embryonalentwicklung und das postnatale Wachstum hat (Marone et al. 2016). MCs beeinflussen des Weiteren Kontraktionen der Gebärmutter und glatter Muskelzellen (Rudolph et al. 2004) (Abb. 7.1).

Die zuletzt aufgezählten Funktionen lassen einen vielseitigen Einfluss von MCs auf Fortpflanzungsprozesse vermuten. Obwohl MCs in der Reproduktionsforschung noch immer unterrepräsentiert scheinen, gibt es eine Reihe interessanter Forschungsergebnisse, die eine zentrale Rolle von MCs während der Schwangerschaft und der fetalen Entwicklung belegen.

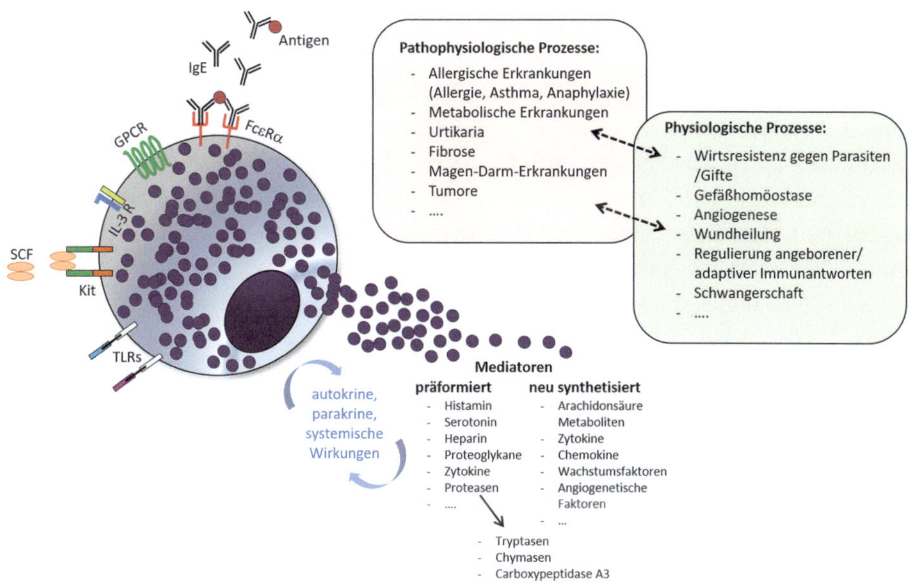

Abb. 7.1 Aktivierung von Mastzellen und ihre Rolle bei pathophysiologischen und physiologischen Prozessen. Mastzellen (MCs) exprimieren unterschiedliche Rezeptoren auf ihrer Oberfläche wie beispielsweise Fc-, G-Protein gekoppelte (GPCR), Interleukin-, Kit- und Toll-like Rezeptoren (TLR). Die Rezeptoren sind für die Entwicklung, Reifung, Proliferation und die Funktion von MCs bedeutsam. Vorgefertigte oder neu synthetisierter Mediatoren werden infolge einer Aktivierung der Zellen, z. B. als Reaktion der Vernetzung IgE gebundener Antigene, freigesetzt. Die Mediatoren sind in eine Vielzahl physiologischer und pathophysiologischer Prozesse involviert (Abbildung neu veröffentlicht aus Meyer und Zenclussen 2018).

7.5 Mastzellen, Fertilität und Reproduktion

Während Blutproben schwangerer Frauen während des gesamten Verlaufes der Schwangerschaft verfügbar sind, sind Gewebeproben größtenteils zum Anfang (im Falle eines Abortes oder einer Abtreibung) und zum Ende der Schwangerschaft (Geburt) verfügbar. Somit können Aussagen über immunologische Gegebenheiten und Vorgänge insbesondere zu Beginn und zum Ende einer Schwangerschaft getroffen werden. Schwieriger ist es, Zustände während der mittleren Phase der Schwangerschaft zu definieren. Dies begründet neben der Untersuchung humaner Proben die Notwendigkeit der Nutzung anderer Modellorganismen. Für Forschungsarbeiten auf dem Gebiet der Schwangerschaftsimmunologie gilt die Maus als verlässlicher Modellorganismus da sowohl das Immunsystem als auch die hämochoriale Plazenta sehr ähnlich sind. Verschiedene Mausmodelle haben sich für die Erforschung MC-relevanter Mechanismen etabliert und so gelang es, weitreichende Einblicke in die Funktionen von MCs zu erhalten.

7.5.1 Mausmodelle in der MC-Forschung

Um die Funktion von MCs *in vivo* zu untersuchen, bediente man sich in den vergangenen Jahrzehnten verschiedener c-Kit-Mutantenstämme, die sich in Folge von Mutationen durch eine eingeschränkte c-Kit Thyrosinkinase-abhängige Signalweiterleitung und damit dem Verlust von MCs auszeichnen. Das WBB6F$_1$-Kit^{W}/Kit^{W-v} Mausmodell ist neben einer fehlenden Entwicklung von MCs durch Anämie, Abwesenheit von Melanozyten und Sterilität charakterisiert. Daneben gibt es kaum andere immunologische Veränderungen (Kitamura et al. 1978). Ein weiteres Kit-abhängiges Modell stellen C57BL/6-Kit^{W-sh}/Kit^{W-sh} *(W-sh)* Mäuse dar. Ab einem Alter von 10 Wochen sind die Tiere MC-defizient, dabei aber weder anämisch noch steril (Grimbaldeston et al. 2005). Um herauszufinden, ob beobachtete Unterschiede zwischen den c-Kit Mutationslinien und Wildtypen tatsächlich Auswirkungen der MC-Defizienz sind, erfolgt die lokale oder systemische Rekonstitution der Mutationsstämme mit Knochenmark-abgeleiteten MCs (BMMCs).

Neben den Kit-abhängigen Mausmodellen, gibt es neuere, Kit-unabhängige Modelle. Einige der Kit-unabhängigen Mausmodelle basieren auf der Verwendung des Cre-lox-Rekombinationssystems. Mcpt5-Cre-transgene Mäuse exprimieren die Cre-Rekombinase unter der Kontrolle des Mcpt5 Promotors (Scholten et al. 2008). Durch Verpaarung dieser Mauslinie mit der iDTR Mauslinie (Buch et al. 2005) erfolgt die Expression des Diphteria Toxin Rezeptors (DTR) in allen Cre-exprimierenden Zellen. Eine anschließende Injektion des Diphteriatoxins bewirkt den Verlust von Mcpt5-exprimierenden CTMCs. Werden Mcpt5-Cre Mäuse mit der R-DTA Mauslinie (Voehringer et al. 2008) verpaart, kommt es ebenfalls zum Verlust von CTMCs infolge der Diphteria-Toxin-A (DTA)-Ausschüttung. Mcpt5-Cre^{+} iDTR^{+} und Mcpt5-Cre^{+} R-DTA^{+}-Mäuse ermöglichen somit eine konstitutive und spezifische Inaktivierung Mcpt5-exprimierender Zellen *in vivo.*

In der als „Cre-Master" Mausmodell bezeichneten transgenen Cpa3$^{Cre/+}$Mauslinie wird die Cre-Rekombinase (Crei) in den Cpa3 Genlokus durch homologe Rekombination eingebracht. Das Cpa3 Gen codiert für die MC-spezifische Protease Cpa3 [153], die bereits von MC Vorläuferzellen exprimiert wird. Durch einen gentoxischen Mechanismus werden sowohl CTMCs als auch MMCs konstitutiv depletiert. Bei Verwendung des Modells ist zu beachten, dass die Anzahl an Basophilen in der Milz stark reduziert ist. Abgesehen davon gibt es keine hämatologischen und immunologischen Auffälligkeiten im Vergleich von den heterozygoten MC-defizienten Cpa3$^{Cre/+}$und Cpa3$^{+/+}$ Kontrollmäusen (Feyerabend et al. 2011).

7.5.2 MCs im weiblichen Reproduktionstrakt

MCs, die sich im Reproduktionstrakt befinden, werden in der Literatur als deziduale oder uterine MCs (uMCs) bezeichnet. Im Folgenden wird der Begriff uMCs speziesübergreifend verwendet. Im Menschen sind uMCs im gesamten weiblichen Reproduktionstrakt, einschließlich Zervix, Myometrium, Endometrium und den Ovarien, zu finden (Sivridis et al. 2001; Gamal et al. 2009). Wie auch im übrigen Körper sind die Immunzellen oft in der Nähe von Blutgefäßen oder myometralen glatten Muskelzellen lokalisiert. Die humane heterogene uMCs-Population besteht aus allen 3 proteasespezifischen Phänotypen MC_T, MC_{CT} und MC_C. Auch in Nagetieren stellen uMCs eine heterogene Population aus CTMCs und MMCs dar.

uMCs verschiedener Spezies, einschließlich des Menschen, exprimieren Rezeptoren für die weiblichen Sexualhormone Östrogen und Progesteron (Jensen et al. 2010) aber auch Androgenrezeptoren (Chen et al. 2010). Die Migration der Zellen aus der Peripherie in den Uterus sowie Reifung und Degranulation können somit hormonell reguliert werden (Jensen et al. 2010; Cocchiara et al. 1992). Eine Ausschüttung von Mediatoren infolge der Degranulation kann durch deren Vielseitigkeit verschiedenste Prozesse in einer Schwangerschaft beeinflussen. Dazu gehören 1) die Implantation der Blastozyste, 2) die Plazentation, 3) die Angiogenese und die deziduale Umwandlung, 4) Uteruskontraktionen sowie die Zervixreifung. Daneben werden auch der Menstrualzyklus und die Ovulation von MCs beeinflusst (Abb. 7.2)

7.5.3 Bedeutung von MCs für Menstrualzyklus und Ovulation

Der bei geschlechtsreifen Frauen monatlich auftretende Menstrualzyklus stellt die Voraussetzung einer Befruchtung dar. Dabei kommt es zur hormonell gesteuerten zyklischen Reifung und Ovulation von Eizellen sowie zu strukturellen Veränderungen im Endometrium. Auch weibliche Mäuse weisen einen als Östruszyklus bezeichneten, 4–5 Tage andauernden Sexualzyklus auf, der zur Reifung von Eizellen führt. Neben Hormonen scheinen auch Immunzellen, einschließlich MCs, für die zyklischen Vorgänge im Mensch und Nagetier bedeutsam zu sein.

Im Menschen sind uMCs in allen Stadien des Menstrualzyklus im Endometrium vorhanden. Während die Anzahl konstant bleibt, verändern sich die Morphologie, der Granulagehalt und die Degranulationsaktivität der Zellen in den verschiedenen Zyklusphasen. Insbesondere vor und während der Menstruation konnte eine vermehrte Degranulation beobachtet werden (Sivridis et al. 2001; Jeziorska et al. 1995). Während im Menschen eine unterschiedliche Aktivität von MCs festgestellt werden konnte, verändert sich in Nagetieren die Anzahl an uMCs in verschiedenen Zyklusphasen. So ist in der Maus die Anzahl an uMCs während des Östrus, der fertilen Phase des Östruszyklus, signifikant erhöht. Im Falle der Etablierung einer Schwangerschaft steigt die Anzahl an uMCs weiter an (Woidacki et al. 2013). Kommt es nicht zur Schwangerschaft, fällt die Menge uMCs in der nächsten Zyklusphase, dem Diestrus, wieder ab (Schmerse et al. 2014). Neben der Anzahl an uMCs, verändert sich bei Ratten auch der Histamingehalt im Uterus zyklusabhängig. Während der Ovulation wird ein Histaminhöchstwert erreicht, was eine wichtige Rolle von MCs für die Ovulation vermuten lässt. Nach Implantation der Blastozyste sinkt der Histamingehalt wieder (Cocchiara et al. 1988).

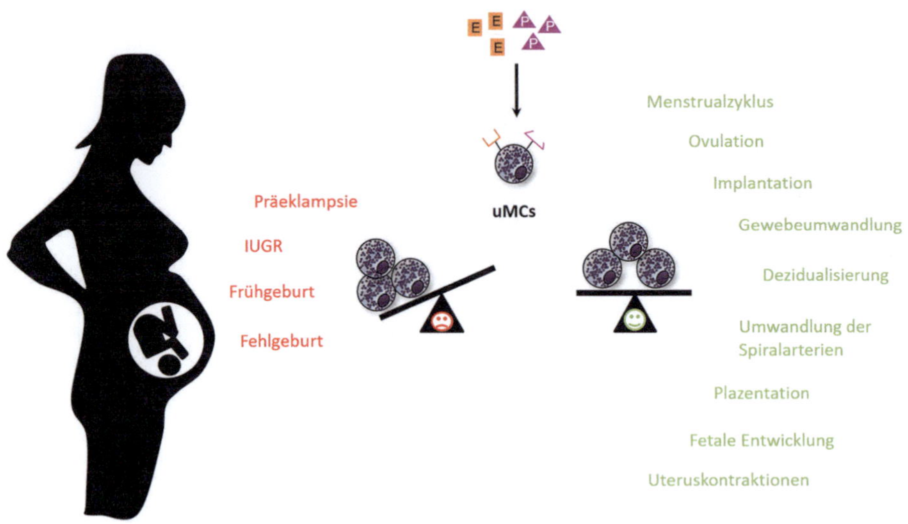

Abb. 7.2 Die Rolle von uterinen Mastzellen für reproduktive Prozesse bei der Frau. Die Migration, Reifung und Aktivierung uteriner Mastzellen (uMCs) werden durch die Hormone Östrogen (E) und Progesteron (P) beeinflusst. Eine physiologische Anzahl und Aktivierung von uMCs ist wichtig für reproduktive Prozesse wie Ovulation, Implantation, Gewebeumwandlung, Dezidualisierung, Spiralarterienumwandlung, Plazentation, fetale Entwicklung und Uteruskontraktionen während der Geburt. Ein Ungleichgewicht hinsichtlich der Anzahl oder Aktivierung von MCs kann mit Schwangerschaftskomplikationen wie Präeklampsie, Frühgeburt, intrauteriner Wachstumsrestriktion (IUGR) und Fehlgeburt assoziiert sein (Abbildung neu veröffentlicht aus Meyer und Zenclussen 2018)

Auch in den Ovarien von Mensch und Nagetieren sind MCs vorhanden (Krishna et al. 1989). Hinsichtlich der Anzahl gibt es unterschiedliche Studienergebnisse. Während manche Studien eine konstante Anzahl an ovariellen MCs während des Zyklus dokumentieren (Schmidt et al. 1988a), postulieren andere eine erhöhte Anzahl und Aktivität von ovariellen MCs während der Ovulation (Hamouzova et al. 2017; Morikawa et al. 1981). Von MCs freigesetztes Histamin ist einer der Hauptmediatoren im Ovulationsprozess verschiedener Säugetiere (Krishna et al. 1989; Schmidt et al. 1988a). Histamin stimuliert die Kontraktion glatter Muskelzellen im Ovar, fördert die Progesteronproduktion und hat vasodilatorische Effekte auf das Eierstockgefäßsystem (Morikawa et al. 1981). Ebenfalls bedeutend für die Progesteronproduktion und das Follikelwachstum sind von MCs freigesetztes Serotonin (Schmidt et al. 1988b) und IL-8 (Szukiewicz et al. 2007). Die von MCs in hoher Menge gebildeten Proteasen fördern den Abbau der extrazellulären Matrix an der follikulären Spitze während der Ovulation (Brännström und Enskog 2002).

Eine Verbindung zwischen MCs und dem Menstrualzyklus zeigt sich auch darin, dass Symptome MC-assoziierter Erkrankungen während des Menstrualzyklus Veränderungen unterliegen. So verschlechtern sich im Menschen beispielsweise Asthmasymptome während der Menstruation (Martinez-Moragón et al. 2004) und Migränesymptome während der Ovulation (Vasiadi et al. 2006).

7.5.4 Rolle von MCs von der Implantation bis zur Geburt

Während der Implantation lagert sich die Blastozyste an das Endometrium an und dringt in dieses ein. Die Beteiligung von uMCs am Vorgang der Implantation wird in der Literatur kontrovers diskutiert. Während einige Studien eine zentrale Rolle von MCs verwerfen (Salamonsen et al. 1996; Menzies et al. 2012; Wordinger et al. 1986), sprechen andere für eine Rolle von MCs im Rahmen des Implantationsprozesses. So zeigen MC-defiziente $Kit^{W-sh/W-sh}$-Mäuse eine stark beeinträchtigte Implantation, welche durch den systemischen oder lokalen Transfer von BMMCs aus Wildtyp-Mäusen verbessert werden kann (Woidacki et al. 2013). Daneben konnte gezeigt werden, dass Mediatoren wie Histamin (Maintz et al. 2008), Matrixmetalloproteinasen (MMPs) (Bai et al. 2005; Alexander et al. 1996), Tryptasen (Sharma et al. 2006) und der vaskuläre endotheliale Wachstumsfaktor (VEGF) (Rabbani und Rogers 2001; Ghosh et al. 2000) wichtig für den Implantationsprozess sind. Zwar sind MCs nicht die einzige Quelle der genannten Mediatoren, alle können jedoch von MCs sezerniert werden.

Während der Implantation spielen Gewebeumwandlung und der Abbau der extrazellulären Matrix eine wichtige Rolle. Insbesondere MC-Proteasen können diese Prozesse weitreichend unterstützen. Im Rahmen verschiedener physiologischer und pathophysiologischer Szenarien wurde die Fähigkeit von Chymasen und Tryptasen, Bestandteile der extrazellulären Matrix zu zersetzen, nachgewiesen (Leskinen et al. 2003; Kovanen 2007; Iddamalgoda et al. 2008; Lazaar et al. 2002). Dabei kann die Fähigkeit der Proteasen, gewebedegradierende MMPs zu aktivieren, zur Gewebeumwandlung, wie sie auch während der frühen Schwangerschaft stattfindet, beitragen.

Neben der Gewebeumwandlung kommt es während der frühen Schwangerschaft zu ausgeprägten vaskulären Veränderungen, die von MCs beeinflusst werden. Die zu Beginn der Schwangerschaft englumigen und dickwandigen mütterlichen Spiralarterien werden in weitlumige, dünnwandige und somit widerstandsarme Gefäße umgewandelt (Brosens et al. 1967). Dabei spielen trophoblastenabhängige und trophoblastenunabhängige Mechanismen eine Rolle. Glatte Muskel- und Endothelzellen der Gefäßwände der Spiralarterien werden abgebaut, gleichzeitig dringen extravillöse Trophoblasten in die Spiralarterien ein (Whitley und Cartwright 2009). Durch die Dilatation der Gefäße wird die Versorgung des Fetus mit ausreichend Blut gesichert. Außerdem wird die Geschwindigkeit des Blutstroms in den intravillösen Raum der Plazenta reduziert, wodurch eine Beschädigung der empfindlichen fetalen Zotten verhindert wird (Kaufmann et al. 2003). Störungen des Umwandlungsprozesses können Schwangerschaftskomplikationen wie Fehlgeburt, Frühgeburt, Präeklampsie oder intrauterine Wachstumsrestriktion verursachen (Ball et al. 2006; Lyall et al. 2013). Zahlreiche Studien belegen eindrucksvoll die Bedeutsamkeit von uterinen natürlichen Killerzellen (uNKs) (siehe Kap. 6 „Natürliche Killerzellen") für den Prozess der Spiralarterienumwandlung (Burke et al. 2010; Croy et al. 2003). Neuere Studien zeigen eine bis dahin unerwartete Rolle von uMCs für diesen Prozess auf (Abb. 7.3).

So weisen MC-defiziente Mausmodelle einheitlich eine ineffiziente Umwandlung der Spiralarterien auf. In $Kit^{W-sh/W-sh}$-Mäusen, führt der Transfer von Wildtyp BMMCs zur Normalisierung der Spiralarterienumwandlung (Woidacki et al. 2013). Auch die Abwesenheit von MCs in $Cpa3^{Cre/+}$-Mäusen resultiert in unzureichend umgewandelten Spiralarterien und einer auffallenden Wachstumsrestriktion des Nachwuchses. Interessanterweise verschlechterte eine kombinierte Abwesenheit von MCs und NKs die Umwandlung der Spiralarterien verglichen zum Fehlen nur einer der Zellpopulationen (Meyer et al. 2017a, b). Dies lässt eine ähnliche Funktion beider Zellpopulationen hinsichtlich des Prozesses vermuten.

Auch hier scheinen von MCs sezernierte Chymasen, wie die α-Chymase Mcpt5, eine besondere Rolle zu spielen. Chymasen können das Wachstum glatter Muskelzellen inhibieren und eine Apoptose glatter Muskelzellen verursachen (Leskinen et al.

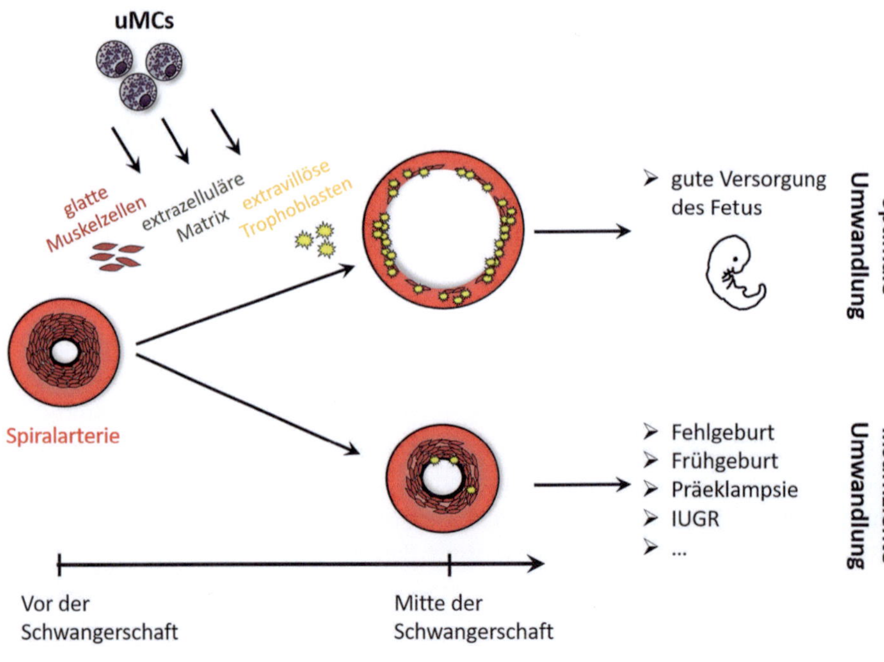

Abb. 7.3 Uterine Mastzellen unterstützen die Spiralarterienumwandlung. Englumige, dickwandige Spiralarterien werden bis Mitte der Schwangerschaft in weitlumige, dünnwandige, widerstandsarme Gefäße umgewandelt. Glatte Muskel- und Endothelzellen sowie die extrazelluläre Matrix werden abgebaut, extravillöse Trophoblasten dringen in die Spiralarterien ein. Mastzellen beeinflussen jeden dieser Prozesse, die für eine optimale Versorgung des Fetus wichtig sind. Störungen des Umwandlungsprozesses können Schwangerschaftskomplikationen wie Fehlgeburt, Frühgeburt, Präeklampsie oder intrauterine Wachstumsrestriktion verursachen

2003; Dekker et al. 2012; Wang et al. 2001), wichtige Prozesse im Rahmen einer effizienten Spiralarterienumwandlung. *In vitro* konnte gezeigt werden, dass die Mcpt5-exprimierende MC/9 MC-Zelllinie die Apoptose von uterinen glatten Muskelzellen induziert. Daneben konnte *in vivo* bestätigt werden, dass Mcpt5-Cre$^+$ R-DTA$^+$-Mäuse, die durch die Abwesenheit Mcpt5-positiver Zellen charakterisiert sind, eine auffallend ineffiziente Spiralarterienumwandlung sowie bei der Geburt wachstumsretardierte Nachkommen aufweisen (Meyer et al. 2017a). Auch im Menschen sind uMCs in der Nähe von Spiralarterien lokalisiert, und *in vitro* Experimente belegen die Fähigkeit von MC-Chymase zur Degradation der Bestandteile der extrazellulären Matrix (Kofford et al. 1997) und einer Steigerung der Trophoblasteninvasion (Meyer et al. 2017a), beides ebenfalls wichtige Prozesse für die Umwandlung der Spiralarterien.

Die Daten aus verschiedenen Studien belegen den Einfluss von MCs und ihren Mediatoren für eine uneingeschränkte plazentare und fetale Entwicklung. Dennoch wurde im Menschen gezeigt, dass die Menge und die Verteilung von MCs, aber auch die Konzentration ihrer Mediatoren (wobei insbesondere Histamin zu nennen ist) zu fehlerhafter Plazentation und Präeklampsie führen können (Szewczyk et al. 2012). Eine zu hohe oder zu geringe Menge der Immunzellen bzw. erhöhte Histaminausschüttung kann mit Frühgeburten assoziiert sein (Madendag et al. 2010; Needham et al. 2016).

MCs sind für die Einleitung der Geburt von Bedeutung. Im Optimalfall wird die Geburt nach vollständiger Reifung des Fetus durch Kontraktionen des Myometriums initiiert. In verschiedenen Spezies, einschließlich des Menschen, konnte gezeigt werden, dass diese Kontraktionen durch die MC Mediatoren Serotonin, Histamin und Prostaglandin stimuliert werden (Bytautiene et al. 2008; Cruz et al. 1989; Rudolph et al. 1993).

7.6 Zusammenfassung

MCs sind vielseitige Effektorzellen bei verschiedenen immunologischen, physiologischen und pathologischen Prozessen. Ihre Diversität erlangen diese besondere Immunzellen durch die Vielfalt an Mediatoren, die nach Stimulation durch Degranulation freigesetzt werden. Obwohl die Rolle von MCs für die Schwangerschaft und die fetale Entwicklung zunehmend erforscht wird, ist die vollständige biologische Bedeutsamkeit von MCs hinsichtlich reproduktiver Prozesse aufgrund der hohen Variabilität der Zellen längst nicht ausreichend geklärt.

Literatur

Alexander CM, Hansell EJ, Behrendtsen O et al (1996) Expression and function of matrix metalloproteinases and their inhibitors at the maternal-embryonic boundary during mouse embryo implantation. Development 122:1723–1736

Bai SX, Wang YL, Qin L et al (2005) Dynamic expression of matrix metalloproteinases (MMP-2, -9 and -14) and the tissue inhibitors of MMPs (TIMP-1, -2 and -3) at the implantation site during tubal pregnancy. Reproduction 129:103–113. https://doi.org/10.1530/rep.1.00283

Ball E, Bulmer JN, Ayis S et al (2006) Late sporadic miscarriage is associated with abnormalities in spiral artery transformation and trophoblast invasion. J Pathol 208:535–542. https://doi.org/10.1002/path.1927

Beaven MA (2009) Our perception of the mast cell from Paul Ehrlich to now. Eur J Immunol 39:11–25. https://doi.org/10.1002/eji.200838899

Brännström M, Enskog A (2002) Leukocyte networks and ovulation. J Reprod Immunol 57:47–60. https://doi.org/10.1016/s0165-0378(02)00009-8

Brosens I, Robertson WB, Dixon HG (1967) The physiological response of the vessels of the placental bed to normal pregnancy. J Pathol Bacteriol 93:569–579. https://doi.org/10.1002/path.1700930218

Buch T, Heppner FL, Tertilt C et al (2005) A Cre-inducible diphtheria toxin receptor mediates cell lineage ablation after toxin administration. Nat Methods 2:419–426. https://doi.org/10.1038/nmeth762

Burke SD, Barrette VF, Gravel J et al (2010) Uterine NK cells, spiral artery modification and the regulation of blood pressure during mouse pregnancy. Am J Reprod Immunol 63:472–481. https://doi.org/10.1111/j.1600-0897.2010.00818.x

Bytautiene E, Vedernikov YP, Saade GR et al (2008) IgE-independent mast cell activation augments contractility of nonpregnant and pregnant guinea pig myometrium. Int Arch Allergy Immunol 147:140–146. https://doi.org/10.1159/000135701

Cairns JA, Walls AF (1996) Mast cell tryptase is a mitogen for epithelial cells. Stimulation of IL-8 production and intercellular adhesion molecule-1 expression. J Immunol 156:275–283

Chen W, Beck I, Schober W et al (2010) Human mast cells express androgen receptors but treatment with testosterone exerts no influence on IgE-independent mast cell degranulation elicited by neuromuscular blocking agents. Exp Dermatol 19:302–304. https://doi.org/10.1111/j.1600-0625.2009.00969.x

Cocchiara R, Albeggiani G, Di Trapani G et al (1988) Dispersal of rat uterine mast cells and their functional response to an embryo-derived histamine releasing factor: a possible model for embryo implantation. J Reprod Immunol 14:191–201. https://doi.org/10.1016/0165-0378(88)90069-1

Cocchiara R, Albeggiani G, Di Trapani G et al (1992) Oestradiol enhances in vitro the histamine release induced by embryonic histamine-releasing factor (EHRF) from uterine mast cells. Hum Reprod 7:1036–1041. https://doi.org/10.1093/oxfordjournals.humrep.a137790

Crivellato E, Ca B, Mallardi F et al (2003) Paul Ehrlich's doctoral thesis: a milestone in the study of mast cells. Br J Haematol 123:19–21. https://doi.org/10.1046/j.1365-2141.2003.04573.x

Croy BA, He H, Esadeg S et al (2003) Uterine natural killer cells: insights into their cellular and molecular biology from mouse modelling. Reproduction 126:149–160. https://doi.org/10.1530/rep.0.1260149

Cruz MA, Gonzalez C, Acevedo CG et al (1989) Effects of histamine and serotonin on the contractility of isolated pregnant and nonpregnant human myometrium. Gynecol Obstet Invest 28:1–4. https://doi.org/10.1159/000293482

den Dekker WK, Tempel D, Bot I et al (2012) Mast cells induce vascular smooth muscle cell apoptosis via a toll-like receptor 4 activation pathway. Arterioscler Thromb Vasc Biol 32:1960–1969. https://doi.org/10.1161/ATVBAHA.112.250605

Douaiher J, Succar J, Lancerotto L et al (2014) Development of mast cells and importance of their tryptase and chymase serine proteases in inflammation and wound healing. Adv Immunol 122:211–252. https://doi.org/10.1016/B978-0-12-800267-4.00006-7

Dudeck A, Köberle M, Goldmann O et al (2019) Mast cells as protectors of health. J Allergy Clin Immunol 144:S4–S18. https://doi.org/10.1016/j.jaci.2018.10.054

Ehrlich P (1878) Thesis. Leipzig University; Beiträge zur Theorie und Praxis der histologischen Färbung. 6–17

Feyerabend TB, Weiser A, Tietz A et al (2011) Cre-mediated cell ablation contests mast cell contribution in models of antibody- and T cell-mediated autoimmunity. Immunity 35:832–844. https://doi.org/10.1016/j.immuni.2011.09.015

Frossi B, de Carli M, Pucillo C (2004) The mast cell: an antenna of the microenvironment that directs the immune response. J Leukoc Biol 75:579–585. https://doi.org/10.1189/jlb.0603275

Galli SJ, Nakae S, Tsai M (2005) Mast cells in the development of adaptive immune responses. Nat Immunol 6:135–142. https://doi.org/10.1038/ni1158

Galli SJ, Borregaard N, Wynn TA (2011) Phenotypic and functional plasticity of cells of innate immunity: macrophages, mast cells and neutrophils. Nat Immunol 12:1035–1044. https://doi.org/10.1038/ni.2109

Gamal SM, Rouby NM al-, Ali MA (2009) Localization and sorting of mast cells in human ovary; a histological and immunohistochemical study. Egypt J Hospital Med 6(37):664–684. https://doi.org/10.21608/ejhm.2009.17477

Ghosh D, Sharkey AM, Charnock-Jones DS et al (2000) Expression of vascular endothelial growth factor (VEGF) and placental growth factor (PlGF) in conceptus and endometrium during implantation in the rhesus monkey. Mol Hum Reprod 6:935–941. https://doi.org/10.1093/molehr/6.10.935

Gordon JR, Galli SJ (1991) Release of both preformed and newly synthesized tumor necrosis factor alpha (TNF-alpha)/cachectin by mouse mast cells stimulated via the Fc epsilon RI. A mechanism for the sustained action of mast cell-derived TNF-alpha during IgE-dependent biological responses. J Exp Med 174:103–107. https://doi.org/10.1084/jem.174.1.103

Grimbaldeston MA, Chen C-C, Piliponsky AM et al (2005) Mast cell-deficient W-sash c-kit mutant Kit W-sh/W-sh mice as a model for investigating mast cell biology in vivo. Am J Pathol 167:835–848. https://doi.org/10.1016/S0002-9440(10)62055-X

Gruber BL, Marchese MJ, Suzuki K et al (1989) Synovial procollagenase activation by human mast cell tryptase dependence upon matrix metalloproteinase 3 activation. J Clin Invest 84:1657–1662. https://doi.org/10.1172/JCI114344

Hamouzova P, Cizek P, Novotny R et al (2017) Distribution of mast cells in the feline ovary in various phases of the oestrous cycle. Reprod Domest Anim 52:483–486. https://doi.org/10.1111/rda.12938

Huang C, Friend DS, Qiu WT et al (1998) Induction of a selective and persistent extravasation of neutrophils into the peritoneal cavity by tryptase mouse mast cell protease 6. J Immunol 160:1910–1919

Iddamalgoda A, Le QT, Ito K et al (2008) Mast cell tryptase and photoaging: possible involvement in the degradation of extra cellular matrix and basement membrane proteins. Arch Dermatol Res 300(Suppl 1):S69–76. https://doi.org/10.1007/s00403-007-0806-1

Irani AA, Schechter NM, Craig SS et al (1986) Two types of human mast cells that have distinct neutral protease compositions. Proc Natl Acad Sci U S A 83:4464–4468. https://doi.org/10.1073/pnas.83.12.4464

Jensen F, Woudwyk M, Teles A et al (2010) Estradiol and progesterone regulate the migration of mast cells from the periphery to the uterus and induce their maturation and degranulation. PLoS ONE 5:e14409. https://doi.org/10.1371/journal.pone.0014409

Jeziorska M, Salamonsen LA, Woolley DE (1995) Mast cell and eosinophil distribution and activation in human endometrium throughout the menstrual cycle. Biol Reprod 53:312–320. https://doi.org/10.1095/biolreprod53.2.312

Kambayashi T, Allenspach EJ, Chang JT et al (2009) Inducible MHC class II expression by mast cells supports effector and regulatory T cell activation. J Immunol 182:4686–4695. https://doi.org/10.4049/jimmunol.0803180

Kaufmann P, Black S, Huppertz B (2003) Endovascular trophoblast invasion: implications for the pathogenesis of intrauterine growth retardation and preeclampsia. Biol Reprod 69:1–7. https://doi.org/10.1095/biolreprod.102.014977

Kitamura Y, Go S, Hatanaka K (1978) Decrease of mast cells in W/Wv mice and their increase by bone marrow transplantation. Blood 52:447–452

Kitamura Y, Kanakura Y, Fujita J et al (1987) Differentiation and transdifferentiation of mast cells; a unique member of the hematopoietic cell family. Int J Cell Cloning 5:108–121. https://doi.org/10.1002/stem.5530050203

Kofford MW, Schwartz LB, Schechter NM et al (1997) Cleavage of type I procollagen by human mast cell chymase initiates collagen fibril formation and generates a unique carboxyl-terminal propeptide. J Biol Chem 272:7127–7131. https://doi.org/10.1074/jbc.272.11.7127

Kovanen PT (2007) Mast cells and degradation of pericellular and extracellular matrices: potential contributions to erosion, rupture and intraplaque haemorrhage of atherosclerotic plaques. Biochem Soc Trans 35:857–861. https://doi.org/10.1042/BST0350857

Krishna A, Beesley K, Terranova PF (1989) Histamine, mast cells and ovarian function. J Endocrinol 120:363–371. https://doi.org/10.1677/joe.0.1200363

Lazaar AL, Plotnick MI, Kucich U et al (2002) Mast cell chymase modifies cell-matrix interactions and inhibits mitogen-induced proliferation of human airway smooth muscle cells. J Immunol 169:1014–1020. https://doi.org/10.4049/jimmunol.169.2.1014

Lennartsson J, Jelacic T, Linnekin D et al (2005) Normal and oncogenic forms of the receptor tyrosine kinase kit. Stem Cells 23:16–43. https://doi.org/10.1634/stemcells.2004-0117

Leskinen MJ, Lindstedt KA, Wang Y et al (2003) Mast cell chymase induces smooth muscle cell apoptosis by a mechanism involving fibronectin degradation and disruption of focal adhesions. Arterioscler Thromb Vasc Biol 23:238–243. https://doi.org/10.1161/01.atv.0000051405.68811.4d

Leskinen MJ, Heikkilä HM, Speer MY et al (2006) Mast cell chymase induces smooth muscle cell apoptosis by disrupting NF-kappaB-mediated survival signaling. Exp Cell Res 312:1289–1298. https://doi.org/10.1016/j.yexcr.2005.12.033

Lyall F, Robson SC, Bulmer JN (2013) Spiral artery remodeling and trophoblast invasion in preeclampsia and fetal growth restriction: relationship to clinical outcome. Hypertension 62:1046–1054. https://doi.org/10.1161/HYPERTENSIONAHA.113.01892

Madendag IC, Madendag Y, Tarhan I et al (2010) Mastocytosis in pregnancy. Taiwan J Obstet Gynecol 49:192–196. https://doi.org/10.1016/S1028-4559(10)60040-X

Maintz L, Schwarzer V, Bieber T et al (2008) Effects of histamine and diamine oxidase activities on pregnancy: a critical review. Hum Reprod Update 14:485–495. https://doi.org/10.1093/humupd/dmn014

Marone G, Varricchi G, Loffredo S et al (2016) Mast cells and basophils in inflammatory and tumor angiogenesis and lymphangiogenesis. Eur J Pharmacol 778:146–151. https://doi.org/10.1016/j.ejphar.2015.03.088

Martinez-Moragón E, Plaza V, Serrano J et al (2004) Near-fatal asthma related to menstruation. J Allergy Clin Immunol 113:242–244. https://doi.org/10.1016/j.jaci.2003.11.002

Menzies FM, Higgins CA, Shepherd MC et al (2012) Mast cells reside in myometrium and cervix, but are dispensable in mice for successful pregnancy and labor. Immunol Cell Biol 90:321–329. https://doi.org/10.1038/icb.2011.40

Metcalfe DD, Baram D, Mekori YA (1997) Mast cells. Physiol Rev 77:1033–1079. https://doi.org/10.1152/physrev.1997.77.4.1033

Meyer N, Zenclussen AC (2018) Mast cells-Good guys with a bad image? Am J Reprod Immunol 80:e13002. https://doi.org/10.1111/aji.13002

Meyer N, Woidacki K, Knöfler M et al (2017a) Chymase-producing cells of the innate immune system are required for decidual vascular remodeling and fetal growth. Sci Rep 7:45106. https://doi.org/10.1038/srep45106

Meyer N, Schüler T, Zenclussen AC (2017b) Simultaneous ablation of uterine natural killer cells and uterine mast cells in mice leads to poor vascularization and abnormal doppler measurements that compromise fetal well-being. Front Immunol 8:1913. https://doi.org/10.3389/fimmu.2017.01913

Moon TC, Befus AD, Kulka M (2014) Mast cell mediators: their differential release and the secretory pathways involved. Front Immunol 5:569. https://doi.org/10.3389/fimmu.2014.00569

Morikawa H, Okamura H, Takenaka A et al (1981) Histamine concentration and its effect on ovarian contractility in humans. Int J Fertil 26:283–286

Needham K, Fadia M, Dahlstrom JE et al (2016) Significance of mast cell distribution in placental tissue and membranes in spontaneous preterm birth. J Inflamm Res 9:141–145. https://doi.org/10.2147/JIR.S80722

Pejler G (2020) Novel insight into the in vivo function of mast cell Chymase: lessons from knockouts and inhibitors. J Innate Immun 12:357–372. https://doi.org/10.1159/000506985

Pejler G, Abrink M, Ringvall M et al (2007) Mast cell proteases. Adv Immunol 95:167–255. https://doi.org/10.1016/S0065-2776(07)95006-3

Rabbani ML, Rogers PA (2001) Role of vascular endothelial growth factor in endometrial vascular events before implantation in rats. Reproduction 122:85–90. https://doi.org/10.1530/rep.0.1220085

Rosengard BR, Mahalik C, Cochrane DE (1986) Mast cell secretion: differences between immunologic and non-immunologic stimulation. Agents Actions 19:133–140. https://doi.org/10.1007/BF01966197

Roskoski R (2005) Signaling by Kit protein-tyrosine kinase – the stem cell factor receptor. Biochem Biophys Res Commun 337:1–13. https://doi.org/10.1016/j.bbrc.2005.08.055

Rudolph MI, Reinicke K, Cruz MA et al (1993) Distribution of mast cells and the effect of their mediators on contractility in human myometrium. Br J Obstet Gynaecol 100:1125–1130. https://doi.org/10.1111/j.1471-0528.1993.tb15178.x

Rudolph MI, Rojas IG, Penissi AB (2004) Uterine mast cells: a new hypothesis to understand how we are born. Biocell 28:1–11

Salamonsen LA, Jeziorska M, Newlands GF et al (1996) Evidence against a significant role for mast cells in blastocyst implantation in the rat and mouse. Reprod Fertil Dev 8:1157–1164. https://doi.org/10.1071/rd9961157

Schmerse F, Woidacki K, Riek-Burchardt M et al (2014) In vivo visualization of uterine mast cells by two-photon microscopy. Reproduction 147:781–788. https://doi.org/10.1530/REP-13-0570

Schmidt G, Owman C, Sjöberg NO (1988a) Cellular localization of ovarian histamine, its cyclic variations, and histaminergic effects on ovulation in the rat ovary perfused in vitro. J Reprod Fertil 82:409–417. https://doi.org/10.1530/jrf.0.0820409

Schmidt G, Kannisto P, Owman C et al (1988b) Is serotonin involved in the ovulatory process of the rat ovary perfused in vitro? Acta Physiol Scand 132:251–256. https://doi.org/10.1111/j.1748-1716.1988.tb08324.x

Scholten J, Hartmann K, Gerbaulet A et al (2008) Mast cell-specific Cre/loxP-mediated recombination in vivo. Transgenic Res 17:307–315. https://doi.org/10.1007/s11248-007-9153-4

Sharma N, Liu S, Tang L et al (2006) Implantation Serine Proteinases heterodimerize and are critical in hatching and implantation. BMC Dev Biol 6:61. https://doi.org/10.1186/1471-213X-6-61

Sivridis E, Giatromanolaki A, Agnantis N et al (2001) Mast cell distribution and density in the normal uterus – metachromatic staining using lectins. Eur J Obstet Gynecol Reprod Biol 98:109–113. https://doi.org/10.1016/s0301-2115(00)00564-9

Szewczyk G, Pyzlak M, Klimkiewicz J et al (2012) Mast cells and histamine: do they influence placental vascular network and development in preeclampsia? Mediators Inflamm 2012:307189. https://doi.org/10.1155/2012/307189

Szukiewicz D, Pyzlak M, Klimkiewicz J et al (2007) Mast cell-derived interleukin-8 may be involved in the ovarian mechanisms of follicle growth and ovulation. Inflamm Res 56(Suppl 1):S35–S36. https://doi.org/10.1007/s00011-006-0517-7

Vasiadi M, Kempuraj D, Boucher W et al (2006) Progesterone inhibits mast cell secretion. Int J Immunopathol Pharmacol 19:787–794. https://doi.org/10.1177/039463200601900408

Voehringer D, Liang H-E, Locksley RM (2008) Homeostasis and effector function of lymphopenia-induced „memory-like“ T cells in constitutively T cell-depleted mice. J Immunol 180:4742–4753. https://doi.org/10.4049/jimmunol.180.7.4742

Wang Y, Shiota N, Leskinen MJ et al (2001) Mast cell chymase inhibits smooth muscle cell growth and collagen expression in vitro: transforming growth factor-beta1-dependent and -independent effects. Arterioscler Thromb Vasc Biol 21:1928–1933. https://doi.org/10.1161/hq1201.100227

Wedemeyer J, Galli SJ (2000) Mast cells and basophils in acquired immunity. Br Med Bull 56:936–955. https://doi.org/10.1258/0007142001903616

Weidner N, Austen KF (1991) Ultrastructural and immunohistochemical characterization of normal mast cells at multiple body sites. J Invest Dermatol 96:26S-30S; discussion 30S–31S, 60S–65S. https://doi.org/10.1111/1523-1747.ep12468966

Weller CL, Collington SJ, Williams T et al (2011) Mast cells in health and disease. Clin Sci (Lond) 120:473–484. https://doi.org/10.1042/CS20100459

Whitley GSJ, Cartwright JE (2009) Trophoblast-mediated spiral artery remodelling: a role for apoptosis. J Anat 215:21–26. https://doi.org/10.1111/j.1469-7580.2008.01039.x

Woidacki K, Popovic M, Metz M et al (2013) Mast cells rescue implantation defects caused by c-kit deficiency. Cell Death Dis 4:e462. https://doi.org/10.1038/cddis.2012.214

Wordinger RJ, Jackson FL, Morrill A (1986) Implantation, deciduoma formation and live births in mast cell-deficient mice (W/Wv). J Reprod Fertil 77:471–476. https://doi.org/10.1530/jrf.0.0770471

8 Makrophagen in der Reproduktionsimmunologie

Rebekka Einenkel

Makrophagen sind ein bedeutendes Element des zellulären, angeborenen Immunsystems und dabei so versatil wie wenige andere Leukozyten. Spezialisiert auf individuelle Bedürfnisse, kommen sie ubiquitär in jedem Gewebe vor und sind permanente Überwacher der Gewebehomöostase. Sie vermitteln Gewebeumbau, räumen tote Zellen ab, fördern sekretorisch Gewebeaufbau und bereinigen opsonisierte Strukturen. Darüber hinaus sind sie als professionell antigenpräsentierenden Zellen bekannt, da sie Antigene aufnehmen, prozessieren und gegenüber T-Lymphozyten präsentieren.

Charakteristisch für das gesamte Immunsystem, aber insbesondere für die Makrophagen, ist ihre dynamische Plastizität. Makrophagen können in Subtypen eingeteilt werden, die jedoch nur eine Vereinfachung unzähliger Phänotypen darstellen. Grundsätzlich werden sie in klassische M1- und alternative M2-Makrophagen unterteilt. M1-Makrophagen sind proinflammatorische Makrophagen. Sie werden durch den CSF-2 *(„colony stimulating factor“)* differenziert und über Signale wie IFN-γ (Interferon-γ) und LPS (Lipopolysaccharid) aktiviert. M2-Makrophagen dagegen werden als alternative Makrophagen bezeichnet. Sie unterteilen sich wiederum in zahlreiche Subtypen. Ihre Differenzierung wird durch den CSF-1 vermittelt. Aktiviert werden sie je nach Subtyp unter anderem von TGF-β *(„transforming growth factor β“),* IL-13 (Interleukin-13), IL-4 oder Immunkomplexen. Sie vermitteln daraufhin Toleranz und regenerative Prozesse wie z. B. die Wundheilung. Dies sind allerdings keine lebenslang festgelegten Ausprägungen, da zahlreiche Studien nahelegen, dass Makrophagen je nach Mikromilieu sich dynamischen Anpassungen unterziehen. Darüber hinaus kommen die verschiedenen

R. Einenkel (✉)
Abteilung für gynäkologische Endokrinologie und Reproduktionsmedizin, Universitätsklinikum Bonn, Bonn, Deutschland
E-Mail: Rebekka.Einenkel@ukbonn.de

W. Würfel (Hrsg.), *Reproduktionsimmunologie,*
https://doi.org/10.1007/978-3-662-63907-8_8

Subtypen je nach Gewebe simultan vor. Entsprechend heterogen ist der Phänotyp einer Makrophagenpopulation. Welcher Subtyp gegebenenfalls dominant ist, entscheiden zumeist lokale Faktoren. Davon beeinflusst übernehmen sie angepasste Effektorfunktionen und tragen durch ihre sekretorischen Fähigkeiten selbst zur Amplifikation dieses Mikromilieus bei.

Makrophagen sind auch in den reproduktionsrelevanten Organen zu finden und unterstützen dabei zahlreiche Prozesse grundlegend.

8.1 Makrophagen im weiblichen Reproduktionstrakt

Wie kein anderes Gewebe oder Organ unterzieht sich der obere weibliche Reproduktionstrakt drastischen, zyklischen Veränderungen. Makrophagen sind dabei sowohl an den destruktiven als auch an den regenerativen Prozessen beteiligt. Aus diesem Grund spielen sie eine zentrale Rolle in den zyklischen Veränderungen des Ovars und des Endometriums. Sie vermitteln die Degradierung der extrazellulären Matrix, unterstützen invasive, proliferative und neovaskuläre Prozesse und erhalten die Gewebehomöostase aufrecht.

8.1.1 Makrophagen im Ovar

8.1.1.1 Follikelreifung und Vaskularisierung

Mit jedem ovariellen Zyklus reift (meist) ein dominanter Follikel heran. Während ruhende Primordialfollikel nicht mit Makrophagen assoziiert sind, kommt es im Laufe des Follikelwachstums zu einer Infiltration der wachsenden Thekaschicht mit Makrophagen. Die Funktion dieser Makrophagen wird im Reifungsverlauf unter anderem von Granulosazellen durch den CSF-1 und von Thekazellen durch den CSF-2 geformt. Im Gegenzug sekretieren Makrophagen Wachstumsfaktoren, die die Proliferation der Theka- und Granulosazellen unterstützen und somit auch die Reifung des Follikels. Zu diesen Wachstumsfaktoren gehören HGF *(„hepatocyte growth factor“),* bFGF *(„basic fibroblast growth factor“),* EGF *(„epidermal growth factor“),* TGF-α/-β und IGF *(„insulin-like growth factor“).* Der dominante Follikel wächst daraufhin insgesamt auf einen präovulatorischen Durchmesser von ca. 2 cm heran. Währenddessen nimmt die Vaskularisierung der Thekaschicht zu. Diese Raumforderung des reifenden Follikels sowie die Neovaskulogenese setzen einen beträchtlichen Umbau der Gewebearchitektur voraus. Dabei muss die extrazelluläre Matrix, welche Zell-Zell-Interaktionen funktionell und strukturell aufrechterhält, degradiert werden. Die signifikante Änderung der Matrixkomposition und somit der Gewebeumbau wird von gewebeständigen Makrophagen begleitet. Sie sekretieren matrixdegradierende Mediatoren wie Matrixmetalloproteinasen (MMPs). Dadurch wird das Gewebe aufgelockert und eine dynamische Anpassung ermöglicht (Wu et al. 2004).

Neben der Matrixdegeneration, die für die Invasion neovaskulärer Endothelzellen in das Gewebe notwendig ist, unterstützen Makrophagen das Endothel zudem strukturell. Im Mausmodell konnte gezeigt werden, dass Makrophagen signifikant an der Integrität der Gefäßstrukturen beteiligt sind. Im Mausmodell führt eine Depletion der Makrophagen zu hämorrhagischen Veränderungen des gesamten Ovars und verhindert eine ausreichende Follikulogenese (Turner et al. 2011). Darüber hinaus sekretieren Makrophagen angiogenetische Faktoren wie IL-6 und insbesondere VEGF *(„vascular endothelial growth factor"),* welche sowohl die Neovaskularisierung als auch die Aufrechterhaltung der gebildeten Blutgefäße unterstützen (Care et al. 2013).

8.1.1.2 Ovulation

Die Ovulation wird schließlich von inflammatorischen Faktoren ausgelöst. Granulosazellen sekretieren LH-vermittelt verstärk MCP-1 *(„monocyte chemoattractant protein-1"),* wodurch Monozyten und Makrophagen chemotaktisch angelockt werden. Unmittelbar vor der Ruptur infiltrieren deshalb weitere Makrophagen die Thekaschicht (Dahm-Kahler et al. 2006). Schließlich potenzieren die Makrophagen den ovulatorischen Prozess durch die Sekretion inflammatorischer Faktoren wie IL-1β und TNF-α. Es wird zudem vermutet, dass Makrophagen durch die Freisetzung von Proteinasen an der Ruptur des Follikels beteiligt sind.

8.1.1.3 Corpus luteum und Luteolyse

Die darauffolgende Entwicklung des *Corpus luteum* (CL) ist durch weitere Vaskularisierung und Makrophageninflux gekennzeichnet. Im Mausmodell hemmt eine Makrophagen-Depletion nach erfolgter Ovulation die hinreichende Funktion des CL als endokrines Gewebe. Dabei findet sich im CL signifikant weniger Endothel, was darauf schließen lässt, dass Makrophagen auch im CL die fortschreitende Vaskularisierung unterstützen. Diese lutealen Defekte verhindern im Mausmodell schließlich die Implantation (Care et al. 2013). Auch im humanen System sind Makrophagen an der Funktion des CL beteiligt. Sie unterstützen die zunehmende Vaskularisierung durch die schon zuvor erwähnten Mechanismen. Zudem steigern LH und hCG in Makrophagen die Produktion des angiopoetischen Faktors VEGF. Sie sezernieren außerdem IL-1β. Dies unterstützt die Granulosaluteinzellen bei der Progesteronbiosynthese und somit bei der endokrinen Funktion des CL (Dang et al. 2017).

Das für die Luteolyse zentrale Gewebshormon Prostaglandin F2α induziert eine luteale Expression von MCP-1. Die dadurch weiter akkumulierenden Makrophagen unterbinden daraufhin die luteale Funktion durch die verstärkte Sekretion von Faktoren wie TNF-α. Dies hemmt angiogenetische Prozesse, inhibiert die Progesteronexpression und induziert wiederum selbst die Produktion von Prostaglandin F2α. Gemeinsam mit Neutrophilen induzieren Makrophagen schließlich im CL die Signalkaskaden, die zur Apoptose führen. Außerdem sekretieren Makrophagen auch hier Proteasen bzw. stimulieren die Proteasesekretion anderer Zellen, um die strukturelle Regression zu unterstützen (Brannstrom und Friden 1997). Daraufhin werden Makrophagen ihrem

Namen gerecht und phagozytieren die apoptotischen Strukturen. Ähnlich verhalten sich Makrophagen übrigens auch in der Follikelatresie.

Kommt es hingegen zu einer Schwangerschaft, verhindert hCG den erhöhten Makrophageninflux, der zur Luteolyse führt, und erhält das CL und seine endokrinen Funktionen somit weiter aufrecht (Duncan et al. 1998).

So sind Makrophagen unabdingbar und vielfältig an den ovariellen Prozessen von Follikulogenese, über die Ovulation und die Lutealphase bis hin zur Luteolyse beteiligt (Abb. 8.1). Ihre Präsenz und Funktion variiert lokal und temporär, um die entsprechenden Mechanismen zu unterstützen.

8.1.1.4 Reproduktives Altern

Mit fortschreitendem Alter sinkt nicht nur die Ovarreserve per se, sondern auch die Oozytenqualität. Im Ovar verstärkt sich ein inflammatorisches Milieu und fibrotische Veränderungen nehmen zu *(Inflammaging)*. Im Mausmodell sind diese Prozesse des reproduktiven Alterns mit der Anreicherung von inflammatorischen Makrophagen assoziiert. Außerdem schütten sie verstärkt inflammatorische Zytokine wie IL-1β, IL-6 und TNF-α aus (Briley et al. 2016). Das entzündliche Milieu beeinträchtigt daraufhin die Follikelreifung und Oozytenqualität. Ähnliche Alterungsprozesse werden auch im Menschen vermutet (Foley et al. 2021).

8.1.1.5 Polyzystisches Ovarsyndrom

Das PCOS *(„polycystic ovary syndrome“)* ist eine der häufigsten hormonellen Störungen von Frauen im reproduktiven Alter. Trotz ausführlicher Beschreibung vieler Facetten des Syndroms und ihrer mechanistischen Verbindungen bleibt der ursächliche Auslöser unklar bzw. multifaktoriell. Neben einer Hyperandrogenämie, einem erhöhten LH/

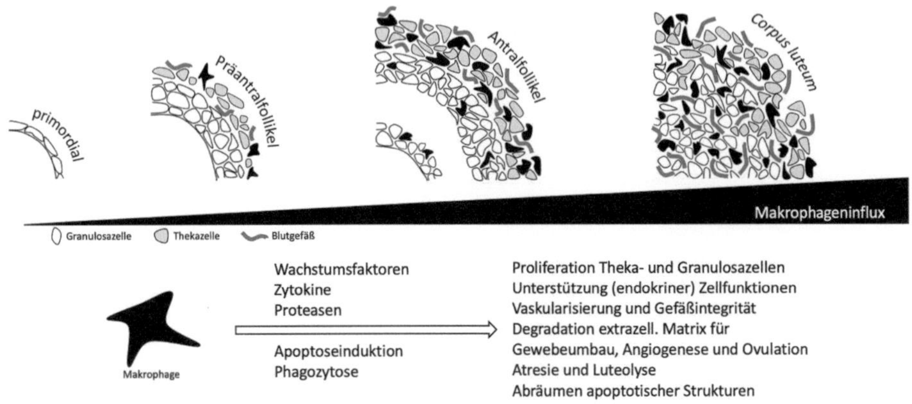

Abb. 8.1 Makrophagen im Ovar. Als häufigste Leukozyten im Ovar unterstützen Makrophagen alle wichtigen ovariellen Funktionen und Abläufe. Dazu gehören Follikelreifung, Ovulation, Luteinisierung und Luteolyse. Währenddessen nimmt die Anzahl der Makrophagen in und um den Follikel und später dem Corpus luteum immer weiter zu

FSH-Quotienten, erhöhten AMH-Werten und zahlreichen weiteren Auswirkungen ist das PCOS mit einer veränderten Vaskularisierung des Ovars assoziiert. Als Konsequenz kommt es bei dem PCOS zu einer erhöhten Anzahl langsam wachsender Follikel, die jedoch in einen Follikel-Arrest übergehen, bevor sie ihre Reife vollenden.

Die Follikelreifung hängt von einem optimalen Mikromilieu aus Hormonen, Zytokinen und Wachstumsfaktoren ab. Das PCOS ist allerdings mit einem chronisch entzündlichen Milieu sowohl systemisch als auch im Ovar assoziiert. Menschen mit PCOS zeigen einen dauerhaft erhöhten CRP (C-reaktives Protein)-, IL-18- und IL-1β-Serumspiegel. Wie bereits beleuchtet, tragen Makrophagen einen wesentlichen Anteil zu diesen lokalen Gegebenheiten bei. Nicht verwunderlich ist deshalb die Beschreibung genetischer Faktoren, die mit dem PCOS in Verbindung gebracht werden, die direkt oder indirekt in die Makrophagenbiologie eingreifen und somit das Mikromilieu und die Follikelreifung beeinflussen. Unter den mit PCOS assoziierten Polymorphismen befinden sich auch Gen-Loci für TNF-α *(„tumor necrosis factor")* und IL-6, welche unter anderem von Makrophagen exprimiert werden. Außerdem zeigen ovarielle Makrophagen beim PCOS einen verstärkt aktivierten Phänotyp (Moin et al. 2021). Im murinen Modell führt die Hyperandrogenämie allein zu einer Verschiebung zugunsten von inflammatorischen M1-Makrophagen (Figueroa et al. 2012; Lima et al. 2018). Ähnlich verschiebt sich auch das inflammatorische Milieu bei Übergewicht zugunsten der M1-Makrophagen und bringt das Mikromilieu in Dysbalance. Diese Makrophagen sekretieren gemeinsam mit anderen Zelltypen, getrieben durch das entzündliche Mikromilieu, verstärkt angiopoetische Faktoren wie den VEGF. Diese Erhöhung ist ebenfalls charakteristisch für PCOS und führt zu einem übermäßig vaskularisierten Ovar.

Auch wenn Makrophagen nicht unbedingt die Auslöser für das PCOS darstellen, sind sie selbst inmitten des komplexen *Circulus vitiosus* als verstärkendes Element an der Pathologie beteiligt.

8.1.1.6 Ovarielle Stimulation

Im zellulären Anteil von Follikelaspiraten nach ovarieller Stimulation finden sind etwa 5–15 % Makrophagen (Smith et al. 2005). Ihre Anzahl korreliert darüber hinaus mit der Follikelanzahl pro Stimulation. Obwohl sich bei Hyporespondern (bzw. *„low responder"*) mehr Makrophagen nachweisen lassen, sekretiert das aspirierte Zellgemisch aus Granulosaluteinzellen und Makrophagen weniger IL-1β, IL-6 und VEGF als bei Normorespondern. Hyperresponder dagegen weisen zwar weniger Makrophagen, aber eine erhöhte Zytokinexpression auf, die die Follikelreifung unterstützt (Baranao et al. 2007). Da in den Aspiraten von Hyporespondern außerdem eine erhöhte Anzahl apoptotischer Zellen vorkommt, wird vermutet, dass die dort in höherer Anzahl vorkommenden Makrophagen eher das Abräumen des Zelldebris übernehmen und weniger Zytokine sezernieren und somit die Reifung nicht optimal unterstützen.

Das ovarielle Hyperstimulationssyndrom (OHSS) ist pathophysiologisch zudem von einer erhöhten ovariellen Gefäßpermeabilität geprägt. Neben dem Renin-Angiotensin-System ist der VEGF ein wichtiger Modulator der Gefäßpermeabilität. In Reaktion auf LH und hCG sekretieren sowohl Granulosaluteinzellen als auch Makrophagen den VEGF (Guimera et al. 2009). Auf diese Art können Makrophagen am Pathomechanismus beteiligt sein (Mathur et al. 1997).

8.1.2 Makrophagen im Endometrium

8.1.2.1 Makrophagen im Menstruationszyklus

Durch den Menstruationszyklus ist das Endometrium von ständigem Gewebeumbau geprägt. Ein Zyklus beginnt mit dem Abbau des Endometriums. Diese Abstoßung wird durch inflammatorische Mediatoren ausgelöst und enzymatisch vermittelt. Daraufhin baut sich das Endometrium auf der Basis von Stammzellen erneut auf. In der sekretorischen Phase besteht es zu 40–50 % aus Leukozyten. Neben den dominierenden dezidualen NK-Zellen (siehe weiterführend Kap. 6 zu NK-Zellen) stellen Makrophagen mit 10–20 % die zweithäufigste Leukozytenpopulation in der Dezidua dar. Nach der sekretorischen Phase wird das Gewebe erneut abgestoßen, womit ein neuer Zyklus beginnt.

Ähnlich wie im Ovar sind auch im Endometrium Makrophagen zentral am Gewebeumbau beteiligt. Sie unterstützen dabei Degradation, Regeneration, Proliferation und die zeitgleiche Aufrechterhaltung der Gewebehomöostase (Abb. 8.2).

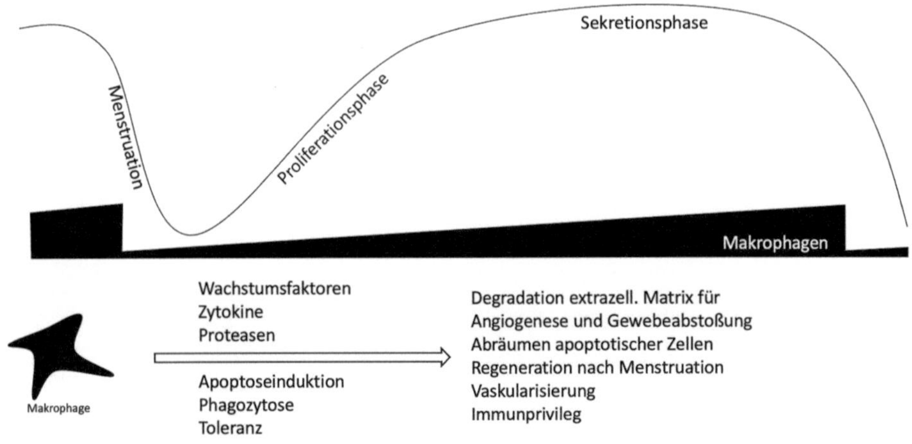

Abb. 8.2 Makrophagen im Menstruationszyklus. Da Makrophagen einen zentralen Effektor im Gewebeumbau darstellen, sind sie wesentlich am zyklischen Ab- und Aufbau des Endometriums beteiligt. Sie vermitteln unter anderem destruktive, regenerative, angiogenetische und tolerogene Prozesse und tragen so zu jeder Zyklusphase bei

8.1.2.1.1 Proliferative und Sekretorische Phase

Während des gesamten Zyklus sind im Endometrium Makrophagen lokalisiert. Ihre Anzahl, Zusammensetzung und Funktion variiert je nach Zyklusphase. In der proliferativen Phase sind etwa 1–3 % der endometrialen Zellen Makrophagen. Während der sekretorischen Phase kommt es zu einer Erhöhung des Makrophagenanteils auf ca. 3–5 % (Salamonsen et al. 2002). Sowohl ein Influx als auch eine In-situ-Differenzierung werden als Ursprung der sich erhöhenden Makrophagenzahl diskutiert (Thiruchelvam et al. 2013).

Makrophagen reagieren auf lokale Stimuli, die dazu führen, dass sowohl Phänotyp als auch Funktion an die Anforderungen (wie Menstruation, Proliferation, Dezidualisierung und Implantation) des Endometriums angepasst werden. In Konsequenz unterscheiden sich lokale Makrophagen von ihren peripheren, systemischen Pendants. Zu den Stimuli gehören die Hormone Progesteron und Östradiol, von Stromazellen sekretierte Mediatoren und weitere Einflüsse aus der lokalen Umgebung.

Progesteron und Östradiol steuern den Menstruationszyklus. Sie regen das Endometrium nicht nur zur Proliferation, Dezidualisierung und Sekretion an, sondern wirken auch direkt auf die Leukozyten. Makrophagen reagieren auf beide Hormone mit einer herabgesetzten proinflammatorischen Aktivierbarkeit. Da endometriale Makrophagen keinen Progesteronrezeptor exprimieren, wird davon ausgegangen, dass indirekte Prozesse diese Reaktion bewirken (Stewart et al. 1998). Progesteron interferiert außerdem mit dem NfκB-Signalweg (*„nuclear factor ‚kappa-light-chain-enhancer' of activated B-cells"*- Signalweg), der für eine typisch inflammatorische Reaktion verantwortlich ist, und blockiert diesen (King et al. 2001). Gleichzeitig induzieren Progesteron und Östradiol M2-typische Oberflächenmarker und die Zytokinsekretion.

Während des Zyklus reagieren besonders endometriale Stromazellen sensitiv auf die Hormonänderungen, indem sie proliferieren und sekretorisch aktiv werden. Sie sekretieren unter anderem CSF-1, VEGF, MCP-1, Prolaktin, IGF-BP1, cAMP und Chemokine, die Monozyten und Makrophagen rekrutieren, differenzieren und proliferieren lassen (Vinketova et al. 2016). Zudem führen die von Stromazellen sekretierten Faktoren dazu, dass sich das Makrophagengleichgewicht in Richtung M2-Makrophagen verschiebt. Von dezidualen Stromazellen sekretiertes IL-24 und IL-33 regt darüber hinaus Makrophagen an, die Gewebehomöostase unter anderem durch das Abräumen apoptotischer Zellen aufrechtzuerhalten (Sun et al. 2021).

Deziduale Faktoren beeinflussen bereits vor der Implantation den Phänotyp der Makrophagen. Durch ihr sekretorisches Potenzial beeinflussen Makrophagen im Gegenzug selbst das Mikromilieu und nehmen an der Steuerung des Dezidualisierungsprozesses teil. Sie sind darüber hinaus auch eine wichtige Quelle für den VEGF-A, der im Endometrium die Vaskularisierung unterstützt (Ulukus et al. 2006). Sie exprimieren eine Vielzahl von Chemokinen während der sekretorischen Phase und rekrutieren dadurch weitere Leukozyten (Jones et al. 2004).

8.1.2.1.2 Endometriales Mikrobiom

Die Reaktion von Makrophagen auf das uterine Mikrobiom (siehe weiterführend im Kap. 15 „Die Rolle des Mikrobioms in der Reproduktionsmedizin") als weiterer endometrialer Stimulus ist bisher wenig erforscht – insbesondere in Bezug auf die Dezidualisierung. Das Mikrobiom des oberen weiblichen Reproduktionstrakts (*„upper reproductive tract microbiome"*, URTM) wurde in verschiedenen Studien adressiert. Auch wenn die beschriebenen Bakterienzusammensetzungen aufgrund von Unterschieden in den betrachteten phylogenetischen Ebenen, Beprobung und Analyse je nach Studie variieren, sind allen Studien zwei wichtige Charakteristika gemein. Im Vergleich zum Vaginalmikrobiom ist die Kolonisierung des oberen Reproduktionstraktes ca. 10^4-fach geringer. Während das vaginale Mikrobiom außerdem von Laktobazillen dominiert wird, setzt sich das URTM aus deutlich diverseren Bakterienspezies zusammen. Obwohl die Reaktion von dezidualen Makrophagen auf LPS durch den Einfluss von Progesteron, Östradiol und dem Sekretom der dezidualen Stromazellen verändert ist, sind sie mit verschiedenen PRR *(pattern recognition receptors)*, wie TLRs (Toll-*like receptors*), ausgerüstet, die bakterielle Strukturen binden können. Diese sind zur Erkennung und Abwehr von Infektionen notwendig. Abseits von Infektionen reagieren Makrophagen auch auf geringe Stimuli, wie man sie beim URTM findet. Interessanterweise können geringe LPS-Konzentrationen zu gegenteiligen Makrophagenreaktionen führen im Vergleich zu höheren Konzentrationen (Fest et al. 2007). Die Stimulation von TGF-β-aktivierten M2c-Makrophagen mit geringen Bakterienkonzentrationen induzieren Faktoren wie den HIF *(hypoxia-inducible factor)* und den VEGF, ohne dabei destruktiv inflammatorische Reaktionen hervorzurufen, wie es bei höheren Bakterienkonzentrationen geschieht (Einenkel, et al. 2019). Diese Effekte wurden *in vitro* unter Verwendung von Zelllinien beobachtet. Insofern wird ein nächster Schritt sein, den genauen Effekt des URTM auf die endometrialen und dezidualen Makrophagen und somit die Dezidualisierung, Implantation und Plazentation zu untersuchen (Einenkel et al. 2019).

8.1.2.1.3 Scratching

Durch den zyklischen Ab- und Aufbau des Endometriums und der beteiligten Faktoren wird es als „einzigartiges Wundheilungsmodell" beschrieben (Owusu-Akyaw et al. 2019). Das *Scratching* des Endometriums zur Verbesserung der Implantation basiert auf diesen Mechanismen. Das gezielte Setzen einer Verletzung führt zu einer lokalen Regeneration des Endometriums, das der Dezidualisierung ähnelt. Dabei kommt es lokal zu einer Erhöhung der Anzahl von Makrophagen und dendritischen Zellen, die durch die Aktivierung Zytokine und Chemokine wie TNF-α, CXCL-1 *(C-X-C motif ligand)* und MIP-1βB *(macrophage inflammatory protein)* freisetzen und so die Rezeptivität unterstützen können (Gnainsky et al. 2010). Es ist bekannt, dass Makrophagen auch in der allgemeinen Wundheilung eine zentrale Rolle einnehmen. Sie orchestrieren die Wundheilung, indem sie das Mikromilieu mitbestimmen, und führen selbst Funktionen wie das Abräumen toter Zellen aus. Dies legt nahe, dass Makrophagen am Effekt des *Scratchings* bzw. an der Dezidualisierung intensiver beteiligt sind als bisher erforscht.

8.1.2.1.4 Menstruation

Das Absinken des Progesteronspiegels löst die Menstruation aus. Dies bewirkt unter anderem einen Anstieg an IL-8, MCP-1 und COX-2 *(Cyclooxygenase)* in der Dezidua (Critchley et al. 1999). Dadurch werden weitere Makrophagen und Leukozyten rekrutiert. Außerdem kommt es zu einem zeitlich limitierten inflammatorischen Milieu. Die inflammatorischen Makrophagen vermitteln daraufhin die Gewebedestruktion. Zunächst induzieren Makrophagen Apoptose in den umliegenden Zellen (Berbic et al. 2008). Außerdem sekretieren Makrophagen auch hier Proteasen und proteaseregulierende Faktoren. Sie exprimieren unter anderem MMP-9, -12 und -14 und aktivieren darüber hinaus umliegende Zellen, weitere Proteasen zu sekretieren (Salamonsen et al. 2002; Curry und Osteen 2003). Als Konsequenz ist ein Anstieg der Proteasekonzentration kurz vor bzw. während der Regelblutung zu beobachten. Die lytischen Eigenschaften unterstützen die Abstoßung des Gewebes. Darüber hinaus vermitteln Proteasen auch Vasokonstriktion, was sowohl zur Initiierung der Menstruation als auch zur Stillung der Blutung notwendig ist (Berbic und Fraser 2013). Die perimenstruelle Vasokonstriktion schafft eine lokale „hypoxische" Umgebung, wodurch der Transkriptionsfaktor HIF seine Wirkung entfaltet. Die Aktivierung des HIF in Makrophagen reguliert ihre Funktionen und führt zu einer gesteigerten Expression von Wachstumsfaktoren wie der VEGF. Das wiederum unterstützt den Heilungs- und Regenerationsprozess. Auch in anderem Gewebe vermitteln Makrophagen die Wundheilungsprozesse. Sie entfernen Zelldebris durch Phagozytose und regen Fibroblasten- und Endothelzellmigration, -transition und -proliferation an, um das Endometrium zu regenerieren (Snyder et al. 2016). Insgesamt ist bei diesem besonderen Fall der Wundheilung erneut die Balance destruktiver (inflammatorischer) und konstruktiver Prozesse wichtig.

8.1.2.1.5 Menorrhagie

Aufgrund der Involviertheit von Makrophagen in der Menstruationsinduktion und -restriktion nehmen sie auch eine Rolle in pathologischen Blutungsverläufen ein. Menorrhagie kann verschiedene Ursachen wie Myome, Polypen, Karzinome, aber auch eine Endometritis haben. Dabei sind eher die Ursachen als die Menorrhagie selbst reproduktionsrelevant. Allerdings beschreibt diese Tatsache sehr eindrücklich die Eingebundenheit der Makrophagen in die Prozesse des Menstruationszyklus.

Menorrhagie wird prinzipiell mit einem veränderten immunologischen Mikromilieu in Verbindung gebracht. Dadurch entsteht eine unzureichende bzw. verzögerte Induktion der Reparations- und Regenerationsmechanismen, die von Makrophagen gesteuert werden. So finden sich im menorrhagischen Endometrium geringere MMP-2- und MMP-9-Konzentrationen (Malik et al. 2006), die von Makrophagen sekretiert werden und für die Abstoßung wichtig sind. MMP-2 vermittelt darüber hinaus die

Vasokonstriktion. Ist diese eingeschränkt, kommt es nicht zu einer suffizienten Induktion hypoxieabhängiger Mechanismen, die für die Regeneration bedeutsam sind. Darüber hinaus führt die unzureichende Abstoßung zu einer ausufernden Entzündungsreaktion, die von Makrophagen potenziert wird, weswegen bei der Menorrhagie ein erhöhter Level an TNF-α zu finden ist. Die verstärkte Inflammation induziert wiederum Vasodilatation und führt zu einer verlängerten bzw. verstärkten Blutung. Außerdem steigert die verstärkte Inflammation den Gewebeabbau durch eine übermäßige Induktion der Apoptose, was sich ebenfalls in einer verstärkten Menstruation auswirkt.

8.1.2.1.6 Endometriose

Endometriose entpuppt sich – bei genauerem Hinsehen – als ein immunologisches Krankheitsbild, welches humoral bzw. endokrin gesteuert wird und so komplex wie heterogen ist.

Bei der Endometriose sorgt eine erhöhte Konzentration an MCP-1 im Endometrium für eine erhöhte Makrophagenzahl sowohl im Endometrium als auch in den Endometrioseherden (Jolicoeur et al. 1998). In der uterinen Kavität exprimieren die Makrophagen allerdings weniger CD163 (Berbic et al. 2008; Takebayashi et al. 2015). Dies ist ein M2-Marker, welcher besonders auf Makrophagen exprimiert wird, die die Regeneration unterstützen. Außerdem sekretieren die Makrophagen verstärkt MMP-9, was zur erhöhten Matrixdegradation und Abstoßung des Gewebes führt (Collette et al. 2006). Die beeinträchtige Regeneration und gesteigerte Degration könnte die ectopische Verteilung begünstigen, bleibt aber aktuell spekulativ. Die inflammatorische Verschiebung des immunologischen Milieus trägt darüber hinaus zur endometriose-assoziierten Infertilität bzw. den vermehrten Schwangerschaftskomplikationen bei. Außerdem findet sich bei Endometriose eine erhöhte Anzahl an Makrophagen in den Tuben. Diese sind von einer hohen phagozytotischen Kapazität, weswegen vermutet wird, dass sie verstärkt Spermien phagozytieren und so zur Infertilität beitragen (Muscato et al. 1982).

Peritoneale Makrophagen können hingegen durch ihre degradierenden und phagozytotischen Eigenschaften die Entstehung von Läsionen verhindern. Eine Störung dieser Funktion trägt ebenfalls zur Entstehung von Endometriose bei. Trotz erhöhter Anzahl weisen peritoneale Makrophagen bei Endometriose Dysfunktionen auf. Sie zeigen eine reduzierte phagozytotische Kapazität und exprimieren weniger MMP-9 (Wu et al. 2005). Dies beeinträchtigt die Fähigkeit, endometriale Zellen im Peritoneum zu degradieren. Eine weitere Studie zeigt eine Erhöhung sowohl pro- als auch anti-inflammatorischer Zytokine in Peritonealmakrophagen bei Endometriose (Beste et al. 2014). Ob eine veränderte Funktion der Peritonealmakrophagen Auslöser oder möglicherweise nur Auswirkung der lokalen Veränderungen sind, bleibt unklar. Dennoch unterstützen Makrophagen die Versorgung und insbesondere die Innervierung der Läsionen, die den schmerzhaften Charakter dieser Erkrankung hervorrufen (Greaves et al. 2015).

8.1.2.1.7 Asherman-Syndrom

Beim Ashermann-Syndrom (AS) führt nach einem Trauma eine gestörte Wundheilung zur Fibrosierung und Adhäsion des Gewebes, wodurch Hypomenorrhö, Infertilität und habituelle Aborte die Konsequenz sein können. Bei AS liegt im Endometrium eine reduzierte Anzahl an Makrophagen und eine geringere CSF-1-Konzentration vor (Liu et al. 2020). CSF-1 fördert die Differenzierung zu M2-Makrophagen, die für eine optimale Wundheilung wichtig sind. Außerdem ist der NFκB-Signalweg bei AS verstärkt aktiviert, was ein stärker inflammatorisches Milieu erzeugt und somit ebenfalls die Differenzierung zu M2-Makrophagen und somit eine optimale Regeneration beeinträchtigt. Diese immunologische Verschiebung führt zur unzureichenden Wundheilung und Fibrosierung und damit zu einer eingeschränkten Funktion des Endometriums.

8.1.2.2 Schwangerschaft

Während der Schwangerschaft unterzieht sich das lokale Mikromilieu einer immunologischen Abfolge. Die Implantation und Plazentation sind geprägt von Gewebeumbau innerhalb der Dezidua. Immunologisch begleitet werden diese umstrukturierenden Prozesse von inflammatorischen Faktoren. Dabei ist unbedingt anzumerken, dass ihre Ausschüttung streng reguliert abläuft und nicht mit einer Inflammation im Sinne einer (destruktiven) Entzündungsreaktion zu vergleichen ist. Eine zu stark inflammatorische Antwort kann zu einer Abstoßungsreaktion führen. Je nachdem, zu welchem Zeitpunkt diese stattfindet, kann sie in Extremfällen klinisch zu Infertilität, spontanen Aborten oder Frühgeburten führen. Sobald die Plazentation zum Ende des 1. Trimenons abgeschlossen ist, sind die kontrolliert inflammatorischen Prozesse nicht mehr notwendig. Es folgt aus immunologischer Perspektive eine Phase, in der zum Erhalt der Schwangerschaft die Toleranz dominiert. Erst zur Geburtsinduktion, welche immunologisch einer Abstoßung ähnelt, ändert sich erneut das Gleichgewicht, und inflammatorische Faktoren überwiegen (Abb. 8.3).

Diesem immunologischen Verlauf folgen Makrophagen, die wiederum durch ihre sekretorische Eigenschaft selbst diese Phasen und Wechsel mitbestimmen. Sie liegen dennoch stets als heterogene Population vor, wobei sich die phänotypische und funktionelle Dominanz im Verlauf einer Schwangerschaft ändert.

8.1.2.2.1 Implantation und Plazentation

8.1.2.2.1.1 Makrophagenpopulationen

Zusätzlich zum Makrophageninflux während der Dezidualisierung werden weitere Makrophagen in Reaktion auf das Seminalplasma rekrutiert. Daraufhin sekretieren uterine Epithelzellen verstärkt den LIF *(leukemia inhibiting factor),* welcher als Chemokin für das Einwandern weiterer Makrophagen sorgt (Gutsche et al. 2003). Unmittelbar vor der Implantation dominieren M1-Makrophagen (Jaiswal et al. 2012). Während des rezeptiven Fensters sekretieren Makrophagen MIP-1β und MIF *(macrophage migration inhibitory factor),* welche das erforderliche Milieu für eine Implantation unterstützen (Kats et al. 2005).

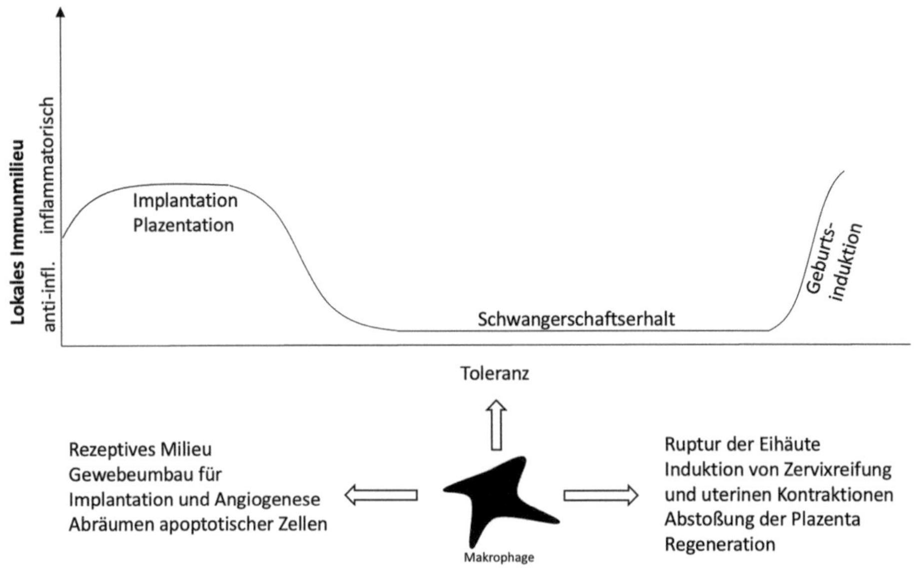

Abb. 8.3 Makrophagen in der Schwangerschaft. Die Vielfältigkeit der Makrophagen wird im Verlauf der Schwangerschaft deutlich. Je nach Phase unterstützen sie die Invasion von Trophoblastzellen, Angiogenese und die Induktion der Geburt. Gleichzeitig vermitteln sie stets die Toleranz gegenüber paternalen/fetalen Antigenen und halten die Gewebehomöstase aufrecht

Sobald Trophoblastzellen in das maternale Gewebe invadieren, akkumulieren Makrophagen im umliegenden Gewebe, und der Phänotyp der Makrophagen ändert sich. Die heterogene Makrophagenpopulation besteht nun aus M1- und M2-Makrophagen.

Trotz der Einteilung in Subtypen sind die Grenzen bzw. die Zuordnung nicht immer eindeutig. So wurden zwei $CD14^+$ Makrophagenpopulationen in der Dezidua beschrieben, die sich durch die Expression von CD11c unterscheiden, sich aber nicht eindeutig den Subtypen (M1 oder M2) zuordnen lassen. Makrophagen, die den Komplementrezeptor CD11c stark exprimieren, wurden anhand der Gesamtheit der Gentranskripte auf mRNA-Ebene (Transkriptom) Funktionen wie Lipidmetabolismus, Inflammation, Antigenprozessierung und Immunregulation zugeordnet. Deziduale Makrophagen, die dagegen nur eine schwache CD11c-Expression zeigen, exprimieren hohe Level an CD206 und CD209 und nehmen anhand ihrer Transkriptomdaten an der Regulation glatter Muskulatur, dem Umbau extrazellulärer Matrix, Gewebewachstum, *Clearance* von Zelldebris und Gewebeumbau teil (Houser et al. 2011). Eine weitere Studie beschrieb die Einteilung von dezidualen Makrophagen während des 1. Trimenons in $CD209^+$ und $CD209^-$ Makrophagen, welche sich ebenfalls nicht eindeutig den M1- oder M2-Makrophagen zuordnen lassen, da sie sowohl typisch pro- als auch anti-inflammatorische Effektorfunktionen erfüllen (Svensson et al. 2011). Welche tatsächlichen Funktionen die einzelnen Subtypen übernehmen, ist mitunter nicht vollständig aufgeklärt, da funktionelle Experimente keine oder andere Prinzipien zur Unterteilung der Makrophagenpopulationen vorgenommen haben. Außerdem ist die Studienlage zu Makrophagen in der humanen, schwangeren Dezidua rar. Ihre Lokalisation, sowie einzelne *In-vitro*-Experimente und das Wissen über Makrophagenfunktionen aus anderen Gewebearten lassen aber auf die Aufgaben der Makrophagen in der schwangeren Dezidua schließen.

8.1.2.2.1.2 Funktion der dezidualen Makrophagen während der Implantation

Im Laufe der Plazentation sind deziduale Makrophagen in der Nähe invadierender Trophoblastzellen, um die Spiralarterien herum und in der Nähe apoptotischer Zellen lokalisiert (Jiang et al. 2018). Dies deutet auf die funktionellen Eigenschaften der Makrophagen hin. Es ist bekannt, dass Makrophagen den Weg für invasive Zellen, wie Trophoblast- und Endothelzellen, ebnen, indem sie matrixdegradierende Proteinasen und Zytokine sekretieren. Obwohl Trophoblastzellen auch selbst Proteinasen exprimieren, werden sie zusätzlich von dNK-Zellen und insbesondere durch Makrophagen unterstützt. Die reine Degradierung der extrazellulären Matrix zur Auflösung des kompakten Zellverbandes ist dabei nicht die einzige Funktion. An die Matrix gebundener TGF-β und VEGF werden so ebenfalls freigesetzt (Choudhury et al. 2019), nehmen Einfluss auf das Mikromilieu und fördern den Prozess der Plazentation. Außerdem besitzen die MMPs weitere Substrate, die nicht zur extrazellulären Matrix gehören. Dazu gehören CD44, E-cadherin, Plasminogen, ICAM-1 *(intercellular adhesion molecule),* pro-TNF und IGFBP *(IGF binding protein),* die dadurch degradiert oder aktiviert werden können.

Während der Plazentation unterstützen Makrophagen nicht nur die Trophoblastzellen, damit sie in die Spiralarterien invadieren, sie von innen auskleiden und schließlich die Versorgung der Plazenta mit mütterlichem Blut strukturell gewährleisten, sondern auch die Spiralarterien selbst. In Plazenta-Dezidua-Co-Kulturen reichern sich NK-Zellen und Makrophagen in der Gefäßwand von Spiralarterien an, noch bevor Trophoblastzellen das Lumen erreichen, und initiieren den Umbau der Spiralarterien für die Plazentation (Hazan et al. 2010). Dabei verlieren die Gefäße ihre glatte Muskulatur, um das Lumen zu weiten. Des Weiteren sekretieren Makrophagen den VEGF, um die Bildung des Gefäßbettes zu unterstützen.

8.1.2.2.1.3 Regulation der dezidualen Makrophagen während der Implantation

Makrophagen werden von den von Trophoblastzellen sekretierten Faktoren beeinflusst *(„trophoblast education“).* Trophoblastzellen exprimieren nicht-klassischen MHCI wie z. B. HLA-G, sowohl auf ihrer Oberfläche als auch als lösliche Isoformen (siehe weiterführend in Kap. 3 „Die Rolle der humanen Leukozytenantigene (HLA)“). Dies sorgt aufseiten der Makrophagen für eine Erhöhung der IL-6- und CXCL-1-Sekretion, was wiederum die Trophoblastinvasion fördert (Lee et al. 2015). Trophoblastzellen sekretieren außerdem hCG, sPD-L1 *(soluble programmed death-ligand)* und CXCL16, was in Makrophagen eine Reaktion in Richtung M2-Phänotyp hervorruft (Wang et al. 2018; Zhang et al. 2020). Dies beeinflusst die Funktion der Makrophagen und hilft, den dezidualen Phänotyp weiter zu etablieren. Daraufhin nehmen deziduale Makrophagen wiederum Einfluss auf ihre Umgebung. So induzieren *„trophoblast-educated“* Makrophagen beispielsweise die Verstärkung des dezidualen Phänotyps von NK-Zellen (Wang et al. 2018).

Zum Erhalt der Gewebehomöostase räumen Makrophagen Zelldebris und apoptotische Zellen ab. Dies beeinflusst ebenfalls die Makrophagendifferenzierung. Makrophagen, die apoptotische Zellen phagozytieren, vermindern die Sekretion inflammatorischer Faktoren und erhöhen die Expression antiinflammatorischer Zytokine, wodurch ein Effekt auf das Mikromilieu erzielt wird (Abrahams et al. 2004; Abumaree et al. 2012). Die Phagozytoseaktivität von Makrophagen wird wiederum von verschiedenen Faktoren während der Implantation erhöht. Dazu gehört von Trophoblastzellen sekretierter TGF-β und lösliches HLA-G (Lee et al. 2015; Aldo et al. 2014).

Während der Plazentation ist „Hypoxie“ ein wichtiger Regulator. Lokal betrachtet liegt die normoxische bzw. physiologische Sauerstoffkonzentration bei 1–8 % (Soares et al. 2017). Bis zur Perfusion der Plazenta liegt entsprechend eine relativ geringe Sauerstoffkonzentration vor, die zur Aufrechterhaltung des Transkriptionsfaktors HIF führt. HIF ist, wie bereits erwähnt, ein zentraler Transkriptionsfaktor, der eine Vielzahl an Prozessen reguliert. Dazu gehören unter anderem die Sekretion von Proteasen und Wachstumsfaktoren wie VEGF. Diese fördern sowohl die Angiogenese als auch die Implantation und Plazentation.

Obwohl der Gewebeumbau, wie er für die Implantation und Plazentation notwendig ist, von eher proinflammatorischen Faktoren begleitet wird, sind diese stets reguliert, limitiert und werden von regenerativen und antiinflammatorischen Faktoren in der Waage gehalten. Auf den Abschluss der Plazentation und der vollständigen Perfusion am Ende des 1. Trimenons folgt aus immunologischer Sicht auf maternaler Seite eine antiinflammatorische Phase, die einzig zum Erhalt der Schwangerschaft dient.

8.1.2.2.2 Toleranz

Das Immunsystem ist trainiert, fremd von eigen unterscheiden zu können. Im Sinne der Pathogenabwehr und der Eliminierung maligner Zellen werden „fremde“ Strukturen als Bedrohung erfasst, um die Gefahr zu beseitigen. Im Rahmen der Schwangerschaft treffen allogene Spermien bzw. der semiallogene oder holoallogene (bei Eizellspende) Fetus auf das maternale, lokale Immunsystem. Eine überschießend inflammatorische, destruktive Immunantwort kann zu einer Abstoßungsreaktion der körperfremden Strukturen führen und muss daher während der gesamten Schwangerschaft vermieden werden. Immunologische Akzeptanz kann entweder durch passive Ignoranz oder aktive Toleranz vermittelt werden. Dem engen Kontakt von maternalen und fetalen Strukturen geschuldet, übernehmen aktive Toleranzmechanismen die Aufgabe, eine Abstoßung zu verhindern. Auch wenn die Implantation und Plazentation vom Gewebeumbau dominiert wird und die Strukturen daher mit inflammatorischen Faktoren konfrontiert werden, begleiten Toleranzmechanismen von Anfang an die Entwicklung der Schwangerschaft.

Bereits im Seminalplasma sind unter anderem immunmodulatorische Faktoren wie TGF-β und sHLA-G enthalten. Diese vermitteln eine Transition in Richtung tolerogener Immunaktivierung. Eine (wiederholte) Exposition kann so das Immungleichgewicht in Richtung M2-typischer Ausprägung verschieben, welche wiederum Toleranz und die Implantation unterstützt (Schjenken und Robertson 2020).

Im Gegensatz zum Anteil dezidualer NK-Zellen bleibt die Anzahl der Makrophagen während der Schwangerschaft in der Dezidua weitestgehend stabil. Sie tragen in der mittleren, vorwiegend antiinflammatorischen Phase entscheidend zum tolerogenen Mikromilieu bei und erhalten die Gewebehomöostase aufrecht. Wie bereits erwähnt, sorgen verschiedene Faktoren dafür, dass bereits während der Dezidualisierung, Implantation und Plazentation die Makrophagen in ihrer Ausprägung zu M1-Makrophagen reguliert werden bzw. direkt in Richtung M2-typischer Muster gelenkt werden. Allerdings sind die Grenzen zwischen M1 und M2 fließend. Die Unterteilung stellt in aller Regel eine starke Vereinfachung dar, in die deziduale Makrophagen nicht unbedingt eindeutig einzuordnen sind. Die tatsächliche Differenzierung der Makrophagen ist die Summe aller lokalen Faktoren, die auf die Zelle einwirken.

TGF-β ist ein antiinflammatorisches Zytokin, welches die Differenzierung der Makrophagen stark beeinflusst und ihnen zu einem tolerogenen Phänotyp verhilft. Es wird vom Endometrium, Trophoblastzellen und Makrophagen sezerniert und ist im Seminalplasma enthalten. Auf diese Weise werden aktive Toleranzmechanismen zu jedem Zeitpunkt der Schwangerschaft aufrechterhalten. Makrophagen, die *in vitro* mit TGF-β differenziert wurden, entwickeln sich zu M2c-Makrophagen, die sich durch die Expression von IL-10, weiterem TGF-β und der Herabregulation inflammatorischer Effektormechanismen auszeichnen. *In vivo* wirken weitere Faktoren auf Makrophagen ein. Trophoblastzellen sezernieren außerdem IL-33, IL-34, CSF-1 und IL-10, was ebenfalls die Polarisierung der Makrophagen in Richtung tolerogener Makrophagen unterstützt (Svensson et al. 2011; Lindau et al. 2018). Die Trophoblastzellen exprimieren zudem die MHCI-Moleküle HLA-C, -E und -G, welche nicht nur eine modulatorische Wirkung auf NK-Zellen haben. Auch Makrophagen können HLA-G und die löslichen Varianten durch die inhibitorischen Rezeptoren ILT-2 und -4 binden. Daraufhin werden unter anderem antiinflammatorische Zytokine wie IL-10 ausgeschüttet, die zum tolerogenen Milieu beitragen (Apps et al. 2007) (siehe weiterführend in Kap. 3 „Die Rolle der humanen Leukozytenantigene und weitere immunregulatorische Checkpoints“).

Tim-3 *(T cell immunoglobulin and mucin-domain containing-3)* wird von T-Lymphozyten und Zellen des angeborenen Immunsystems exprimiert. Im Rahmen der Schwangerschaft führt die Interaktion von Tim-3 mit Galectin-9 ebenfalls zu tolerogenen Effekten in Makrophagen und anderen Zelltypen (Chabtini et al. 2013).

Gemeinsam mit anderen dezidualen Leukozyten exprimieren deziduale Makrophagen IDO (Indolamin-2,3-Dioxygenase). IDO baut die essenzielle Aminosäure Tryptophan zu Kynurenin ab, was wiederum das *Signaling* in der Zelle beeinflusst. Dies führt schließlich zu einer Differenzierung hin zu tolerogenen Makrophagen und supprimiert zudem umliegende Immunzellen.

Obwohl die Relevanz von regulatorischen T-Zellen in der Dezidua zur Unterstützung des tolerogenen Milieus bekannt ist, gibt es nur wenige Daten zur lokalen Antigenpräsentation und inwiefern Makrophagen, die in deutlich höherer Anzahl als andere professionelle APCs (wie dendritische Zellen) vorkommen, darin involviert sind (Houser 2012).

So führen lokale Faktoren und Mechanismen dazu, dass deziduale Makrophagen einen tolerogenen Phänotyp erlangen. Sie unterstützen so maßgeblich die Toleranz der allogenen Strukturen und verhindern die Abstoßung.

8.1.2.2.3 Geburtsinduktion

Im Rahmen der Geburtsinduktion finden folgende Prozesse statt: Blasensprung, zervikale Reifung und uterine Kontraktionen. All diese Prozesse werden durch Immunzellen bzw. Immunfaktoren ausgelöst und unterstützt, wobei Makrophagen erneut eine zentrale Rolle spielen. Außerdem kann die Entwicklung der Plazenta immunologisch als Abstoßung des Gewebes betrachtet werden.

Für die Geburtsinduktion findet eine Verschiebung des immunologischen Milieus in Richtung der Inflammation statt (Hamilton et al. 2012). Makrophagen mit inflammatorischem Phänotyp sind zu diesem Zeitpunkt in der Dezidua, den Eihäuten, in der Uteruswand und in der Zervix lokalisiert. Dort exprimieren sie inflammatorische Zytokine, wie IL-1β, IL-6 und TNF-α und formen so das Mikromilieu und induzieren den Geburtsprozess auf verschiedene Weise (Sakamoto et al. 2005; Gomez-Lopez et al. 2014, 2009; Osman et al. 2003).

Bereits während der Schwangerschaft sind vermehrt Makrophagen in der Zervix lokalisiert (Dubicke et al. 2016). IL-8 ist einer der Faktoren, der zur Dilatation der Zervix führt. Makrophagen können IL-8 freisetzen (Sakamoto et al. 2004). Inwiefern sie die für die Geburtsinduktion relevante Quelle dafür sind, bleibt allerdings noch zu untersuchen. Außerdem ist für die Dilatation eine Umstrukturierung des Gewebes notwendig. Zur Auflockerung der extrazellulären Matrix sekretieren Makrophagen auch hier Proteasen (Hassan, et al. 2007). Außerdem induzieren die von inflammatorischen Makrophagen freigesetzten Zytokine, wie IL-1β, IL-6 und TNF-α, die Expression weiterer Proteasen in den umliegenden Zellen.

Im Myometrium sind die Makrophagen die häufigsten Leukozyten. Die inflammatorische Aktivierung der Makrophagen führt zur Kontraktion der myometrialen Zellen, weshalb davon ausgegangen wird, dass sie auch an den Kontraktionen für die Geburt beteiligt sind (Wendremaire et al. 2020).

Schließlich wird die Ruptur der Eihäute durch die Lockerung der extrazellulären Matrix des bis dahin kompakten Gewebes vorbereitet. Kurz vor der Geburt reichern sich dafür die Proteasen MMP-2 und MMP-9 auf der der Zervix zugewandten Seite an. Makrophagen sind dabei eine wichtige Proteasequelle und können die Proteaseaktivität steigern (Vadillo-Ortega et al. 1995).

So führt die Umkehr des immunologischen Milieus mithilfe der Makrophagen zur Geburtsinduktion.

8.1.2.2.4 Schwangerschaftskomplikationen

Obwohl sich während der Schwangerschaft inflammatorische und antiinflammatorische Phasen abwechseln, müssen beide Ausprägungen stets in einer Balance vorliegen. Weist das maternale, lokale Immunsystem aus hereditären oder äußeren Gründen eine verstärkt inflammatorische Aktivität auf, kann dies zu Infertilität, habituellen Aborten oder Frühgeburt führen. In diesem Fall überwiegen inflammatorische Kaskaden gegenüber den Toleranzmechanismen, die ansonsten die Abstoßung verhindern. Außerdem werden einzelne Mechanismen, wie z. B. Implantation und Plazentation, gestört, die auf ein fein abgestimmtes Milieu angewiesen sind. Je nach Zeitpunkt kann eine inflammatorische Überreaktion verschiedene klinische Bilder erzeugen. Treffen bereits die Spermien auf ein zu stark inflammatorisches Milieu, kann die Konzeption verhindert werden, was als Infertilität imponiert. Kommt es während der Schwangerschaft aufgrund inflammatorischer Reaktionen zu einer Abstoßung, kann sich das als spontaner Abort oder später als Frühgeburt manifestieren. Andererseits kann es sich das lokale Immunsystem „nicht leisten“, komplett von antiinflammatorischen Faktoren dominiert zu sein. Wie oben erwähnt, werden Implantation und Plazentation von inflammatorischen Faktoren vermittelt. Eine unzureichende Implantation kann zur Malfunktion der Plazenta und damit zu Komplikationen wie Präeklampsie und eine Wachstumsrestriktion der Feten führen. Außerdem erhält das Immunsystem auch während der Schwangerschaft den Schutz vor Infektionen aufrecht, welcher nicht beeinträchtigt werden darf. Auch Infektionen können zu einer überschießenden Entzündungsreaktion führen, die mit einer erhöhten Wahrscheinlichkeit für Fehl- oder Frühgeburten einhergeht (Agrawal und Hirsch 2012).

Da Makrophagen grundlegend zu dieser Balance beitragen, sind sie eben auch an entsprechenden pathologischen Mechanismen beteiligt.

In zahlreichen Studien wurden die dezidualen Gegebenheiten zwischen Proben von frühen habituellen *versus* elektiven Aborten verglichen. Im Gegensatz zu ungestörten Schwangerschaften sinkt bei habituellen Aborten die Anzahl inflammatorischer Makrophagen in der Dezidua nicht ab (Tsao et al. 2018), sondern bleibt erhöht (Guo et al. 2021; Radovic Janosevic et al. 2016). Innerhalb der Makrophagenpopulation ist zudem eine erhöhte Expression typischer M1-Marker zu beobachten, während M2-Marker reduziert sind, wodurch das inflammatorische Milieu verstärkt wird (Guenther et al. 2012; Kolben, et al. 2018). Dazu gehört auch Fas-L *(FS-7-associated surface antigen ligand),* das von dezidualen Makrophagen bei spontanen Aborten verstärkt exprimiert wird (Guenther et al. 2012). Die so ausgestatteten Makrophagen können in Trophoblastzellen verstärkt Apoptose induzieren, was die Implantation einschränkt und verhindert (Ding et al. 2019). Inwiefern Makrophagen die Ursache sind oder Dysbalancen nur verstärken, ist bislang weitgehend ungeklärt.

Obwohl die Symptome erst frühestens im 2. Trimenon auftauchen, liegt der Ursprung einer Präeklampsie früher, nämlich in der unzureichend tiefen Implantation der Trophoblastzellen. Präeklampsie ist mit einem mangelhaften Umbau der Spiralarterien assoziiert, welcher für eine spätere plazentare Ischämie verantwortlich ist.

Außerdem finden sich bei Präeklampsie veränderte Leukozyten an der fetomaternalen Schnittstelle. Darunter gibt es Studien, die eine geringere Anzahl an Makrophagen in der Dezidua fanden. Geringere Konzentrationen des Chemokins CX3CL1 korrelieren mit einer unzureichenden Rekrutierung von Leukozyten in die Dezidua (Huang et al. 2008). Andere Studien fanden dagegen eine erhöhte Makrophagenanzahl im plazentaren Bett, die ein verstärktes Potenzial zeigten, Apoptose in Trophoblastzellen zu induzieren (Reister et al. 2001). Erhöhte Level an inflammatorischen Mediatoren wie IL-1β, IL-6 und TNF-α, die mit einer Präeklampsie korrelieren, werden ebenfalls von Makrophagen sekretiert (Bauer et al. 2004; Hayashi et al. 2005).

Beiden scheinbar konträren Situationen ist allerdings gemein, dass die Makrophagen die Trophoblastinvasion nicht genügend unterstützen, um zu den und in die Spiralarterien zu invadieren. So kann die Plazentation nicht in einem ausreichenden Maß stattfinden, was zu einer mangelhaften Versorgung führt. Neben der Präeklampsie ist auch eine intrauterine Wachstumsrestriktion mit einer zu flachen Plazentation verbunden.

Einerseits vermitteln Makrophagen gemeinsam mit anderen Immunzellen und -faktoren den Schutz vor Infektionen, andererseits können intrauterine Infektionen das Immungleichgewicht so stark verschieben, dass sie zu Frühgeburten führen (Gomez-Lopez et al. 2014; Agrawal und Hirsch 2012). Im Mausmodell lässt sich daher eine Frühgeburt durch die Gabe von LPS auslösen. Die Depletion von Makrophagen verhindert allerdings eine LPS-vermittelte Geburtsinduktion im Mausmodell, was ihre zentrale Rolle widerspiegelt. Beim Menschen werden daher ähnliche Eigenschaften der Makrophagen vermutet, da sie wesentlich das lokale Immunmilieu mitbestimmen.

8.2 Makrophagen im männlichen Reproduktionstrakt

Im Hoden und Nebenhoden sind Makrophagen die am stärksten vertretenen Immunzellen. Die testikulären Makrophagen sind im Interstitium nah an den Leydig-Zellen und peritubulär an den Samenkanälchen lokalisiert. Auch sie setzen sich aus verschiedenen Subtypen zusammen. Dominiert werden sie von M2-Makrophagen, die selbst durch inflammatorische Stimulanzien ihren tolerogenen Phänotyp nicht verlieren (Bhushan und Meinhardt 2017). Die interstitiellen Makrophagen exprimieren insbesondere antiinflammatorische Zytokine wie IL-10 und TGF-β und sorgen für ein immunprivilegiertes Milieu, um eine Immunreaktion gegen keimzellspezifische Neoantigene zu verhindern (Fijak und Meinhardt 2006). Außerdem schützen sie vor destruktiven Entzündungsreaktionen. Die peritubulären Makrophagen zeichnen sich dagegen durch ihre Expression von MHCII aus. Der tolerogene Phänotyp wird von im Interstitium enthaltenem Kortikosteron vermittelt und führt zu einem antiinflammatorischen Mikromilieu (Wang et al. 2017). Außerdem induzieren testikuläre Makrophagen die T-Zell-Differenzierung zu regulatorischen T-Zellen.

Im Mausmodell resultiert eine Makrophagendepletion in einer stark reduzierten Spermatogenese (Winnall et al. 2011; DeFalco et al. 2015). Die Unterstützung der

Spermatogenese vermitteln die Makrophagen unter anderem durch die Sekretion von CSF-1 und Enzymen, die zur Retinsäuresynthese beitragen. Sowohl CSF-1 als auch Retinsäure fördert die Proliferation, Differenzierung und Selbsterneuerung der Spermatogonien. Außerdem regulieren testikuläre Makrophagen die Steroidsynthese. Sie produzieren 25-HC (25 *hydroxycholesterol*), das die Testosteronexpression von Leydig-Zellen erhöht (Lukyanenko et al. 2000).

Wie auch in anderem Gewebe halten Makrophagen die Gewebehomöostase aufrecht. Eine zu stark inflammatorische Aktivität von testikulären Makrophagen gefährdet hingegen die Fertilität. Eine eingeschränkte Spermatogenese ist assoziiert mit einer erhöhten Anzahl an testikulären Makrophagen (Frungieri et al. 2002). Außerdem schränken die Mediatoren inflammatorischer Makrophagen die Testosteronsynthese ein und können durch destruktive Mechanismen das Keimepithel angreifen (Bhushan und Meinhardt 2017). So korreliert eine eingeschränkte Spermienqualität ebenfalls mit der Makrophagenaktivität im Sperma (Tremellen und Tunc 2010; Chen und Zheng 2021).

Makrophagen sind für die Reproduktion unerlässlich. Obwohl ihre Wichtigkeit in einer Vielzahl an Studien gezeigt werden konnte, sind viele Aspekte der Makrophagenbiologie vor allem im Menschen nicht endgültig beforscht. Vielmehr stützen sich zahlreiche Hypothesen auf Erkenntnisse aus Tierexperimenten und auf das Wissen über Makrophagen aus anderen Geweben und Organen. Neben der generellen Problematik der Übertragbarkeit der Tierphysiologie auf den Menschen muss zudem beachtet werden, dass syngene Verpaarungen innerhalb von Inzuchtstämmen die immunologische Challenge einer (semi-)allogenen Schwangerschaft nicht vollständig abbilden, in Mausstudien aber nicht selten Anwendung findet. Für ein genaueres Verständnis von Physiologie und Pathologie, lohnt es sich, diese Mechanismen auch im Menschen weiter aufzuklären, um ein detaillierteres Verständnis zu schaffen und damit Diagnose- und Therapieformen ergänzen zu können.

Literatur

Abrahams VM et al (2004) Macrophages and apoptotic cell clearance during pregnancy. Am J Reprod Immunol 51(4):275–282

Abumaree MH et al (2012) Trophoblast debris modulates the expression of immune proteins in macrophages: a key to maternal tolerance of the fetal allograft? J Reprod Immunol 94(2):131–141

Agrawal V, Hirsch E (2012) Intrauterine infection and preterm labor. Semin Fetal Neonatal Med 17(1):12–19

Aldo PB et al (2014) Trophoblast induces monocyte differentiation into CD14+/CD16+ macrophages. Am J Reprod Immunol 72(3):270–284

Apps R et al (2007) A homodimeric complex of HLA-G on normal trophoblast cells modulates antigen-presenting cells via LILRB1. Eur J Immunol 37(7):1924–1937

Baranao RI et al (2007) Significance of ovarian macrophages in the follicular aspirates from ART patients. J Assist Reprod Genet 24(4):137–142

Bauer S et al (2004) Tumor necrosis factor-alpha inhibits trophoblast migration through elevation of plasminogen activator inhibitor-1 in first-trimester villous explant cultures. J Clin Endocrinol Metab 89(2):812–822

Berbic M, Fraser IS (2013) Immunology of normal and abnormal menstruation. Womens Health (Lond) 9(4):387–395

Berbic M et al (2008) Macrophage expression in endometrium of women with and without endometriosis. Hum Reprod 24(2):325–332

Beste MT et al (2014) Molecular network analysis of endometriosis reveals a role for c-Jun-regulated macrophage activation. Sci Transl Med 6(222):222ra16

Bhushan S, Meinhardt A (2017) The macrophages in testis function. J Reprod Immunol 119:107–112

Brannstrom M, Friden B (1997) Immune regulation of corpus luteum function. Semin Reprod Endocrinol 15(4):363–370

Briley SM et al (2016) Reproductive age-associated fibrosis in the stroma of the mammalian ovary. Reproduction 152(3):245–260

Care AS et al (2013) Macrophages regulate corpus luteum development during embryo implantation in mice. J Clin Invest 123(8):3472–3487

Chabtini L et al (2013) TIM-3 regulates innate immune cells to induce fetomaternal tolerance. J Immunol 190(1):88–96

Chen G, Zheng B (2021) Effect of macrophages in semen on sperm quality. Reprod Biol Endocrinol 19(1):38

Choudhury RH et al (2019) Decidual leucocytes infiltrating human spiral arterioles are rich source of matrix metalloproteinases and degrade extracellular matrix in vitro and in situ. Am J Reprod Immunol 81(1):e13054

Collette T et al (2006) Increased expression of matrix metalloproteinase-9 in the eutopic endometrial tissue of women with endometriosis. Hum Reprod 21(12):3059–3067

Critchley HO et al (1999) Role of inflammatory mediators in human endometrium during progesterone withdrawal and early pregnancy. J Clin Endocrinol Metab 84(1):240–248

Curry TE, Jr, Osteen KG (2003) The matrix metalloproteinase system: changes, regulation, and impact throughout the ovarian and uterine reproductive cycle. Endocr Rev 24(4):428–65

Dahm-Kahler P et al (2006) Monocyte chemotactic protein-1 in the follicle of the menstrual and IVF cycle. Mol Hum Reprod 12(1):1–6

Dang X et al (2017) IL-1beta upregulates star and progesterone production through the erk1/2- and p38-mediated creb signaling pathways in human granulosa-lutein cells. Endocrinology 158(10):3281–3291

DeFalco T et al (2015) Macrophages contribute to the spermatogonial niche in the adult testis. Cell Rep 12(7):1107–1119

Ding J et al (2019) FasL on decidual macrophages mediates trophoblast apoptosis: a potential cause of recurrent miscarriage. Int J Mol Med 43(6):2376–2386

Dubicke A et al (2016) Density of stromal cells and macrophages associated with collagen remodeling in the human cervix in preterm and term birth. Reprod Sci 23(5):595–603

Duncan WC, Rodger FE, Illingworth PJ (1998) The human corpus luteum: reduction in macrophages during simulated maternal recognition of pregnancy. Hum Reprod 13(9):2435–2442

Einenkel R, Zygmunt M, Muzzio DO (2019) Microorganisms in the healthy upper reproductive tract: from denial to beneficial assignments for reproductive biology. Reprod Biol 19(2):113–118

Einenkel R et al (2019) Macrophage-mediated regulatory effect of F. nucleatum on trophoblast cells. Placenta 83:e38

Fest S et al (2007) Trophoblast-macrophage interactions: a regulatory network for the protection of pregnancy. Am J Reprod Immunol 57(1):55–66

Figueroa F et al (2012) Macrophage secretions modulate the steroidogenesis of polycystic ovary in rats: effect of testosterone on macrophage pro-inflammatory cytokines. Life Sci 90(19–20):733–739

Fijak M, Meinhardt A (2006) The testis in immune privilege. Immunol Rev 213:66–81

Foley KG, Pritchard MT, Duncan FE (2021) Macrophage-derived multinucleated giant cells: hallmarks of the aging ovary. Reproduction 161(2):V5–V9

Frungieri MB et al (2002) Number, distribution pattern, and identification of macrophages in the testes of infertile men. Fertil Steril 78(2):298–306

Gnainsky Y et al (2010) Local injury of the endometrium induces an inflammatory response that promotes successful implantation. Fertil Steril 94(6):2030–2036

Gomez-Lopez N et al (2009) Fetal membranes exhibit selective leukocyte chemotaxic activity during human labor. J Reprod Immunol 80(1–2):122–131

Gomez-Lopez N et al (2014) Immune cells in term and preterm labor. Cell Mol Immunol 11(6):571–581

Greaves E et al (2015) Estradiol is a critical mediator of macrophage-nerve cross talk in peritoneal endometriosis. Am J Pathol 185(8):2286–2297

Guenther S et al (2012) Decidual macrophages are significantly increased in spontaneous miscarriages and over-express FasL: a potential role for macrophages in trophoblast apoptosis. Int J Mol Sci 13(7):9069–9080

Guimera M et al (2009) LH/HCG stimulation of VEGF and adrenomedullin production by follicular fluid macrophages and luteinized granulosa cells. Reprod Biomed Online 18(6):743–749

Guo C et al (2021) Single-cell profiling of the human decidual immune microenvironment in patients with recurrent pregnancy loss. Cell Discov 7(1):1

Gutsche S et al (2003) Seminal plasma induces mRNA expression of IL-1beta, IL-6 and LIF in endometrial epithelial cells in vitro. Mol Hum Reprod 9(12):785–791

Hamilton S et al (2012) Macrophages infiltrate the human and rat decidua during term and preterm labor: evidence that decidual inflammation precedes labor. Biol Reprod 86(2):39

Hassan SS et al (2007) Signature pathways identified from gene expression profiles in the human uterine cervix before and after spontaneous term parturition. Am J Obstet Gynecol 197(3):250 e1–7

Hayashi M et al (2005) Interleukin-6 concentrations in the placenta and blood in normal pregnancies and preeclampsia. Horm Metab Res 37(7):419–424

Hazan AD et al (2010) Vascular-leukocyte interactions: mechanisms of human decidual spiral artery remodeling in vitro. Am J Pathol 177(2):1017–1030

Houser BL (2012) Decidual macrophages and their roles at the maternal-fetal interface. Yale J Biol Med 85(1):105–118

Houser BL et al (2011) Two unique human decidual macrophage populations. J Immunol 186(4):2633–2642

Huang SJ et al (2008) Pre-eclampsia is associated with dendritic cell recruitment into the uterine decidua. J Pathol 214(3):328–336

Jaiswal MK et al (2012) V-ATPase upregulation during early pregnancy: a possible link to establishment of an inflammatory response during preimplantation period of pregnancy. Reproduction 143(5):713–725

Jiang X et al (2018) Three macrophage subsets are identified in the uterus during early human pregnancy. Cell Mol Immunol 15(12):1027–1037

Jolicoeur C et al (1998) Increased expression of monocyte chemotactic protein-1 in the endometrium of women with endometriosis. Am J Pathol 152(1):125–133

Jones RL et al (2004) Identification of chemokines important for leukocyte recruitment to the human endometrium at the times of embryo implantation and menstruation. J Clin Endocrinol Metab 89(12):6155–6167

Kats R et al (2005) Cycle-dependent expression of macrophage migration inhibitory factor in the human endometrium. Hum Reprod 20(12):3518–3525

King AE, Critchley HO, Kelly RW (2001) The NF-kappaB pathway in human endometrium and first trimester decidua. Mol Hum Reprod 7(2):175–183

Kolben TM et al (2018) PPARgamma Expression Is Diminished in Macrophages of Recurrent Miscarriage Placentas. Int J Mol Sci 19(7)

Lee CL et al (2015) Soluble human leukocyte antigen G5 polarizes differentiation of macrophages toward a decidual macrophage-like phenotype. Hum Reprod 30(10):2263–2274

Lima PDA et al (2018) Polycystic ovary syndrome: possible involvement of androgen-induced, chemerin-mediated ovarian recruitment of monocytes/macrophages. Biol Reprod 99(4):838–852

Lindau R et al (2018) Interleukin-34 is present at the fetal-maternal interface and induces immunoregulatory macrophages of a decidual phenotype in vitro. Hum Reprod 33(4):588–599

Liu D et al (2020) CSF1-associated decrease in endometrial macrophages may contribute to Asherman's syndrome. Am J Reprod Immunol 83(1):e13191

Lukyanenko YO et al (2000) Specificity of a new lipid mediator produced by testicular and peritoneal macrophages on steroidogenesis. Int J Androl 23(5):258–265

Malik S et al (2006) Reduced levels of VEGF-A and MMP-2 and MMP-9 activity and increased TNF-alpha in menstrual endometrium and effluent in women with menorrhagia. Hum Reprod 21(8):2158–2166

Mathur RS, Jenkins JM, Bansal AS (1997) The possible role of the immune system in the aetiopathogenesis of ovarian hyperstimulation syndrome. Hum Reprod 12(12):2629–2634

Moin ASM et al (2021) Vitamin D Association With Macrophage-Derived Cytokines in Polycystic Ovary Syndrome: An Enhanced Risk of COVID-19 Infection? Front Endocrinol (Lausanne) 12:638621

Muscato JJ, Haney AF, Weinberg JB (1982) Sperm phagocytosis by human peritoneal macrophages: a possible cause of infertility in endometriosis. Am J Obstet Gynecol 144(5):503–510

Osman I et al (2003) Leukocyte density and pro-inflammatory cytokine expression in human fetal membranes, decidua, cervix and myometrium before and during labour at term. Mol Hum Reprod 9(1):41–45

Owusu-Akyaw A et al (2019) The role of mesenchymal-epithelial transition in endometrial function. Hum Reprod Update 25(1):114–133

Radovic Janosevic D et al (2016) The structure of immunocompetent decidual cells in recurrent missed abortions. Vojnosanit Pregl 73(4):306–311

Reister F et al (2001) Macrophage-induced apoptosis limits endovascular trophoblast invasion in the uterine wall of preeclamptic women. Lab Invest 81(8):1143–1152

Sakamoto Y et al (2004) Interleukin-8 is involved in cervical dilatation but not in prelabour cervical ripening. Clin Exp Immunol 138(1):151–157

Sakamoto Y et al (2005) Macrophages and not granulocytes are involved in cervical ripening. J Reprod Immunol 66(2):161–173

Salamonsen LA, Zhang J, Brasted M (2002) Leukocyte networks and human endometrial remodelling. J Reprod Immunol 57(1–2):95–108

Schjenken JE, Robertson SA (2020) The female response to seminal fluid. Physiol Rev 100(3):1077–1117

Smith MP et al (2005) Leukocyte origin and profile in follicular aspirates at oocyte retrieval. Hum Reprod 20(12):3526–3531

Snyder RJ et al (2016) Macrophages: a review of their role in wound healing and their therapeutic use. Wound Repair Regen 24(4):613–629

Soares MJ, Iqbal K, Kozai K (2017) Hypoxia and placental development. Birth Defects Res 109(17):1309–1329

Stewart JA, Bulmer JN, Murdoch AP (1998) Endometrial leucocytes: expression of steroid hormone receptors. J Clin Pathol 51(2):121–126

Sun F, Wang S, Du M (2021) Functional regulation of decidual macrophages during pregnancy. J Reprod Immunol 143:103264

Svensson J et al (2011) Macrophages at the fetal-maternal interface express markers of alternative activation and are induced by M-CSF and IL-10. J Immunol 187(7):3671–3682

Takebayashi A et al (2015) Subpopulations of macrophages within eutopic endometrium of endometriosis patients. Am J Reprod Immunol 73(3):221–231

Thiruchelvam U et al (2013) The importance of the macrophage within the human endometrium. J Leukoc Biol 93(2):217–225

Tremellen K, Tunc O (2010) Macrophage activity in semen is significantly correlated with sperm quality in infertile men. Int J Androl 33(6):823–831

Tsao FY et al (2018) M1 macrophages decrease in the deciduae from normal pregnancies but not from spontaneous abortions or unexplained recurrent spontaneous abortions. J Formos Med Assoc 117(3):204–211

Turner EC et al (2011) Conditional ablation of macrophages disrupts ovarian vasculature. Reproduction 141(6):821–831

Ulukus M, Cakmak H, Arici A (2006) The role of endometrium in endometriosis. J Soc Gynecol Investig 13(7):467–476

Vadillo-Ortega F et al (1995) 92-kd type IV collagenase (matrix metalloproteinase-9) activity in human amniochorion increases with labor. Am J Pathol 146(1):148–156

Vinketova K, Mourdjeva M, Oreshkova T (2016) Human decidual stromal cells as a component of the implantation niche and a modulator of maternal immunity. J Pregnancy 2016:8689436

Wang M et al (2017) Characterization of the micro-environment of the testis that shapes the phenotype and function of testicular macrophages. J Immunol 198(11):4327–4340

Wang XQ et al (2018) Trophoblast-derived CXCL16 induces M2 macrophage polarization that in turn inactivates NK cells at the maternal-fetal interface. Cell Mol Immunol 15(12):1038–1046

Wendremaire M et al (2020) Macrophage-induced reactive oxygen species promote myometrial contraction and labor-associated mechanismsdagger. Biol Reprod 102(6):1326–1339

Winnall WR, Muir JA, Hedger MP (2011) Rat resident testicular macrophages have an alternatively activated phenotype and constitutively produce interleukin-10 in vitro. J Leukoc Biol 90(1):133–143

Wu R et al (2004) Macrophage contributions to ovarian function. Hum Reprod Update 10(2):119–133

Wu MH et al (2005) Suppression of matrix metalloproteinase-9 by prostaglandin E(2) in peritoneal macrophage is associated with severity of endometriosis. Am J Pathol 167(4):1061–1069

Zhang YH et al (2020) Trophoblast-secreted soluble-PD-L1 modulates macrophage polarization and function. J Leukoc Biol 108(3):983–998

(Endometriale) Zytokine/ Wachstumsfaktoren

9

Dunja M. Baston-Büst und Alexandra P. Bielfeld

Die humane Implantation ist ein hochkomplexer Prozess, der durch die Adhäsion und Invasion des semiallogenen Embryos, oder im Falle von Eizellspende, Embryonenspende oder Leihmutterschaft komplett allogenen Embryos, als eine komplex orchestrierte Abstimmung der embryonalen und endometrialen Entwicklung sowie eine einzigartige endometriale Konstitution zu beschreiben ist. Dementsprechend kommt dem Endometrium beim Einsatz von Techniken der assistierten Reproduktion ein hoher klinischer Stellenwert zu, auch wenn die labortechnische Diagnostik hier noch deutlich ausbaufähig ist. Maßnahmen zur Erhöhung der Implantationskapazität von morphologisch guten/idealen Embryonen sind dementsprechend spärlich und teilweise trotz breiter Anwendung bislang nicht evidenzbasiert.

Das Endometrium unterliegt im weiblichen Zyklus (proliferativ, rezeptiv [inkl. prä- und post-] und luteal) basierend auf dem Einfluss der Steroidhormone einer zeitlichen Dynamik, die sowohl histologisch als auch zytologisch und molekularbiologisch sichtbar ist und für die Diagnostik verwendet werden (Ruiz-Alonso et al. 2013; Talbi et al. 2006; Tulac et al. 2003; Enciso et al. 2018; Garrido-Gómez et al. 2010, 2013, 2014; Díaz-Gimeno et al. 2014). Einbezogen sind hierbei das endometriale Epithel und die *functionalis* des endometrialen Stromas, die unter dem Einfluss von Progesteron in jedem Zyklus unabhängig von der Anwesenheit eines Embryos dezidualisiert wird.

D. M. Baston-Büst (✉) · A. P. Bielfeld
Frauenklinik, UniKiD - Kinderwunsch, Universitätsklinikum Düsseldorf, Düsseldorf, Deutschland
E-Mail: Dunja.Baston-Buest@med.uni-duesseldorf.de; baston-buest@unikid.de

A. P. Bielfeld
E-Mail: bielfeld@unikid.de

W. Würfel (Hrsg.), *Reproduktionsimmunologie*,
https://doi.org/10.1007/978-3-662-63907-8_9

Des Weiteren strömen in jedem Zyklus postovulatorisch viele verschiedene Immunzellpopulation, z. B. *„uterine natural killer cells"* (uNK), Makrophagen, dendritische Zellen, T-Zellpopulationen in das Endometrium, die die Akzeptanz des semi- bzw. allogenen Embryos als auch die Vaskularisierung und damit Etablierung einer intakten Schwangerschaft begünstigen (Gellersen et al. 2007) (vgl. Kap. 4–8). Bezüglich der An- und Abwesenheit bestimmter Immunzellpopulationen und deren Verteilung im Endometrium konnten erste Zusammenhänge mit Implantationsversagen (*„repeated implantation failure"*, RIF) und auch habituellen Aborten (*„repeated spontaneous abortion"*, RSA) erstellt werden (Russell et al. 2013; Marron et al. 2019; Lash et al. 2016). Diese Vorkenntnisse wurden im PRECONCEPTIO Trial in der klinischen Anwendung an über 1500 Kinderwunschpatientinnen getestet inkl. verschiedener Therapieoptionen abhängig vom vorliegenden Testergebnis der Immunprofilanalyse im Endometrium (Lédée et al. 2020). Die Therapieoptionen bei von der Norm abweichenden Ergebnissen waren:

- *„Scratching"* in der Lutealphase des Vorzyklus zur Stimulation zur Reifung insbesondere der uNK-Zellen durch Aktivierung von Interleukin (IL-) 15 (vgl. Kap. 4–8).
- Keine große Erhöhung der Östrogenwerte durch eine Stimulationsbehandlung im Fall niedriger IL-18 Werte.
- Kortikosteroidbehandlung bei überaktiven oder gemischten Profilen, um die überschießende, vermehrt inflammatorisch geprägte Th1 Zytokinexpression und die Aktivierung der uNKs zu reduzieren bzw. Lipid Infusion mit selbigem Ziel (vgl. Kap. 4–8).
- Anpassung der Lutealphasensubstitution mit höheren Progesterondosen für Patientinnen mit einem überaktiven Immunprofil. Im Fall einer IL-18-Erhöhung wurde zusätzlich ab Eizellentnahme für 9 Wochen Östradiol substituiert.
- hCG in der Lutealphase nach einem Embryotransfer (ET), wenn nur weniger CD56-uNKs rekrutiert wurden oder diese unreif erschienen,
- Geschlechtsverkehr nach dem ET wurde Patientinnen mit niedrigem Immunprofil angeraten (Lorenz et al. 2015). Hingegen sollten Patientinnen mit einem überaktiven oder gemischten Profil die Exposition mit Seminalplasma vermeiden (Lédée et al. 2020).

Die Vielfalt an Therapieoptionen war in dieser Studie sehr groß und verkleinerte dadurch leider auch die Gruppengrößen. Festzuhalten bleibt, dass Patientinnen mit guter Prognose und RSA-Patientinnen höhere Schwangerschaftsraten als RIF-Patientinnen zeigten. Der Anteil an Aborten war in der Gruppe der IVF-Patientinnen mit Eizellspende höher als in allen Gruppen mit homologen Eizellen. Eine Behandlung auffälliger Profile erhöhte die Schwangerschaftswahrscheinlichkeit für Patientinnen mit RIF oder RSA gegenüber deren normwertigen Pendants. Erneute Aborte bei RSA-Patientinnen traten häufiger auf, wenn keine Dysregulation des Immunprofils festgestellt werden konnte

(Lédée et al. 2020). Alle oben genannten Therapieoptionen verändern das bestehende Immunprofil im Endometrium, ohne detailliert auf die genaue Zielpopulation bzw. Modifikation einzugehen. Daher versuchen wir, in den folgenden Abschnitten eher auf einzelne Faktoren einzugehen, die eine Bedeutung als Zytokin oder Wachstumsfaktor im embryomaternalen Dialog haben.

9.1 Der weibliche Zyklus beeinflusst das Immunprofil

Nach der Menstruationsblutung proliferiert das Endometrium zunächst unter dem Einfluss der Östrogene und bildet einen Verband aus langgestreckten epithelialen Drüsenschläuchen und Gefäßen mit darum liegenden Stromazellen. Unter dem Einfluss des Progesterons in der zweiten Zyklushälfte verändern sich die vormals langgestreckten Drüsenschläuche zu spiralförmigen Gebilden, die unterschiedlichste Produkte, wie z. B. auch die Zytokine, in das Uteruscavum sezernieren und damit direkt auf die Apposition, Adhäsion und Invasion des Embryos durch das endometriale Epithel in die Dezidua wirken können. Darüber hinaus wurden auf embryonalen Zellen Rezeptoren für Zytokine und Wachstumsfaktoren nachgewiesen, was ein intensives Wechselspiel zwischen den Implantationspartnern Embryo und Endometrium nahelegt (Haimovici und Anderson 1993). Die Wichtigkeit der Zytokine wird dadurch unterstrichen, dass der zelluläre Ursprung der Zytokine sogar variiert und diese sowohl aus dem Drüsen- oder Luminaepithel der Gebärmutter und/oder aus den dezidualisierten Stromazellen stammen. Dass die Zytokine tatsächlich eine wesentliche Rolle bei der Implantation spielen, haben Studien mit spezifischen Zytokin- und Zytokinrezeptor-*Knockout*-(ko)-Mäusen gezeigt (Kauma 2000). Diese Studien haben interessanterweise auch eine gewisse Redundanz des Systems im Nagermodell gezeigt, da die Einnistung der Blastozyste auch ohne die meisten einzelnen Zytokine erfolgen kann. Dies gilt allerdings nicht für den „*Leukemia Inhibiting Factor* (LIF) und Interleukin-11 (IL-11), denen eine Schlüsselfunktion in der Maus zukommt. Bei anderen Mitgliedern der Familien der Zytokine und Wachstumsfaktoren, wie *colony stimulating factor*“ (CSF-1), „*granulocyte macrophage*“ (GM)-CSF, IL-1 und IL-6, bleibt die Implantation nicht komplett aus, jedoch ist die Anzahl der Implantationsstellen und/oder die Wurfgröße in der Maus reduziert, wenn eines der erwähnten Zytokine fehlt (Salamonsen et al. 2000).

Für die Implantation beim Menschen gibt es natürlich keine vergleichbaren Daten, und manche für die Maus relevanten Faktoren spielen beim Menschen eine eher untergeordnete Rolle, aber klinische Korrelationen mit Maus-Studien und I*n-vitro*-Modellen untermauern die Vermutung, dass Zytokine beim Implantationsprozess bei Säugetieren eine wichtige Signalfunktion zukommt.

9.1.1 Das Interleukin (IL)-1 System

Das IL-1-System besteht aus 2 Agonisten, dem IL-1α und IL-1β sowie dem IL-1-Rezeptor-Antagonist (IL1ra). Überdies sind die membrangebundenen Rezeptoren, IL-1-Rezeptoren Typ I (IL-1R tI) und Typ II (IL-1R tII) nachgewiesen worden. Frühe Hinweise für die Bedeutung von IL-1 bei der humanen Implantation zeigten sich durch den Nachweis von IL-1α und IL-1β in Kulturmedien menschlicher Embryonen bei der *In-vitro*-Fertilisationsbehandlung. Höhere Konzentrationen von IL-1 im Kulturmedium waren dabei mit einem wahrscheinlicheren Eintreten einer Schwangerschaft assoziiert (Sheth et al. 1991). Im Laufe der weiteren Jahre sind dann alle anderen Faktoren der IL-1-Familie sowohl auf mRNA- als auch auf Proteinebene im zyklischen Endometrium, mit einem Peak für IL-1RtI in der Sekretionsphase, nachgewiesen worden (Simón et al. 1993). Korrespondierend dazu wurden vor allem bei Blastozysten ebenfalls die Mitglieder der IL-1-Familie nachgewiesen. Aber erst die Tatsache, dass bei Mäusen durch eine peritoneale Gabe des IL-1ra die Implantation komplett verhindert werden konnte, zeigte, von welcher Wichtigkeit Zytokine bei der Implantation sind. Einen vergleichbar markanten Effekt konnte man jedoch bis heute beim Menschen nicht finden. Dies mag daran liegen, dass die einzelnen Zytokine vielleicht noch kompensatorischer für ausfallende Zytokine eingesetzt werden könnten.

9.1.2 Wiederholtes Implantationsversagen

Das molekulare Wissen über die erfolgreiche Einnistung eines menschlichen Embryos in die rezeptive Gebärmutterschleimhaut ist gerade auch bei Patientinnen mit wiederholtem Implantationsversagen (RIF), die keine anatomischen Pathologien aufweisen, gut auf die Behandlung ansprechen und sogar oft eine gute Embryoqualität aufweisen, aber nicht schwanger werden, von besonderer Bedeutung in der klinischen Routine (Coughlan et al. 2014). Hier zeigten sich signifikante Unterschiede der endometrialen Gensignatur von RIF im Vergleich zu Kontrollpatientinnen, die während ihres ersten ART-Zyklus schwanger wurden (Koot et al. 2016). In diesem Zusammenhang werden Methoden wie das *„endometrial scratching"*, eine gezielte Verletzung des Endometriums im Zyklus vor der kontrollierten Stimulation der Eierstöcke, zur Provokation eines Einstroms immunkompetenter Zellen, oder die Infusion von humanem Choriongonadotropin (hCG) vor einem ET angewendet. Beide Verfahren werden jedoch in der aktuellen Literatur widersprüchlich diskutiert (Vitagliano et al. 2018; Craciunas et al. 2016; Hou et al. 2018).

9.2 Endometrial scratching

So wird in zahlreichen Studien das *„endometrial scratching"* als vielversprechende Zusatzbehandlung gewertet, um die Schwangerschaftsraten bei IVF und ICSI zu steigern, obwohl die Studienlage nach nun immerhin schon 18 Jahren nach Erstbeschreibung durch Barash *et al.* immer wieder divergent ist und auch bei signifikant positiven Ergebnissen diese aufgrund der Studienqualität und eines möglichen Bias infrage gestellt werden (Barash et al. 2003; Nastri et al. 2012; van Hoogenhuijze et al. 2021; Farquhar 2019). Darüber hinaus war nicht die Lebendgeburtenrate, sondern meist die klinische Schwangerschaft oder die *„ongoing pregnancy rate"* (OPR) der Studienendpunkt. Der bisher einzige *„randomized control trial"* (RCT) hatte unglücklicherweise keine standardisierte Methode des *„endometrial scratching"* und einen F*ollow-up* für nur einen ET nach Intervention (Lensen et al. 2019). Außerdem betrug die Teilnahmequote nur rund 50 % der teilnahmeberechtigten Frauen, was die Verallgemeinerbarkeit der Ergebnisse beeinträchtigt haben könnte. Ganz aktuell wurde dieses Jahr der SCRaTCH-Trial veröffentlicht, der zeigte, dass in einer großen, relativ homogenen Population mit mindestens einem fehlgeschlagenen ET die Lebendgeburtenrate sowohl kurz- als auch langfristig durch das *„endometrial scratching"* verbessert wurde (Hoogenhuijze et al. 2021). Obwohl die Autoren angeben, dass das *„endometrial scratching"* keinen oder nur einen geringen negativen Effekt hat, ist der beobachtete Unterschied in der Lebendgeburtenrate von 4,6 % ein Anreiz, weiter zu untersuchen, ob ein Effekt tatsächlich existiert (Hoogenhuijze et al. 2021). Aus diesem Grund soll nun eine Analyse auf Marker durchgeführt werden, die untersucht, ob Patientinnencharakteristika die Wirkung des *„scratchings"* verändern, um zu identifizieren, ob und wenn ja welche Untergruppen von Patientinnen vom *„endometrial scratching"* profitieren könnten. Die Frage der Sinnhaftigkeit eines klinischen Einsatzes bzw. eines differenzierten Einsatzes an bestimmten Patientinnengruppen könnte so möglicherweise geklärt werden. Die grundsätzliche Wirkweise und der Einfluss des *„scratching"* auf eine mögliche Zytokinaktivierung müssten jedoch molekularbiologisch untersucht werden. Hier könnte massenspektrometrisch eine Proteomuntersuchung eines durch *„endometrial scratching"* gewonnenen Endometriumstücks im Vergleich zu einem einen Monat nach erstem *„scratching"* gewonnen Endometriumbiopsat untersucht und verglichen werden. Damit könnte gezeigt werden, welche Veränderungen tatsächlich am Endometrium zum Zeitpunkt eines ET nach *Scratching*-Prozedur stattfinden.

9.2.1 Wie beeinflusst hCG die Immunantwort?

Bezüglich der intrauterinen hCG Installation vor ET gibt es ebenfalls vielzählige, aber auch hier, divergente Studien. Anfänglich wurde zunächst enthusiastisch von einem schwangerschaftsfördernden Ergebnis durch eine intrauterine hCG Installation vor ET berichtet (Mansour et al. 2011; Ye et al. 2015; Huang et al. 2020), da hCG die Einwanderung von regulatorischen T-Zellen über CCL2 *in vivo* und *in vitro* fördert. Mit der Zeit wurden dann jedoch Studien veröffentlicht, die diesen Benefit nicht mehr zeigen konnten. Osman et al. (2016) haben in einer systematischen Metaanalyse die Wirkung der intrauterinen hCG Installation vor dem ET auf die IVF-Ergebnisse mit Bezug auf die klinische Schwangerschaftsrate, Spontanabortrate und die Lebendgeburtenrate hin untersucht. Inkludiert wurden 8 RCTs mit 3087 Frauen, die sich einer IVF und/oder einer intrazytoplasmatischen Spermieninjektion (ICSI) unterzogen haben, bei denen die intrauterine hCG Spülung zum ET gemacht wurde im Vergleich zu Frauen die einen ET ohne vorherige hCG Infusion erhielten. Hier zeigte sich allerdings in keinem der untersuchten Endpunkte ein signifikanter Unterschied (Osman et al. 2016). Eine Erklärung, warum die Studien so divergente Ergebnisse lieferten liegt eventuell darin, dass in manchen Studien *Cleavage-stage*-Embryonen an Tag 2 oder 3 nach Punktion transferiert wurden während in anderen Studien vornehmlich Blastozysten transferiert worden sind. Darüber hinaus unterschied sich auch die Menge des installierten hCGs im Bereich von 100-1000IE. Im Einklang damit ist die Metaanalyse der Cochrane Library 2018, die zeigt, dass nur Frauen, die eine intrauterine Infusion von $\geq$500IE hCG vor dem ETs eines *Cleavage-stage*-Embryos erhalten haben, von der Prozedur profitieren (Craciunas et al. 2018).

9.2.1.1 Genexpressions- und Proteomdaten

Eine kürzlich erschienene Studie auf Proteinebene konnte erstmals zeigen, dass sich die Zusammensetzung des Endometriumproteoms von RIF-Patientinnen während des *„window of implantation"* von der fruchtbaren Kontrollgruppe unterscheidet (Bielfeld et al. 2019). EPPK1 (Epiplakin 1; beteiligt an Organisation des Zytoskeletts), BCLAF1 („BCL2 associated transcription factor 1"; Gegenspieler zu BCL2 und an Apoptose beteiligt) und PTMA (Prothymosin Alpha; das Protein ist in apoptotische Prozesse involviert) wurden mit einer statistisch signifikant veränderten Abundanz im Endometriumgewebe von Kontrollen vs. RIF aufgefunden. Diese Proteine sind weder in dem in einer niederländischen Kohorte getesteten Gen-Signatur-Set noch in dem Proteom-Set enthalten, das bei Patientinnen getestet wurde, die mit dem ERA®-Test als rezeptiv oder prärezeptiv diagnostiziert wurden (Garrido-Gómez et al. 2014; Koot et al. 2016). Daraus kann man schließen, dass RIF eine Entität zu sein scheint, die sich von einem prärezeptiven Zustand unterscheidet und die möglicherweise nicht mit dem ERA®-Test identifiziert werden kann, obwohl ein zusätzlicher verschobener individueller Zeitpunkt möglich ist. Die intrauterine Installation von hCG vor einem ET bei RIF-Patientinnen könnte wiederum den durch Zytokine und Chemokine ausgelösten Dialog zwischen Embryo und Endometrium verändern und die Angiogenese und die Immunantwort verstärken, sodass die Schwangerschafts- und Lebendgeburtenrate nachhaltig verbessert wird.

Hierzu passt, dass in einer kürzlich durchgeführten Metaanalyse, die bei Patientinnen mit RIF zeigte, dass diese Frauen, die vor dem ET eine intrauterine hCG-Injektion erhielten, eine signifikant höhere Einnistungsrate, fortgeführte Schwangerschafts- und

Lebendgeburtenrate sowie eine geringere Fehlgeburtenrate aufwiesen (Gao et al. 2019). Bezüglich der Effektivität der hCG-Instillation scheint daher ebenfalls die Identifizierung der profitierenden Subgruppe notwendig zu sein.

9.3 „Granulocyte colony stimulating factor"

Neben der intrauterinen Installation oder der subkutanen Injektion von hCG nach einem ET wurden ähnliche Ansätze auch für *granulocyte colony stimulating factor* (G-CSF) beschrieben. Eine aktuelle Meta-Analyse an über 1000 ETs konnte verdeutlichen, dass die klinische Schwangerschaftsrate gesteigert werden konnte, wobei die Steigerung sowohl nach subkutaner Injektion als auch nach intrauteriner Gabe vor dem ET verzeichnet werden konnte (Zhang et al. 2018). Eine Subgruppenanalyse auf RIF Patientinnen konnte diesen Benefit bestätigen, hingegen profitierten beispielsweise Patientinnen mit einem niedrig aufgebauten Endometrium nicht (Zhang et al. 2018). Den Benefit für RIF Patientinnen konnte auch eine aktuelle klinische Versuchsreihe (*„protocol for endometrial receptivity improvement"*, PRIMER) bestätigen, in der 33 RIF Patientinnen eine fortlaufende Schwangerschaftsrate und Lebendgeburtenrate wie das ART-naive Kontrollkollektiv erreichten. Neben der sichtbaren Erhöhung der klinischen Schwangerschaftsrate im klinischen Einsatz sind die molekularen Wirkungen von G-CSF von entscheidender Bedeutung. Bereits vor fast 20 Jahren konnte G-CSF und sein Rezeptor in der Follikelflüssigkeit nachgewiesen werden (Salmassi et al. 2004). Hier fanden sich vergleichsweise höhere Werte in der Follikelflüssigkeit als im Serum derselben Patientinnen mit einem Nachweis in/auf Granulosazellen (Salmassi et al. 2004). Die Granulosazellen selbst reagieren auf Leukozyten und hier insbesondere auf Granulozyten mit der Synthese von G-CSF (Noël et al. 2020).

9.3.1 Das Chemokin CXCL1

Ein weiteres im Rahmen der Implantation interessantes Chemokin – CXCL1 (wirkt chemoattraktiv auf Immunzellen und lotst diese zu z. B. Entzündungsstellen) – wurde in selbiger Studie ebenfalls in seiner Synthese durch Granulosazellen gesteigert (Noël et al. 2020). Es konnte gezeigt werden, dass die Implantationsrate von Embryonen aus Follikeln mit optimaler Granulosazell-Leukozyten-Interaktion höher ist als bei niedrigen Quotienten selbiger (Noël et al. 2020). Allerdings setzt eine solche Untersuchung eine 1:1-Nachverfolgung von abpunktiertem Follikel, Granulosazellen, Eizelle und resultierendem Embryo voraus, was in der täglichen IVF-Routine nicht durchführbar erscheint. Des Weiteren scheint die Kombination aus höheren Werten für den G-CSF und niedrigen Werten für IL-15 in der Follikelflüssigkeit ein guter Biomarker für eine spätere Geburt in natürlichen IVF/ICSI-Zyklen zu sein (Lédée et al. 2011). Hingegen konnten höhere Werte für IL-15 im Stroma von RIF-Patientinnen als potenzieller Faktor für den Misserfolg einer Implantation durch Erhöhung der uNK-Zellzahl identifiziert werden (Mariee et al. 2012). G-CSF scheint verschiedene T-Zell-Population zu aktivieren bzw. funktionell einzugreifen, um eine zytotoxische T-Zell-Antwort zu minimieren bzw. die Expansion zytotoxischer T-Zellen einzudämmen (Malashchenko et al. 2018). (vgl. Kap. 4–8).

9.3.2 Publikationen und ihre schwere Vergleichbarkeit

Eine mangelnde Synchronität oder ggf. ein pathologisches Implantationsfenster (*„window of implantation“*, WOI) können ursächlich für Auffälligkeiten bei Patientinnen insbesondere in der Kinderwunschbehandlung sein (Sebastian-Leon et al. 2018). Bei der Vielzahl an Publikationen ist zu betonen, dass darauf geachtet werden sollte, um welchen Status es sich bei der Aussage handelt (Gene, mRNA oder Proteinanalysen). Posttranskriptionelle oder -translationale Regulationsmechanismen können zu anderen Aussagen führen und erschweren die Vergleichbarkeit der Studien. Anhand einer kleinen Pilotstudie auf Proteinebene (je n = 6) konnten *„progesterone receptor membrane component 1“* (PGRMC1) und Annexin A6 (ANXA6) als führende Proteine hinsichtlich des Unterschiedes zwischen rezeptiven und nicht-rezeptiven Proben identifiziert werden (Garrido-Gómez et al. 2014). Eine Herunterregulation von Genen des Zellzyklus konnte mit biochemischen Schwangerschaftsverläufen assoziiert werden (Díaz-Gimeno et al. 2017). Da die Ergebnisse von Studien mittels Gen-, mRNA- oder Proteom- oder microRNA-Arrays bislang nicht deckungsgleich und gut vergleichbar sind, wollen wir uns auf die Rolle einiger weniger Zytokine und Wachstumsfaktoren im embryomaternalen Dialog beschränken (Hernández-Vargas et al. 2020). Gemäß ihrer Wortbedeutung erfüllen die Zytokine chemotaktische, kinetische, immunologische und angiogenetische Rollen; die Wachstumsfaktoren unterstützen das Wachstum sowohl auf mütterlicher als auch embryonaler Seite und fördern vielfach auch die Angiogenese. Die Bedeutung der Zytokine und Wachstumsfaktoren in der embryonalen Implantation wird bereits seit über 20 Jahren erforscht (Hannan und Salamonsen 2008; Hannan et al. 2011). VEGF *(„vascular endothelial growth factor“)* konnte als ein unterschiedlicher Faktor im uterinen Fluid zwischen fertilen und infertilen Probandinnen identifiziert werden (Hannan et al. 2011). Ein Beispiel für einen Wachstumsfaktor, der stärker in der rezeptiven Phase rund um Drüsen und in luminalem Epithel, aber auch in Deziduazellen rund um mütterliche Spiralarterien exprimiert wird, aber des Weiteren auch von Leukozyten sezerniert werden kann, ist PlGF *(„placental growth factor“)* (Binder et al. 2016).

9.4 „Granulocyte-macrophage colony stimulating factor“

„Granulocyte-macrophage colony stimulating factor“ (GM-CSF) wird in der Tube als auch im Stroma mit der höchsten Expression in der Lutealphase produziert. Es handelt sich hierbei um ein vielschichtiges Zytokin, welches sowohl in der Embryologie als auch im Endometrium eine Rolle spielt (Robertson 2007; Zhao und Chegini 1994; Giacomini et al. 1995; Sjöblom et al. 1999). Aufseiten des Embryos konnte beispielsweise eine größere Anzahl vitaler Zellen in der inneren Zellmasse von Blastozysten bei gleichzeitig einhergehender verringerter Apoptoserate detektiert werden (Sjöblom et al. 1999; Ziebe et al. 2013). In mehreren Studien konnten durch den Zusatz von GM-CSF im Embryokulturmedium die Schwangerschaftsrate erhöht und die Abort- und biochemische Schwangerschaftsrate erniedrigt werden (Robertson 2007; Ziebe et al. 2013). Darüber hinaus profitierten v. a. Patientinnen mit habituellen Aborten vom Zusatz von GM-CSF im Kulturmedium (Zhou et al. 2016). Proinflammatorische Zytokine, wie z. B. GM-CSF, die auch vom Präimplantationsembryo produziert werden, sollen u. a. auch das *„hatching“* des Embryos aus der umgebenden *Zona pellucida* durch Anreicherung von Matrixmetalloproteasen und Cathepsinen unterstützen (Seshagiri et al. 2016).

9.4.1 Resümee

Diese beiden zuletzt aufgeführten Zytokine – GM-CSF und G-CSF – verdeutlichen, dass der embryomaternale Dialog vielschichtig, koordiniert, zeitlich optimiert und von beiden Seiten ausgeht, um eine erfolgreiche Implantation und Schwangerschaft zu ermöglichen (Würfel 2015).

Literatur

Barash A, Dekel N, Fieldust S, Segal I, Schechtman E, Granot I (2003) Local injury to the endometrium doubles the incidence of successful pregnancies in patients undergoing in vitro fertilization. Fertil Steril 79(6):1317–1322

Bielfeld AP, Pour SJ, Poschmann G, Stühler K, Krüssel J-S, Baston-Büst DM (Jan 2019). A proteome approach reveals differences between fertile women and patients with repeated implantation failure on endometrial level – does hCG render the endometrium of RIF patients? Int J Mol Sci 2019 Jan 19;20(2):425. https://doi.org/10.3390/ijms20020425

Binder NK, Evans J, Salamonsen LA, Gardner DK, Kaitu'u-Lino TJ, Hannan NJ (2016) Placental growth factor is secreted by the human endometrium and has potential important functions during embryo development and implantation. PLoS One 11(10):e0163096. https://doi.org/10.1371/journal.pone.0163096

Coughlan C et al (2014) Recurrent implantation failure: definition and management. Reprod Biomed Online 28(1):14–38. https://doi.org/10.1016/j.rbmo.2013.08.011

Craciunas L, Tsampras N, Coomarasamy A, Raine-Fenning N (2016) Intrauterine administration of human chorionic gonadotropin (hCG) for subfertile women undergoing assisted reproduction. Cochrane Database Syst Rev (5). 2018 Oct 20;10(10):CD011537. https://doi.org/10.1002/14651858.CD011537.pub2

Craciunas L, Tsampras N, Raine-Fenning N, Coomarasamy A (2018) Intrauterine administration of human chorionic gonadotropin (hCG) for subfertile women undergoing assisted reproduction. Cochrane Database Syst Rev 10(10):CD011537. https://doi.org/10.1002/14651858.CD011537.pub3

Díaz-Gimeno P, Ruiz-Alonso M, Blesa D, Simón C (2014) Transcriptomics of the human endometrium. Int J Dev Biol 58:127–137

Díaz-Gimeno P, Ruiz-Alonso M, Sebastian-Leon P, Pellicer A, Valbuena D, Simón C (2017) Window of implantation transcriptomic stratification reveals different endometrial subsignatures associated with live birth and biochemical pregnancy. Fertil Steril 108(4):703–710.e3. https://doi.org/10.1016/j.fertnstert.2017.07.007

Enciso M et al. (Februar 2018) Development of a new comprehensive and reliable endometrial receptivity map (ER Map/ER Grade) based on RT-qPCR gene expression analysis. Hum Reprod 33(2):220–228. http://dx.doi.org/10.1093/humrep/dex370

Farquhar C (Juni 2019) Endometrial scratching: how much evidence do you need to stop offering this to women having in vitro fertilization? Fertil Steril 111(6):1092–1093. https://doi.org/10.1016/j.fertnstert.2019.04.010

Gao M et al (Juli 2019) Intrauterine injection of human chorionic gonadotropin before embryo transfer can improve in vitro fertilization-embryo transfer outcomes: a meta-analysis of randomized controlled trials. Fertil Steril 112(1):89–97.e1. https://doi.org/10.1016/j.fertnstert.2019.02.027

Garrido-Gómez T, Dominguez F, Simón C (2010) Proteomics of embryonic implantation. Handbook of Experimental Pharmacology 198:67–78. https://doi.org/10.1007/978-3-642-02062-9_5

Garrido-Gómez T, Ruiz-Alonso M, Blesa D, Diaz-Gimeno P, Vilella F, Simón C (2013) Profiling the gene signature of endometrial receptivity: clinical results. Fertil Steril 99(4):1078–1085

Garrido-Gómez T et al (2014) Deciphering the proteomic signature of human endometrial receptivity. Hum Reprod 29(9):1957–1967

Gellersen B, Brosens IA, Brosens JJ (2007) Decidualization of the human endometrium: Mechanisms, functions, and clinical perspectives. Sem Reprod Med 25:445–453. https://doi.org/10.1055/s-2007-991042

Giacomini G et al (Dez 1995) Epithelial cells are the major source of biologically active granulocyte macrophage colony-stimulating factor in human endometrium Hum Reprod 10(12):3259–3263. http://dx.doi.org/10.1093/oxfordjournals.humrep.a135899

Haimovici F, Anderson DJ (1993) Cytokines and growth factors in implantation. Microsc Res Tech 25(3):201–207. https://doi.org/10.1002/jemt.1070250303

Hannan NJ, Salamonsen LA (Juli 2008) CX3CL1 and CCL14 regulate extracellular matrix and adhesion molecules in the trophoblast: potential roles in human embryo implantation. Biol Reprod 79(1):58–65. https://doi.org/10.1095/biolreprod.107.066480

Hannan NJ, Paiva P, Meehan KL, Rombauts LJF, Gardner DK, Salamonsen LA (2011) Analysis of fertility-related soluble mediators in human uterine fluid identifies VEGF as a key regulator of embryo implantation. Endocrinology 152:4948–4956. https://doi.org/10.1210/en.2011-1248

Hernández-Vargas P, Muñoz M, Domínguez F (Feb.2020) Identifying biomarkers for predicting successful embryo implantation: applying single to multi-OMICs to improve reproductive outcomes. Hum Reprod Update 26(2):264–301. https://doi.org/10.1093/humupd/dmz042

Hou W et al (2018) Effect of intrauterine injection of human chorionic gonadotropin before fresh embryo transfer on IVF and ICSI outcomes: a meta-analysis. Arch Gynecol Obstet 298(6):1061–1069. https://doi.org/10.1007/s00404-018-4923-1

van Hoogenhuijze NE et al (Jan 2021) Endometrial scratching in women with one failed IVF/ICSI cycle-outcomes of a randomised controlled trial (SCRaTCH). Hum Reprod 36(1):87–98. https://doi.org/10.1093/humrep/deaa268

Huang X, Cai Y, Ding M, Zheng B, Sun H, Zhou J (Feb 2020) Human chorionic gonadotropin promotes recruitment of regulatory T cells in endometrium by inducing chemokine CCL2. J Reprod Immunol 137:102856. https://doi.org/10.1016/j.jri.2019.102856

Kauma SW (2000) Cytokines in implantation. J Reprod Fertil Suppl 55:31–42

Koot Y et al (2016) An endometrial gene expression signature accurately predicts recurrent implantation failure after IVF. Sci Rep 6:19411

Lash GE et al (Aug 2016) Standardisation of uterine natural killer (uNK) cell measurements in the endometrium of women with recurrent reproductive failure. J Reprod Immunol 116:50–59. https://doi.org/10.1016/j.jri.2016.04.290

Lédée N et al (Jun 2020) Endometrial immune profiling: a method to design personalized care in assisted reproductive medicine. Front Immunol 11:1032. https://doi.org/10.3389/fimmu.2020.01032

Lensen S et al (2019) A randomized trial of Eendometrial scratching before in vitro fertilization. N Engl J Med 380(18):1777–1778. https://doi.org/10.1056/NEJMc1902642

Lorenz TK, Heiman JR, Demas GE (2015) Sexual activity modulates shifts in TH1/TH2 cytokine profile across the menstrual cycle: an observational study. Fertil Steril. 2015 Dec;104(6):1513-21.e1–4. https://doi.org/10.1016/j.fertnstert.2015.09.001

Lédée N et al (Jan.2011) Levels of follicular G-CSF and interleukin-15 appear as non-invasive biomarkers of subsequent successful birth in modified natural in vitro fertilization/intracytoplasmic sperm injection cycles. Fertil Steril 95(1):94–98. https://doi.org/10.1016/j.fertnstert.2010.03.010

Malashchenko VV et al (2018) Direct anti-inflammatory effects of granulocyte colony-stimulating factor (G-CSF) on activation and functional properties of human T cell subpopulations in vitro. Cell Immunol 325:23–32. https://doi.org/10.1016/j.cellimm.2018.01.007

Mansour et al R (2011) Intrauterine injection of human chorionic gonadotropin before embryo transfer significantly improves the implantation and pregnancy rates in in vitro fertilization/intracytoplasmic sperm injection: a prospective randomized study. Fertil Steril 96(6): 1370–1374.e1

Mariee N, Li TC, Laird SM (2012) Expression of leukaemia inhibitory factor and interleukin 15 in endometrium of women with recurrent implantation failure after IVF; correlation with the number of endometrial natural killer cells. Hum Reprod 27(7):1946–1954. https://doi.org/10.1093/humrep/des134

Marron K, Walsh D, Harrity C (2019) Detailed endometrial immune assessment of both normal and adverse reproductive outcome populations. J Assist Reprod Genet 36(2):199–210. https://doi.org/10.1007/s10815-018-1300-8

Nastri et al CO (2012) Endometrial injury in women undergoing assisted reproductive techniques. Cochrane Database Syst Rev 7:CD009517. http://www.ncbi.nlm.nih.gov/pubmed/22786529

Noël L, Fransolet M, Jacobs N, Foidart J-M, Nisolle M, Munaut C (Feb.2020) A paracrine interaction between granulosa cells and leukocytes in the preovulatory follicle causes the increase in follicular G-CSF levels. J Assist Reprod Genet 37(2):405–416. https://doi.org/10.1007/s10815-020-01692-y

Osman A, Pundir J, Elsherbini M, Dave S, El-Toukhy T, Khalaf Y (2016) The effect of intrauterine HCG injection on IVF outcome: a systematic review and meta-analysis. Reprod Biomed Online 33(3):350–359. https://doi.org/10.1016/j.rbmo.2016.05.010

Robertson SA (2007) GM-CSF regulation of embryo development and pregnancy. Cytokine Growth Factor Rev 18(3–4):287–298. https://doi.org/10.1016/j.cytogfr.2007.04.008

Ruiz-Alonso M et al (2013) The endometrial receptivity array for diagnosis and personalized embryo transfer as a treatment for patients with repeated implantation failure. Fertil Steril 100(3):818–824. https://doi.org/10.1016/j.fertnstert.2013.05.004

Russell P, Sacks G, Tremellen K, Gee A (Jun.2013) The distribution of immune cells and macrophages in the endometrium of women with recurrent reproductive failure. III: further observations and reference ranges. Pathology 45(4):393–401. https://doi.org/10.1097/PAT.0b013e328361429b

Salmassi A, Schmutzler AG, Huang L, Hedderich J, Jonat W, Mettler L (Mar 2004) Detection of granulocyte colony-stimulating factor and its receptor in human follicular luteinized granulosa cells. Fertil Steril 81(Suppl 1):786–791. https://doi.org/10.1016/j.fertnstert.2003.09.039

Salamonsen LA, Dimitriadis E, Robb L (2000) Cytokines in implantation. Semin Reprod Med 18(3):299–310

Sebastian-Leon P, Garrido N, Remohí J, Pellicer A, Diaz-Gimeno P (Apr 2018). Asynchronous and pathological windows of implantation: two causes of recurrent implantation failure. Hum Reprod 33(4):626–635. https://doi.org/10.1093/humrep/dey023

Seshagiri PB, Vani V, Madhulika P (Mar.2016) Cytokines and blastocyst hatching. Am J Reprod Immunol 75(3):208–217. https://doi.org/10.1111/aji.12464

Sheth KV, Roca GL, al-Sedairy ST, Parhar RS, Hamilton CJ, al-Abdul Jabbar F (1991) Prediction of successful embryo implantation by measuring interleukin-1-alpha and immunosuppressive factor(s) in preimplantation embryo culture fluid. Fertil Steril 55(5):952–957

Sjöblom C, Wikland M, Robertson SA (Dec 1999) Granulocyte-macrophage colony-stimulating factor promotes human blastocyst development in vitro. Hum Reprod 14(12):3069–3076. http://dx.doi.org/10.1093/humrep/14.12.3069

Simón C, Piquette GN, Frances A, Polan ML (Aug.1993) Localization of interleukin-1 type I receptor and interleukin-1 beta in human endometrium throughout the menstrual cycle. J Clin Endocrinol Metab 77(2):549–555. https://doi.org/10.1210/jcem.77.2.8345061

Talbi S et al (2006) Molecular phenotyping of human endometrium distinguishes menstrual cycle phases and underlying biological processes in normo-ovulatory women. Endocrinology 147(3):1097–1121

Tulac S et al (Aug 2003) Identification, characterization, and regulation of the canonical Wnt signaling pathway in human endometrium. J Clin Endocrinol Metab 88(8):3860–3866. https://doi.org/10.1210/jc.2003-030494

Vitagliano A et al (2018) Endometrial scratch injury before intrauterine insemination: is it time to re-evaluate its value? Evidence from a systematic review and meta-analysis of randomized controlled trials. Fertil Steril 109(1):84–96.e4. https://doi.org/10.1016/j.fertnstert.2017.09.021

Würfel W (Apr.2015) Treatment with granulocyte colony-stimulating factor in patients with repetitive implantation failures and/or recurrent spontaneous abortions. J Reprod Immunol 108:123–135. https://doi.org/10.1016/j.jri.2015.01.010

Ye H, Hu J, He W, Zhang Y, Li C (Dec2015) The efficacy of intrauterine injection of human chorionic gonadotropin before embryo transfer in assisted reproductive cycles: meta-analysis. J Int Med Res 43(6):738–746. https://doi.org/10.1177/0300060515592903

Zhao Y, Chegini N (Aug 1994) Human fallopian tube expresses granulocyte-macrophage colony stimulating factor (GM-CSF) and GM-CSF alpha and beta receptors and contain immunoreactive GM-CSF protein. J Clin Endocrinol Metab 79(2):662–665. http://dx.doi.org/10.1210/jcem.79.2.7519195

Zhang L et al (Nov.2018) Therapeutic role of granulocyte colony-stimulating factor (G-CSF) for infertile women under in vitro fertilization and embryo transfer (IVF-ET) treatment: a meta-analysis. Arch Gynecol Obstet 298(5):861–871. https://doi.org/10.1007/s00404-018-4892-4

Zhou W, Chu D, Sha W, Fu L, Li Y (Jan.2016) Effects of granulocyte-macrophage colony-stimulating factor supplementation in culture medium on embryo quality and pregnancy outcome of women aged over 35 years. J Assist Reprod Genet 33(1):39–47. https://doi.org/10.1007/s10815-015-0627-7

Ziebe S et al (2013) A randomized clinical trial to evaluate the effect of granulocyte-macrophage colony-stimulating factor (GM-CSF) in embryo culture medium for in vitro fertilization. Fertil Steril 99(6):1600–1609.e2. https://doi.org/10.1016/j.fertnstert.2012.12.043

10 Schwangerschaftsbedingter Mikrochimärismus

Christopher Urbschat, Petra Clara Arck und Steven Schepanski

10.1 Mikrochimärismus

Chimärismus ist definiert als die Präsenz von genetisch unterschiedlichen Zellen innerhalb eines Organismus. Neben Beispielen wie dem Fabelwesen Chimära aus der griechischen Mythologie wurden nicht-fiktionale Chimären Mitte des 17. Jahrhunderts von dem florentinischen Gärtner Pietro Nati beschrieben. Er entdeckte, dass ein zufälliger Spross an der Transplantationsverbindung zwischen einer Orangen- *(Citrus aurantium)* und Zitronenpflanze *(Citrus medica)* wuchs (Frank und Chitwood 2016). Abgeleitet aus dieser Entdeckung findet bis heute das sogenannte Pfropfen in der Botanik Anwendung, um Pflanzen durch das Einbringen von Fremd-DNS zu veredeln. In der Medizin kann Chimärismus iatrogen durch Transplantation von Stammzellen oder soliden Organen eines Spenders in dem Empfängerorganismus induziert werden.

Die wohl natürlichste Form des Chimärismus ist der schwangerschaftsbedingte Mikrochimärismus in Mutter und Kind. Hierbei bezieht sich der Begriff „Mikro" auf

C. Urbschat · P. C. Arck (✉) · S. Schepanski
Abteilung für Experimentelle Feto-Maternale Medizin, Klinik für Geburtshilfe und Pränatalmedizin, Universitätsklinikum Hamburg-Eppendorf, Hamburg, Deutschland
E-Mail: p.arck@uke.de

C. Urbschat
E-Mail: c.urbschat@uke.de

S. Schepanski
E-Mail: s.schepanski@uke.de

S. Schepanski
Institut für Entwicklungsneurophysiologie, Zentrum für Molekulare Neurobiologie Hamburg (ZMNH), Universitätsklinikum Hamburg-Eppendorf, Hamburg, Deutschland

W. Würfel (Hrsg.), *Reproduktionsimmunologie,*
https://doi.org/10.1007/978-3-662-63907-8_10

die sehr kleine Anzahl der über die Plazenta bidirektional übertragenen Zellen. Dieser schwangerschaftsbedingte Mikrochimärismus beschränkt sich nicht nur auf die Spezies Mensch (Boddy et al. 2015). Er scheint ein evolutionär hochkonservierter Mechanismus zu sein, der bei der Vielzahl der Plazentatiere vorhanden ist. Dabei ist die Plazentadiversität (hämochorial, epithelial, endothelial) von untergeordneter Rolle, denn auch bei Primaten, Hunden, Kühen und Mäusen wurde Mikrochimärismus festgestellt. Durch den bidirektionalen Transfer von Zellen zwischen Mutter und dem Ungeborenen lässt sich maternaler Mikrochimärismus, also mütterliche mikorchimärische Zellen (MMz) in den Nachkommen, wie auch fetaler Mikrochimärismus, d. h. fetale mirkochimärische Zellen (FMz) in der Mutter, nachweisen. Auch bei Mehrlingsschwangerschaften kann Mikrochimärismus aus dem wechselseitigen Transfer von Zellen zwischen den Mehrlingen auftreten. Jedes ungeborene Kind kann eigene Zellen transplazentar als FMz auf die Mutter übertragen, welche dann während einer nachfolgenden Schwangerschaft an das ungeborene Geschwisterkind weitergegeben werden können. Dieser Transfer von Zellen eines älteren Geschwisterkinds über nachfolgende Schwangerschaften der Mutter auf jüngere Kinder ist noch unbestätigt, aber denkbar. Konsekutive Schwangerschaften erhöhen somit die chimäre Diversität, was sich als Mikrochiom zusammenfassen lässt. Das Mikrochiom grenzt sich hierbei im Hinblick auf den Ursprung und die Zusammensetzung deutlich vom Mikrobiom ab (vgl. Kap. 15 zum Mikrobiom).

Die Erkenntnis, dass genetisch unterschiedliche Zellen langfristig in Mutter und Kind toleriert werden, wirft die Frage auf, ob und wie diese „Immigrantenzellen" die langfristige Gesundheit beeinflussen. Sowohl innerhalb MMz als auch FMz wurden verschiedene Zelltypen identifiziert, die in menschlichen Geweben bei Gesundheit, aber auch bei Krankheit vorkommen. Ob der schwangerschaftsbedingte Mikrochimärismus eine vorteilhafte, neutrale oder nachteilige Wirkung auf den Empfänger hat, hängt wahrscheinlich von einer Reihe von Faktoren ab, einschließlich der Herkunft der mikrochimärischen Zellen, dessen Zelltyp, der seit dem Erhalt verstrichenen Zeit und dem Alter des Empfängers. Dabei könnten auf den FMz- und MMz-exprimierte HLA-Moleküle (vgl. Kap. 3 Die Rolle der humanen Leukozyten-Antigene (HLA) während der Implantation und Schwangerschaft) eine Schlüsselfunktion einnehmen.

10.2 Maternaler Mikrochimärismus

Die Existenz langlebiger MMz wurde zuerst im peripheren Blut adulter Nachfahren beschrieben. Auch wenn bis dato keine systematische Untersuchung von MMz in humanen Geweben vorliegt, so konnte ihr Vorhandensein selektiv in fetalen, kindlichen oder adulten Geweben nachgewiesen werden. So wurde in Feten des 2. Trimenons MMz in fetalem Thymus, Lunge, Herz, Pankreas, Leber, Milz, Niere, Nebenniere, Ovar, Testikel und Gehirn identifiziert. Zelluläre Phänotypen innerhalb der MMz-Populationen sind T-, B-, NK-Zellen, Monozyten/Makrophagen und Granulozytenpopulationen

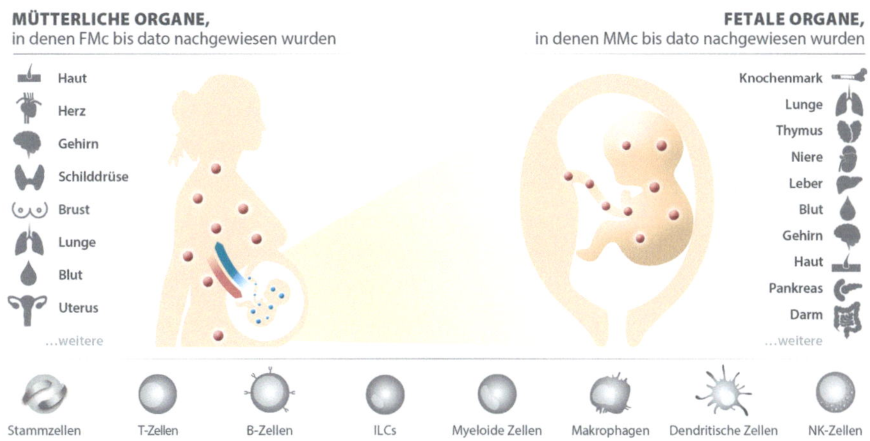

Abb. 10.1 Zelluläre Verteilung von schwangerschaftsbedingten mikrochimärischen Zellen
Während der Schwangerschaft migrieren fetale mikrochimärische Zellen (FMz, blau) in den maternalen Organismus und verteilen sich auf verschiedene Organe. Diese Zellen wurden bisher in der mütterlichen Haut, im Herz, Gehirn, Schilddrüse, in der Brust, Lunge, im Blut und im Uterus nachgewiesen. Auf der anderen Seite gelangen mütterliche mikrochimärische Zellen (MMz, rot) aus der Mutter in verschiedene fetale Organe, wie zum Beispiel das Knochenmark, die Lunge, den Thymus, die Leber, das Blut, das Gehirn, die Haut, die Bauchspeicheldrüse und den Darm. Sowohl FMz als auch MMz besitzen je nach Organ unterschiedliche immunologische Phänotypen, die von pluripotenten Stammzellen bis hin zu ausdifferenzierten Immunzellen reichen

(Abb. 10.1.) (Cuddapah Sunku et al. 2010; Kinder et al. 2017; Loubiere et al. 2006a). Im 2. Trimenon sind auch innerhalb der fetalen Lymphknoten Zellen maternalen Ursprungs zu detektieren. An Zellkulturen aus fetalen Lymphknoten, die keine regulatorischen T-Zellen (T_{regs}) enthielten, konnte gezeigt werden, dass die fetale T-Zell-Reaktion gegen die maternale Zellen signifikant anstieg. Dies lässt darauf schließen, dass fetale T_{regs} eine immunologische Reaktion gegen MMz im Feten unterdrücken (Mold et al. 2008).

Aufgrund des eingeschränkten Zugangs zu Gewebe von gesunden humanen Nachkommen, basiert unser derzeitiges Wissen zur Funktion von MMz und FMz weitestgehend aus Fallbeschreibungen und Korrelationsstudien zu Erkrankungen der Mutter oder des Kindes.

10.2.1 Gesundheitliche Auswirkungen von MMz auf die Nachkommen

Erste Studien konnten wichtige Erkenntnise zur möglichen Funktion von MMz bei einigen Kindern mit Autoimmunerkrankung identifizieren. Bei einer Autoimmunerkrankung ist die immunologische Toleranz gegenüber körperseinen eigenen Zellen, Organen und Geweben gestört. Dabei sind Frauen etwa zweimal häufiger betroffen als Männer (Ngo et al. 2014). Auslöser einer Autoimmunerkrankung können genetische Ursachen, aber auch nicht-genetische Faktoren sein (Angum et al. 2020). Interessanterweise konnten MMz bei Kindern mit der erworbenen Autoimmunerkrankung Neugeborenenlupus beschrieben werden (Stevens et al. 2003). Hierbei wurden weibliche Herzmuskelzellen, für die ein maternaler Ursprung vermutet wurde, bei männlichen Säuglingen identifiziert, die an einem Herzblock starben. Hierbei bleibt unklar, ob die MMz als ursächlich für den Herzblock gesehen werden können, oder aufgrund von gewebsspezifischen Reparaturprozessen in Herzen der Säuglinge ansiedelten. Deutlicher ließ sich die funktionelle Rolle von MMz im Zusammenhang von Autoimmunerkrankungen identifizieren. So wurden im Pankreas diabetischer Männer insulinproduzierende Beta-Zellen weiblichen, vermutlich maternalen Ursprungs identifiziert (Nelson et al. 2007; siehe Abschnitt 10.4 zur weiteren Rolle von Mikrochimärsmus bei Autoimmunität). Auch in Thymus, Lunge, Bauchspeicheldrüse, Leber, Milz, Schilddrüse und Haut von Säuglingen mit Anomalien, Aneuploidien oder Infektionen ließen sich MMz nachweisen, deren Funktion derzeit noch unbekannt ist (Jonsson et al. 2008; Srivatsa et al. 2003) (Abb. 10.1).

Weitere Nachweise für langfristige und funktionelle Konsequenzen maternaler Zellen im kindlichen Organismus stammen aus Transplantationsstudien. Bei der Nierentransplantation hatten Geschwistertransplantate im Mausmodel bessere Erfolge, wenn das nicht-vererbte mütterliche HLA-Antigen des Empfängers (als „NIMA" bezeichnet, engl.: „non-inherited maternal antigen") auf dem geschwisterlichen Spendertransplantat vorhanden war, verglichen mit dem nicht-vererbten väterlichen HLA-Antigen (Dutta et al. 2009). NIMA kann auf MMz exprimiert sein und diese könnten somit Graft-versus-Host (GvH) Reaktionen gegen das geschwisterliche Transplantat im Empfänger verringern. Obwohl diese NIMA-spezifische Toleranz der Nachkommen gut beschrieben ist, kann es dennoch zu Abstoßungsreaktionen kommen. Es wird vermutet, dass das Verhältnis von NIMA-spezifischen T_{regs} zu NIMA-spezifischen T-Effektorzellen über Toleranz oder Abstoßung entscheidet (Nijagal et al. 2011).

Es gibt Hinweise darauf, dass MMz einen Schutz vor einem schwerenInfektionsverlauf vermitteln. Eine kürzlich durchgeführte Studie ergab, dass bei einer plazentaren Malariainfektion die Kinder zwar eine erhöhte Wahrscheinlichkeit hatten, mit Malaria infiziert zu werden, jedoch einen milderen Infektionsverlauf hatten und seltener stationär oder ambulant behandelt werden mussten (Harrington et al. 2017). Da sich nach plazentarer Marlariainfektion eine erhöhte Anzahl an MMz in den Kindern nachweisen ließ, kann über einen MMz-vermittelten Schutz vor schwerer Malaria spekuliert werden. Eine weitere

Studie untersuchte die Verbindung von im Nabelschnurblut gemessenen MMz und frühkindlichen Infektionen der Atemwege, eine der Hauptursachen für Säuglings- und Kindersterblichkeit. Es konnte gezeigt werden, dass, die Anzahl an MMz im Nabelschnurblut invers mit respiratorischen Infektionen insbesondere bei männlichen Kindern korreliert. Diese Effekte konnten spezifisch in dem Zeitraum zwischen 7 bis 12 Monaten nach Geburt gezeigt werden, also einem Zeitraum, in dem die passive Immunität, der sogenannte Nestschutz, weitestgehend nicht mehr vorhanden ist. Begleitende präklinische Modelle konnten nachweisen, dass MMz im fetalen Knochenmark die Differenzierung von hämatopoetischen Stammzellen zu Monozyten fördern, welches einen kausalen Erklärungsansatz für das MMz-vermittelte reduzierte Infektionsrisiko bei den Nachkommen liefert (Stelzer, Urbschat et al., 2021). Mittels dieser präklinischen Modelle, konnte ebenfalls nachgewiesen werden, dass MMz einen regulierenden Einfluss auf Immunzellen im Gehirn, den Mikroglia, haben und die kognitiven Fähigkeiten der Nachkommen fördern (Schepanski et al. 2022).

10.3 Fetaler Mikrochimärismus

Lange galten männliche FMz in maternalen Hautbiopsien von Frauen mit polymorphen Exanthem (PEP), die während der Schwangerschaft entnommen wurden, als einziger Beweis für den Transfer von fetalen Zellen zur Mutter (Badiavas 2004). Es wurde angenommen, dass die fetalen Zellen in die Haut der Mutter einwandern und zu dem Ausbruch der Krankheit führen. Inzwischen wissen wir, dass sich FMz nicht nur in der Haut, sondern auch in zahlreichen anderen maternalen Organen nachweisen lassen (Abb. 10.1). Im maternalen Blut lassen sich FMz bereits ab der 4.–5. Schwangerschaftswoche detektieren, wobei die Anzahl an FMz zur Geburt ein Maximum erreicht (Ariga et al. 2001; Lo et al. 1998; Thomas et al. 1994). FMz des männlichen Kindes konnten noch Jahrzehnte nach der Schwangerschaft im mütterlichem Knochenmark, der Lunge und im Appendix nachgewiesen werden (O'Donoghue 2008). Noch ist nicht gänzlich geklärt, um welche zellulären Phänotypen es sich bei FMz handelt und ob lediglich Stammzellen oder bereits differenzierte Zellen eines definierten Phänotyps präferiert in den mütterlichen Organismus migrieren. Die Tatsache, dass vollständig differenzierte fetale Zellen mit relativ kurzer zellulärer Lebensdauer von nur Wochen oder Monaten auch noch Jahre bzw. Jahrzehnte nach der Schwangerschaft im mütterlichen Gewebe zu finden sind (Johnson et al. 2002; O'Donoghue et al. 2004), ist ein wesentlicher Hinweis darauf, dass unter anderem fetale Stammzellen mit Fähigkeit zur Selbsterneuerung an dem FMz-Pool beteiligt sind. Einige Ansätze zur Bestimmung des FMz-Phänotyps zeigen jedoch, dass der FMz-Pool bei gesunden Frauen aus T-Zellen, B-Zellen, Monozyten/Makrophagen, NK-Zellen, Granulozyten, kernhaltige Erythrozyten und hämatopoetische Stammzellen (Bianchi 1999; Osada et al. 2001) (Abb. 10.1) beinhaltet. Beispielsweise liegen die Frequenzen von FMz-T-Zellen im maternalen Blut unter 0,01% (Loubiere et al. 2006).

10.3.1 Gesundheitliche Auswirkungen von FMz auf die Mutter

Über die Funktionalität von FMz im maternalen Organismus ist nur wenig bekannt.

Daher ist es nicht verwunderlich, dass in den letzten Jahren vermehrt diskutiert wird, welche Signale die Migration der fetalen Zellen anregt und aus welchen Organen sie stammen (O'Donoghue 2008). Es wurde die Hypothese aufgestellt, dass FMz eine reparative Rolle, beispielsweise bei der Wundheilung, spielen könnten (Khosrotehrani und Bianchi 2005). Wundheilung besteht im Wesentlichen aus drei Phasen: Inflammation, Gewebeneubildung und Gewebeumgestaltung. Die Gewebeumgestaltung kann bis zu einem Jahr dauern. Das Knochenmark hat dabei einen wesentlichen Anteil am Heilungsprozess, indem es zum Beispiel Vorläuferzellen bereitstellt, die anschließend die Vaskularisierung im verletzten Gewebes fördern (Badiavas 2004). In diesem Zusammenhang könnten FMz ebenfalls angelockt werden und zur Reparatur des geschädigten Gewebes beitragen. Studien in Mausmodellen zur Hautfibrose haben gezeigt, dass FMz an den Ort der Schädigung der Haut rekrutiert werden. Dies weist darauf hin, dass FMz primär an Reparaturprozessen und weniger an der Pathogenese von Erkrankungen beteiligt sein könnten (Haustein et al. 1992). Diese Erkenntnisse konnten an humanem Gewebe bestätigt werden, da sich hier FMz überwiegend in Organen mit Gewebeschaden nachweisen ließen, aber nicht in benachbarten gesunden Arealen (Khosrotehrani et al. 2004). Zukunftige Studien müssen klären, über welche Signalwege diese gezielte Migration von FMz in geschädigte Gewebe erfolgt.

FMz sind auch im Zusammenhang mit Schwangerschaftskomplikationen untersucht worden. So konnte gezeigt werden, dass bei Feten mit einer nummerischen Chromosomenaberration (Trisomie 21) FMz in der Mutter erhöht sind. FMz konnten auch im Blut und Organen von Frauen detektiert werden, die einen spontanen Abort oder einen induzierten Schwangerschaftsabbruch hatten. In diesen Studien wurde das Y-Chromosom zur Detektion von FMz mittels Floureszenz-in-situ-Hybridisierung (FISH) genutzt, welche eine phänotypische Analyse der FMz nicht erlaubt. Es wird aber angenommen, dass sich der FMz-Pool in seiner phänotypischen Zusammensetzung bei normalverlaufender Schwangerschaft und bei spontanen Aborten unterscheidet.

Auch bei Frauen, die während der Schwangerschaft eine Präeklampsie entwickelten, wurde ein Zusammenhang zwischen Erkrankung und FMz identifiziert. So wurden nachweislich mehr fetale Erythroblasten in der maternalen Zirkulation nachgewiesen, die als Indikator für eine Präeklampsie dienten (Holzgreve et al. 2001). Diese Beobachtungen legen nahe, dass eine erhöhte Durchlässigkeit der fetomaternalen Barriere relativ früh im Krankheitsverlauf auftritt, wodurch der Übertritt fetaler Erythroblasten erleichtert wird, noch bevor eine klinische Manifestation der Symptome auftritt (Hahn und Holzgreve 2002; Hahn et al. 2005).

Darüber hinaus wird spekuliert, ob es einen Zusammenhang zwischen FMz und der erhöhten Prävalenz von Autoimmunerkrankungen bei Frauen gibt (Gleicher und Barad 2007; Nelson et al. 1998). Grundlage für diese Spekulation ist u.a. das vermehrte Auftreten von Autoimmunreaktionen nach einer Schwangerschaft (O'Donoghue 2008). Daten aus experimentellen Tiermodellen für Autoimmunerkrankungen wie systemischer Sklerose, aber auch primärer biliärer Zirrhose, Sjörgen-Syndrom, rheumatoider Arthritis und systemischem Lupus erythematodes stützen diese Vermutung, da FMz in den betroffenen Organen und Geweben nachgewiesen werden konnten (Artlett et al. 1999).

In weiterführenden Studien an Patientinnen mit systemischer Sklerose (SSC) wurde das Zusammenspiel von FMz und familiärer HLA-Kompatibilität untersucht (Artlett et al. 1997; Scaletti 2001). Erste Publikationen zeigen, dass die mittels HLA-Genotypisierung gemessene Konzentration an FMz DNS im Blut von Frauen mit SSC, signifikant erhöht und prädiktiv für ein erhöhtes Krankheitsgeschehen ist (Artlett et al. 1998; Nelson et al. 1998).

Derzeit ist weder der Phänotyp von FMz in SSC-betroffenen Geweben, noch deren Rolle in der Pathogenese der SSC bekannt, wobei vermutet wird, dass Antigen-präsentierende Zellen von Betroffenen mit Autoimmunerkrankungen FMz-Antigene T-Zellen präsentieren, die anschließend autoreaktive Immunantworten auslösen.

Bei einer weiteren Autoimmunerkrankung, der rheumatoider Arthritis (RA), wurden sowohl positive wie auch negative Konsequenzen von FMz für den Krankheitsverlauf postuliert. In diesem Zusammenhang könnte die Expression des RA-spezifischen Shared-Epitope HLA-Allels auf FMz eine bedeutende Rolle spielen. (Newton et al. 2004; Chan et al. 2012).

Epidemiologische Studien haben eine allgemeine Verringerung des RA-Risikos bei Frauen nach Schwangerschaften im Vergleich zu nulliparen Frauen berichtet. Nicht verringert war das RA-Risiko bei Frauen, die zwar schwanger waren, aber nicht entbunden haben (spontaner oder induzierter Abbruch). Eine mögliche Erklärung für die Verringerung des RA-Risikos bei parösen, aber nicht-schwangeren Frauen ist der Erwerb von fetalen T-Zellen, die im HLA-diskrepanten fetalen Thymus ausgebildet sind, und die Seneszenz dieser Zellen im Laufe der Zeit. Weiter Informationen zu Autoimmunität in der Schwangerschaft werden in Kap. 17 („Autoimmunerkrankungen") diskutiert.

An Patientinnen mit systemischem Lupus erythematodes (SLE) konnte gezeigt werden, dass FMz in betroffenen Geweben vermehrt nachweisbar waren (Hovinga et al. 2007). Eine erhöhte Anzahl von FMz lies sich auch in geschädigten Geweben von Frauen mit SLE detektieren. Diese Beobachtungen lassen vermuten, dass FMz an Reparaturprozessen beteiligt sind. Ein weiteres Beispiel für diese vermutlich reparative Funktion von FMz konnte auch unabhängig von Autoimmunerkrankungen aufgezeigt werden. So ließen sich FMz in entzündeten Appendizes ausmachen, die während der Schwangerschaft entnommen wurden, verglichen mit entzündetem Blinddarmgewebe, welches nach einer vorherigen Schwangerschaft entnommen worden war (Santos et al. 2008).

Diese Beispiele zeigen eine Assoziation zwischen Autoimmunität und FMz, die Rückschlüsse auf wechselseitige Beziehungen erlauben. Ob FMz allerdings der Auslöser der Erkrankung oder ein Reparaturmechanismus sind, bleibt nachzuweisen.

Die Tatsache, dass es derzeit keine Belege für ein erhöhtes Auftreten von Autoimmunerkrankungen bei Frauen mit Kindern im Vergleich zu kinderlosen Frauen gibt, spricht jedoch gegen eine Kausalität von durch FMz ausgelöste Autoimmunerkrankungen.

10.4 Multigenerationaler Mikrochimärismus

Mikrochimärismus scheint einkonservierter Mechanismus zu sein, der bei Säugetieren anzutreffen ist. Der Pool an genetisch fremden, mikrochimärischen Zellen innerhalb eines Organismus bildet ein Reservoir, welches an die nächste Generation weitergegeben werden kann. Konzeptionell kann eine Frau bei einer Schwangerschaft daher eigene Zellen (MMz), aber auch Zellen ihrer Mutter an das Ungeborene weitergeben. Darüber hinaus überträgt das Ungeborene Zellen auf die Mutter (FMz) und erweitert so das bereits in der Mutter vorhandene Reservoir an mikrochimärischen Zellen, welche in

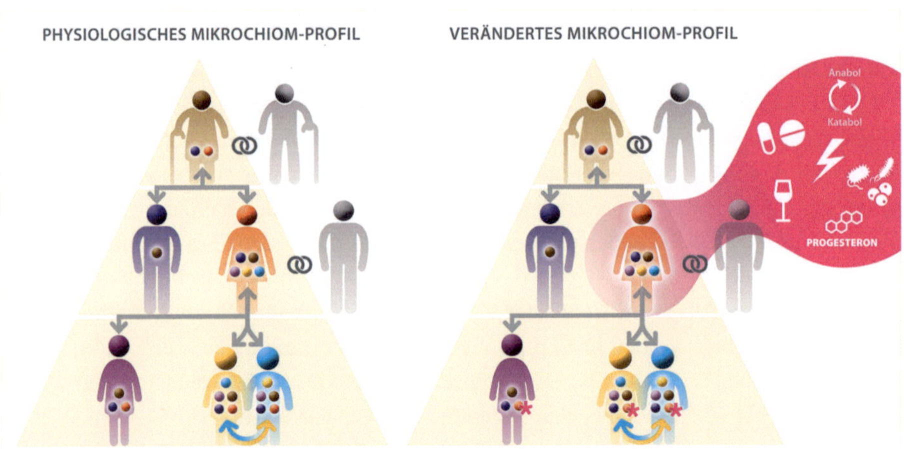

Abb. 10.2 Multigenerationaler Mikrochimärismus.
Das physiologische Mikrochiom-Profil (linke Pyramide) beschreibt die Übertragung mikrochimärischer Zellen über mehrere Generationen. Die Zellen der ‚Großmutter' (Spitze der Pyramide links) werden an das erstgeborene Kind (hier ein Sohn; zweite Reihe links), sowie weitere Kinder wie z.B. eine zweitgeborene Tochter als MMz weitergegeben. Beide Kinder übertragen wiederum ihre Zellen als FMZ an ihre Mutter. Somit können die FMz des Erstgeborenen bei einer weiteren Schwangerschaft über die Mutter an weitere Kinder übertragen werden. Dieses Übertragungsprinzip gilt auch für die nächsten Generationen. Ein direkter Austausch zwischen Geschwistern kann bei Zwillingen stattfinden (siehe Austausch zwischen gelb und blau unten). Externe Einflüsse wie ungesunde Ernährung, Infektionen, Medikamenteneinnahme oder Stress während der Schwangerschaft können den Phänotyp von MMz und somit auch das Mikrochiom-Profil) verändern. Dies hat vermutlich einen Einfluss auf die Funktion von MMz

nachfolgenden Schwangerschaften an jüngere Geschwister weitergegeben werden können (Abb. 10.2).

Nach mehreren Schwangerschaften einer Frau hat somit das jüngste Kind im Vergleich zu älteren Geschwistern ein Mikrochiom von größerer Diversität, bestehend aus MMz, geschwisterliche FMz, sowie Zellen, die die Mutter von der Großmutter während der Schwangerschaft erhalten hat (Kinder et al. 2017).

10.5 Methodischer Nachweis des schwangerschaftsbedingten Mikrochimärismus

Um die funktionelle Rolle von MMz und FMz zu verstehen, sollte ein eindeutiger Nachweis dieser Zellen erfolgen. Dies stellt aufgrund der geringen Zellzahlen und der hohen genetische Übereinstimmung von Mutter und Kind eine methodische Herausforderung dar. Derzeit gibt es zur Detektion von mikrochimärischen Zellen verschiedene methodische Ansätze, die sich zelluläre oder genetische Marker zu Nutze machen (Abb. 10.3). Der zelluläre Nachweis von Mikrochimärismus stützt sich beispielsweise auf die Durchflusszytometrie (engl.: „fluorescence activated cell-sorting“; FACS, siehe 10.6.1) oder die Einzelzellsequenzierung (ezSEQ, Box 1) (Stelzer, Urbschat et al., 2021; Schepanski et al. 2022; Stahlberg et al. 2018). Lange Zeit wurde das Y-Chromosom als Marker für FMz bei Frauen, die mit einem männlichen Feten schwanger waren, genutzt. Hierfür wurden Methoden wie die Floureszenz insitu Hybridisierung (FISH, siehe 10.6.2) und die PCR (engl.: „polymerase chain reaction“) angewandt. Eine weitere Nachweismethode basiert auf unterschiedlichen Deletions/Insertions Polymorphismen (DIP) zwischen Mutter und Kind, die zum Beispiel mittels digitaler PCR nachgewiesen werden können (Stelzer, Urbschat et al., 2021). Konzeptionell könnte Mikrochimärismus auch über das zelluläre Alter bestimmt werden. Hierfür wären zwei methodische Ansätze denkbar: zum einen ließe sich das das zelluläre Alter mittels der Telomerlänge bestimmen, zum anderen kann das Zellalter anhand der Radiokarbondatierung bestimmt werden (Spalding et al., 2005, Box 1). Derzeit liegen für diese konzeptionellen Ansätze jedoch noch keine Ergebnisse zur Bestimmung des schwangerschaftsbedingten Mikrochimärismus vor.

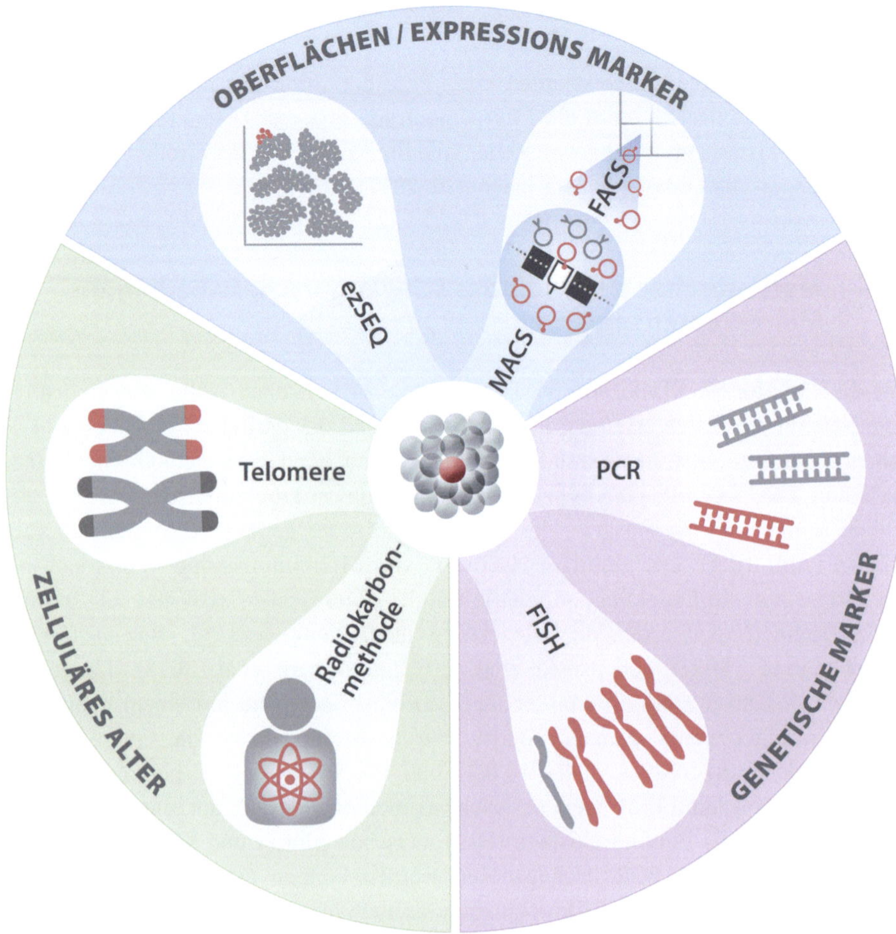

Abb. 10.3 Mikrochimärische Zellen können mit verschiedenen Messmethoden nachgewiesen werden. Eine Option ist der Nachweis von zellulären Oberflächen- oder Expressionsmarkern. Eine weitere Option beinhaltet den Nachweis genetischer Unterschiede zwischen Mutter und Kind. Auch der Nachweis anhand von Unterschieden im zellulären Alter wäre denkbar

10.5.1 FACS

Während die unterschiedlichen HLA Klassen des Menschen zur Detektion von mikrochimärischen Zellen mittels FACS in betracht gezogen werden, lässt sich Mikrochimärismus zuverlässig in Mausmodellen durchflusszytometrisch detektieren, beispielsweise durch die Verpaarung von CD45-Wildtyp (CD45.2) und CD45-congenen (CD45.1) Mäusen (Solano et al. 2014). Dabei ermöglicht die Nutzung des

Oberflächenmarkers CD45 die Leukozytenpopulation innerhalb der mikrochimärischen Zellen zu identifizieren und gegebenenfalls vertiefend zu phänotypisieren. Durch die Nutzung weiterer Marker, wie beispielsweise MHC-I (engl.: „major histocompatibility complex class-I"; vgl. Kap. 3 „Die Rolle der humanen Leukozytenantigene und weitere immunregulatorische Checkpoints" während der Implantation und Schwangerschaft), der auf allen kernhaltigen Zellen exprimiert wird, können auch nicht-leukozytäre mikrochimärische Zellen identifiziert werden. Eine Herausforderung beim Nachweis von mikrochimärischen Zellen mittels Durchflusszytometrie ist, dass es sich um sehr kleine Zellpopulationen handelt, da gerade bei kleinen Populationen die Überlappung der spektralen Signale eine eindeutige Identifizierung von mikrochimärischen Zellen erschwert. Die Anreicherung der mikrochimärischen Zellen mittels „magnetic cell separation" (MACS) vor einer durchflusszytometrischen Analyse, kann die Identfzierung von mikrochimärischen Zellen verbessern (Stelzer, Urbschat et al., 2021).

10.5.2 FISH

Die Verwendung der Fluoreszenz in-situ Hybridisierung (FISH), die Fluoreszenzmarkierung der DNS mittels homologer DNS-Sonden, ermöglicht die Diagnostik von Chromosomenaberrationen. Der gleiche Ansatz wird auch beim Nachweis von Zellen männlicher Nachkommen in Organen der Mutter genutzt. Dabei bedient man sich der Unterschiedlichen Geschlechtschromosomen von Frau (XX) und Mann (XY). So lassen sich mikrochimärische Zellen des gegenteiligen Geschlechts in einem Organismus identifizieren. Ein Ansatz, um die Limitierung der Methode Mikrochimärismus über die Geschlechtschromosomen zu identifizieren umgehen zu können, ist die Verwendung von DNS-Sonden gegen spezifische genetische Marker. Diese Marker können Polymorphismen sein wie SNPs (engl.: single nucleotide polymorphism), DIPs und CNVs (engl.: copy number variation). Um spezifische Sonden herstellen zu können, muss die jeweilige Sequenz allerdings bekannt sein. Daher bedarf es eines vorherigen genetischen Screenings von Mutter und Kind, um jeweils exklusiv maternale und kindliche Polymorphismen zur Identifizierung von MMz und FMz nutzen zu können. Die Verbindung von FISH mit der 3D-Mikroskopie oder mit FACS zu Flow-FISH (Arrigucci et al. 2017) bietet weitere innovative Ansätze, um mikrochimärische Zellen und deren Umfeld zu analysieren.

Weitere Methoden zum Nachweis von MMz und FMz sind in Box 1 beschrieben.

Box 1. Methoden zum Nachweis schwangerschaftsbedingter mikrochimärischer Zellen

Die Bestimmung von Mikrochimärismus anhand der Telomerlängen baut auf die Erkenntnis auf, dass sich die Länge der Telomere mit zunehmendem Alter verkürzt, bekannt als das Endreplikationsproblem. Telomere sind die Endbereiche von Chromosomen und kommen damit in allen kernhaltigen Zellen vor und haben die Aufgabe, die Endstücke der Chromosomen zu stabilisieren. Bei jeder Zellteilung und DNS-Replikation werden die Telomere kürzer, da die DNS-Synthese in diesem Bereich gestört ist. Beispielsweise verkürzen sich die Telomere in B-Zellen pro Jahr um 15 Basenpaare und in T-Zellen um 33 Basenpaare (Martens et al., 2002). Um Mikrochimärismus nachzuweisen, kann man sich das Phänomen des Endreplikationsproblems zu Nutze machen, da maternale Zellen aufgrund häufiger durchlaufener Zellteilungen, kürzere Telomere haben sollten als die Zellen des Nachkommen.

Ein weiterer konzeptioneller Ansatz, mit dem sich Mikrochimärismus über das zelluläre Alter bestimmen lassen könnte, ist die Radiokarbondatierung (14C-Methode). Schwedische Wissenschaftler haben nachweisen können, dass der 14C-Gehalt in der DNS von humanen Leukozyten mit dem 14C-Gehalt der Atmosphäre zum Zeitpunkt deren DNS-Synthese korrespondiert, und so eine Differenzierung von jungen und alten Zellen möglich ist. Des Weiteren, konnten die Wissenschaftler zeigen, dass beispielsweise Neuronen im Occipitallappen genauso alt sind wie das Individuum selbst, was bedeuten würde, dass eine postnatale Neurogenese in diesem Bereich des Gehirns nicht mehr stattfindet (Spalding et al., 2005).

Sollten unter den mikrochimärischen Zellen aber auch langlebige Zellen wie Stammzellen sein, könnte eine zelluläre Unterscheidung zwischen mütterlichen, kindlichen und sogar großmütterlichen Zellen möglich sein, womit dann auch der transgenerationale Mikrochimärismus nachgewiesen werden kann. Dieser Ansatz, zur Unterscheidung von Zellen unterschiedlichen Alters, könnte eine weitere Nachweismöglichkeit von mikrochimärischen Zellen darstellen, doch bislang kamen weder die Telomerlängenbestimmung, noch die Radiokarbondatierung zur Anwendung.

Die Einzelzellsequenzierung hat unser Verständnis der Biologie und den komplexen Eigenschaften verschiedener Zelltypen maßgeblich erweitert und ihr Einsatz ist auch zur Analyse des Mikrochimärismus möglich. Beispielweise könnten nichtverberbte HLA Gene oder Einzelnukleotid-Polymorphismen verwendet werden, um Zellen unterschiedlichen Ursprungs zu differenzieren. Die Etablierung eines solchen Ansatzes wäre aufgrund der RNS-basierten Zellphänotypisierung sowie Identifikation von zellulären Entwicklungsverläufen eine leistungsstarke Methode, jedoch sind die aktuell eingesetzten Methoden der Einzelsequenzierung aufgrund der geringen Anzahl mikrochimärischer Zellen beschränkt. Eine Übersicht gängiger Sequenziermethoden zeigt (See et al., 2018), dass die maximale Anzahl an Zellen, die sequenziert werden können, die Wahrscheinlichkeit immens verringert, mikrochimärische Zellen zu identifizieren. Daher wäre die Kombination aus einer vorherigen Anreicherung mikrochimärischer Zellen (z.B. durch MACS) und anschließender Einzelzellsequenzierung ein sinnvoller Ansatz. Bislang ist die Einzelzellsequenzierung zur Identifizierung von Mikrochimärismus nur sehr selten genutzt worden (Stahlberg, 2018; Schepanski et al. 2022).

FISH ermöglicht die Detektion von spezifischen DNS- oder RNS-Sequenzen. Allerdings liegt DNS nicht immer innerhalb einer Zelle vor. So konnte im Blut von Patienten mit Lungentumoren zellfreie tumorabgeleitete DNS nachgewiesen werden (Chen et al. 1996). Dieser Ansatz die als methodische Grundlage zellfreie DNS (zfDNS) von männlichen Feten in der jeweiligen Mutter zu untersuchen. Mittels Y-Chromosom-spezifischer PCR haben die Autoren das Plasma und Serum von schwangeren Frauen auf fetale zfDNS untersucht, wobei ca. 75 % der Probandinnen mit einem Jungen und ca. 25 mit einem Mädchen schwanger waren. In 80 % der Plasma- und 70 % der Serumproben konnten sie männliche zfDNS nachweisen, während in 100 % der Serumproben von Schwangeren, die mit einem Mädchen schwanger waren, keine männliche zfDNS nachgewiesen werden konnte (Lo et al. 1997). Neben fetaler zfDNS, die im maternalen Blut nachgewiesen werden konnte, wurde andersherum auch maternale zfDNS in Nabelschnurblutproben gemessen.

10.6 Zusammenfassung

Der zelluläre Austausch zwischen Mutter und Kind in der Schwangerschaft ist bidirektional, aber die funktionale Rolle von MMz und FMz scheinen sich grundlegend zu unterscheiden. MMz interagieren während der frühen Entwicklung mit dem noch unreifen fetalen Immunsystem und scheinen die Gesundheit der Nachkommen zu fördern. FMz hingegen interagieren mit einem ausgereiften Immunsystem der Mutter. Ihnen wurden positive Eigenschaften, wie die Unterstützung der Wundheilung, aber auch ein Zusammenhang mit Autoimmunität zugeschrieben. Diese spannenden Erkenntnisse zeigen die Notwendigkeit zukünftiger Forschungsaktivitäten, um die Rolle des Mikrochimärismus besser zu verstehen und gegebenenfalls zu nutzen.

Literatur

Angum F, Khan T, Kaler J, Siddiqui L, Hussain A (2020) The prevalence of autoimmune disorders in women: a narrative review. Cureus 12:e8094

Ariga H, Ohto H, Busch MP, Imamura S, Watson R, Reed W, Lee TH (2001) Kinetics of fetal cellular and cell-free DNA in the maternal circulation during and after pregnancy: implications for noninvasive prenatal diagnosis. Transfusion 41:1524–1530

Arrigucci R, Bushkin Y, Radford F, Lakehal K, Vir P, Pine R, Martin D, Sugarman J, Zhao YL, Yap GS et al (2017) FISH-Flow, a protocol for the concurrent detection of mRNA and protein in single cells using fluorescence in situ hybridization and flow cytometry. Nat Protoc 12:1245–1260

Artlett CM, Welsh KI, Black CM, Jimenez SA (1997) Fetal-maternal HLA compatibility confers susceptibility to systemic sclerosis. Immunogenetics 47:17–22. https://doi.org/10.1159/000053816

Artlett CM, Smith JB, Jimenez SA (1998) Identification of fetal DNA and cells in skin lesions from women with systemic sclerosis. N Eng J Med 338:1186–1191

Artlett CM, Smith JB, Jimenez SA (1999) New perspectives on the etiology of systemic sclerosis. Mol Med Today 5:74–78

Badiavas EV (2004) The potential of bone marrow cells to orchestrate homeostasis and healing in skin. Blood Cells Mol Dis 32:21–23

Bianchi DW (1999) Fetal cells in the maternal circulation: feasibility for prenatal diagnosis. Br J Haematol 105:574–583

Boddy AM, Fortunato A, Wilson M, Aktipis A (2015) Fetal microchimerism and maternal health: a review and evolutionary analysis of cooperation and conflict beyond the womb. BioEssays 37:1106–1118

Chan WF, Atkins CJ, Naysmith D, van der Westhuizen N, Woo J, Nelson JL (2012) Microchimerism in the rheumatoid nodules of patients with rheumatoid arthritis. Arthritis & Rheumatism, 64(2):380–388. https://doi.org/10.1002/art.33358

Chen XQ, Stroun M, Magnenat JL, Nicod LP, Kurt AM, Lyautey J, Lederrey C, Anker P (1996) Microsatellite alterations in plasma DNA of small cell lung cancer patients. Nat Med 2:1033–1035

Cuddapah Sunku C, Gadi V, de Laval de Lacoste B, Guthrie KA, Nelson JL (2010) Maternal and fetal microchimerism in granulocytes. Chimerism 1:11–14.

de la Cruz F, Shifrin H, Elias S, Simpson JL, Jackson L, Klinger K, Bianchi DW, Kaplan SH, Evans MI, Holzgreve W, Gänshirt, D (1995) Prenatal diagnosis by use of fetal cells isolated from maternal blood. Am J Obstet Gynecol 173(4):1354–1355. https://doi.org/10.1016/0002-9378(95)91393-9

Dutta P, Molitor M, Bobadilla JL, Roenneburg DA, Yan Z, Torrealba JR, Burlingham WJ (2009) Microchimerism is strongly correlated with tolerance to noninherited maternal antigens in mice. Blood 114:3578–3587

Frank MH, Chitwood DH (2016) Plant chimeras: the good, the bad, and the ‚Bizzaria'. Dev Biol 419:41–53

Gleicher N, Barad DH (2007) Gender as risk factor for autoimmune diseases. J Autoimmun 28:1–6

Hahn S, Holzgreve W (2002) Fetal cells and cell-free fetal DNA in maternal blood: new insights into pre-eclampsia. Hum Reprod Update 8:501–508

Hahn S, Sant R, Holzgreve W (1998) Fetal cells in maternal blood: current and future perspectives. Mol Hum Reprod 4(6):515–521. https://doi.org/10.1093/molehr/4.6.515

Hahn S, Huppertz B, Holzgreve W (2005) Fetal cells and cell free fetal nucleic acids in maternal blood: new tools to study abnormal placentation? Placenta 26:515–526

Hahn S, Hasler P, Vokalova L, van Breda SV, Than NG, Hoesli IM, Lapaire O, Rossi SW (2019) Feto-maternal microchimerism: the pre-eclampsia conundrum. Front Immunol 10:659

Harrington WE, Kanaan SB, Muehlenbachs A, Morrison R, Stevenson P, Fried M, Duffy PE, Nelson JL (2017) Maternal microchimerism predicts increased infection but decreased disease due to plasmodium falciparum during early childhood. J Infect Dis 215:1445–1451

Haustein UF, Ziegler V, Herrmann K (1992) Chemically-induced scleroderma. Hautarzt 43:469–474

Holzgreve W, Hahn S (2000) Fetal cells in cervical mucus and maternal blood. Baillieres Best Pract Res Clin Obstet Gynaecol 14:709–722

Holzgreve W, Li JC, Steinborn A, Kulz T, Sohn C, Hodel M, Hahn S (2001) Elevation in erythroblast count in maternal blood before the onset of preeclampsia. Am J Obstet Gynecol 184:165–168

Hovinga ICLK, Koopmans M, Baelde HJ, de Heer E, Bruijn JA, Bajema IM (2007) Tissue chimerism in systemic lupus erythematosus is related to injury. Ann Rheum Dis 66:1568–1573

Johnson KL, McAlindon TE, Mulcahy E, Bianchi DW (2001) Microchimerism in a female patient with systemic lupus erythematosus. Arthritis Rheum 44:2107–2111

Johnson KL, Samura O, Nelson JL, McDonnell WM, Bianchi DW (2002) Significant fetal cell microchimerism in a nontransfused woman with hepatitis C: Evidence of long-term survival and expansion. Hepatology 36:1295–1297

Jonsson AM, Uzunel M, Gotherstrom C, Papadogiannakis N, Westgren M (2008) Maternal microchimerism in human fetal tissues. Am J Obstet Gynecol 198(325):e321–326

Khosrotehrani K, Bianchi DW (2005) Multi-lineage potential of fetal cells in maternal tissue: a legacy in reverse. J Cell Sci 118:1559–1563

Khosrotehrani K, Johnson KL, Cha DH, Salomon RN, Bianchi DW (2004) Transfer of fetal cells with multilineage potential to maternal tissue. JAMA 292:75–80

Kinder JM, Stelzer IA, Arck PC, Way SS (2017) Immunological implications of pregnancy-induced microchimerism. Nat Rev Immunol 17:483–494

Lambert N, Nelson JL (2003) Microchimerism in autoimmune disease: more questions than answers? Autoimmun Rev 2:133–139

Lambert NC, Pang JM, Yan Z, Erickson TD, Stevens AM, Furst DE, Nelson JL (2005) Male microchimerism in women with systemic sclerosis and healthy women who have never given birth to a son. Ann Rheum Dis 64:845–848

Lo YM, Corbetta N, Chamberlain PF, Rai V, Sargent IL, Redman CW, Wainscoat JS (1997) Presence of fetal DNA in maternal plasma and serum. Lancet 350:485–487

Lo YM, Tein MS, Lau TK, Haines CJ, Leung TN, Poon PM, Wainscoat JS, Johnson PJ, Chang AM, Hjelm NM (1998) Quantitative analysis of fetal DNA in maternal plasma and serum: implications for noninvasive prenatal diagnosis. Am J Hum Genet 62:768–775

Lo YM, Lau TK, Chan LY, Leung TN, Chang AM (2000) Quantitative analysis of the bidirectional fetomaternal transfer of nucleated cells and plasma DNA. Clin Chem 46:1301–1309

Loubiere LS, Lambert NC, Flinn LJ, Erickson TD, Yan Z, Guthrie KA, Vickers KT, Nelson JL (2006) Maternal microchimerism in healthy adults in lymphocytes, monocyte/macrophages and NK cells. Lab Invest 86:1185–1192

Mold JE, Michaelsson J, Burt TD, Muench MO, Beckerman KP, Busch MP, Lee TH, Nixon DF, McCune JM (2008) Maternal alloantigens promote the development of tolerogenic fetal regulatory T cells in utero. Science 322:1562–1565

Nelson JL, Furst DE, Maloney S, Gooley T, Evans PC, Smith A, Bean MA, Ober C, Bianchi DW (1998) Microchimerism and HLA-compatible relationships of pregnancy in scleroderma. Lancet 351:559–562

Nelson JL, Gillespie KM, Lambert NC, Stevens AM, Loubiere LS, Rutledge JC, Leisenring WM, Erickson TD, Yan Z, Mullarkey ME et al (2007) Maternal microchimerism in peripheral blood in type 1 diabetes and pancreatic islet beta cell microchimerism. Proc Natl Acad Sci U S A 104:1637–1642

Newton J, Harney, S, Wordsworth B, et al (2004) A review of the MHC genetics of rheumatoid arthritis. Genes Immun 5:151–157. https://doi.org/10.1038/sj.gene.6364045

Ngo ST, Steyn FJ, McCombe PA (2014) Gender differences in autoimmune disease. Front Neuroendocrinol 35:347–369

Nijagal A, Wegorzewska M, Jarvis E, Le T, Tang Q, MacKenzie TC (2011) Maternal T cells limit engraftment after in utero hematopoietic cell transplantation in mice. J Clin Investig 121:582–592

Martens UM, Brass V, Sedlacek L, Pantic M, Exner C, Guo Y, Engelhardt M, Lansdorp PM, Waller CF, Lange W (2002) Telomere maintenance in human B lymphocytes. Br J Haematol 119:810–818. https://doi.org/10.1046/j.1365-2141.2002.03910.x

O'Donoghue K (2008) Fetal microchimerism and maternal health during and after pregnancy. Obstet Med 1:56–64

O'Donoghue K, Chan J, de la Fuente J, Kennea N, Sandison A, Anderson JR, Roberts IA, Fisk NM (2004) Microchimerism in female bone marrow and bone decades after fetal mesenchymal stem-cell trafficking in pregnancy. Lancet 364:179–182

Osada H, Doi S, Fukushima T, Nakauchi H, Seki K, Sekiya S (2001) Detection of fetal HPCs in maternal circulation after delivery. Transfusion 41:499–503

Santos MA, O'Donoghue K, Wyatt-Ashmead J, Fisk NM (2008) Fetal cells in the maternal appendix: a marker of inflammation or fetal tissue repair? Hum Reprod 23:2319–2325

Scaletti C, Vultaggio A, Maggi E, Romagnani S, Piccinni MP (2001). Microchimerism and systemic sclerosis. Int Arch Allergy Immunol 125(3):196–202. https://doi.org/10.1159/000053816

Schepanski S, Chini M, Sternemann V, Urbschat C, Thiele K, Sun T, Zhao Y, Poburski M, Woestemeier A, Thieme MT, Zazara DE (2022) Pregnancy-induced maternal microchimerism shapes neurodevelopment and behavior in mice. Nat Commun 13(1):4571. https://doi.org/10.1038/s41467-022-32230-2

See P, Lum J, Chen J, Ginhoux F (2018) A Single-Cell Sequencing Guide for Immunologists. Front immunol 9:2425. https://doi.org/10.3389/fimmu.2018.02425

Solano ME, Thiele K, Stelzer IA, Mittrucker HW, Arck PC (2014) Advancing the detection of maternal haematopoietic microchimeric cells in fetal immune organs in mice by flow cytometry. Chimerism 5:99–102

Spalding KL, Bhardwaj RD, Buchholz BA, Druid H, Frisén J (2005) Retrospective Birth Dating of Cells in Humans Cell 122(1):133–143. https://doi.org/10.1016/j.cell.2005.04.028

Srivatsa B, Srivatsa S, Johnson KL, Bianchi DW (2003) Maternal cell microchimerism in newborn tissues. J Pediatr 142:31–35

Stahlberg A, El-Heliebi A, Sedlmayr P, Kroneis T (2018) Unravelling the biological secrets of microchimerism by single-cell analysis. Brief Funct Genom 17(4):255–264. https://doi.org/10.1093/bfgp/elx027

Stelzer IA, Urbschat C, Schepanski S, Thiele K, Triviai I, Wieczorek A, Alawi M, Ohnezeit D, Kottlau J, Huang J, Fischer N, Mittrücker HW, Solano ME, Fehse B, Diemert A, Stahl FR, Arck PC (2021) Vertically transferred maternal immune cells promote neonatal immunity against early life infections Abstract. Nat Commun 12(1):4706. PMID: 34349112; PMCID: PMC8338998. https://doi.org/10.1038/s41467-021-24719-z

Stevens AM, Hermes HM, Rutledge JC, Buyon JP, Nelson JL (2003) Myocardial-tissue-specific phenotype of maternal microchimerism in neonatal lupus congenital heart block. Lancet 362:1617–1623

Thomas MR, Williamson R, Craft I, Yazdani N, Rodeck CH (1994) Y chromosome sequence DNA amplified from peripheral blood of women in early pregnancy. Lancet 343:413–414

Ye J, Vives M, Gillespie KM (2014) Maternal microchimerism: friend or foe in type 1 diabetes? Chimerism 5:21–23

Der mnemonische Code der Schwangerschaft: Vergleichsanalyse zum Schwangerschaftserfolg und des Komplikationsrisikos bei humanen Erst- und Zweitschwangerschaften

11

Kristin Thiele, Lisa Sophie Ahrendt, Kurt Hecher und Petra Clara Arck

11.1 Einleitung

Schwangerschaften verlaufen mehrheitlich normal und ohne Komplikationen. Bei ca. 15 % aller Schwangerschaften treten jedoch geburtshilfliche Komplikationen auf, von denen einige eine erhebliche Bedrohung für das Leben der Mutter oder des Fetus darstellen. Zu diesen Komplikationen gehören das Auftreten eines Spontanaborts oder einer Fehlgeburt, Schwangerschaftsbluthochdruck, Schwangerschaftsdiabetes, Präeklampsie, intrauterine Wachstumsrestriktion (IUGR), Frühgeburt oder ein SGA („small

Mit der Erlaubnis von Elsevier wurden der Inhalt des folgenden Artikels übersetzt: J Reprod Immunol. 134, Thiele K, Ahrendt LS, Hecher K, Arck PC. The mnemonic code of pregnancy: Comparative analyses of pregnancy success and complication risk in first and second human pregnancies, 11–20, 2019

K. Thiele (✉) · L. S. Ahrendt · P. C. Arck (✉)
Bereich für Experimentelle Feto-Maternale Medizin, Klinik für Geburtshilfe und Pränatalmedizin, Universitätsklinikum Hamburg-Eppendorf, Hamburg, Deutschland
E-Mail: k.thiele@uke.de

P. C. Arck
E-Mail: p.arck@uke.de

L. S. Ahrendt
E-Mail: sophie@ahrendt-family.de

K. Hecher
Klinik für Geburtshilfe und Pränatalmedizin, Universitätsklinikum Hamburg-Eppendorf, Hamburg, Deutschland
E-Mail: k.hecher@uke.de

W. Würfel (Hrsg.), *Reproduktionsimmunologie*,
https://doi.org/10.1007/978-3-662-63907-8_11

for gestational age“, engl. für „klein bezogen auf das Reifealter“) Neugeborenes (WHO 2017).

Während der Schwangerschaft steht das mütterliche Immunsystem in direktem Kontakt mit allogenen, väterlich kodierten Proteinen des Haupthistokompatibilitätskomplexes (MHC) I, die auf fetalen Trophoblastzellen exprimiert werden (Kovats et al. 1990; Madeja et al. 2011). Es wird angenommen, dass eine fein abgestimmte endokrine und immunologische Anpassung der Mutter an die Schwangerschaft in hohem Maße für die Toleranz gegenüber dem allogenen Fetus verantwortlich ist und dadurch den erfolgreichen Verlauf einer Schwangerschaft fördert (Arck und Hecher 2013; Erlebacher 2013; Thiele et al. 2018). Folglich wurde die Unfähigkeit, diese spezifische maternale Immunantwort aufzubauen, mit den oben genannten Schwangerschaftskomplikationen in Verbindung gebracht (Cappelletti et al. 2016; Cotechini et al. 2014; Helmo et al. 2018; Jafri und Ormiston 2017; Yang et al. 2010).

Unter Geburtshelfern besteht ein allgemeiner Konsens darüber, dass eine vorangegangene erfolgreiche Schwangerschaft das Risiko für Komplikationen bei nachfolgenden Schwangerschaften verringert, einschließlich des Risikos von Spontanaborten, Frühgeburten und Präeklampsie. Diese Beobachtung ist umso bemerkenswerter, da Frauen bei ihrer sekundären Schwangerschaft natürlicherweise älter sind als bei der vorangegangen Schwangerschaft und ein höheres Alter der Mutter ein bekannter Risikofaktor für Schwangerschaftskomplikationen darstellt (Sheen et al. 2018; Wu et al. 2019). Fundierte wissenschaftliche Evidenzen für einen verbesserten Verlauf von nachfolgenden Schwangerschaften sind jedoch rar und nur versteckt in Veröffentlichungen zu finden, deren Fokus primär auf Schwangerschaftskomplikationen liegt. Auch die Identifizierung von Immunmediatoren, die funktionell an einem verbesserten Verlauf von Folgeschwangerschaften beteiligt sein könnten, ist noch nicht absehbar.

Darüber hinaus haben Frauen, deren primäre Schwangerschaft von geburtshilflichen Komplikationen betroffen war, ein signifikant erhöhtes Risiko für Komplikationen in nachfolgenden Schwangerschaften, z. B. Spontanabort, SGA-Babys oder Präeklampsie (Malmström und Morken 2018; Manzanares et al. 2017; Weintraub et al. 2011). Im Gegensatz zu den wenigen Informationen, die über einen mnemonischen Code für den Schwangerschaftserfolg bei normal verlaufenden Schwangerschaften vorliegen, gibt es eine Vielzahl von epidemiologischen Studien, die ein erhöhtes Risiko für rezidivierende Schwangerschaftskomplikationen belegen. Auch die pathophysiologischen Merkmale, die mit diesen Schwangerschaftskomplikationen einhergehen, sind gut untersucht. Allerdings liegt in diesen Studien der Fokus im Allgemeinen auf der aktuellen Schwangerschaft, während umfassende Studien, die beispielsweise veränderte Immunmarker in primären und sekundären Schwangerschaften mit wiederkehrenden Komplikationen vergleichen, noch fehlen.

Daher war es das Ziel dieser Studie, eine umfassende Analyse der Chancen für einen erneuten erfolgreichen Schwangerschaftsverlauf (einschließlich des Geburtsgewichts als Indikator für eine unbelastete oder verbesserte fetale Entwicklung) sowie der Risiken für erneute Schwangerschaftskomplikationen durchzuführen. Wir diskutieren unsere Ergebnisse im Kontext der Anpassung des mütterlichen Immunsystems an die Schwangerschaft und der möglichen Existenz eines immunologischen Gedächtnisses als Konsequenz einer komplikationsfreien Erstschwangerschaft.

11.2 Material & Methoden

Auswahl der Veröffentlichungen: Eine systematische Analyse des Geburtsgewichts und geburtshilflicher Komplikationen bei primären und sekundären Schwangerschaften wurde durch eine gründliche Literaturrecherche in PubMed auf der Grundlage der PRISMA-Richtlinien durchgeführt (Moher et al. 2015). Die letzte Suche erfolgte am 16. Dezember 2018. Diese systematische Analyse umfasst nur Zeitschriftenartikel mit humanem Fokus, die in englischer Sprache verfügbar sind. Die Literaturrecherche wurde von einer Person durchgeführt und von zwei weiteren Personen unabhängig validiert, um Unstimmigkeiten zu klären und Unklarheiten zu beseitigen.

Die folgenden Schlüsselwörter wurden gewählt, um Studien zu identifizieren, die Daten zu konsekutiven Schwangerschaften beim Menschen enthalten „(second pregnancy OR subsequent pregnancy OR consecutive pregnancy OR parity OR parous) AND women“. Die Option, die Suche nach Schlüsselwörtern auf [Titel/Abstract] zu beschränken, wurde angewendet. Diese Abfrage ergab 18.592 Treffer (Abb. 11.1). Anschließend wurden zusätzliche Schlüsselwörter individuell angewandt, um Studien zu identifizieren, die sich mit unterschiedlichen Schwangerschaftskomplikationen und Geburtsergebnissen befassten, wodurch sieben Untergruppen entstanden: „(spontaneous abortion OR miscarriage)“, „(gestational hypertension OR pregnancy induced hypertension)“, „gestational diabetes“, „(preeclampsia OR pre-eclampsia)“, „Preterm“, „(SGA OR IUGR)“ und „(birth weight OR birthweight)“.

Alle Artikel, die durch diese 7 Suchanfragen identifiziert werden konnten, wurden anhand des Titels und des Abstracts nach strengen Einschlusskriterien (nachfolgende humane Schwangerschaft, Schwangerschaftsergebnis und die jeweiligen Schwangerschaftskomplikationen) geprüft, wobei alle nicht-relevanten Artikel ausgeschlossen wurden. Folgende Gründe führten zum Ausschluss aus der Analyse: nur die erste Schwangerschaft wurde berücksichtigt, Zwillings- oder Mehrlingsschwangerschaften, Interventionsstudien, Geburt durch Kaiserschnitt, Fallkontrollstudien zu Alkohol, Rauchen oder anderen Drogen in der Schwangerschaft, spezifische mütterliche Erkrankungen, z. B. Krebs, Malaria, HIV, IVF/ICSI, induzierter Abort, Auswirkungen von Cerclage oder Konisation des Gebärmutterhalses, primäre Membranrupturen, Damm- und Sphinkterverletzungen und hohe Multiparität (Abb. 11.1).

Alle Studien, die in den jeweiligen Untergruppen (Abb. 11.1) identifiziert wurden, wurden anschließend durch Lesen des Volltextes weiter geprüft. Finale Einschlusskriterien waren das Vorhandensein eines vollständigen Datensatzes zur Inzidenzrate der jeweiligen Schwangerschaftskomplikationen und/oder zum Geburtsgewicht und zur Gestationslänge für primäre und sekundäre Schwangerschaften (Abb. 11.1).

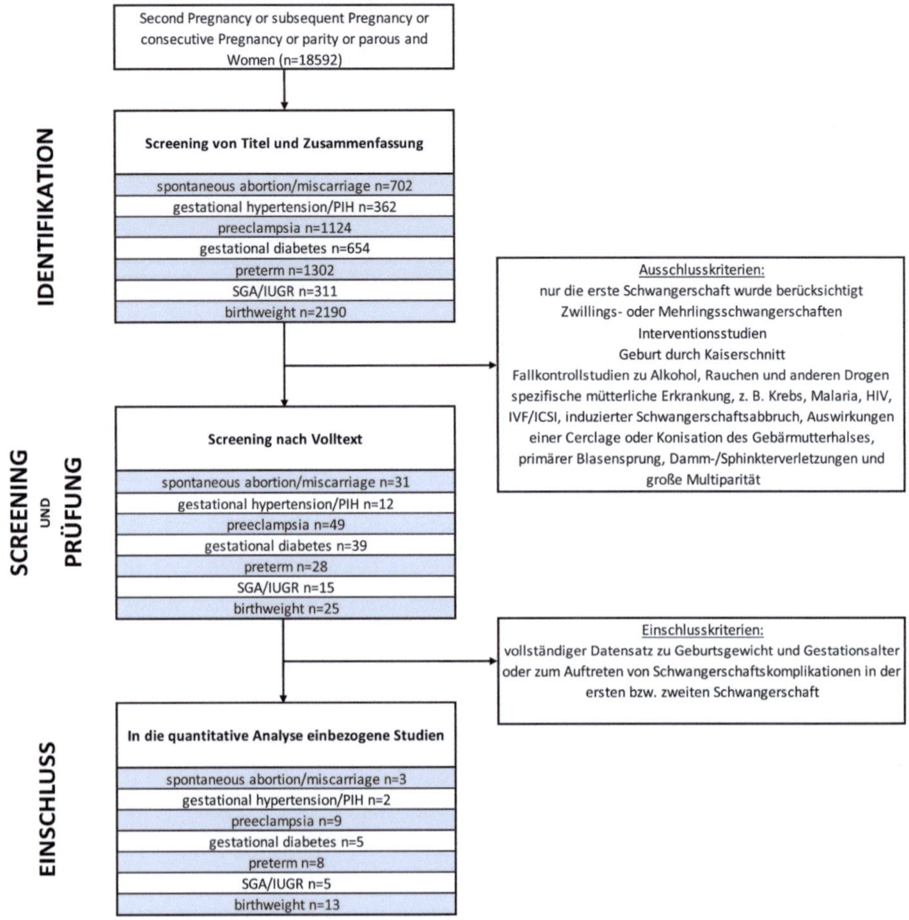

Abb. 11.1 Flussdiagramm zur Veranschaulichung der Vorgehensweise zur Identifizierung und des Screenings der schließlich in die quantitative Datenanalyse einbezogenen Veröffentlichungen. (Abkürzungen: PIH = Schwangerschaftsbedingte Hypertonie; SGA = „small for gestational age" (klein bezogen auf das Reifealter); IUGR = intrauterine Wachstumsrestriktion; HIV = humanes Immundefizienzvirus; IVF = In-vitro-Fertilisation; ICSI = 2Intrazytoplasmatische Spermieninjektion)

Insgesamt konnten 37 retrospektive Kohortenstudien in die eingehende quantitative Analyse eingeschlossen werden. Tab. 11.1 gibt einen Überblick über die Anzahl der Studienteilnehmer und der geografischen Herkunft. Studien, die Daten für mehr als eine Untergruppe enthielten, wurden wiederholt zur Analyse verwendet.

Datenanalyse des Risikos für Schwangerschaftskomplikationen: Die Volltextanalyse ergab die folgende Anzahl von eingeschlossenen Artikeln (Abb. 11.1): Spontanabort/ Fehlgeburt (n = 3), Schwangerschaftshochdruck (n = 2), Schwangerschaftsdiabetes (n = 5), Präeklampsie (n = 9), Frühgeburt (n = 8) und SGA/ IUGR (n = 5).

Tab. 11.1 Übersicht über alle Kohortenstudien, die in die Analysen einbezogen wurden

Publikation	Studienpopulation	n
(Ananth et al. 2007)	Missouri USA	154,810
(Bhattacharya et al. 2008)	Aberdeen GB	24,520
(Blankson et al. 1993)	Alabama USA	737
(Boghossian et al. 2014a)	Utah USA	62,013
(Boghossian et al. 2015)	Utah USA	26,787
(Boghossian et al. 2014b)	Utah USA	26,963
(Chiba et al. 2013)	Japan	560
(Cnattingius et al. 1999)	Schweden	243,858
(Ehrlich et al. 2011)	Northern California USA	22,351
(England et al. 2015)	Massachusetts USA	141,233
(Getahun et al. 2010)	Southern California, USA	65,132
(Ghaemmaghami et al. 2013)	Iran	858
(Grantz et al. 2015)	Utah USA	25,820
(Hathout et al. 1982)	Kuweit VAE	573
(Hernández-Díaz et al. 2009)	Schweden	763,795
(Hickey et al. 1992)	Alabama USA	152
(Hinkle et al. 2014)	Utah USA	25,241
(Hutcheon und Platt 2008)	Montreal Kanada	1220
(Joshi et al. 2005)	Maharashtra Indien	770
(Khambalia et al. 2013)	New South Wales, Australien	142,843
(Lain et al. 2005)	Pennsylvania USA	6,148
(Lykke et al. 2009)	Dänemark	536,419
(Mahande et al. 2013a)	Tansania	3,909
(Mahande et al. 2013b)	Tansania	3,359
(Majoko et al. 2004)	Zimbabwe	10,569
(Makkonen et al. 2000)	Finnland	8,842
(Manzanares et al. 2017)	Spanien	7,896
(Merlino et al. 2006)	Ohio USA	1,241
(Mostello et al. 2008)	Missouri USA	103,860
(Ouh et al. 2018)	Korea	121,569
(Paterson und Saunders 1991)	UK	75,974
(Räisänen et al. 2013)	Finnland	686,114
(Skjærven et al. 2002)	Norwegen	551,478
(Van Oostwaard et al. 2014)	Niederlande	503

(Fortsetzung)

Tab. 11.1 (Fortsetzung)

Publikation	Studienpopulation	n
(Voskamp et al. 2013)	Niederlande	259,481
(Wallace et al. 2016)	Aberdeen GB	24,520
(Wilcox et al. 1996)	GB	3,457

Wir analysierten das Risiko eines erneuten Auftretens der jeweiligen geburtshilflichen Komplikation nach einer von der jeweiligen Komplikation betroffenen Erstschwangerschaft sowie die Wahrscheinlichkeit des kontinuierlichen Ausbleibens derselben Komplikation nach einer komplikationslosen Erstschwangerschaft. Daher berechneten wir die relative Risikoerhöhung und die relative Risikosenkung für die sekundäre Schwangerschaft im Verhältnis zur primären Schwangerschaft wie folgt:

$$\text{Relatives Risiko} = \frac{\textit{Erkrankungsinzidenz in der 2. Gravidität}}{\textit{Erkrankungsinzidenz in der 1. Gravidität}}$$

Analyse der Daten zum Geburtsgewicht: Wir konnten 13 Publikationen identifizieren, die vollständige Informationen zu Geburtsgewicht und Gestationslänge bei der Geburt in normal verlaufenden Erst- und Zweitschwangerschaften beinhalteten (Abb. 11.1). Um die Gewichtsunterschiede zwischen Neugeborenen aus Erst- und Zweitschwangerschaften zu quantifizieren, berechneten wir die relative Gewichtsveränderung der sekundären Schwangerschaft im Verhältnis zur vorherigen Schwangerschaft:

$$\textit{Relative Gewichtsveränderung} = \frac{\textit{mittleres Geburtsgewicht der 2. Gravidität}}{\textit{mittleres Geburtsgewicht der 1. Gravidität}}$$

Darstellung der Daten: Die Daten wurden mit GraphPad Prism Version 7.0 (GraphPad Software, La Jolla, CA, USA) in Form von Streu-Punkt-Diagrammen dargestellt.

11.3 Ergebnisse

Komplikationslose primäre Schwangerschaften sind mit einem höheren Geburtsgewicht bei sekundären Schwangerschaften verbunden.

Daten aus insgesamt 13 Studien zu Geburtsgewicht und Gestationslänge bei primären und sekundären Schwangerschaften (siehe Abb. 11.2a für Referenzen) ergaben, dass das mittlere Geburtsgewicht bei primären Schwangerschaften 3.204 g $\pm$ 243 g und bei sekundären Schwangerschaften 3.338 g $\pm$ 246 g betrug (Abb. 11.2b). Auf Grundlage dieser Daten beträgt die relative Gewichtszunahme der Neugeborenen bei sekundären Schwangerschaften 4,2 % (Abb. 11.2a). Eine erhöhte Gestationslänge als mögliche Ursache für das höhere Geburtsgewicht bei sekundären Schwangerschaften konnte ausgeschlossen werden (Abb. 11.2c).

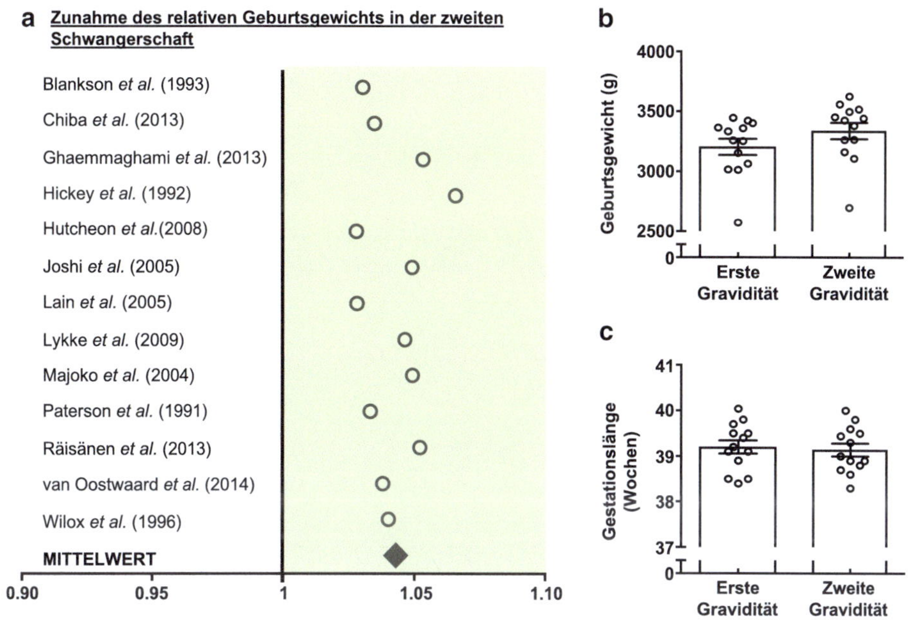

Abb. 11.2 Analyse des Geburtsgewichts der ersten und zweiten Schwangerschaft: **a** Relative Zunahme des Geburtsgewichts in der zweiten Schwangerschaft im Vergleich zur ersten Schwangerschaft, dargestellt als Streudiagramm. Die Referenzen der 13 eingeschlossenen Originalpublikationen sind auf der linken Seite angegeben. **b** Mittleres Geburtsgewicht und **c** Gestationslänge bei der Geburt für die erste und zweite Schwangerschaft aus denselben Studien, dargestellt als Balkendiagramm.

Frühere Schwangerschaftskomplikationen mit einer Immunpathogenese erhöhen das Rezidivrisiko für eine nachfolgenden Schwangerschaft.

Wir bestimmten zunächst das Risiko für einen Spontanabort oder eine Fehlgeburt bei primären und sekundären Schwangerschaften und konnten eine mittlere Inzidenz von 10,9 % für Nulliparafrauen in den hier ausgewerteten Studien ermitteln (siehe Abb. 11.3a für Referenzen). Endete die vorangegangene Schwangerschaft mit einem Spontanabort oder einer Fehlgeburt, war das Risiko für einen erneuten Spontanabort oder eine erneute Fehlgeburt in einer nachfolgenden Schwangerschaft um das 2,2-Fache erhöht und betraf 23,8 % aller sekundären Schwangerschaften (Abb. 11.3a rechts). Im Gegensatz dazu verringerte eine normal verlaufende vorangegangene Schwangerschaft die Inzidenzrate von Spontanaborten oder Fehlgeburten um 54 % (Abb. 11.3a links) und betraf nur noch 4,9 % der Schwangeren im Vergleich zu 10,9 %, die bei primären Schwangerschaften beobachtet wurden.

Als Nächstes untersuchten wir die mittlere Inzidenz für Präeklampsie bei primären und sekundären Schwangerschaften, die aus den 9 in unsere Analyse einbezogenen Artikeln berechnet wurde (siehe Abb. 11.3b für Referenzen). Es waren 4,8 % der Nulliparafrauen vom Auftreten einer Präeklampsie betroffen. Eine vorangegangene

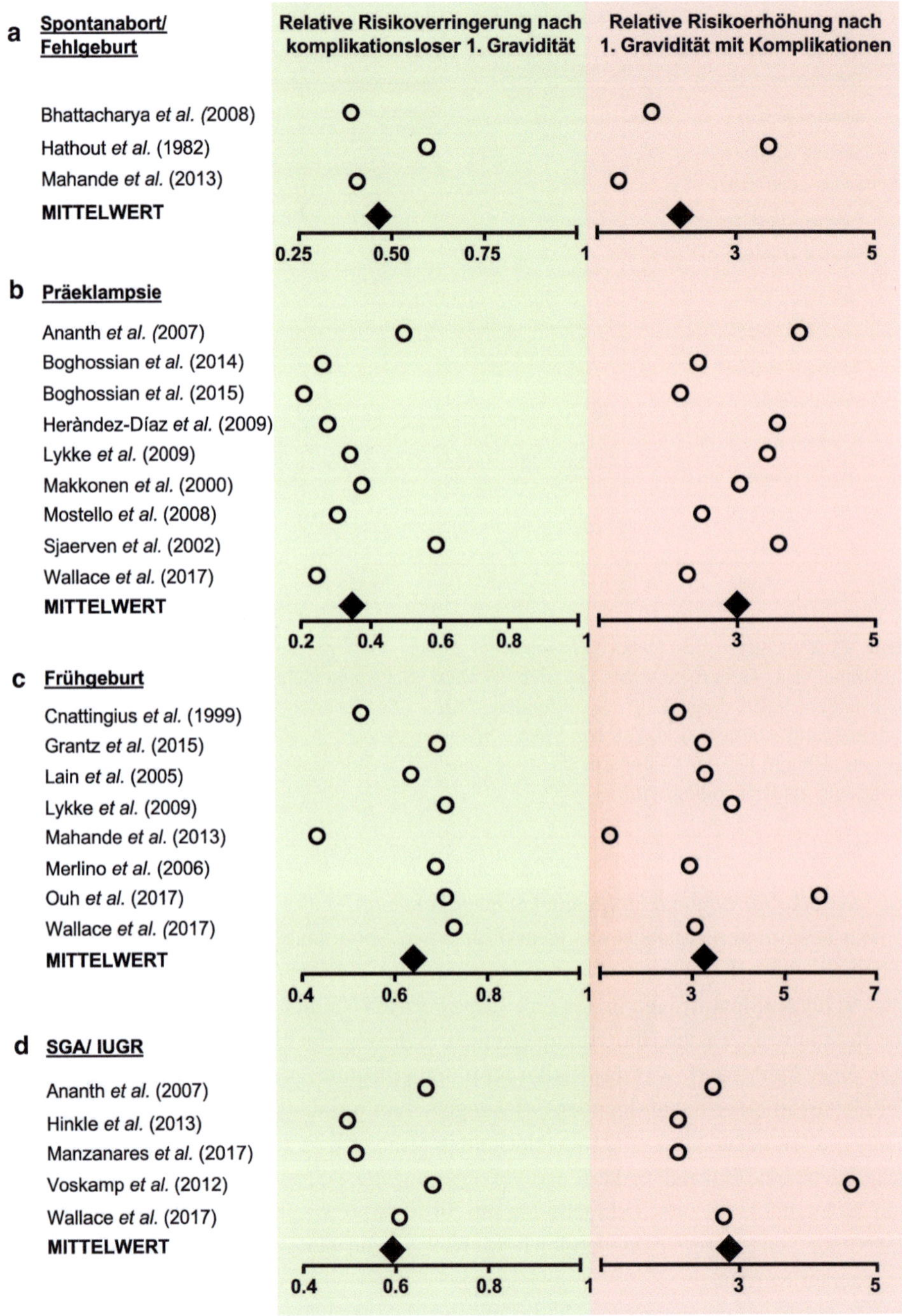

Abb. 11.3 Risiko für geburtshilfliche Komplikationen in der zweiten Schwangerschaft: (a–d) Relative Risikoverringerung nach einer komplikationslosen ersten Schwangerschaft (links) und relative Risikoerhöhung nach einer ersten Schwangerschaft, die von einer der jeweiligen Komplikationen betroffenen war (rechts), dargestellt als Streudiagramm für **a** Spontanabort/ Fehlgeburt, **b** Präeklampsie, **c** Frühgeburt und **d** fetale Wachstumsrestriktion

Schwangerschaft mit Präeklampsie erhöhte das Risiko für ein erneutes Auftreten der Präeklampsie in Folgeschwangerschaften um das 3,0-Fache (Abb. 11.3b rechts) und betraf nun bis zu 13,9 % aller Frauen. Andererseits entwickelten nur 1,6 % der Frauen in einer sekundären Schwangerschaft eine Präeklampsie, wenn die primäre Schwangerschaft nicht von einer Präeklampsie betroffen war. Dies entspricht einer relativen Risikoreduktion von 65,0 % (Abb. 11.3b links). Das Rezidivrisiko für schwangerschaftsinduzierte Hypertonie – die sich zu einer Präeklampsie entwickeln kann – konnte nicht in unsere Analyse integriert werden, da nur 2 Publikationen Informationen über isolierte Hypertonie in primären und sekundären Schwangerschaften enthielten (Boghossian et al. 2015; Wallace et al. 2016). Die Inzidenz für Nulliparafrauen betrug 6,0 % bzw. 19,6 %. Eine primäre Schwangerschaft mit schwangerschaftsinduzierter Hypertonie erhöhte in einer Studie (Boghossian et al. 2015) die Rezidivrate, während sie in der anderen Studie (Wallace et al. 2016) sank (Tab. 11.2).

Anschließend analysierten wir das Risiko für Frühgeburten bei primären und sekundären Schwangerschaften. Frühgeburt ist definiert als Lebendgeburt vor der vollendeten 37. Schwangerschaftswoche. Wir identifizierten 8 Studien mit vollständigen Datensätzen zu primären und sekundären Schwangerschaften, von denen einige auch Neugeborene mit extremer Frühgeburtlichkeit (weniger als 28 Wochen), sehr früher Frühgeburtlichkeit (28–32 Wochen) und mittlerer bis später Frühgeburtlichkeit (32–37 Wochen, siehe Abb. 11.3c für Referenzen) einschlossen. Wir errechneten eine mittlere Frühgeburtenhäufigkeit von 7,5 % bei Nulliparafrauen. Eine vorangegangene Schwangerschaft mit einem zu früh geborenen Kind erhöhte das Risiko für eine nachfolgende Frühgeburt um das 3,0-Fache (Abb. 11.3c rechts) und betraf 21,3 % dieser Zweitschwangerschaften. Im Gegensatz dazu verringerte ein erstes Kind, das nach der

Tab. 11.2 Risiko für ausgewählte Schwangerschaftskomplikationen bei primären und sekundären Schwangerschaften

	Relative Risikoverringerung nach komplikationsloser 1. Gravidität	Relative Risikoerhöhung nach 1. Gravidität mit Komplikationen
Gestationsdiabetes		
(Boghossian et al. 2014a)	1,05	37,95
(Ehrlich et al. 2011)	0,77	8,30
(England et al. 2015)	0,87	15,90
(Getahun et al. 2010)	1,08	10,59
(Khambalia et al. 2013)	0,73	11,14
MITTELWERT	**0,90**	**16,78**
Gestationshypertonie		
(Boghossian et al. 2015)	0,20	2,17
(Wallace et al. 2016)	0,27	0,89
MITTELWERT	**0,24**	**1,53**

37. Schwangerschaftswoche geboren wurde, das Risiko für eine Frühgeburt in nachfolgenden Schwangerschaften um 36 % (Abb. 11.3c links) und betraf somit nur 4,6 % der sekundären Schwangerschaften.

Darüber hinaus ermittelten wir die Wahrscheinlichkeit für SGA/IUGR in einer Erstschwangerschaft. Diese betrug in den 5 einbezogenen Studien 9,1 % (siehe Abb. 11.3d für Referenzen). Eine vorangegangene Geburt eines SGA/IUGR-Neugeborenen erhöhte das Risiko eines erneuten Auftretens in einer sekundären Schwangerschaft um das 2,9-Fache (Abb. 11.3d rechts) und betraf somit 24,1 % der Frauen. Die Geburt eines normalgewichtigen Kindes in der primären Schwangerschaft verringerte das Risiko für ein SGA/IUGR-Neugeborenes um 41 % (Abb. 11.3d links) und betraf nur noch 5,28 % der Frauen in der Folgeschwangerschaft.

Zuvor auftretende Schwangerschaftskomplikationen mit einem metabolischen Phänotyp erhöhen das Rezidivrisiko drastisch.

Wir haben das Rezidivrisiko für Gestationsdiabetes als Stoffwechselstörung bei Frauen während der Schwangerschaft untersucht und konnten 5 Studien mit relevanten Daten identifizieren. Die mittlere Inzidenzrate für Schwangerschaftsdiabetes betrug 3,5 % bei Nulliparafrauen (siehe Tab. 11.2). Wir konnten feststellen, dass durchschnittlich 49,6 % der schwangeren Frauen, die schon einmal an einem Schwangerschaftsdiabetes erkrankt waren, erneut an dieser Störung litten. Dies entspricht einer 16,8-fachen Risikoerhöhung (Tab. 11.2). Eine komplikationsfreie vorangegangene Schwangerschaft verringerte das relative Risiko für die Entwicklung eines Gestationsdiabetes in nachfolgenden Schwangerschaften nur geringfügig. Die mittlere Inzidenz war mit 3,0 % ähnlich hoch wie bei Erstschwangerschaften, wobei die Ergebnisse der Studien eine hohe Streuung aufwiesen (Tab. 11.2).

11.4 Diskussion

Wir stellen hier eine umfassende und systematische Analyse von Daten zum Schwangerschaftsverlauf bei Erst- und Folgeschwangerschaften vor, die aus einer Reihe von Beobachtungsstudien stammen. Wir liefern hiermit solide Erkenntnisse in Bezug auf Wiederholungsraten komplikationsfreier Schwangerschaften sowie über das Rezidivrisiko zum Auftreten von Schwangerschaftskomplikationen in Folgeschwangerschaften, wenn bereits die primäre Schwangerschaft durch immunpathologische Erkrankungen geprägt war. Ein ähnliches Wiederholungsmuster konnten wir für das Auftreten von Spontanabort oder Fehlgeburt, Präeklampsie, Frühgeburt und IUGR/ SGA feststellen. Frauen, die in ihrer primären Schwangerschaft von einer dieser Komplikationen betroffen waren, hatten ein ca. 3-fach erhöhtes Risiko, in einer nachfolgenden Schwangerschaft erneut betroffen zu sein. Umgekehrt verringerte das Ausbleiben einer dieser Komplikationen in der primären Schwangerschaft das Risiko für Komplikationen bei einer erneuten Schwangerschaft um 35–65 %. Wir konnten zudem ein erhöhtes Geburtsgewicht bei Neugeborenen aus Zweitschwangerschaften identifizieren, während sich die Gestationslänge zwischen Erst- und Zweitschwangerschaften nicht unterschied. Dies deckt sich mit Ergebnissen von Ultraschalluntersuchungen, die zeigen, dass Frauen, die bereits Kinder haben, schwerere Feten haben als Nulliparafrauen (Kiserud et al. 2017). Interessanterweise waren die Ergebnisse in Bezug auf das Geburtsgewicht sehr konsistent, obwohl die 13 integrierten Studien mit Blick auf die ethnische Zugehörigkeit der Frauen und das mütterliche Alter sehr heterogen waren, was die Robustheit der beobachteten Resultate studienübergreifend unterstreicht. Darüber hinaus waren die Teilnehmerzahlen in diesen Studien größtenteils sehr hoch, was zu einer gleichmäßigen Verteilung potenzieller Störvariablen, wie z. B. der Häufigkeit von körperlicher Betätigung, Ernährung oder mütterlicher Gewichtszunahme, beiträgt.

Die meisten der hier untersuchten Schwangerschaftskomplikationen bei primären und sekundären Schwangerschaften (Spontanabort/Fehlgeburt, Präeklampsie, Frühgeburt und SGA/IURG) sind auf unterschiedliche immunologische Pathophysiologien zurückzuführen (Cappelletti et al. 2016; Cotechini et al. 2014; Helmo et al. 2018; Jafri und Ormiston 2017; Yang et al. 2010). Dies unterstreicht, dass die Immunantwort während einer erfolgreichen ersten Schwangerschaft einen „mnemonischen Code" in der mütterlichen Immunität auslösen kann, der während einer zweiten Schwangerschaft erhalten bleibt und für die weitere Reduzierung von Schwangerschaftskomplikationen verantwortlich ist. Umgekehrt können aufgetretene geburtshilfliche Erkrankungen nicht nur die laufende, sondern auch zukünftige Schwangerschaften beeinträchtigen, wenn ein solcher mnemonischer Code während der ersten Schwangerschaft nicht oder nur unzureichend etabliert wird. Es muss jedoch darauf hingewiesen werden, dass nichtimmunologische Faktoren wie ein abnormaler Karyotyp des Embryos ebenfalls für einen Spontanabort oder eine Fehlgeburt verantwortlich sein können. In der Tat wurden zytogenetische Anomalien bei 61,5 % der Feten nach Abort festgestellt, die – wenn auch in geringerem Ausmaß – auch bei wiederholten Schwangerschaftsverlusten zu beobachten sind (Boué et al. 1975; Coulam et al. 1996). Neben einem abnormalen Karyotyp des Embryos können wiederholte Schwangerschaftsverluste auch auf angeborene Anomalien der Gebärmutter zurückgeführt werden (Vaz et al. 2017).

In der Immunologie wird ein „mnemonischer Code" allgemein als immunologisches Gedächtnis bezeichnet. Wie könnte ein solches immunologisches Gedächtnis während der Schwangerschaft funktionieren? Es ist bekannt, dass fetale extravillöse Trophoblastenzellen (EVTs) die ersten Zellen sind, die mit dem mütterlichen Immunsystem in Kontakt kommen. Diese exprimieren eine einzigartige Vielfalt von HLA-Molekülen (HLA-C, HLA-E, HLA-G) und stellen eine allogene Herausforderung für das mütterliche Immunsystem dar. Die fetalen Antigene können mit Killerzell-Immunglobulinähnlichen Rezeptoren (KIRs) interagieren, die von maternalen natürlichen Killerzellen innerhalb des Uterus (uNK-Zellen) exprimiert werden (Moffett-King 2002; Moffett und Loke 2006; Xiong et al. 2013). Durch die Bindung an HLA-Moleküle über ihre KIRs produzieren uNK-Zellen Wachstumsfaktoren und initiieren die Migration der Trophoblasten in die Dezidua sowie den Umbau der Spiralarterien, um eine normale Entwicklung der Plazenta zu gewährleisten (Faas und De Vos 2018; Xiong et al. 2013).

Es konnte gezeigt werden, dass eine verminderte Anzahl an uNK-Zellen erheblich zur Pathogenese von Spontanaborten und Fehlgeburten, Präeklampsie und IURG/SGA beiträgt (Eide et al. 2006; Hill et al. 1995; Williams et al. 2009). Diese Verringerung der uNK-Zellen wird von einem gestörten Umbau der Spiralarterien, plazentarer Hypoxie (Benton et al. 2016; Figueras und Gratacos 2014; Kwiatkowski et al. 2016; Whitten et al. 2013), einer unzureichenden Bildung von endovaskulären Trophoblastenpfropfen in den mütterlichen Arteriolen (Hempstock et al. 2003) und der Bildung von zytotoxischen NK-Zellen (Hambartsoumian 1998; Piccinni und Romagnani 1996) begleitet. Dies führt zu einer erhöhten Interleukin (IL)-2 und TNF-α-Produktion (Fukui et al. 2008; Hadinedoushan et al. 2007).

Interessanterweise wurden erst kürzlich Gedächtnis-NK-Zellen beschrieben. Dabei handelt es sich um eine Zellpopulation mit einem einzigartigen Transkriptom und einer epigenetischen Signatur, die ausschließlich in sekundären Schwangerschaften nachgewiesen werden konnte. Erste Ergebnisse legen nahe, dass diese Zellen mit einer verbesserten Plazentation bei sekundären Schwangerschaften assoziiert sind (Gamliel et al. 2018). Diese protektiven uNK-Gedächtniszellen könnten eine adäquate Plazentation schneller und effizienter einleiten und damit mitverantwortlich sein für den relativen Anstieg des Geburtsgewichts, der im Rahmen unserer Analyse bei sekundären Schwangerschaften festgestellt werden konnte. Im Gegensatz dazu ist es möglich, dass eine solche Generierung von Gedächtnis-NK-Zellen in primären Schwangerschaften, die von Komplikationen begleitet werden, fehlschlägt, oder dass zytotoxische NK-Zellen, die als Folge einer geburtshilflichen Komplikation entstanden sind, einen vergleichbaren Gedächtnisphänotyp erwerben. Beides könnte für das wiederkehrende Risiko eines gestörten Umbaus der Spiralarterien und einer Plazentahypoxie verantwortlich gemacht werden, die wiederum mit Schwangerschaftskomplikationen wie einem schnelleren Verlauf von Präeklampsie in sekundären Schwangerschaften verbunden sind (Lain et al. 2005; Li et al. 2014).

Neben uNK-Zellen sind $CD4^+CD25^+Foxp3^+$ regulatorische T-Zellen (Treg-Zellen) für einen erfolgreichen Schwangerschaftsverlauf essenziell, da sie die Immuntoleranz gegenüber dem semiallogenen Fetus fördern. Die Bildung von Treg-Zellen wird durch tolerogene dendritische Zellen (tDCs) über progesteronabhängige Signalwege induziert (Thiele et al. 2019) und durch die Expression von CD200 auf den Trophoblastenzellen unterstützt (Clark et al. 2017). Im Gegensatz dazu führt eine erhöhte Anzahl reifer DCs an der fetomaternalen Grenzzone zur Bildung und Aktivierung von T-Effektorzellen (Teff), einschließlich proinflammatorischer T-Helfer (TH)-17-Zellen, die lokale Entzündungsreaktionen vermitteln, wie bei Frauen mit Präeklampsie (Zhang et al. 2017) oder rezidivierenden Spontanaborten (Fu et al. 2014) beobachtet werden kann. Dies geht zudem mit einer verminderten Anzahl von $CD4^+$ Treg-Zellen im peripheren Blut und auch an der fetomaternalen Grenzzone einher (Kwiatek et al. 2015; Sasaki et al. 2007).

Das Ende einer Immunantwort auf ein spezifisches Antigen, z. B. nach einer Infektion, geht mit der Apoptose der meisten Teff-Zellen einher. Allerdings wandelt sich ein kleiner Prozentsatz der T-Zellen in Gedächtniszellen um (Lees und Farber 2010).

Dieser Erwerb der Gedächtnisfunktionalität ist vor allem für Teff-Zellen beschrieben worden, die im Rahmen einer erneuten Exposition mit dem gleichen Pathogen eine schnellere Immunantwort auslösen und dabei durch eine erhöhte Effizienz gekennzeichnet sind. Bezogen auf eine erneute Schwangerschaft stellt ein solcher wiederkehrender Antigenstimulus – zumindest in den meisten Fällen – eine erneute Exposition gegenüber denselben paternalen Antigenen dar.

Die Beteiligung des adaptiven Immunsystems an der Pathogenese geburtshilflicher Komplikationen ist allgemein anerkannt und spiegelt sich beispielsweise in einem Ungleichgewicht zwischen TH17 und Treg im Zusammenhang mit Präeklampsie (Eghbal-Fard et al. 2019) und Fehlgeburt (Zhu et al. 2016) wider. Während die Frequenz von $CD4^+$ Treg-Zellen während der Schwangerschaft und bei geburtshilflichen Komplikationen in den letzten 10 Jahren eingehend untersucht wurde, sind Erkenntnisse über den Verbleib von $CD4^+$ Treg-Zellen nach der Geburt und bei sekundären Schwangerschaften nur begrenzt vorhanden. Eine spezielle Population von $CD4^+$ Treg-Gedächtniszellen mit fetaler Antigenspezifität konnte nach der Geburt bei weiblichen Mäusen nachgewiesen werden (Rowe et al. 2012). Da das in dieser Studie verwendete transgene Mausmodell allerdings aufgrund eines Klasse-II-MHC-beschränkten 2WIS-Peptids nicht-physiologisch war (Clark 2016), wäre eine unabhängige Bestätigung, dass $CD4^+$ Treg-Gedächtniszellen nach der Geburt persistieren und das Potenzial haben könnten, sich während nachfolgender Schwangerschaften zu vermehren, in einem physiologischen Model wünschenswert. Es ist jedoch noch unbekannt, ob und wie $CD4^+$ Treg-Zellen eine Gedächtnisfunktion entwickeln. Zudem ist der zweifelsfreie Nachweis von $CD4^+$ Treg-Gedächtniszellen immer noch eine methodische Herausforderung, da bisher kein allgemein anerkannter Marker identifiziert werden konnte (Rosenblum et al. 2015).

Da $CD4^+$ Treg-Zellen zum physiologischen Verlauf von Schwangerschaften beitragen und darüber hinaus T-Zell-Reaktionen regulieren, wäre es plausibel, dass $CD4^+$ Treg-Gedächtniszellen für den verbesserten Ausgang von sekundären Schwangerschaften verantwortlich sein könnten inklusive eines erhöhten Geburtsgewichts und eines geringeren Risikos von Schwangerschaftskomplikationen. Die von $CD4^+$ Treg-Zellen vermittelte mütterliche Anpassung im Rahmen einer sekundären Schwangerschaft könnte des Weiteren dadurch beschleunigt werden, dass das fetale Antigen dem mütterlichen Immunsystem bereits bekannt ist, was wiederum die Plazentabildung und damit das fetale Wachstum verbessert. Bei Mäusen, die mit einem paternalen MHC-spezifischen Transplantat immunisiert wurden, konnte ein verbessertes fetales Wachstum beobachtet werden (Wegmann 1981), was die Bedeutung der alloantigenspezifischen Immunität für das fetale Wachstum in nachfolgenden Schwangerschaften unterstreicht. Umgekehrt wurde ein Anstieg von TH1- und TH17-Zellen während der Schwangerschaft mit geburtshilflichen Komplikationen in Verbindung gebracht, vermutlich ausgelöst durch die Unterdrückung einer $CD4^+$ Treg-Reaktion. Es ist also denkbar, dass ein erhöhter Anteil an Teff-Zellen während primären Schwangerschaften, die von Komplikationen begleitet wurden, zu einem vermehrten Auftreten von Teff-Gedächtniszellen und weniger $CD4^+$ Treg-Gedächtniszellen führt, wodurch sich das erhöhte Risiko für wiederkehrende Komplikationen in nachfolgenden Schwangerschaften erklären ließe. In diesem Zusammenhang wäre es interessant zu wissen, ob sich ein solcher Effekt verstärkt und beispielsweise die Schwangerschaftsdauer bis zum Auftreten einer erneuten Fehlgeburt mit zunehmender Zahl der Aborte abnimmt.

Eine weitere Immunzellpopulation, die in verschiedenen Bereichen der Immunologie in den Blickpunkt aktueller Forschung rückt, sind die angeborenen lymphoiden Zellen (ILC), die die verschiedenen Phänotypen und Funktionen der T-Zellen widerspiegeln. Während NK-Zellen als die angeborenen Gegenstücke zu zytotoxischen $CD8^+$ T-Zellen betrachtet werden können, stellen ILC1, ILC2 und ILC3 die angeborenen Gegenstücke zu $CD4^+$ TH1, TH2-und TH17-Zellen dar (Eberl et al. 2015). Obwohl ihre Bedeutung für die Reproduktion noch nicht abschließend geklärt ist, konnten ILCs in der Dezidua bereits nachgewiesen (Montaldo et al. 2016; Vacca et al. 2014) und mit dem Auftreten von Frühgeburten in Verbindung gebracht werden (Xu et al. 2018). Darüber hinaus wurde gezeigt, dass sich $Eomes^{neg}CD49a^+$ ILC1 in sekundären Schwangerschaften bei Mäusen spezifisch vermehren, wenn die Expression des Gedächtniszellmarkers CXCR6 hochreguliert ist (Filipovic et al. 2018). Dies unterstreicht die Notwendigkeit weiterer Forschungsarbeit, um die potenzielle Bedeutung von ILC-Gedächtniszellen auf den Ausgang von sekundären Schwangerschaften zu klären.

Das Konzept eines immunologischen Gedächtnisses, das während einer primären Schwangerschaft gebildet wird, basiert auf der Annahme, dass das paternale Antigen in den nachfolgenden Schwangerschaften identisch bleibt. Folglich sollte ein anderer Vater und ein damit verbundenes verändertes fetales Antigenrepertoire jegliche vorteilhafte (oder nachteilige) Wirkung aufheben, die durch das in früheren Schwangerschaften angelegte Immungedächtnis vermittelt wird. In der Tat wurde in einer Studie aus dem Jahr 1996 berichtet, dass das Risiko einer Präeklampsie bei Nulliparafrauen 3,2 %, bei Frauen ohne Partnerwechsel 1,9 % und bei Mehrgebärenden mit veränderter Vaterschaft 3,0 % beträgt (Trupin et al. 1996). Ähnliches wurde zudem in SGA-assoziierten Schwangerschaften beobachtet (Bandoli et al. 2012; Hercus et al. 2018). Relevant könnte in diesem Zusammenhang auch die spezifische Dauer der sexuellen Kohabitation mit einem neuen Partner sein (Robillard et al. 1994).

Ein weiterer wichtiger Aspekt, der sich auf die Bedeutung eines immunologischen Gedächtnisses und somit auf den Verlauf von Zweitschwangerschaften auswirken könnte, ist das Schwangerschaftsintervall, also die Zeit zwischen zwei aufeinanderfolgenden Schwangerschaften. Das Risiko einer Frühgeburt oder eines SGA-Babys ist erhöht, wenn die zweite Schwangerschaft innerhalb von 12 Monaten nach der Entbindung eintritt. Dies lässt sich möglicherweise auf die noch unvollständige Rückbildung der Gebärmutter und die hormonellen Veränderungen im Zusammenhang mit dem Stillen zurückführen. Ein Intervall von 12–24 Monaten birgt das geringste Risiko für Schwangerschaftskomplikationen bei sekundären Schwangerschaften (Hanley et al. 2017; Hegelund et al. 2018; Zhang et al. 2018). Anschließend steigt das Risiko für geburtshilfliche Komplikationen mit zunehmendem Schwangerschaftsintervall wieder an. Eine Erklärung für diese klinische Beobachtung könnte sein, dass die Zahl der Gedächtniszellen, ähnlich wie bei einer Impfantwort, mit der Zeit abnimmt und einer Auffrischung bedarf. Die zugrunde liegenden Mechanismen sind noch unklar, könnten aber auf die begrenzte Fähigkeit zur Selbsterneuerung von CD4$^+$ Treg-Gedächtniszellen zurückzuführen sein. Möglicherweise könnten CD4$^+$ Treg-Gedächtniszellen durch fetale mikrochimärische Zellen aufrechterhalten werden, die nach der Geburt über einen langen Zeitraum in der Mutter erhalten bleiben (Boddy et al. 2015; Kinder et al. 2017).

Zusammenfassend stellen wir die Hypothese auf, dass Immunzellpopulationen für das erhöhte Rezidivrisiko geburtshilflicher Komplikationen bei sekundären Schwangerschaften verantwortlich sind. Umgekehrt könnten Gedächtniszellen auch zu einem verbesserten Schwangerschaftsverlauf beitragen, wenn die primäre Schwangerschaft komplikationslos verlief. Eine grafische Zusammenfassung unserer These ist in Abb. 11.4 dargestellt. Wir sind uns bewusst, dass das hier vorgestellt Konzept in Teilen noch spekulativ ist. Es ist jedoch unsere Absicht und unsere Hoffnung, hiermit eine weiterführende Debatte zu fördern und eine zielgerichtete innovative Forschung anzuregen, um die fehlenden Belege und Kausalitäten zu liefern. Die Identifizierung von spezifischen Immunzellpopulationen oder Immunmediatoren, die am Erfolg

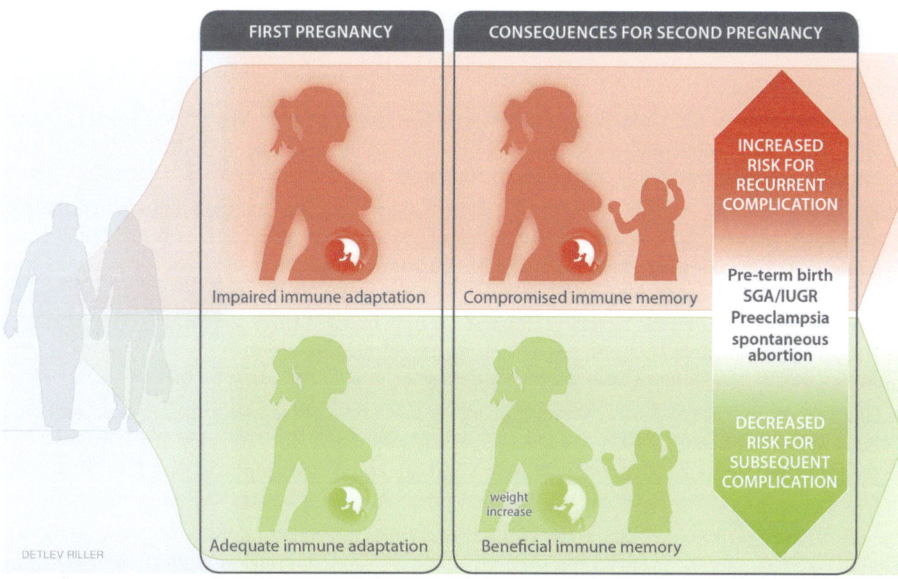

Abb. 11.4 Grafische Zusammenfassung: Eine komplikationsfreie Erstschwangerschaft, die durch eine adäquate mütterliche Immunanpassung an die Schwangerschaft ermöglicht wurde, fördert die Bildung eines immunologischen Gedächtnisses, das für den erfolgreichen Ausgang der nachfolgenden Schwangerschaften verantwortlich ist. Umgekehrt beeinträchtigt eine vorangegangene Schwangerschaft mit geburtshilflichen Komplikationen, die auf eine Immunpathogenese zurückzuführen sind, die Bildung des Immungedächtnisses, was zu einem erhöhten Risiko für wiederkehrende Schwangerschaftskomplikationen führt.

einer Schwangerschaft beteiligt sind, und ihre diagnostische oder therapeutische Verwendung könnten von zentraler Bedeutung sein, um das Risiko von Schwangerschaftskomplikationen zu prognostizieren und zu behandeln.

Literatur

Ananth, C, R Peltier M, Chavez M, Kirby R, Getahun D, Vintzileos A (2007) Recurrence of ischemic placental disease, obstetrics and gynecology. https://doi.org/10.1097/01.AOG.0000266983.77458.71

Arck PC, Hecher K (2013) Fetomaternal immune cross-talk and its consequences for maternal and offspring's health. Nat Med 99:548–556. https://doi.org/10.1038/nm.3160

Bandoli G, Lindsay S, Johnson DL, Kao K, Luo Y, Chambers CD (2012) Change in paternity and select perinatal outcomes: Causal or confounded? J Obstet Gynaecol (Lahore) 32:657–662. https://doi.org/10.3109/01443615.2012.698669

Benton SJ, McCowan LM, Heazell AEP, Grynspan D, Hutcheon JA, Senger C, Burke O, Chan Y, Harding JE, Yockell-Lelièvre J, Hu Y, Chappell LC, Griffin MJ, Shennan AH, Magee LA, Gruslin A, von Dadelszen P (2016) Placental growth factor as a marker of fetal growth restriction caused by placental dysfunction. Placenta 42:1–8. https://doi.org/10.1016/j.placenta.2016.03.010

Bhattacharya S, Townend J, Shetty A, Campbell D, Bhattacharya S (2008) Does miscarriage in an initial pregnancy lead to adverse obstetric and perinatal outcomes in the next continuing pregnancy? BJOG An Int J Obstet Gynaecol 115:1623–1629. https://doi.org/10.1111/j.1471-0528.2008.01943.x

Blankson ML, Cliver SP, Goldenberg RL, Hickey CA, Jin J, Dubard MB (1993) Health behavior and outcomes in sequential pregnancies of black and white adolescents. JAMA 269:1401–1403. https://doi.org/10.1001/jama.1993.03500110069037

Boddy AM, Fortunato A, Wilson Sayres M, Aktipis A (2015) Fetal microchimerism and maternal health: A review and evolutionary analysis of cooperation and conflict beyond the womb. BioEssays 37:1106–1118. https://doi.org/10.1002/bies.201500059

Boghossian NS, Albert PS, Mendola P, Grantz KL, Yeung E (2015) Delivery blood pressure and other first pregnancy risk factors in relation to hypertensive disorders in second pregnancies. Am J Hypertens 28:1172–1179. https://doi.org/10.1093/ajh/hpv001

Boghossian NS, Yeung E, Albert PS, Mendola P, Laughon SK, Hinkle SN, Zhang C (2014) Changes in diabetes status between pregnancies and impact on subsequent newborn outcomes. Am J Obstet Gynecol 210:431.e1–431.e4314. https://doi.org/10.1016/j.ajog.2013.12.026

Boghossian NS, Yeung E, Mendola P, Hinkle SN, Laughon SK, Zhang C, Albert PS (2014b) Risk factors differ between recurrent and incident preeclampsia: a hospital-based cohort study. Ann Epidemiol 24:871–7e3. https://doi.org/10.1016/j.annepidem.2014.10.003

Boué J, Boué A, Lazar P (1975) Retrospective and prospective epidemiological studies of 1500 karyotyped spontaneous human abortions. Teratology 12:11–26. https://doi.org/10.1002/tera.1420120103

Cappelletti M, Della Bella S, Ferrazzi E, Mavilio D, Divanovic S (2016) Inflammation and preterm birth. J Leukoc Biol 99:67–78. https://doi.org/10.1189/jlb.3MR0615-272RR

Chiba T, Ebina S, Kashiwakura I (2013) Influence of maternal body mass index on gestational weight gain and birth weight: A comparison of parity. Exp Ther Med 6:293–298. https://doi.org/10.3892/etm.2013.1167

Clark DA (2016) The importance of being a regulatory T cell in pregnancy. J Reprod Immunol 116:60–69. https://doi.org/10.1016/j.jri.2016.04.288

Clark DA, Dmetrichuk JM, McCready E, Dhesy-Thind S, Arredondo JL (2017) Changes in expression of the CD200 tolerance-signaling molecule and its receptor (CD200R) by villus trophoblasts during first trimester missed abortion and in chronic histiocytic intervillositis. Am J Reprod Immunol 78:e12665. https://doi.org/10.1111/aji.12665

Cnattingius S, Granath F, Petersson G, Harlow BL (1999) The influence of gestational age and smoking habits on the risk of subsequent preterm deliveries. N Engle J Med 341:943–948. https://doi.org/10.1056/NEJM199909233411303

Cotechini T, Komisarenko M, Sperou A, Macdonald-Goodfellow S, Adams MA, Graham CH (2014) Inflammation in rat pregnancy inhibits spiral artery remodeling leading to fetal growth restriction and features of preeclampsia. J Exp Med 211:165 LP–179 https://doi.org/10.1084/jem.20130295

Coulam CB, Stephenson M, Stern JJ, Clark DA (1996) Immunotherapy for recurrent pregnancy loss: analysis of results from clinical trials. Am J Reprod Immunol 35:352–359. https://doi.org/10.1111/j.1600-0897.1996.tb00493.x

Eberl G, Colonna M, Di Santo JP, McKenzie ANJ (2015) Innate lymphoid cells: A new paradigm in immunology. Science (80-.). 348:aaa6566. https://doi.org/10.1126/science.aaa6566

Eghbal-Fard S, Yousefi M, Heydarlou H, Ahmadi M, Taghavi S, Movasaghpour A, Jadidi-Niaragh F, Yousefi B, Dolati S, Hojjat-Farsangi M, Rikhtegar R, Nouri M, Aghebati-Maleki L (2019) The imbalance of Th17/Treg axis involved in the pathogenesis of preeclampsia. J Cell Physiol 234:5106–5116. https://doi.org/10.1002/jcp.27315

Ehrlich SF, Hedderson MM, Feng J, Davenport ER, Gunderson EP, Ferrara A (2011) Change in body mass index between pregnancies and the risk of gestational diabetes in a second pregnancy. Obstet Gynecol 117:1323–1330. https://doi.org/10.1097/AOG.0b013e31821aa358

Eide IP, Rolfseng T, Isaksen CV, Mecsei R, Roald B, Lydersen S, Salvesen KÅ, Harsem NK, Austgulen R (2006) Serious foetal growth restriction is associated with reduced proportions of natural killer cells in decidua basalis. Virchows Arch 448:269–276. https://doi.org/10.1007/s00428-005-0107-z

England L, Kotelchuck M, Wilson HG, Diop H, Oppedisano P, Kim SY, Cui X, Shapiro-Mendoza CK (2015) Estimating the recurrence rate of gestational diabetes mellitus (GDM) in massachusetts 1998–2007: methods and findings. Matern Child Health J 19:2303–2313. https://doi.org/10.1007/s10995-015-1750-x

Erlebacher A (2013) Immunology of the maternal-fetal interface. Annu Rev Immunol 31:387–411. https://doi.org/10.1146/annurev-immunol-032712-100003

Faas MM, De Vos P (2018) Innate immune cells in the placental bed in healthy pregnancy and preeclampsia. Placenta 69:125–133. https://doi.org/10.1016/j.placenta.2018.04.012

Figueras F, Gratacos E (2014) Stage-based approach to the management of fetal growth restriction. Prenat Diagn 34:655–659. https://doi.org/10.1002/pd.4412

Filipovic I, Chiossone L, Vacca P, Hamilton RS, Ingegnere T, Doisne J-M, Hawkes DA, Mingari MC, Sharkey AM, Moretta L, Colucci F (2018) Molecular definition of group 1 innate lymphoid cells in the mouse uterus. Nat Commun 9:4492. https://doi.org/10.1038/s41467-018-06918-3

Fu B, Tian Z, Wei H (2014) TH17 cells in human recurrent pregnancy loss and pre-eclampsia. Cell Mol Immunol 11:564–570. https://doi.org/10.1038/cmi.2014.54

Fukui A, Kwak-Kim J, Ntrivalas E, Gilman-Sachs A, Lee S-K, Beaman K 2008 Intracellular cytokine expression of peripheral blood natural killer cell subsets in women with recurrent spontaneous abortions and implantation failures. Fertil Steril 89:157–165. https://doi.org/10.1016/j.fertnstert.2007.02.012

Gamliel M, Goldman-Wohl D, Isaacson B, Gur C, Stein N, Yamin R, Berger M, Grunewald M, Keshet E, Rais Y, Bornstein C, David E, Jelinski A, Eisenberg I, Greenfield C, Ben-David A, Imbar T, Gilad R, Haimov-Kochman R, Mankuta D, Elami-Suzin M, Amit I, Hanna JH, Yagel S, Mandelboim O (2018) Trained memory of human uterine NK cells enhances their function in subsequent pregnancies. Immunity 48:951–962.e5. https://doi.org/10.1016/j.immuni.2018.03.030

Getahun D, Fassett MJ, Jacobsen SJ (2010) Gestational diabetes: risk of recurrence in subsequent pregnancies. Am J Obstet Gynecol 203:467.e1–467.e6. https://doi.org/10.1016/j.ajog.2010.05.032

Ghaemmaghami SJ, Nikniaz L, Mahdavi R, Nikniaz Z, Razmifard F, Afsharnia F (2013) Effects of infants' birth order, maternal age, and socio-economic status on birth weight. Saudi Med J 34(9):949–53.

Grantz KL, Hinkle SN, Mendola P, Sjaarda LA, Leishear K, Albert PS (2015) Differences in risk factors for recurrent versus incident preterm delivery. Am J Epidemiol 182:157–167. https://doi.org/10.1093/aje/kwv032

Hadinedoushan H, Mirahmadian M, Aflatounian A (2007) Increased natural killer cell cytotoxicity and IL-2 production in recurrent spontaneous abortion. Am J Reprod Immunol 58:409–414. https://doi.org/10.1111/j.1600-0897.2007.00524.x

Hambartsoumian E (1998) Endometrial leukemia inhibitory factor (LIF) as a possible cause of unexplained infertility and multiple failures of implantation. Am J Reprod Immunol 39:137–143. https://doi.org/10.1111/j.1600-0897.1998.tb00345.x

Hanley GE, Hutcheon JA, Kinniburgh BA, Lee L (2017) Interpregnancy interval and adverse pregnancy outcomes: an analysis of successive pregnancies. Obstet Gynecol 129(3):408–415. https://doi.org/10.1097/AOG.0000000000001891

Hathout H, Kasrawi R, Moussa MAA, Saleh AK (1982) Influence of pregnancy outcome on subsequent pregnancy. Int J Gynecol Obstet 20:145–147. https://doi.org/10.1016/0020-7292(82)90028-5

Hegelund ER, Urhoj SK, Andersen A-MN, Mortensen LH (2018) Interpregnancy interval and risk of adverse pregnancy outcomes: a register-based study of 328,577 pregnancies in Denmark 1994–2010. Matern Child Health J 22:1008–1015. https://doi.org/10.1007/s10995-018-2480-7

Helmo FR, Alves EAR, Moreira RA de A, Severino VO, Rocha LP, Monteiro MLG dos R, Reis MA dos, Etchebehere RM, Machado JR, Corrêa RRM (2018) Intrauterine infection, immune system and premature birth. J Matern Neonatal Med 31: 1227–1233. https://doi.org/10.1080/14767058.2017.1311318

Hempstock J, Jauniaux E, Greenwold N, Burton GJ (2003) The contribution of placental oxidative stress to early pregnancy failure. Hum Pathol 34:1265–1275. https://doi.org/10.1016/j.humpath.2003.08.006

Hercus A, Dekker G, Leemaqz S (2018) Primipaternity and birth interval; independent risk factors for preeclampsia. J Matern Neonatal Med 1–4. https://doi.org/10.1080/14767058.2018.1489794

Hernández-Díaz S, Toh S, Cnattingius S (2009) Risk of pre-eclampsia in first and subsequent pregnancies: prospective cohort study. BMJ 338:b2255–b2255. https://doi.org/10.1136/bmj.b2255

Hickey CA, Cliver SP, Goldenberg RL, Blankson ML (1992) Maternal weight status and term birth weight in first and second adolescent pregnancies. J Adolesc Heal 13:561–569. https://doi.org/10.1016/1054-139X(92)90369-M

Hill JA, Melling GC, Johnson PM (1995) Immunohistochemical studies of human uteroplacental tissues from first-trimester spontaneous abortion. Am J Obstet Gynecol 173:90–96. https://doi.org/10.1016/0002-9378(95)90175-2

Hinkle SN, Albert PS, Mendola P, Sjaarda LA, Boghossian NS, Yeung E, Laughon SK (2014) Differences in risk factors for incident and recurrent small-for-gestational-age birthweight: a hospital-based cohort study. BJOG 121:1080–1089. https://doi.org/10.1111/1471-0528.12628

Hutcheon JA, Platt RW (2008) The impact of past pregnancy experience on subsequent perinatal outcomes. Paediatr Perinat Epidemiol 22:400–408. https://doi.org/10.1111/j.1365-3016.2008.00937.x

Jafri S, Ormiston ML (2017) Immune regulation of systemic hypertension, pulmonary arterial hypertension, and preeclampsia: shared disease mechanisms and translational opportunities. Am J Physiol Integr Comp Physiol 313:R693–R705. https://doi.org/10.1152/ajpregu.00259.2017

Joshi NP, Kulkarni SR, Yajnik CS, Joglekar CV, Rao S, Coyaji KJ, Lubree HG, Rege SS, Fall CHD (2005) Increasing maternal parity predicts neonatal adiposity: Pune maternal nutrition study. Am J Obstet Gynecol 193:783–789. https://doi.org/10.1016/j.ajog.2005.01.020

Khambalia AZ, Ford JB, Nassar N, Shand AW, McElduff A, Roberts CL (2013) Occurrence and recurrence of diabetes in pregnancy. Diabet Med 30:452–456. https://doi.org/10.1111/dme.12124

Kinder JM, Stelzer IA, Arck PC, Way SS (2017) Immunological implications of pregnancy-induced microchimerism. Nat Rev Immunol 17(8):483–494. https://doi.org/10.1038/nri.2017.38

Kiserud T, Piaggio G, Carroli G, Widmer M, Carvalho J, Neerup Jensen L, Giordano D, Cecatti JG, Abdel Aleem H, Talegawkar SA, Benachi A, Diemert A, Tshefu Kitoto A, Thinkhamrop J, Lumbiganon P, Tabor A, Kriplani A, Gonzalez Perez R, Hecher K, Hanson MA, Gülmezoglu AM, Platt LD (2017) The World Health Organization fetal growth charts: a multinational longitudinal study of ultrasound biometric measurements and estimated fetal weight. PLOS Med. 14(1):e1002220. https://doi.org/10.1371/journal.pmed.1002220

Kovats S, Main E, Librach C, Stubblebine M, Fisher S, DeMars R 1990 A class I antigen, HLA-G, expressed in human trophoblasts. Science 248(4952):220–223. https://doi.org/10.1126/science.2326636

Kwiatek M, Gęca T, Krzyżanowski A, Malec A, Kwaśniewska A (2015) Peripheral dendritic cells and CD4+CD25+Foxp3+ regulatory T cells in the first trimester of normal pregnancy and in women with recurrent miscarriage. PLoS One 10(5):e0124747. https://doi.org/10.1371/journal.pone.0124747

Kwiatkowski S, Dołęgowska B, Kwiatkowska E, Rzepka R, Torbè A, Bednarek-Jędrzejek M (2016) A common profile of disordered angiogenic factor production and the exacerbation of inflammation in early preeclampsia, late preeclampsia, and intrauterine growth restriction. PLoS One 11:1–13. https://doi.org/10.1371/journal.pone.0165060

Lain KY, Krohn MA, Roberts JM (2005) Second pregnancy outcomes following preeclampsia in a first pregnancy. Hypertens Pregnancy 24:159–169. https://doi.org/10.1081/PRG-200059869

Lees JR, Farber DL (2010) Generation, persistence and plasticity of CD4 T-cell memories. Immunology 130:463–470. https://doi.org/10.1111/j.1365-2567.2010.03288.x

Li XL, Chen TT, Dong X, Gou WL, Lau S, Stone P, Chen Q (2014) Early onset preeclampsia in subsequent pregnancies correlates with early onset preeclampsia in first pregnancy. Eur J Obstet Gynecol Reprod Biol 177:94–99. https://doi.org/10.1016/j.ejogrb.2014.03.043

Lykke JA, Paidas MJ, Langhoff-Roos J 2009 Recurring complications in second pregnancy. Obstet Gynecol 113(6):1217–1224. https://doi.org/10.1097/AOG.0b013e3181a66f2d

Madeja Z, Yadi H, Apps R, Boulenouar S, Roper SJ, Gardner L, Moffett A, Colucci F, Hemberger M (2011) Paternal MHC expression on mouse trophoblast affects uterine vascularization and fetal growth. Proc Natl Acad Sci USA 108(10):4012–4017. https://doi.org/10.1073/pnas.1005342108

Mahande MJ, Daltveit AK, Mmbaga BT, Obure J, Masenga G, Manongi R, Lie RT (2013) Recurrence of perinatal death in Northern Tanzania: a registry based cohort study. BMC Pregnancy Childbirth 13:166. https://doi.org/10.1186/1471-2393-13-166

Mahande MJ, Daltveit AK, Obure J, Mmbaga BT, Masenga G, Manongi R, Lie RT (2013) Recurrence of preterm birth and perinatal mortality in northern Tanzania: registry-based cohort study. Trop Med Int Health 18:962–967. https://doi.org/10.1111/tmi.12111

Majoko F, Nyström L, Munjanja S, Mason E, Lindmark G (2004) Relation of parity to pregnancy outcome in a rural community in Zimbabwe. Afr J Reprod Heal. 8(3):198–206

Makkonen N, Heinonen S, Kirkinen P (2000) Obstetric prognosis in second pregnancy after preeclampsia in first pregnancy, Hypertension in pregnancy: official journal of the international society for the study of. Hypertension in Pregnancy. https://doi.org/10.1081/PRG-100100133

Malmström O, Morken N-H (2018) HELLP syndrome, risk factors in first and second pregnancy: a population-based cohort study. Acta Obstet Gynecol Scand 97:709–716. https://doi.org/10.1111/aogs.13322

Manzanares S, Maroto-Martín MT, Naveiro M, Sánchez-Gila M, López-Criado S, Puertas A (2017) Risk of recurrence of small-for-gestational-age foetus after first pregnancy. J Obstet Gynaecol (Lahore) 37:723–726. https://doi.org/10.1080/01443615.2017.1290057

Merlino A, Laffineuse L, Collin M, Mercer B (2006) Impact of weight loss between pregnancies on recurrent preterm birth. Am J Obstet Gynecol 195:818–821. https://doi.org/10.1016/j.ajog.2006.06.043

Moffett-King A (2002) Natural killer cells and pregnancy. Nat Rev Immunol 2:656–663. https://doi.org/10.1038/nri886

Moffett A, Loke C (2006) Immunology of placentation in eutherian mammals. Nat Rev Immunol 6(8):584–594. https://doi.org/10.1038/nri1897

Moher D, Shamseer L, Clarke M, Ghersi D, Liberati A, Petticrew M, Shekelle P, Stewart LA, Group P-P (2015). Preferred reporting items for systematic review and meta-analysis protocols (PRISMA-P) 2015 statement. Syst Rev 4:1. https://doi.org/10.1186/2046-4053-4-1

Montaldo E, Vacca P, Chiossone L, Croxatto D, Loiacono F, Martini S, Ferrero S, Walzer T, Moretta L, Mingari MC (2016) Unique eomes(+) NK cell subsets are present in uterus and decidua during early pregnancy. Front Immunol 6:646. https://doi.org/10.3389/fimmu.2015.00646

Mostello D, Kallogjeri D, Tungsiripat R, Leet T (2008) Recurrence of preeclampsia: effects of gestational age at delivery of the first pregnancy, body mass index, paternity, and interval between births. Am J Obstet Gynecol 199:55.e1–55.e7. https://doi.org/10.1016/j.ajog.2007.11.058

Ouh Y-T, Park JH, Ahn KH, Hong S-C, Oh M-J, Kim H-J, Han SW, Cho GJ (2018) Recurrent risk of preterm birth in the third pregnancy in Korea. J Korean Med Sci 33:e170–e170. https://doi.org/10.3346/jkms.2018.33.e170

Paterson C, Saunders N (1991) The fetal maturity and mode of delivery of a woman's first baby influences the characteristics of her next labour. Eur J Obs Gynecol Reprod Biol 42(3):187–93. https://doi.org/10.1016/0028-2243(91)90218-a

Piccinni MP, Romagnani S (1996) Regulation of fetal allograft survival by hormone-controlled Th1- and Th2-type cytokines. Immunol Res 15:141–150. https://doi.org/10.1007/BF02918503

Räisänen S, Gissler M, Nielsen HS, Kramer MR, Williams MA, Heinonen S (2013) Social disparity affects the incidence of placental abruption among multiparous but not nulliparous women: a register-based analysis of 1,162,126 singleton births. Eur J Obstet Gynecol Reprod Biol 171:246–251. https://doi.org/10.1016/j.ejogrb.2013.09.009

Robillard P-Y, Périanin J, Janky E, Miri EH, Hulsey TC, Papiernik E (1994) Association of pregnancy-induced hypertension with duration of sexual cohabitation before conception. Lancet 344:973–975. https://doi.org/10.1016/S0140-6736(94)91638-1

Rosenblum MD, Way SS, Abbas AK (2015) Regulatory T cell memory. Nat. Rev. Immunol. 16(2):90–101. https://doi.org/10.1038/nri.2015.1

Rowe JH, Ertelt JM, Xin L, Way SS (2012) Pregnancy imprints regulatory memory that sustains anergy to fetal antigen. Nature 490(7418):102–106. https://doi.org/10.1038/nature11462

Sasaki Y, Darmochwal-Kolarz D, Suzuki D, Sakai M, Ito M, Shima T, Shiozaki A, Rolinski J, Saito S (2007) Proportion of peripheral blood and decidual CD4+CD25brightregulatory T cells in pre-eclampsia. Clin Exp Immunol 149:139–145. https://doi.org/10.1111/j.1365-2249.2007.03397.x

Sheen J-J, Wright JD, Goffman D, Kern-Goldberger AR, Booker W, Siddiq Z, D'Alton ME, Friedman AM (2018) Maternal age and risk for adverse outcomes. Am J Obstet Gynecol 219:390.e1–390.e15. https://doi.org/10.1016/j.ajog.2018.08.034

Skjærven R, Wilcox AJ, Lie RT (2002) The interval between pregnancies and the risk of preeclampsia. N Engl J Med 346:33–38. https://doi.org/10.1056/NEJMoa011379

Thiele K, Diao L, Arck PC (2018) Immunometabolism, pregnancy, and nutrition. Semin Immunopathol 40:157–174. https://doi.org/10.1007/s00281-017-0660-y

Thiele K, Hierweger AM, Riquelme JIA, Solano ME, Lydon JP, Arck PC (2019) Impaired progesterone-responsiveness of CD11c+ dendritic cells affects the generation of CD4+ regulatory T cells and is associated with intrauterine growth restriction in mice. Front Endocrinol Sect Reprod 10. https://doi.org/10.3389/fendo.2019.00096

Trupin LS, Simon LP, Eskenazi B (1996) Change in paternity: a risk factor for preeclampsia in multiparas. Epidemiology 7(3):240–244. https://doi.org/10.1097/00001648-199605000-00004

Vacca P, Montaldo E, Croxatto D, Loiacono F, Canegallo F, Venturini PL, Moretta L, Mingari MC (2014) Identification of diverse innate lymphoid cells in human decidua. Mucosal Immunol 8(2):254–264. https://doi.org/10.1038/mi.2014.63

Van Oostwaard MF, Langenveld J, Schuit E, Wigny K, Van Susante H, Beune I, Ramaekers R, Papatsonis DNM, Mol BWJ, Ganzevoort W 2014. Prediction of recurrence of hypertensive disorders of pregnancy in the term period, a retrospective cohort study. Pregnancy Hypertens 4:194–202. https://doi.org/10.1016/j.preghy.2014.04.001

Vaz SA, Dotters-Katz SK, Kuller JA (2017) Diagnosis and management of congenital uterine anomalies in pregnancy. Obstet Gynecol Surv 72(3):194–201. https://doi.org/10.1097/OGX.0000000000000408

Voskamp BJ, Kazemier BM, Ravelli ACJ, Schaaf J, Mol BWJ, Pajkrt E (2013) Recurrence of small-for-gestational-age pregnancy: analysis of first and subsequent singleton pregnancies in The Netherlands. Am J Obstet Gynecol 208:374.e1–374.e6. https://doi.org/10.1016/j.ajog.2013.01.045

Wallace JM, Bhattacharya S, Campbell DM, Horgan GW (2016) Inter-pregnancy weight change and the risk of recurrent pregnancy complications. PLoS One 11:e0154812–e0154812. https://doi.org/10.1371/journal.pone.0154812

Wegmann TG (1981) The presence of class 1 MHC antigens at the maternal-fetal interface and hypotheses concerning the survival of the murine fetal allograft. J Reprod Immunol 3:267–270. https://doi.org/10.1016/0165-0378(81)90034-6

Weintraub AY, Sergienko R, Harlev A, Holcberg G, Mazor M, Wiznitzer A, Sheiner E (2011) An initial miscarriage is associated with adverse pregnancy outcomes in the following pregnancy. Am J Obstet Gynecol 205:286.e1–286.e5. https://doi.org/10.1016/j.ajog.2011.06.053

Whitten AE, Romero R, Korzeniewski SJ, Tarca AL, Schwartz AG, Yeo L, Dong Z, Hassan SS, Chaiworapongsa T (2013) Evidence of an imbalance of angiogenic/antiangiogenic factors in massive perivillous fibrin deposition (maternal floor infarction): A placental lesion associated with recurrent miscarriage and fetal death. Am J Obstet Gynecol 208:310.e1–310.e11. https://doi.org/10.1016/j.ajog.2013.01.017

WHO (2017) Managing complications in pregnancy and childbirth: a guide for midwives anddoctors – 2nd ed. Geneva: World Health Organization; 2017. Licence: CC BY-NC-SA 3.0 IGO.

Wilcox MA, Chang AMZ, Johnson IR (1996) The effects of parity on birthweight using successive pregnancies. Acta Obstet Gynecol Scand 75:459–463. https://doi.org/10.3109/00016349609033354

Williams PJ, Bulmer JN, Searle RF, Innes BA, Robson SC (2009) Altered decidual leucocyte populations in the placental bed in pre-eclampsia and foetal growth restriction: A comparison with late normal pregnancy. Reproduction 138:177–184. https://doi.org/10.1530/REP-09-0007

Wu Y, Chen Y, Shen M, Guo Y, Wen SW, Lanes A, White RR, Adanlawo A, Walker M, Hua X (2019) Adverse maternal and neonatal outcomes among singleton pregnancies in women of very advanced maternal age: a retrospective cohort study. BMC Pregnancy Childbirth 19:3. https://doi.org/10.1186/s12884-018-2147-9

Xiong S, Colucci F, Moffett A, Xiong S, Sharkey AM, Kennedy PR, Gardner L, Farrell LE, Chazara O, Bauer J, Hiby SE, Colucci F, Moffett A (2013) Maternal uterine NK cell – activating receptor KIR2DS1 enhances placentation. J Clin Invest 123:4264–4272. https://doi.org/10.1172/JCI68991.4264

Xu Y, Romero R, Miller D, Silva P, Panaitescu B, Theis KR, Arif A, Hassan SS, Gomez-Lopez N (2018) Innate lymphoid cells at the human maternal-fetal interface in spontaneous preterm labor. Am J Reprod Immunol 79:e12820. https://doi.org/10.1111/aji.12820

Yang KM, Ntrivalas E, Cho HJ, Kim NY, Beaman K, Gilman-Sachs A, Kwak-Kim J (2010) Women with multiple implantation failures and recurrent pregnancy losses have increased peripheral blood T cell activation. Am J Reprod Immunol 63:370–378. https://doi.org/10.1111/j.1600-0897.2010.00811.x

Zhang L, Shen S, He J, Chan F, Lu J, Li W, Wang P, Lam KBH, Mol BWJ, Yeung SLA, Xia H, Schooling CM, Qiu X (2018) Effect of interpregnancy interval on adverse perinatal outcomes in Southern China: a retrospective cohort study, 2000–2015. Paediatr Perinat Epidemiol 32:131–140. https://doi.org/10.1111/ppe.12432

Zhang W, Zhou Y, Ding Y (2017) Lnc-DC mediates the over-maturation of decidual dendritic cells and induces the increase in Th1 cells in preeclampsia. Am. J. Reprod. Immunol. 77:e12647. https://doi.org/10.1111/aji.12647

Zhu L, Chen H, Liu M, Yuan Y, Wang Z, Chen Y, Wei J, Su F, Zhang J (2016) Treg/Th17 Cell imbalance and IL-6 profile in patients with unexplained recurrent spontaneous abortion. Reprod Sci 24:882–890. https://doi.org/10.1177/1933719116670517

Teil II
Klinische Implikationen

Immunpathologische Prozesse im männlichen Genitaltrakt als Fertilitätsrisiko

12

Hans-Christian Schuppe, Adrian Pilatz, Monika Fijak, Daniela Fietz und Andreas Meinhardt

12.1 Einführung

Infektionen und Entzündungen können sämtliche Organe des männlichen Genitaltrakts erfassen; nosologisch sind Urethritis, Prostatitis/Prostatovesikulitis, Epididymitis/Epididymoorchitis und Orchitis zu unterscheiden. Über verschiedene Mechanismen kann es zu einer vorübergehenden oder dauerhaften Beeinträchtigung der Fertilität kommen: Hierzu gehören direkte Auswirkungen auf die strukturelle Integrität und die Funktion

H.-C. Schuppe (✉)
Sektion Konservative Andrologie, Klinik und Poliklinik für Urologie, Kinderurologie und Andrologie, Universitätsklinikum Gießen und Marburg GmbH – Standort Gießen, Justus-Liebig-Universität Gießen, Gießen, Deutschland
E-Mail: Hans-Christian.Schuppe@derma.med.uni-giessen.de

A. Pilatz
Klinik und Poliklinik für Urologie, Kinderurologie und Andrologie, Universitätsklinikum Gießen und Marburg GmbH – Standort Gießen, Justus-Liebig-Universität Gießen, Gießen, Deutschland
E-Mail: Adrian.Pilatz@chiru.med.uni-giessen.de

M. Fijak · A. Meinhardt
Institut für Anatomie und Zellbiologie, Justus-Liebig-Universität Gießen, Gießen, Deutschland
E-Mail: Monika.Fijak@anatomie.med.uni-giessen.de

A. Meinhardt
E-Mail: Andreas.Meinhardt@anatomie.med.uni-giessen.de

D. Fietz
Institut für Veterinäranatomie, -Histologie, und -Embryologie, Justus-Liebig-Universität Gießen, Gießen, Deutschland
E-Mail: Daniela.Fietz@vetmed.uni-giessen.de

W. Würfel (Hrsg.), *Reproduktionsimmunologie*,
https://doi.org/10.1007/978-3-662-63907-8_12

der Spermien, eine Dysfunktion der akzessorischen Drüsen, Obstruktionen des Ductus epididymidis oder anderer Samenwegsabschnitte sowie die Schädigung der Hoden, vor allem der Spermatogenese (Schuppe et al. 2017). Insbesondere in Hoden und Nebenhoden muss mit irreversiblen Organschäden gerechnet werden (siehe Kap. 2, Abb. 2.1 und 2.2). Die Auswirkungen einer (chronischen) Prostatitis oder Prostatovesikulitis auf die männliche Fertilität sind dagegen begrenzt, wenngleich Metaanalysen einen negativen Einfluss auf Spermienmotilität und -morphologie nahelegen und neuere Untersuchungen auch Veränderungen der Spermienfunktion sowie der DNA- und Chromatinintegrität zeigen (Rusz et al. 2012; Condorelli et al. 2017; Berg et al. 2021).

Die Hauptursache von Entzündungen im männlichen Genitaltrakt stellen lokale bakterielle Infektionen dar, die über die Urethra (z. B. im Rahmen einer akuten Urethritis) intrakanalikulär aszendieren, die akzessorischen Drüsen einbeziehen und über den Ductus deferens bis in Nebenhoden und Hoden gelangen können (Weidner et al. 1999; Fijak et al. 2018). Relevant sind hier sowohl Infektionen mit typischen Enterobakterien (z. B. *E. coli*) als auch sexuell übertragbare Infektionen (STI, „sexually transmitted infections“; z. B. *Chlamydia trachomatis*) (Mackern-Oberti et al. 2013; Banyra et al. 2019) (Tab. 12.1). Studien zum Nachweis von Bakterien in humanem Hodengewebe ergaben dagegen widersprüchliche Befunde, z. B. für *Chlamydia trachomatis* in Hodenbiopsien infertiler Männer (Bryan et al. 2019; Pilatz et al. 2019). Bei systemischen bakteriellen Infektionen (z. B. Tuberkulose, Brucellose) sind sowohl intrakanalikulär aszendierende als auch hämatogene Ausbreitung möglich, selten auch eine lymphogene Erregeraussaat oder Ausbreitung der Erkrankung auf benachbarte Organe per continuitatem.

Außer Bakterien können auch Viren im Urogenitaltrakt nachgewiesen werden, sowohl bei lokal begrenzten als auch systemischen Infektionen (Bezold et al. 2007; Le Tortorec et al. 2020). Klinisch bedeutsam ist in diesem Zusammenhang vor allem die Auslösung einer Orchitis (Tab. 12.1). Darüber hinaus finden sich selten Pilze als Erreger aszendierender Infektionen; unter den Parasiten ist vor allem *Trichomonas vaginalis* als STI zu berücksichtigen (Banyra et al. 2019).

Neben Infektionen treten postinfektiöse und primär erregerunabhängige, sterile Entzündungsreaktionen auf, die z. T. als Autoimmunreaktionen einzuordnen sind (Fijak et al. 2018) (Tab. 12.1).

12.2 Epididymitis, Epididymoorchitis, Orchitis

Die Epididymitis ist mit einer Inzidenz von 250–650 Fällen pro 100.000 Männer und Jahr eine häufige Erkrankung (Nickel et al. 2005; Nicholson et al. 2010). Die Leitsymptome Schmerz und Schwellung des Nebenhodens manifestieren sich zumeist unilateral. In bis zu 90 % der Fälle kommt es sekundär zu einer Hodenbeteiligung im Sinne einer begleitenden Orchitis (Schuppe et al. 2022). In über 80 % der Fälle wird eine Epididymitis durch die Aszension bakterieller Erreger von der Urethra in den Nebenhoden

Tab. 12.1 Ätiopathogenese und Klassifikation von Entzündungen des Hodens und des Nebenhodens. (Modifiziert nach Schuppe et al. 2008; Fijak et al. 2018)

Ätiologische Faktoren		Pathomechanismen	Klinische Manifestation
Mikroorganismen	***Bakterien*** Sexuell übertragbare Infektionen (*Chlamydia trachomatis, Neisseria gonorrhoeae* u. a.); Uropathogene (*E. coli, Enterobacteriaceae spp.* u. a.)	Intrakanalikulär aszendierende Infektion*	Epdidymitis, Epididymoorchitis
	Mycobacterium (M.) tuberculosis, M. leprae, Treponema pallidum, Brucella spp.	Intrakanalikulär aszendierende und/oder hämatogene Infektion*	Vorwiegend granulomatöse Orchitis[#]; Epididymitis
	Viren Mumps-, Coxsackie-, Epstein-Barr-, Influenza-, Varizella-zoster-, humanes Immundefizienzvirus, Coronaviren (SARS-CoV-1/-2) u. a.	Hämatogene Infektion	Orchitis > Epididymitis
	Pilze *Candida albicans, Histoplasma capsulatum* ***Parasiten*** *Trichomonas vaginalis Schistosoma spp., Filariasis*	Intrakanalikulär aszendierende Infektion	Epididymitis > Orchitis
Chemische Noxen	Pharmaka (z. B. Immuncheckpoint-Inhibitoren, Amiodarone); Schwermetalle (z. B. Quecksilberverbindungen)	Unbekannt (Autoimmunreaktion?)	Orchitis; Epididymitis
Physikalische Faktoren	Genitaltrauma, Vasektomie	Obstruktion	Epididymitis > Orchitis

(Fortsetzung)

Tab. 12.1 (Fortsetzung)

Ätiologische Faktoren		Pathomechanismen	Klinische Manifestation
Unbekannt	***Systemische Autoimmunkrankheiten*** Morbus Behçet, systemischer Lupus erythematodes, Purpura Schönlein-Henoch und andere Vaskulitiden	Autoimmunvaskulitis	Orchitis > Epididymitis
	Sarkoidose	Unbekannt	Granulomatöse Orchitis
	Idiopathisch	Autoimmunentzündung (?)	Idiopathische granulomatöse Orchitis

* Vorherrschende Infektionsroute; lokal auch lymphogene Ausbreitung möglich
\# Abzugrenzen von der primär chronischen, idiopathischen granulomatösen Orchitis

ausgelöst, wobei am häufigsten uropathogene Enterobakterien oder STI-Erreger nachzuweisen sind (Pilatz et al. 2015). Während der akuten Phase der Erkrankung wurde eine Leukozytospermie beschrieben, bei unbehandelten Patienten auch eine zunehmende Verschlechterung der Ejakulatqualität. Letztere ist nach adäquater antibiotischer Behandlung zumeist im Verlauf von 3–6 Monaten reversibel, bei ca. 10 % der Patienten muss jedoch mit einer persistierenden Azoospermie, bei weiteren 30 % mit einer Oligozoospermie gerechnet werden (Rusz et al. 2012).

Wenngleich epidemiologische Daten zur Chronifizierung der Epididymitis bzw. Epididymoorchitis fehlen, gilt die dauerhafte Schädigung der Spermatogenese bis hin zu einer Hodenatrophie als gefürchtete Komplikation (Osegbe 1991; Çek et al. 2017; Fijak et al. 2018). Andererseits sprechen klinische Daten dafür, dass entzündlich bedingte Obstruktionen der Samenwege als Ursache persistierender Einschränkungen der Ejakulatqualität eine wichtige Rolle spielen (Schuppe et al. 2022). Sowohl im Tiermodell der bakteriellen Epididymoorchitis als auch in histopathologischen Präparaten von Patienten mit chronischer Epididymitis fand sich eine ausgedehnte Fibrose des Nebenhodengewebes mit entsprechender Obstruktion des Ductus epididymidis (Michel et al. 2016; Klein et al. 2020). Interessanterweise ist die Entzündungsreaktion und Schädigung des Gewebes zumeist auf die Cauda epididymidis begrenzt. Die interstitiellen Infiltrate, die mit einem Ödem einhergehen, enthalten charakteristischerweise zahlreiche neutrophile Granulozyten; im Lumen des erweiterten Nebenhodengangs finden sich dagegen vorherrschend Makrophagen (siehe Kap. 2, Abb. 2.2). Das Entzündungsgeschehen geht mit erhöhten Spiegeln proinflammatorischer Zytokine sowie einer Zerstörung der epithelialen Integrität und Funktion des Ductus epididymidis einher (Michel et al. 2016;

Klein et al. 2020; Zhao et al. 2020). Bei der Entstehung einer Epididymitis spielen wahrscheinlich regional unterschiedlich ausgeprägte immunologische Verhältnisse im Nebenoden eine Rolle, die in der Cauda zu einer stärkeren antimikrobiellen Immunreaktion führen als in den weiter proximal gelegenen Nebenhodenabschnitten (Pleuger et al. 2020). Zudem kann anatomisch eine funktionelle Septierung zwischen einzelnen Nebenhodensegmenten die Erregeraszension zumindest temporär einschränken (Stammler et al. 2015).

Primär den Hoden betreffende Entzündungen sind im Vergleich zur Epididymitis selten und werden infolge einer hämatogenen Ausbreitung systemischer, zumeist viraler Infektionen beobachtet (Schuppe et al. 2008) (Tab. 12.1). Bekanntestes Beispiel ist die Mumpsorchitis, die bei ca. 18 % der während oder nach der Pubertät Infizierten auftritt, eine bilaterale Orchitis wird in ca. 10 % der Fälle beobachtet (Ternavasio-de la Vega et al. 2010). Seit Einführung der Mumps-Masern-Röteln-Impfung hat die Häufigkeit der Mumpsorchitis drastisch abgenommen, kann sich jedoch auch trotz erfolgter Vakzinierung entwickeln (Fijak et al. 2018). Neben den virusassoziierten Formen kommen vorherrschend granulomatöse, chronische Orchitiden im Rahmen einer Tuberkulose, lepromatösen Lepra, Syphilis oder Brucellose vor (Mikuz und Damjanov 1982). Das Risiko einer Azoospermie bzw. Infertilität nach infektiös bedingter Orchitis ist erhöht (Schuppe et al. 2017).

Histologisch findet sich bei einer bakteriell bedingten, akuten Orchitis eine massive Infiltration des Interstitiums und der Tubuli seminiferi mit neutrophilen Granulozyten, die virale Orchitis ist dagegen durch multifokale perivaskuläre sowie peri- bis intratubuläre Infiltrate mit neutrophilen Granulozyten, Lymphozyten, Plasmazellen und Makrophagen geprägt (Schuppe und Bergmann 2013). Der Keimepithelverband betroffener Tubuli seminiferi löst sich auf, oft verbleiben nur einzelne Spermatogonien zwischen erhaltenen Sertoli-Zellen im basalen Kompartiment. Die Lamina propria der Tubuli weist im Verlauf eine zunehmende Verbreiterung und Fibrosierung bis hin zu sog. Tubulusschatten auf (Fietz und Bergmann 2017). In Einzelfällen zeigten 1–2 Jahre nach akuter unilateraler bakterieller Epididymoorchitis durchgeführte Hodenbiopsien eine erhebliche Schädigung der Spermatogenese sowie persistierende entzündliche Infiltrate, sowohl im ipsi- als auch im kontralateralen Hoden (Osegbe 1991). Insgesamt entspricht das histologische Bild chronischer Entzündungsreaktionen wie z. B. nach durchgemachter Mumpsorchitis einer „bunten Atrophie“ und weist morphologische Charakteristika der experimentellen Autoimmunorchitis auf (Fijak et al. 2018). Die Leydig-Zellen werden meistens nicht zerstört, bei ausgedehnten, insbesondere bilateralen Orchitiden ist jedoch auch eine Beeinträchtigung der endokrinen Hodenfunktion mit entsprechendem Testosteronmangel möglich (Ternavasio-de la Vega et al. 2010).

12.3 Nicht-erregerbedingte Entzündungsreaktionen im Hoden

Bei älteren Männern wurde eine primär chronische, schmerzlose granulomatöse Orchitis beobachtet, die durch eine diffuse Infiltration des Interstitiums und der Tubuli seminiferi mit Makrophagen, Plasmazellen, Lymphozyten und einzelnen Granulozyten gekennzeichnet und wahrscheinlich auf eine keimzellspezifische Autoimmunreaktion zurückzuführen ist (Mikuz und Damjanov 1982). Sterile granulomatöse Entzündungsreaktionen können darüber hinaus als seltene Manifestation einer Sarkoidose im Hoden auftreten (Chierigo et al. 2019). Zu den nicht-erregerbedingten Prozessen zählen auch systemische Vaskulitiden und Autoimmunkrankheiten wie der systemische Lupus erythematodes, die die Gefäße des Hodens und Nebenhodens betreffen und unter Umständen die einzige klinisch fassbare Manifestation darstellen können (Mikuz und Damjanov 1982) (vgl. Kap. 17). Patienten mit einer Autoimmun-Polyendokrinopathie Typ 1 (APS-1) entwickeln in 30 % der Fälle Hodenfunktionsstörungen sowie Spermienautoantikörper (Kisand und Peterson 2011). „Posttraumatische" testikuläre Entzündungsreaktionen wurden nach Leistenbruchoperationen ipsi- und kontralateral beobachtet und ebenfalls als Autoimmunorchitis interpretiert, die jedoch bisher nicht als eigenständige klinische Entität etabliert ist (Suominen 1995; Fijak et al. 2018). Schließlich können Pharmaka oder andere chemische Substanzen testikuläre Entzündungsreaktionen auslösen (Tab. 12.1) (Keck et al. 1993; Dasu et al. 2019; Quach et al. 2019).

12.4 Asymptomatische testikuläre Entzündungsreaktionen bei infertilen Männern

Bemerkenswerterweise finden sich bei ca. 25 % der Männer, die sich wegen Infertilität einer Hodenbiopsie unterziehen, asymptomatische testikuläre Entzündungsreaktionen (Fijak et al. 2018). In der Anamnese geben nur ca. 2 % dieser Patienten eine frühere (Epididymo-)Orchitis an. Die hohe Prävalenz bei Männern mit Azoospermie lässt deshalb vermuten, dass immunpathologische Reaktionen im Hoden nicht nur durch Infektionen, sondern wie oben dargestellt auch durch andere ätiologische Faktoren induziert werden (Tab. 12.1). Hierbei können testikuläre Entzündungsreaktionen sowohl wesentliche Ursache als auch Co-Faktor oder Folge eines vorbestehenden Organschadens sein (Schuppe et al. 2008; Mayer et al. 2016). In Übereinstimmung mit diesem Konzept fanden sich in nicht-deszendierten Hoden erwachsener Männer in 44 % der Fälle fokale lymphozytäre Infiltrate (Nistal et al. 2002).

Die peritubulär-perivaskulär lokalisierten lymphozytären Infiltrate sind mit charakteristischen Veränderungen der Tubuli seminiferi – Auflösung des Keimepithelverbandes, Verbreiterung und Fibrosierung der Lamina propria – assoziiert (Schuppe und Bergmann 2013). Obwohl die entzündlichen Infiltrate zumeist nur fokal bis multifokal im Hodengewebe auftreten, zeigt sich eine signifikante Korrelation mit dem Schädigungsgrad der Spermatogenese und entsprechenden klinisch-endokrinologischen

Parametern wie Hodenvolumen und Serum-FSH (Fijak et al. 2018). Ebenso wie oben für die Residuen nach infektiöser Orchitis dargestellt, ergeben sich auch für die in Hodenbiopsien infertiler Männer beobachteten geringgradigen, testikulären Entzündungsreaktionen morphologische Analogien zur EAO (Fijak et al. 2018). Dementsprechend wurde postuliert, dass zumindest bei einem Teil der betroffenen Patienten der Organpathologie eine „low-grade autoimmune orchitis" zugrunde liegt (Schuppe et al. 2008).

Entsprechend ihrer zentralen Rolle bei der Induktion und Regulation spezifischer Immunantworten finden sich in den Infiltraten vorherrschend T-Lymphozyten und hierunter sowohl CD4+ Th, CD8+ Tc und Th17-Zellen als auch Treg und Genexpressionsprofile entsprechender Zytokine (Duan et al. 2011; Hvarness et al. 2013; Klein et al. 2016; Islam et al., unveröffentlichte Daten) (siehe Kap. 2, Abb. 2.2). Gleichzeitig wandern auch vermehrt CD68+, inflammatorische Makrophagen in das Hodengewebe ein, darüber hinaus ist die Anzahl der Mastzellen signifikant erhöht (Meineke et al. 2000; Frungieri et al. 2002; Klein et al. 2016). Sowohl bezüglich ihrer zellulären Zusammensetzung als auch der Zytokinprofile unterscheiden sich die Immunzellinfiltrate signifikant von denjenigen bei einer Keimzellneoplasie-in-situ (GCNIS) und malignen Keimzelltumoren, insbesondere Seminomen, die durch einen hohen Anteil an DC- und B-Zellen gekennzeichnet sind (Fietz et al. 2022). In geringer Zahl wurden im Seminom auch γδ-T-Zellen und NK-Zellen nachgewiesen (Bols et al. 2000).

12.5 Autoantikörper gegen Spermien

Zu den immunologischen Prozessen im männlichen Genitaltrakt gehört die Bildung von Autoantikörpern gegen Spermien (ASA), die membrangebunden auf den Spermien selbst sowie frei im Seminalplasma oder auch im Blutserum vorkommen (Silva et al. 2021; Meinhardt et al. 2022). Bei vielen Männern kommen ASA physiologisch vor; andererseits können „pathologische" Autoantikörper zu einer Störung der Fertilität führen, indem sie die Motilität der Spermien sowie ihre Fähigkeit zur Penetration des Zervikalmukus behindern (Vazquez-Levin et al. 2014; Barbonetti et al. 2019). Des Weiteren können ASA mit der Akrosomreaktion und mit der Spermienbindung an die Zona pellucida der Eizelle interferieren (Shibahara et al. 2020). Hierbei weisen ASA selten eine Spezifität für spezielle Spermienepitope auf, sondern sind zumeist gegen ubiquitär vorkommende Proteine wie z. B. Chaperone gerichtet (Kurpisz et al. 2017). Fertilitätsstörungen aufgrund funktionell relevanter ASA (nach WHO bei $\geq 50\,\%$ der Spermien mit membrangebundenen IgG-/IgA-Antikörpern) werden von vielen Autoren als sog. „immunologische Infertilität" zusammengefasst (WHO 2021).

Die genaue Entstehungsweise von ASA ist ungeklärt. Eine epididymale Beteiligung bei der Bildung von ASA ist aufgrund der engen Assoziation mit Obstruktionen des männlichen Reproduktionstraktes am wahrscheinlichsten (Fijak et al. 2018; Lotti et al. 2018). Mögliche Mechanismen sind ein erhöhter intraduktaler Druck und die chronische Phagozytose von Spermien, wodurch eine Autoimmunreaktion gegenüber Antigenen ausgelöst werden kann, die normalerweise toleriert werden bzw. nur schwach immunogen sind. Mausexperimente legen eine Inhibition von CD4+CD25+-regulatorischen T-Zellen nahe (Rival et al. 2013).

Die Einordnung ASA-assoziierter männlicher Fertilitätsstörungen im Sinne einer eigenständigen Autoimmunkrankheit ist nicht etabliert (Bohring und Krause 2003; Fijak et al. 2018). Weder „natürliche“ noch „pathologische“ ASA führen zu Autoimmunpathologien in anderen Organen. Allerdings wurde über eine Kreuzreaktivität erregerspezifischer Antikörper mit Spermienantigenen als Ursache einer Assoziation zwischen Infektionen und männlicher Infertilität berichtet, z. B. für Helicobacter pylori (Moretti et al. 2015). Auch im Zusammenhang mit dem Nachweis humaner Papillomviren (HPV) im Ejakulat wurde eine erhöhte ASA-Prävalenz berichtet (Garolla et al. 2013).

Obwohl ASA auch bei ansonsten fertilen und gesunden Männern als „natürliche“ Autoantikörper gefunden werden, ist eine klinisch-pathologische Assoziation vor allem mit Obstruktionen des männlichen Reproduktionstrakts belegt (Francavilla und Barbonetti 2017). Bei vasektomierten Männern besteht eine hohe und mit zunehmendem zeitlichem Abstand zur Vasektomie ansteigende Rate positiver ASA-Befunde im Serum, die 5 Monate nach dem Eingriff 60–70 % beträgt (Adams und Wald 2009). Bei infertilen Männern beträgt die Prävalenz 4–6 % (Silva et al. 2021). Ein erhöhtes Risiko für die Induktion von ASA wurde bei Patienten mit Varikozelen beschrieben, während der pathophysiologisch naheliegende Zusammenhang zwischen Infektionen und Entzündungsprozessen im Genitaltrakt und der Bildung von ASA kontrovers diskutiert wird (Meinhardt et al. 2022). Neuere Befunde belegen jedoch die Assoziation von membrangebundenen IgG-ASA mit klinisch-sonografischen Zeichen einer chronischen Epididymitis sowie einer positiven Epididymitis-Anamnese (Lotti et al. 2018). In der großen Mehrheit der Fälle bleibt die Ursache für das Auftreten von ASA unklar.

12.6 Therapieoptionen bei Infektionen und Entzündungen des männlichen Genitaltrakts

Die Krankheitsbilder, die mit akuten Infektionen des männlichen Genitaltrakts einhergehen, lassen sich klinisch diagnostizieren, entsprechende Empfehlungen zu Therapie und Komplikationsmanagement sind etabliert (Bonkat et al. 2021). Die Mehrzahl der Patienten mit Fertilitätsstörungen und Hinweisen auf Infektionen/Entzündungen des Urogenitaltraktes ist jedoch asymptomatisch, was eine hohe Rate chronischer Verläufe nahelegt (Schuppe et al. 2017). Hier stützt sich die Diagnostik hauptsächlich auf den Erregernachweis, erhöhte Leukozytenzahlen und/oder Entzündungsmediatoren in Ejakulat, Prostatasekret und Urinproben; eine kompartimentspezifische Differenzialdiagnose ist jedoch schwierig (siehe Kap. 2, Abschn. 2.4; Abb. 12.1).

Therapieziele sind die Reduktion bzw. Eradikation pathogener Bakterien im Ejakulat bzw. Prostatasekret, die Normalisierung von Entzündungsparametern sowie eine

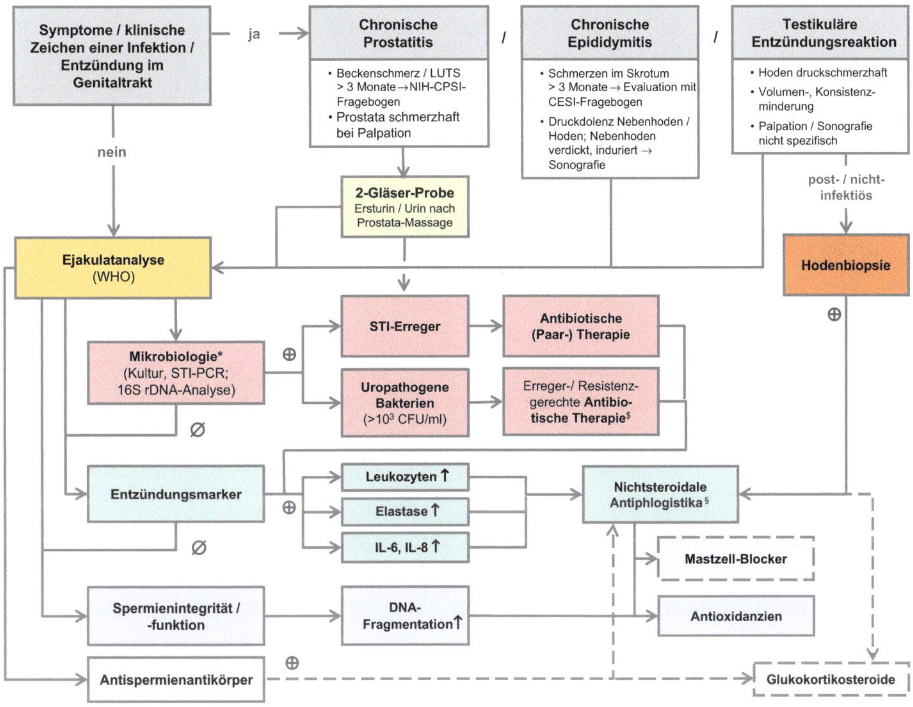

Abb. 12.1 Diagnostisch-therapeutischer Algorithmus zur Versorgung von Patienten mit Verdacht auf Infektionen und/oder Entzündungen im Genitaltrakt (modifiziert nach Haidl et al. 2019; aus Schuppe et al. 2022). Nicht aufgeführt sind nur noch sehr selten erforderliche operative Therapiemaßnahmen (z. B. Orchiektomie bei therapierefraktärer fulminanter Epididymoorchitis). *Im Verdachtsfall durch Virus-PCR zu ergänzen. $Bei Patienten ohne Symptome einer (chronischen) Prostatitis oder Epididymitis nach entsprechend positiver Bestätigungsuntersuchung; Therapiedauer je nach Erreger/Indikation und Präparat. §Beispielsweise Diclofenac oder äquivalente Präparate einschließlich Cyclooxygenase 2-Inhibitoren; Therapiedauer 3–6 Wochen. (NIH-CPSI = „NIH chronic prostatitis symptom index"; CESI = „chronic epididymitis symptom index"; LUTS = „lower urinary tract symptoms")

Verbesserung eingeschränkter Spermienparameter (Schuppe et al. 2017; Haidl et al. 2019). Für die Behandlung asymptomatischer, bezüglich ihrer Akuität nicht sicher zuzuordnender Genitaltraktinfektionen und -entzündungen stehen bisher keine Leitlinien zur Verfügung. Der Einsatz von Antibiotika orientiert sich an den primär für akute bzw. symptomatische Krankheitsbilder formulierten Empfehlungen und sollte erreger- und resistenzgerecht erfolgen (Bonkat et al. 2021) (Abb. 12.1). Bei Nachweis von STI ist eine leitliniengerechte antimikrobielle Therapie unter Einbeziehung der Partnerin obligat (AWMF 2019; Workowski et al. 2021). Liegt eine chronisch-bakterielle Prostatitis oder symptomatische Epididymitis vor, sind die jeweils aktuellen Leitlinien zu beachten; dies gilt insbesondere im Falle einer notwendigen empirischen antibiotischen Therapie akut symptomatischer Patienten (Bonkat et al. 2021).

Ein probatorischer Einsatz von Antibiotika, z. B. bei nicht-signifikanter Keimzahl bzw. isolierten Entzündungszeichen im Ejakulat, ist nicht indiziert. Dies gilt auch für eine ungezielte antibiotische Behandlung vor Maßnahmen der assistierten Reproduktion (ART) (de Geyter et al. 1994; Liversedge et al. 1996). Bei indizierter Antibiotikagabe nach den oben dargestellten Kriterien sind potenzielle negative Effekte auf Spermatogenese bzw. Spermienfunktion zu beachten und Verlaufsuntersuchungen des Ejakulates bzw. die Durchführung von ART erst nach einem mehrwöchigen therapiefreien Intervall zu empfehlen (Samplaski und Nangia 2015; Schuppe et al. 2017).

Am Beispiel der Epididymitis/Epididymoorchitis wird deutlich, dass die Entwicklung einer persistierenden Sub- oder Infertilität trotz erregereradizierender antibiotischer Akuttherapie nicht vorhersagbar ist (Rusz et al. 2012). Ebenso bewirkt eine antibiotische Behandlung bei Infektionen des Genitaltraktes nicht notwendigerweise eine verbesserte Konzeptionsrate (Haidl et al. 2019). Obwohl negative Effekte von Antibiotika wie z. B. Sulfonamiden oder Tetrazyklinen auf Spermatogenese bzw. Spermienfunktion beschrieben wurden, sind irreversible Therapiefolgen hier unwahrscheinlich (Samplaski und Nangia 2015). Vielmehr ist von einer Induktion zellulärer und humoraler Immunantworten im Genitaltrakt auszugehen (Fijak et al. 2018) (siehe Kap. 2, Abb. 2.2).

Trotz der diagnostischen Unzulänglichkeiten kann bei Entzündungsprozessen im männlichen Genitaltrakt bzw. im Ejakulat (ohne Erreger bzw. nach antibiotischer Therapie) eine entzündungshemmende Behandlung in Betracht gezogen werden (Haidl et al. 2019; Velez et al. 2021). Für die Gabe nicht-steroidaler Antiphlogistika wurde in einigen offenen Studien eine Verbesserung der Ejakulatqualität unter Rückgang der Leukozytenzahlen gezeigt (Lackner et al. 2006; Gambera et al. 2007) (Abb. 12.1). Ähnliche Ergebnisse finden sich für Mastzellblocker (Oliva et al. 2006; Azadi et al. 2011). Eine schwache Evidenz liegt für die therapeutische Wirksamkeit adjuvanter Medikationen wie Antioxidanzien vor (Showell et al. 2014).

Der Einsatz von Glukokortikoiden zur Immunsuppression bei Nachweis von Spermienantikörpern wurde bereits früh empfohlen; die Ergebnisse der verfügbaren kontrollierten Studien sind jedoch kontrovers (Haidl et al. 2019). Mit Blick auf die Nebenwirkungen, vor allem einer mehrmonatigen hochdosierten Therapie, wird heute Verfahren der assistierten Reproduktion der Vorzug gegeben (Barbonetti et al. 2020; Taiyeb et al. 2017).

(Re-)fertilisierende Eingriffe betreffen Verschlüsse am Nebenhoden und im Verlauf des Ductus deferens (mikrochirurgische Vasoepididymo- bzw. Vasovasostomie) sowie die zentralen Areale der Prostata (transurethrale Resektion des Ductus ejaculatorius) (Diemer et al. 2011). Bei nicht-obstruktiver Azoospermie infolge einer Epididymoorchitis bzw. Orchitis verbleibt lediglich die Möglichkeit einer multilokulären Hodenbiopsie zur testikulären Spermienextraktion (Abb. 12.1).

12.7 Zusammenfassung

- Infektionen und Entzündungen können sämtliche Organe des männlichen Genitaltrakts erfassen.
- Ätiologisch sind vor allem sexuell übertragbare Infektionen sowie typische Uropathogene relevant; es sind jedoch auch primär erregerunabhängige Entzündungsprozesse und Autoimmunreaktionen möglich.
- Mit Blick auf die potenzielle Einwirkung von Erregern oder Erregerbestandteilen sowie Entzündungszellen und ihren Mediatoren muss insbesondere in Hoden und Nebenhoden mit irreversiblen Schäden und einer Infertilität gerechnet werden.
- Leukozyten, insbesondere Granulozyten und Makrophagen, sowie erhöhte Spiegel proinflammatorischer Zytokine und anderer Entzündungsmediatoren im Ejakulat sind Indikatoren für Infektionen und Entzündungen der ableitenden Samenwege und akzessorischen Geschlechtsdrüsen.
- Chronisch-asymptomatische Entzündungsreaktionen im Hoden sind nur durch eine Hodenbiopsie zu diagnostizieren.
- Infolge humoraler Immunantworten können Autoantikörper gegen Spermien gebildet werden und Spermienfunktionen sowie die Spermien-Eizell-Interaktion beeinträchtigen.
- Angesichts der hohen Prävalenz infektiös-entzündlich bedingter Erkrankungen des männlichen Genitaltraktes und des hiermit verbundenen Risikos irreversibler Fertilitätsstörungen sollte eine entsprechende Diagnostik und Therapie Bestandteil der andrologischen Patientenversorgung sein, insbesondere bei Kinderwunsch.

Literatur

Adams CE, Wald M (2009) Risks and complications of vasectomy. Urol Clin North Am 36:331–336

Arbeitsgemeinschaft der Wissenschaftlichen Medizinischen Fachgesellschaften – AWMF (2019) Sexuell übertragbare Infektionen (STI) – Beratung, Diagnostik und Therapie. AWMF S2k Leitlinie Registernummer 059-006. https://www.awmf.org/leitlinien/detail/ll/059-006.html

Azadi L, Abbasi H, Deemeh MR, Tavalaee M, Arbabian M, Pilevarian AA, Nasr-Esfahani MH (2011) Zaditen (Ketotifen), as mast cell blocker, improves sperm quality, chromatin integrity and pregnancy rate after varicocelectomy. Int J Androl 34:446–452

Banyra O, Nikitin O, Ventskivska I (2019) Acute epididymo-orchitis: relevance of local classification and partner's follow-up. Cent European J Urol 72(3):324–329. https://doi.org/10.5173/ceju.2019.1973

Barbonetti A, Castellini C, D'Andrea S, Cordeschi G, Santucci R, Francavilla S, Francavilla F (2019) Prevalence of anti-sperm antibodies and relationship of degree of sperm auto-immunization to semen parameters and post-coital test outcome: a retrospective analysis of over 10 000 men. Hum Reprod 34:834–841

Barbonetti A, Castellini C, D'Andrea S, Minaldi E, Totaro M, Francavilla S, Francavilla F (2020) Relationship between natural and intrauterine insemination-assisted live births and the degree of sperm autoimmunisation. Hum Reprod 35:1288–1295

Berg E, Houska P, Nesheim N, Schuppe HC, Pilatz A, Fijak M, Manthey M, Steger K, Wagenlehner F, Schagdarsurengin U (2021) Chronic prostatitis/chronic pelvic pain syndrome leads to impaired semen parameters, increased sperm DNA fragmentation and unfavorable changes of sperm protamine mRNA ratio. Int J Mol Sci 22(15):7854. https://doi.org/10.3390/ijms22157854

Bezold G, Politch JA, Kiviat NB et al (2007) Prevalence of sexually transmissible pathogens in semen from asymptomatic male infertility patients with and without leukocytospermia. Fertil Steril 87:1087–1097

Bohring C, Krause W (2003) Immune infertility: towards a better understanding of sperm (auto)-immunity: The value of proteomic analysis. Hum Reprod 18:915–924

Bols B, Jensen L, Jensen A, Braendstrup O (2000) Immunopathology of in situ seminoma. Int J Exp Pathol 81(3):211–217

Bonkat G, Pickard R, Bartoletti R, Cai T, Bruyere F, Geerlings SE, Köves B, Wagenlehner F (2021) EAU guidelines on urological infections. EAU Guidelines Office, Arnhem, The Netherlands. https://uroweb.org/individual-guidelines/non-oncology-guidelines/

Bryan ER, McLachlan RI, Rombauts L, Katz DJ, Yazdani A, Bogoevski K, Chang C, Giles ML, Carey AJ, Armitage CW, Trim LK, McLaughlin EA, Beagley KW (2019) Detection of chlamydia infection within human testicular biopsies. Hum Reprod 34(10):1891–1898. https://doi.org/10.1093/humrep/dez169

Çek M, Sturdza L, Pilatz A (2017) Acute and chronic epididymitis. Eur Urol Suppl 16:124–131

Chierigo F, Alnajjar HM, Haider A, Walkden M, Shaikh T, Muneer A (2019) Testicular pain as an atypical presentation of sarcoidosis. Ann R Coll Surg Engl 101(4):e99–e101. https://doi.org/10.1308/rcsann.2019.0015

Condorelli RA, Russo GI, Calogero AE, Morgia G, La Vignera S (2017) Chronic prostatitis and its detrimental impact on sperm parameters: a systematic review and meta-analysis. J Endocrinol Invest 40:1209–1218. https://doi.org/10.1007/s40618-017-0684-0

Dasu N, Khalid Y, Panuganti S, Daly S (2019) Amiodarone induced epididymo-orchitis. Urol Case Rep 26:100929. https://doi.org/10.1016/j.eucr.2019.100929

De Geyter C, De Geyter M, Behre HM, Schneider HP, Nieschlag E (1994) Peroxidase-positive round cells and microorganisms in human semen together with antibiotic treatment adversely influence the outcome of in-vitro fertilization and embryo transfer. Int J Androl 17:127–134. https://doi.org/10.1111/j.1365-2605.1994.tb01231.x

Diemer T, Hauptmann A, Weidner W (2011) Treatment of azoospermia: surgical sperm retrieval (MESA, TESE, micro-TESE). Urologe A 50(1):38–46

Duan YG, Yu CF, Novak N, Bieber T, Zhu CH, Schuppe H-C, Haidl G, Allam JP (2011) Immunodeviation towards a Th17 immune response associated with testicular damage in azoospermic men. Int J Androl 34:e536–545

Fietz D, Bergmann M (2017) Functional Anatomy and Histology of the Testis. In: Simoni M, Huhtaniemi I (Hrsg) Endocrinology of the testis and male reproduction. Springer, Cham. https://doi.org/10.1007/978-3-319-29456-8_9-1

Fietz D, Schuppe H-C, Loveland KL (2022) Immunobiology of testicular cancer. In: N. Rezaei (Hrsg) Handbook of cancer immunology, Bd. 6, genitourinary cancers: interdisciplinary approach. Springer, Berlin (in press)

Fijak M, Pilatz A, Hedger MP, Nicolas N, Bhushan S, Michel V, Tung KSK, Schuppe H-C, Meinhardt A (2018) Infectious, inflammatory and „autoimmune" male factor infertility: How do rodent models inform clinical practice? Hum Reprod Update 24:416–441. https://doi.org/10:1093/humupd/dmy009

Francavilla F, Barbonetti A (2017) Male autoimmune infertility. In: Krause W, Naz RK (Hrsg) Immune infertility. Impact of immune reactions on human fertility. Springer, Berlin Heidelberg New York , S 187–196

Frungieri MB, Calandra RS, Lustig L, Meineke V, Köhn FM, Vogt HJ, Mayerhofer A (2002) Number, distribution pattern, and identification of macrophages in the testes of infertile men. Fertil Steril 78:298–306

Gambera L, Serafini F, Focarelli MG, R, De Leo V, Piomboni P, (2007) Sperm quality and pregnancy rate after COX-2 inhibitor therapy of infertile males with abacterial leukocytospermia. Hum Reprod 22:1047–1051

Garolla A, Pizzol D, Bertoldo A, de Toni L, Barzon L, Foresta C (2013) Association, prevalence, and clearance of human papillomavirus and antisperm antibodies in infected semen samples from infertile patients. Fertil Steril 99:125–131

Haidl G, Haidl F, Allam JP, Schuppe H-C (2019) Therapeutic options in male genital tract inflammation. Andrologia 51e13207. https://doi.org/10.1111/and.13207

Hvarness T, Nielsen JE, Almstrup K, Skakkebaek NE, Rajpert-De Meyts E, Claesson MH (2013) Phenotypic characterisation of immune cell infiltrates in testicular germ cell neoplasia. J Reprod Immunol 100(2):135–145

Keck C, Bergmann M, Ernst E, Müller C, Kliesch S, Nieschlag E (1993) Autometallographic detection of mercury in testicular tissue of an infertile man exposed to mercury vapor. Reprod Toxicol 7(5):469–475. https://doi.org/10.1016/0890-6238(93)90092-l

Kisand K, Peterson P (2011) Autoimmune polyendocrinopathy candidiasis ectodermal dystrophy: known and novel aspects of the syndrome. Ann N Y Acad Sci 1246:77–91

Klein B, Haggeney T, Fietz D, Indumathy S, Loveland K, Hedger M, Kliesch S, Weidner W, Bergmann M, Schuppe H-C (2016) Specific immune cell and cytokine characteristics of human testicular germ cell neoplasia. Hum Reprod 31:2192–2202

Klein B, Bhushan S, Günther S, Middendorff R, Loveland KL, Hedger MP, Meinhardt A (2020) Differential tissue-specific damage caused by bacterial epididymo-orchitis in the mouse. Mol Hum Reprod 26:215–227. https://doi.org/10.1093/molehr/gaaa011

Kurpisz M, Kamieniczna M, Nowicka-Bauer K (2017) Immune chemistry of ASA. In: Krause WKH, Naz RK (Hrsg) Immune infertility. Impact of immune reactions on human fertility. Springer, Berlin Heidelberg New York

Lackner JE, Herwig R, Schmidbauer J, Schatzl G, Kratzik C, Marberger M (2006) Correlation of leukocytospermia with clinical infection and the positive effect of anti-inflammatory treatment on semen quality. Fertil Steril 86:601–606

Le Tortorec A, Matusali G, Mahé D, Aubry F, Mazaud-Guittot S, Houzet L, Dejucq-Rainsford N (2020) From ancient to emerging infections: The odyssey of viruses in the male genital tract. Physiol Rev 100:1349–1414. https://doi.org/10.1152/physrev.00021.2019

Liversedge NH, Jenkins JM, Keay SD, McLaughlin EA, Al-Sufyan H, Maile LA, Joels LA, Hull MG (1996) Antibiotic treatment based on seminal cultures from asymptomatic male partners in in-vitro fertilization is unnecessary and may be detrimental. Hum Reprod 11:1227–1231. https://doi.org/10.1093/oxfordjournals.humrep.a019361

Lotti F, Baldi E, Corona G, Lombardo F, Maseroli E, Degl'Innocenti S, Bartoli L, Maggi M, (2018) Epididymal more than testicular abnormalities are associated with the occurrence of antisperm antibodies as evaluated by the MAR test. Hum Reprod 33:1417–1429

Mackern-Oberti JP, Motrich RD, Breser ML, Sánchez LR, Cuffini C, Rivero VE (2013) Chlamydia trachomatis infection of the male genital tract: an update. J Reprod Immunol 100:37–53. https://doi.org/10.1016/j.jri.2013.05.002

Mayer C, Adam M, Glashauser L, Dietrich K, Schwarzer JU, Köhn F-M, Strauss L, Welter H, Poutanen M, Mayerhofer A (2016) Sterile inflammation as a factor in human male infertility: Involvement of Toll like receptor 2, biglycan and peritubular cells. Sci Rep 6:37128

Meineke V, Frungieri MB, Jessberger B, Vogt H, Mayerhofer A (2000) Human testicular mast cells contain tryptase: increased mast cell number and altered distribution in the testes of infertile men. Fertil Steril 74:239–244

Meinhardt A, Schuppe H-C, Behre HM (2022) Immunologisch bedingte Infertilität. In: E. Nieschlag et al (Hrsg) Andrologie. Springer (im Druck)

Michel V, Duan Y, Stoschek E, Bhushan S, Middendorff R, Young JM, Loveland KL, Kretser DM, Hedger MP, Meinhardt A (2016) Uropathogenic Escherichia coli causes fibrotic remodelling of the epididymis. J Pathol 240:15–24. https://doi.org/10.1002/path.4748

Mikuz G, Damjanov I (1982) Inflammation of the testis, epididymis, peritesticular membranes, and scrotum. Pathol Annu 17(Pt 1):101–128

Moretti E, Figura N, Campagna MS, Gonnelli S, Iacoponi F, Collodel G (2015) Sperm parameters and semen levels of inflammatory cytokines in Helicobacter pylori-infected men. Urology 86:41–47

Nicholson A, Rait G, Murray-Thomas T, Hughes G, Mercer CH, Cassell J (2010) Management of epididymo-orchitis in primary care: results from a large UK primary care database. Br J Gen Pract 60:e407–422

Nickel JC, Teichman JMH, Gregoire M, Clark J, Downey J (2005) Prevalence, diagnosis, characterization, and treatment of prostatitis, interstitial cystitis, and epididymitis in outpatient urological practice: The Canadian PIE study. Urology 66:935–940

Nistal M, Riestra ML, Paniagua R (2002) Focal orchitis in undescended testes: discussion of pathogenetic mechanisms of tubular atrophy. Arch Pathol Lab Med 126:64–69

Oliva A, Multigner L (2006) Ketotifen improves sperm motility and sperm morphology in male patients with leukocytospermia and unexplained infertility. Fertil Steril 85:240–243

Osegbe DN (1991) Testicular function after unilateral bacterial epididymo-orchitis. Eur Urol 19:204–208

Pilatz A, Hossain H, Kaiser R, Mankertz A, Schüttler CG, Domann E, Schuppe H-C, Chakraborty T, Weidner W, Wagenlehner F (2015) Acute epididymitis revisited: Impact of molecular diagnostics on etiology and contemporary guideline recommendations. Eur Urol 68:428–435

Pilatz A, Kilb J, Kaplan H, Fietz D, Hossain H, Schüttler CG, Diemer T, Bergmann M, Domann E, Weidner W, Wagenlehner F, Schuppe H-C (2019) High prevalence of urogenital infection/inflammation in patients with azoospermia does not impede surgical sperm retrieval. Andrologia 51(10):e13401. https://doi.org/10.1111/and.13401

Pleuger C, Silva EJR, Pilatz A, Bhushan S, Meinhardt A (2020) Differential immune response to infection and acute inflammation along the epididymis. Front Immunol 11:599594

Quach HT, Robbins CJ, Balko JM, Chiu CY, Miller S, Wilson MR, Nelson GE, Johnson DB (2019) Severe epididymo-orchitis and encephalitis complicating anti-PD-1 therapy. Oncologist 24(7):872–876. https://doi.org/10.1634/theoncologist.2018-0722

Rival C, Wheeler K, Jeffrey S, Qiao H, Luu B, Tewalt EF, Engelhard VH, Tardif S, Hardy D, del Rio R, Teuscher C, Tung K (2013) Regulatory T cells and vasectomy. J Reprod Immunol 100:66–75

Rusz A, Pilatz A, Wagenlehner F, Linn T, Diemer T, Schuppe H-C, Lohmeyer J, Hossain H, Weidner W (2012) Influence of urogenital infections and inflammation on semen quality and male fertility. World J Urol 30:23–30

Samplaski MK, Nangia AK (2015) Adverse effects of common medications on male fertility. Nat Rev Urol 12:401–413

Schuppe H-C, Bergmann M (2013) Inflammatory conditions of the testis. In: Jezek D (Hrsg) Atlas of the human testis. Springer, London

Schuppe H-C, Meinhardt A, Allam JP, Bergmann M, Weidner W, Haidl G (2008) Chronic orchitis – a neglected cause of male infertility? Andrologia 40:84–91

Schuppe H-C, Pilatz A, Hossain H, Diemer T, Wagenlehner F, Weidner W (2017) Urogenital infection as a risk factor for male infertility. Dtsch Ärztebl Int 114:339–346

Schuppe H-C, Pilatz A, Meinhardt A, Behre HM (2022) Infektionen und Entzündungen der ableitenden Samenwege und akzessorischen Geschlechtsdrüsen. In: Nieschlag E et al (Hrsg) Andrologie. Springer, Berlin. https://doi.org/10.1007/978-3-662-61904-9_26-1

Showell MG, Mackenzie-Proctor R, Brown J, Yazdani A, Stankiewicz MT, Hart RJ (2014) Antioxidants for male subfertility. Cochrane Database Syst Rev 12:CD007411

Shibahara H, Wakimoto Y, Fukui A, Hasegawa A (2020) Anti-sperm antibodies and reproductive failures. Am J Reprod Immunol 85:e13337

Silva AF, Ramalho-Santos J, Amaral S (2021Sep 6) The impact of antisperm antibodies on human male reproductive function: an update. Reproduction 162(4):R55–R71. https://doi.org/10.1530/REP-21-0123. PMID: 34338216

Stammler A, Hau T, Bhushan S, Meinhardt A, Jonigk D, Lippmann T, Pilatz A, Schneider-Hüther I, Middendorff R (2015) Epididymitis: ascending infection restricted by segmental boundaries. Hum Reprod 30:1557–1565. https://doi.org/10.1093/humrep/dev112

Suominen JJ (1995) Sympathetic auto-immune orchitis. Andrologia 27:213–216

Taiyeb AM, Ridha-Albarzanchi MT, Taiyeb SM, Kanan ZA, Alatrakchi SK, Kjelland ME, Muhsen-Alanssari SA (2017) Improvement in pregnancy outcomes in couples with immunologically male infertility undergoing prednisolone treatment and conventional in vitro fertilization preceded by sperm penetration assay: a randomized controlled trial. Endocrine 58:448–457

Ternavasio-de la Vega HG, Boronat M, Ojeda A et al (2010) Mumps orchitis in the post-vaccine era (1967–2009): a single-center series of 67 patients and review of clinical outcome and trends. Medicine (Baltimore) 89:96–116

Vazquez-Levin MH, Marín-Briggiler CI, Veaute C (2014) Antisperm antibodies: Invaluable tools toward the identification of sperm proteins involved in fertilization. Am J Reprod Immunol 72:206–218

Velez D, Ohlander S, Niederberger C (2021) Pyospermia: background and controversies. F S Rep 11(2):2–6. https://doi.org/10.1016/j.xfre.2021.01.001

Weidner W, Krause W, Ludwig M (1999) Relevance of male accessory gland infection for subsequent fertility with special focus on prostatitis. Hum Reprod Update 5:421–432

Workowski KA, Bachmann LH, Chan PA, Johnston CM, Muzny CA, Park I, Reno H, Zenilman JM, Bolan GA (2021) Sexually transmitted infections treatment guidelines MMWR Recomm Rep 23;701–187. 10.15585/mmwr.rr7004a1

World Health Organization (2021) WHO laboratory manual for the examination and processing of human semen, 6. Aufl. WHO Press, Geneva

Zhao H, Yu C, He C, Mei C, Liao A, Huang D (2020) The immune characteristics of the epididymis and the immune pathway of the Eepididymitis caused by different pathogens. Front Immunol 11:2115. https://doi.org/10.3389/fimmu.2020.02115

13 Wiederholte Spontanaborte

Wolfgang Würfel

13.1 Einige grundlegende Gedanken

Wiederholte Spontanaborte (RSA: „recurrent spontaneous abortions") sind als pathologische Entität zwar nicht häufig, für die betroffenen Frauen/Paare jedoch immer traumatisierend, unter anderem wegen der quälenden Ungewissheit des Wieso und Warum. Sehr ähnlich ist das beim wiederholten Implantationsversagen (RIF; „repetitive implantation failure") im Rahmen von ART-Behandlungen. Und gar nicht so selten kommt es bei RIF-Patientinnen, wenn dann doch einmal eine Schwangerschaft eintritt, zu einem Abortgeschehen.

Ursachen für wiederholte Spontanaborte gibt es sehr viele verschiedene, es handelt sich also um eine heterogene Kausalität, durchaus verschiedene Fachgebiete betreffend. Das bilden auch die entsprechenden Leitlinien nationaler und internationaler Fachgesellschaften gut ab (Atik et al. 2018; ESHRE Guideline Group on RPL et al. 2018; Practice Committee of the American Society for Reproductive Medicine 2012; Toth und Tempfer (2023); Toth et al. 2018). Zu nennen sind z. B. anatomische, infektiologische, genetische, z. T. rheologische, hormonelle und immunologische Ursachen.

Gerade weil das so ist, kommt die wissenschaftliche Erfassung von Diagnostik und Therapie wiederholter Spontanaborte – von wenigen Ausnahmen wie z. B. der chronischen Endometritis (siehe Kap. 14 Nawroth) – kaum von der Stelle. Denn: Um valide Aussagen machen zu können, bräuchte man eine „gute Datenlage", am besten randomisierte Doppelblindstudien (RCTs). Doch, wie soll das gehen, v. a. wenn man

W. Würfel (✉)
Gynäkologische Endokrinologie und Reproduktionsmedizin, Kinderwunsch Centrum München MVZ, München, Deutschland
E-Mail: prof.w.wuerfel@ivf-muenchen.de

W. Würfel (Hrsg.), *Reproduktionsimmunologie*,
https://doi.org/10.1007/978-3-662-63907-8_13

berücksichtigt, dass eine der Grundvoraussetzungen für die Durchführung von RCTs einigermaßen große Patientinnenkollektive sind (Sanson-Fisher et al. 2007)?

Somit stellt sich die wissenschaftliche Problematik folgendermaßen dar:

- Die Problematik wiederholter Spontanaborte ist nicht häufig.
- Es gibt, auch international, nur sehr wenige Zentren, die sich schwerpunktmäßig mit der RSA-Problematik beschäftigen und damit auch nur wenige Expert*innen mit einschlägiger klinischer und wissenschaftlicher Expertise.
- Diese Expert*innen fokussieren sich wissenschaftlich meist auf ein spezielles Gebiet, so wie oben genannt, z. B. die Infektiologie.
- Innerhalb dieses Gebietes gibt es freilich verschiedenste Fragestellungen, die untersucht werden müssten, und eigentlich bedürfte es für jede dieser Fragestellungen einer kontrollierten Studie.

Das mag für einfache Fragestellungen aus vergleichsweise überschaubaren Gebieten wie der Anatomie, z. B. ob eine uterine Septumresektion angezeigt ist oder nicht, noch umsetzbar sein. Für komplexe Gebiete mit differenzierten Fragestellungen wie der Immunologie mag das für einige sehr wenige diagnostische Fragestellungen vielleicht gerade noch möglich sein, aufs Ganze betrachtet eigentlich kaum, v. a. wenn es um therapeutische Ansätze geht.

Hinzu tritt eine ethische Dimension. Eine randomisierte Doppelblindstudie (RCT) ist nur dann genehmigungsfähig, wenn das Ergebnis nicht wirklich absehbar ist. Liegen jedoch bereits anderweitige Studienergebnisse vor, die mit einer hohen Wahrscheinlichkeit einen bestimmten Ausgang erwarten lassen, dann kann eine solche Studie kaum eine Zustimmung erfahren bzw. ist ggf. im Verlauf sogar abzubrechen (Armstrong et al. 2017; Clay 2010; Sanson-Fisher et al. 2007). Das ist gerade auch hier gut nachvollziehbar, immerhin handelt es sich bei RSA-Patientinnen um solche mit 3, 4 oder noch mehr Abgängen, also einer entsprechenden Leidensgeschichte. Zudem ist es sehr fraglich, ob sich gerade solche Patientinnen/Paare wirklich bereit sind, sich randomisieren zu lassen.

Betrachtet man vor diesen Hintergründen die Leitlinien nationaler und auch internationaler Fachgesellschaften (Practice Committee of the American Society for Reproductive Medicine 2012; Toth et al. 2018), so verstehen sich diese auf der Grundlage dieser Dilemmas, nämlich dass sich nur wenige klinisch und wissenschaftlich mit wiederholten Spontanaborten beschäftigen, dass die Datenlage damit meist schlecht ist (da RCTs fehlen) und dass die wenigen, die sich damit beschäftigen – nolens volens – bei der Abfassung von Leitlinien gegenseitig über ihre Spezialgebiete abstimmen, also die infektiologischen Expert*innen über Genetik, Anatomie, Immunologie usw. und vice versa.

Damit wird klar, dass eine ausschließliche Befolgung der einschlägigen Leitlinien in Diagnostik und Therapie nur einem gewissen, eher kleinen Prozentsatz der betroffenen Patientinnen/Paare wirklich helfen kann (Clay 2010; Worsham und Jena 2019). Es gibt also mittlerweile eine nicht zu unterschätzende Kluft zwischen „scholastischer“

Medizinwissenschaft und dem, was in der täglichen Praxis verlangt wird und erfahrungsgemäß („experienced") auch gut und erfolgreich therapeutisch umsetzbar ist (Vomstein et al. 2021). Dies entspricht auch unseren Erfahrungen. Immerhin sehen wir pro Jahr 100–130 Paare mit wiederholten Spontanaborten mit durchschnittlich 4–5 Aborten (primär oder sekundär) in der Vorgeschichte.

Will man der Problematik wiederholter Spontanaborte näherkommen, dann macht es daher Sinn, sich noch einmal vor Augen zu führen, was Implantation und Schwangerschaft eigentlich bedeuten: Zwei genetisch und immunologisch fremde Organismen verzahnen sich auf eine gewisse Zeit zellulär aufs Engste, werden quasi zu einem Organismus – und das trotz der Tatsache, dass das Immunsystem ganz generell (hier das der werdenden Mutter) darauf ausgerichtet ist, jegliche Form von „fremd" zu attackieren und abzutöten/zu eliminieren. Mehr noch: Innerhalb der Schwangerschaft wird das Immunsystem der werdenden Mutter „umgedreht", hält also nicht nur still, sondern arbeitet dem Werden des Embryos/Fetus positiv zu. Das alles muss freilich so passieren, dass die werdende Mutter nicht vermehrt durch Infektionen gefährdet wird.

Das ist eigentlich ein ungeheuerlicher Vorgang. Zugleich ist er elementar, also von zentraler Bedeutung. Das impliziert freilich auch, dass er auf immunologischer Basis sehr gut und vielfältig abgesichert sein muss. Die Konsequenz hieraus: Gelingt eine fortlaufende Schwangerschaft nicht, kommen viele mögliche „Fehlerquellen" infrage.

Es ist deswegen völlig einsichtig, dass im Zentrum der Regulation von Implantation und Schwangerschaft das Immunsystem steht, und ebenso einsichtig ist, dass das auch für Schwangerschaftskomplikationen wie z. B. Präeklampsie/Eklampsie und wiederholte Spontanaborte gilt. Ein gutes Beispiel ist die chronische Endometritis, deren pathophysiologische Grundlage eben eine „itis", also eine vom Immunsystem vorgetragene Immunreaktion, ist.

Insofern macht es viel Sinn, sich auf die regulatorischen Prinzipien des Immunsystems während Implantation und Schwangerschaft zu konzentrieren, auch wenn sicherlich nicht alles verstanden ist, somit der weiteren Klärung bedarf und die Zusammenhänge komplex sind.

Hilfreich hierbei ist der Blick auf ART-Behandlungen, insbesondere auf Patientinnen mit einer RIF-Problematik. Denn gerade bei ART-Behandlungen sind noch am ehesten klar definierte Studien, auch RCTs, umsetzbar, zumal es sich bei ART-Behandlungen um relativ große Kollektive handelt. Und dementsprechend ist die Zahl der RIF-Patientinnen auch wesentlich höher als die der RSA-Patientinnen.

Unserer Erfahrung nach kommt man so auch schon heute, also im Sinne einer „experienced-based medicine" (ExBM) (Pepe et al. 2017) zu guten diagnostischen und therapeutischen Herangehensweisen. Dies wird in der Literatur – gerade für extrem kleine Kollektive – durchaus als akzeptable Vorgehensweise gesehen (Worsham und Jena 2019). Letztlich belegt das auch unsere „Baby-Take-Home-Rate", die seit über 10 Jahren um die 80 % pro begonnener Schwangerschaft schwankt.

Aus den genannten Gründen erfolgt im Nachfolgenden bezüglich wiederholter Spontanaborte eine ausschließliche Fokussierung auf die Immunologie der Implantation/der Schwangerschaft.

13.2 Von der Fertilisation zur Implantation

13.2.1 PIF (Präimplantationsfaktor)

Der PIF wurde erstmals 1994 beschrieben (Barnea et al. 1994). Es handelt sich um ein relativ kleines Peptid mit 15 Aminosäuren. Er lässt sich bereits beim 2-Zell-Embryo nachweisen, seine Expression nimmt hin zur Morula bzw. der Blastozyste ständig zu (Stamatkin et al. 2011). Der PIF entfaltet mehrere Effekte, so z. B.:

- Er fördert die Adhäsion des Embryos durch Modulation verschiedener Adhäsionsproteine, insbesondere durch vermehrte Expression des Integrins α2β3 (Barnea et al. 2011).
- Er wirkt auf die Dezidualisation und erlaubt eine tiefere Invasion des Trophoblasten (Duzyj et al. 2010).
- Er wirkt antiinflammatorisch und hemmt (Barnea et al. 2016) die Aktivität CD4- und CD8-positiver Zellen (z. T. T-Lymphozyten, Makrophagen) (Barnea et al. 2016).
- Er hemmt die Zytotoxizität peripherer NK-Zellen ($CD56^{dim}$) effektiv (Roussev et al. 2013).
- Er ist apoptosehemmend (Moindjie et al. 2016).

Ein Absinken der PIF-Konzentrationen (im Serum) ist hochsignifikant mit einem sich abzeichnenden Abortgeschehen vergesellschaftet (Coulam et al. 1995). Im Mausmodell lässt sich durch Substitution des PIF bzw. eines Analogons ein inflammatorisch induziertes Abortgeschen unterbinden (Simone et al. 2017). Zudem ist der PIF in der Lage, humane Präimplantationsembryonen gegen oxidativen Stress zu schützen (ROS; reaktive Oxigen-Spezies), wodurch die Entwicklung hin zur Blastozyste signifikant verbessert wird (Goodale et al. 2017 May 16). Die Autor*innen vermuten, dass sich durch eine PIF-Substitution Aborte bzw. wiederholte Spontanaborte verhindern lassen. Das gilt umso mehr, als der PIF die Expression von CD69 („Early Activation Antigen"), einem Aktivierungsrezeptor auf T-Zellen, B-Zellen, NK-Zellen, Neutrophilen, Eosinophilen und Langerhans-Zellen (zu den dendritischen Zellen (DC) gehörig) nachhaltig reduziert (Roussev et al. 2013).

13.3 An der Invasionsfront

13.3.1 Registrierung der embryonalen Präsenz

Mit Ausnahme von HLA-C fehlen an der Invasionsfront sämtliche klassischen HLA-Gruppen (Klasse Ia und II) und damit auch bei der Nidation der geschlüpften Blastozyste, welche aus ca. 200–300 Zellen besteht. Für eine gelingende zelluläre Verzahnung im Rahmen des Einnistungsprozesses ist nicht nur die Vitalität des frühen Embryos maßgebend, sondern auch eine adäquate Reaktion des maternalen Immunsystems. Dafür ist es aber notwendig, dass die Anwesenheit eines Embryos überhaupt erst erkannt wird (wohlgemerkt: ca. 200–300 Zellen).

Einer dieser Mechanismen ist die „vorsichtige" Präsentation der „HLA-Fremdheit" des frühen Embryos unter dem Schutz von HLA-E.

13.3.1.1 HLA-E

HLA-E gilt, obwohl im Aufbau der Klasse I ähnlich, als nicht-klassische HLA-Gruppe (siehe auch Kap. 3) und wird in vielen verschiedenen Geweben exprimiert. HLA-E ist antigenpräsentierend. In der Schwangerschaft geht es dabei freilich v. a. – wie erwähnt – um die fremden HLA-Gruppen des Embryos/Fetus. Vereinfacht könnte man sagen, dass durch Präsentation dieser „Fremdheit" die Anwesenheit eines Embryos dem maternalen Immunsystem einerseits signalisiert wird (v. a. der spezifischen Immunabwehr wie T-Lymphozyten), andererseits durch HLA-E selbst eine Attacke des Immunsystems verhindert wird.

Bei HLA-E sind verschiedene Polymorphismen beschrieben. Laut einer älteren Studie spielen sie bei wiederholten Spontanaborten keine Rolle (Steffensen et al. 1998). Neuere Studien kommen freilich zu anderen Ergebnissen. Demnach findet sich HLA-E 1:01 bei RSA-Patientinnen signifikant häufiger. Die Autoren vermuten, dass das mit einer niedrigeren Expression und einer geringeren Proteinaffinität sowie der Molekülstabilität zusammenhängt (Tripathi et al. 2006). Auch eine spätere Metaanalyse kommt zu dem Schluss, dass HLA-E 1:01 ein erhöhtes Abortrisiko impliziert (Meuleman et al. 2015). Das gilt offenbar ganz besonders bei Homozygotie (Mosaad et al. 2011). In der Diskussion ist daneben auch noch HLA-E 1:03 (Fotoohi et al. 2016).

13.3.2 Effektivität der „adulten", d. h. klassischen HLA-Gruppen zur Erkennung eines Embryos

Offenbar ist es auch bei den klassischen HLA-Gruppen, insbesondere der Klasse II so, dass bestimmte Gruppen schwächer agieren als andere oder eine bestimmte Pathologie nach sich ziehen (vgl. Kap. 17). Die Folge wäre eine abgeschwächte oder sogar Nicht-Registrierung des Embryos durch das maternale Immunsystem.

Als diesbezüglich ungünstig gelten z. B. (Aruna et al. 2011, Bompeixe et al. 2013, Cai et al. 2012, Chen et al. 2016, D'Ippolito et al. 2016, Gharesi-Fard et al. 2014, He et al. 2014, Kruse et al. 2004, Meuleman et al. 2015, Steck et al. 1995, Terpylyak et al. 2013, Thomsen et al. 2021, Zheng et al. 2016):

- DRB1 -03, -04, -07, -15,
- DQA1-(Haplo-)Identität,
- DQB1 -05:01, -05:02,
- DQ2/DQ8- (Haplo-)Identität,

Generell ist eine homozygote Ausprägung dieser Antigene oder das Auftreten von 2 „schwachen" Antigenen als nochmals ungünstiger zu bewerten (Bompeixe et al. 2013). Und ebenso ungünstig ist, wenn generell eine hohe Übereinstimmung in den HLA-Gruppen besteht, insbesondere bei HLA-B und -C (Meuleman et al. 2015; u. a. auch umfangreiche eigene Erfahrungen).

Für alle diese Konstellationen ist belegt, dass sie bei Paaren mit wiederholten Spontanaborten gehäuft bis sehr deutlich gehäuft auftreten, also eine z.T. hochsignifikante Risikomehrung für ein erneutes Abortgeschehen implizieren. Dieses Risiko steigt dann nochmals an, wenn begleitend Polymorphismen bei HLA-E (Meulemann et al. 2015) und/oder im untranslatierten Bereich von HLA-G (siehe unten) auftreten.

Vereinzelt beschrieben sind aber auch „starke" Antigene wie z. B. DRB1 1:14 (Meuleman et al. 2015).

13.3.3 Die unidentifizierte trophoblastäre Zelle als Risiko

Zellen wie trophoblastäre Zellen, die – mit Ausnahme von HLA-C – keine „gültige" Identifikation vermittels Expression der klassischen Merkmale der Klassen I und II zeigen, sind Ziel der unspezifischen Immunabwehr, v. a. der NK-Zellen (siehe Kap. 6). Tatsächlich versammeln sich diese in hohen Konzentrationen im Endometrium zwischen Tag 5 und 8 nach der Ovulation, also zum Nidationszeitpunkt.

Diese „Nacktheit" führt sicherlich auch dazu, dass die Anwesenheit eines Embryos registriert wird, dieses Mal auf der Ebene der NK-Zellen. Der Umstand ist aber auch kritisch, da sich neben den dominierenden uterinen NK-Zellen (uNK; $CD56^{bright}$), welche wenig zytotoxisch sind, auch stark zytotoxische periphere NK-Zellen ($CD56^{dim}$) finden. Die Unterbindung einer zytotoxischen Attacke ist im Wesentlichen die Aufgabe der „nicht-klassischen" HLA-Merkmale, also der Klasse Ib und hier insbesondere von HLA-G.

13.3.3.1 HLA-G

HLA-G liegt in 7 Isoformen vor, 4 membrangebundenen (G1-4) und 3 solublen (G5-7; neuerdings wurde wohl eine 8. identifiziert (persönliche Mitteilungen LaRoux, Paris

2022) (vgl. Kap. 3); als die biologisch aktivsten gelten G1 und G5. Von physiologischer Bedeutung ist, dass soluble Isoformen bereits vom Präimplanationsembryo synthetisiert werden und so – ähnlich wie der PIF – den späteren Nidationsort vorbereiten. Von Bedeutung ist zudem, dass HLA-G auch eine hemmende Wirkung auf Lymphozyten ausübt.

Schon relativ früh wurde HLA-G 1:06 mit einem erhöhten Risiko für wiederholte Aborte in Zusammenhang gebracht (Hviid et al. 2002). Dasselbe soll auch für die Allele HLA-G 1:04 oder HLA-G 1:05 N gelten, unabhängig davon, bei welchem Partner sie sich finden lassen (Aldrich et al. 2001). Von einer erhöhten Rate von Schwangerschaftskomplikationen per se wird berichtet, wenn die Gruppen HLA-G 1:01:01, 1:01:06 und/oder 1:01:08 vorliegen (Kolte et al. 2010; Sipak et al. 2019).

Der 14 bp-Deletion/Insertions-Polymorphismus in 3´UTR (untranslatierter Bereich) im Exon 8 beeinflusst offenbar stark die Stabilität der mRNA, das Muster des Spleißens der Isoformen und den Grad ihrer Expression (Yan et al. 2006). HLA-G-Gruppen ohne den14bp-Polymorphismus (−14 bp) fanden sich häufiger bei Männern, wenn die Partnerinnen wiederholte Abgänge erlitten (Hviid et al. 2002). Bei diesen hingegen ließ er sich nachweisen (+14 bp/+14 bp), freilich gehäuft in homozygoter Form (Hviid et al. 2002; Zhu et al. 2010). Dasselbe soll gelten, wenn die Deletion in homozygoter Form vorliegt (−14 bp/−14 bp) (Aruna et al. 2011; Barnea et al. 2012). Demgegenüber soll dieser Polymorphismus keinen Einfluss auf den weiteren Schwangerschaftsverlauf ausüben (Sipak et al. 2019).

Von Bedeutung sind offenbar auch SNPs („single nucleotide polymorphisms") in HLA-G5´URR („upstream regulatory region"). Ein 3,5-fach erhöhtes Risiko für ein Abortgeschehen fand sich bei den weiblichen, mutanten Genotypen −1179G>A(rs1233335), −725 C>G/T(rs915670) und −486 A>C(rs114252012) bzw. war das Risiko 4,3-fach erhöht, wenn die beiden ersteren bei einem Elternteil nachzuweisen waren (Agrawal et al. 2015). Diese Genotypen scheinen z. T. auch den Erfolg einer IVF-Behandlung zu beeinflussen (Nowak et al. 2020).

13.3.3.2 HLA-F

Bei HLA-F sind 21 Allele beschrieben (vgl. Kap. 3), also wesentlich mehr als bei HLA-E (2). Es existieren 3 Isoformen, auch soluble und eine OC („open conformer")-Variante (vgl. Kap. 3). Insofern ist von zahlreichen Polymorphismen auszugehen, u. U. auch solchen, die die Tendenz zu wiederholten Aborten erhöhen könnten. Allerdings liegen diesbezüglich bislang keine konkreten Untersuchungen vor, allenfalls Vermutungen (Carkaci et al., 2010).

HLA-F tritt beim Nidationsprozess in seiner Bedeutung sicher hinter HLA-G zurück, zumal sein Hauptziel Lymphozyten darstellen.

13.3.3.3 Pseudogene

Die HLA-Gruppen von HLA-J an (eigentlich bereits von HLA-H an, vgl. Kap. 3/Kap. 18) gelten als Pseudogene, was bedeutet, dass dafür Gene auf dem Chromosom 6 existieren, von denen man aber annimmt bzw. bislang annahm, dass sie für keine Proteine codieren. Zumindest für HLA-J ist das nicht so (WO 2019). Es ist ein Protein, solubel, wenngleich es membranadhärent an der Invasionsfront in hohen Konzentrationen nachgewiesen werden kann.

Auch HLA-H ist kein Pseudogen (vgl. Kap. 3). Sein Vorkommen – als Protein – an der Invasionsfront und auf Malignomen (vgl. Kap. 18) ist mittlerweile belegt (WO 2020).

13.3.3.4 HLA-C: Aktivierung des maternalen Immunsystems – Bereitstellung von Wachstumsfaktoren und Zytokinen

HLA-C, und zwar das paternale (bei einer Eizell- oder Embryonenspende auch das der Spenderin), also das „fremde“, nimmt eine Sonderstellung ein. Es ist die einzige HLA-Gruppe aus der „adulten“ HLA-Signatur des Embryos, die tatsächlich voll an der Invasionsfront exprimiert wird.

HLA-C interagiert im Rahmen der Schwangerschaft nahezu ausschließlich mit den NK-Zellen, v. a. den uNK-Zellen, aber auch den pNK-Zellen (siehe Kap. 6). Wie auch bei den anderen HLA-Gruppen gibt es stark wirksame Gruppen (C1-Gruppe: 01/03/07/08/12/14/16) (Faridi und Agrawal 2011) und schwach wirksame (C2-Gruppe: 02/04/05/06/15/17/18) (Faridi und Agrawal 2011). Die Interaktion mit den NK-Zellen erfolgt via killerimmunglobulinähnliche Rezeptoren (KIR). Deren Genotyp und ihre Expression sind sehr variabel, nur etwa 3–4 % der Bevölkerung besitzen alle KI-Rezeptoren. Sind KIR genetisch nicht angelegt, so handelt es fast ausschließlich um aktivierende, also solche vom S-Rezeptor-Subtyp (kurze intrazelluläre Domäne, „short“). HLA-C stimuliert nahezu ausschließlich die aktivierenden Rezeptoren, also die, die NK-Zellen zu einer erhöhten Aktivität veranlassen – anders als z. B. HLA-G, das auf den hemmenden L-Rezeptor-Subtyp zielt (lange intrazelluläre Domäne, „long“). Die Stimulation insbesondere der uNK-Zellen (nach Hamperl auch als „Körnchenzellen“, „large granular leucocytes“, LGL, bezeichnet), führt aus den Granula („Körnchen“) heraus zu einer massiven Freisetzung von Wachstumsfaktoren und Zytokinen, wovon das Gros die Entwicklung des Trophoblasten (und damit des Embryos) nachhaltig unterstützt, möglicherweise – in einem gewissen Umfang – auch die Differenzierung.

Je nachdem, wie viele der S-Rezeptoren fehlen, lassen sich bestimmte Genotypen wie z. B. AA, AB usw. definieren (Faridi et al. 2009). Kommt es nun zu einer Konstellation, dass einerseits viele aktivierende Rezeptoren fehlen und andererseits „schwache“ HLA-C-Gruppen vorliegen (bzw. eine maternale und paternale HLA-C-Identität besteht), ist die maternale Unterstützung der Schwangerschaft naturgemäß unterwertig. Nach aktueller und im Wesentlichen übereinstimmender Literaturlage ist dann von einem signifikant erhöhten Abortrisiko auszugehen (Akbari et al. 2018; Alecsandru et al. 2014; Colucci 2017; Elbaşı et al. 2020; Hiby et al. 2008; Nowak et al. 2011; Ozturk et al. 2012; Su et al. 2018; Varla-Leftherioti 2004; Wilczyńska et al. 2019).

Da hierbei natürlich auch „Zwischenkonstellationen“ auftreten können, kann es auch gehäuft zu anderen Schwangerschaftspathologien kommen: Belegt sind dann erhöhte Raten von fetalen Wachstumsrestriktionen und Präeklampsien/Eklampsien in diesen Schwangerschaften (Clark et al. 2016; Hiby et al. 2014; Kelemu et al. 2020; Long et al. 2015; Yang und Meng 2020).

Die Tatsache, dass das paternale HLA-C (bzw. das der Spenderin) als „adultes“ Merkmal üblicherweise „fremd“ und damit stark antigen wirksam ist, kann dazu führen, dass sich dagegen Antikörper bilden, was ganz besonders für Folgeschwangerschaften bedeutsam sein könnte. Tatsächlich wird die Existenz solcher Anti-HLA.C-Antikörper in einen kausalen Zusammenhang mit wiederholten Spontanaborten gebracht (Meuleman et al. 2016; Stepanova et al. 2016).

13.4 Die angeborene Immunantwort

Das angeborene Immunsystem wird durch die TLRs, also die Toll-like-Rezeptoren repräsentiert. Offenbar geht die Bezeichnung auf das deutsche Wort „toll“ zurück, ein Ausdruck der Begeisterung, als man ein erstes, diesbezügliches Gen identifizerte (persönliche Mitteilungen von Nüsslein-Vollhard). TLRs, die sich v. a. auf Makrophagen und dendritischen Zellen (DC) finden, gehören zu den PRRs („pattern recognition receptors“), die in der Lage sind, PAMPs („pathogen associated molecular patterns“) oder DAMPs („damaged associated molecular patterns“) zu identifizieren. Diese kommen eigentlich nur auf Krankheitserregern vor. Werden solche identifiziert, wird eine inflammatorische Immunantwort induziert.

Beim Menschen sind 10 TLRs und ein Pseudogen beschrieben (Schust et al. 2021). Ihre Expression ist in den einzelnen Trimestern unterschiedlich: so fehlt z. B. auf dem extravillösen Trophoblasten (EVT) im 1. Trimenon TLR 2, während im 2. Trimenon alle exprimiert sind (Olmos-Ortiz et al. 2019). Auch gibt es Unterschiede in Hinblick auf die trophoblastären Strukturen: So sind v. a. TLR 2 und 4 auf dem EVT und dem Zytotrophoblasten (CTB) hochexprimiert, während sie auf dem villösen Trophoblasten (VTB) fehlen.

Vieles ist bei der Funktion der angeborenen Immunamtwort noch unverstanden, doch gibt es erste Belege, dass Fehlfunktionen des TLR-Systems (z. B. bei TLR 4 in Kombination mit LILRB-2; siehe unten) wiederholte Spontanaborte auslösen können (Kolben et al. 2019).

13.5 Das lymyphoztäre System – die spezifische Immunantwort

Lymphozyten, also Vertreter der spezifischen Immunantwort, finden sich im lutealen Endometrium nur spärlich, die Population der immunkompetenten Zellen wird zum Implantationszeitpunkt von den verschiedenen NK-Zellen, v. a. den uNK, dominiert (ca. 75 % aller immunkompetenten Zellen). Das hat wohl damit zu tun, dass eine lymphozytäre Antwort erst nach einer spezifischen Antigenpräsentation erfolgen kann. Zu den antigenpräsentierenden Zellen (APC) zählen Makrophagen, Monozyten, B-Zellen und dendritische Zellen (DC), doch nur die DCs, die eigentlich zu den Phagozyten gehören, induzieren auch tatsächlich eine T-lymphozytäre Immunanwort. Da dies ein gewisse Zeit in Anspruch nimmt und die meisten DCs im Endometrium zudem in unreifer Form vorliegen (was offenbar für einen Schwangerschaftsverlauf von großer Bedeutung ist; Qian et al. 2015), wird die spezifische Immunantwort erst im 2. Trimenon dominant.

DCs, von denen es verschiedene Untergruppen gibt wie z. B. LDCs (lymphoide) oder MDCs (myeloide) (Kwiatek et al. 2015), machen ca. 1–2 % der immunkompetenten Zellen des Endometriums aus. Sie sind aktivierbar durch verschiedene Zytokine, die der TH-2-Antwort zuzurechnen sind, wie z. B. IL-10. Dies erfolgt auch unter dem Einfluss des G-CSF und des GM-CSF (Rossetti et al. 2010; Shaughnessy et al. 2006). Manche tragen Rezeptoren, wie z. B. LILRB1 (vgl. Kap. 3), die die T-lymphozytäre (TH-1-) Antwort hemmen (Liu et al. 2018).

DCs können Tregs induzieren, die per se immunsuppressiv wirken (Tarbell et al. 2006). Auch hier spielen der G-CSF, der GM-CSF (Rossetti et al. 2010; Shaughnessy et al. 2006) und v. a. hCG (Schumacher und Zenclussen 2020) eine wichtige Rolle. Hohe Konzentrationen von Tregs sind für einen normalen Schwangerschaftsverlauf essenziell (Somerset et al. 2004). Sie nehmen ab der Implantation zu, erreichen höchste Konzentrationen in der Dezidua und im peripheren Blut im 2. Trimenon und fallen nach der Geburt wieder ab (Sasaki et al. 2004; Somerset et al. 2004; Vomstein et al. 2021; Wang et al. 2021). Was die Bregs anbelangt, so sind DCs in der Lage, diese zur Synthese antiinflammatorischer Zytokine wie z. B. IL-10 anzuregen, wodurch die T-lymphozytäre Antwort ebenfalls gehemmt wird (Boldison et al. 2020) (vgl. Kap. 5).

Bei RSA-Patientinnen ist die Konzentration unreifer DCs im Endometrium vernindert und diejenige reifer erhöht (Qian et al. 2015). Bei RSA- und RIF-Patientinnen findet man sowohl im peripheren Blut als auch im Endometrium signifikant weniger LILRB-2+-DCs als bei Frauen mit unkompliziertem Schwangerschaftsverlauf (Liu et al. 2018). DCs von RIF- und RSA-Patientinnen zeigen zudem eine niedrigere Expression von LILRB-1 wie auch anderer immunsuppressiver Moleküle (z. B. HLA-G) und synthetisieren vermehrt proinflammatorische Zytokine wie z. B. TNF-α, IL-6 (Liu et al. 2019).

Tregs sind bei RSA-Patientinnen im Vergleich zu Schwangeren mit einem ungestörten Schwangerschaftsverlauf in der Dezidua und im peripheren Blut vermindert, dort ähnlich niedrig wie bei nicht-schwangeren Frauen (Inada et al. 2013; Kwiatek et al. 2015). Eine unlängst erschienene systematische Übersicht (18 Studien) belegt den klaren Zusammenhang zwischen einer hohen Konzentration der Tregs und unkomplizierten Schwangerschaftsverläufen (Keller et al. 2020).

Wie bereits in den Kapiteln 5, 7 und 8 dargestellt, ist für den ungestörten Verlauf einer Schwangerschaft eine dominierende TH-2-Antwort günstig, eine dominierende

TH1-Antwort dementsprechend ungünstig (sog. TH1/TH2-Paradigma; Chaouat et al. 2003). Hierfür gibt es viele Belege: So sind z. B. IL-10-synthetisierende B-Zellen bei RSA-Patientinnen vermindert (Danaii et al. 2020). Rituximab, ein Anti-CD20-Antikörper, welcher zu einer Depletion der B-Zellen führt (vgl. Kap. 17), induziert, wenn im 1. Trimenon verabreicht, offenbar eine Erhöhung der Abortrate (Chakravarty et al. 2011). B-Zellen (B1- und B2-Zellen) synthetisieren eine Reihe von „schützenden" Antikörpern wie z. B. die antipaternalen Antikörper (Muzzio et al. 2013) bzw. induzieren Substanzen wie z. B. den PIBF (progesteroninduzierter Blockierungsfaktor; Raghupathy et al. 2009): Dieser supprimiert u. a. die TH1-Antwort, und seine Konzentrationen ist bei RSA-Patientinnen vermindert (Szekeres-Bartho 2018).

Doch es gibt auch gegenläufige Effekte, z. B. in der Genese von Autoimmunerkrankungen (siehe dort) oder bei der durch bakterielle Antigene induzierten Ausdifferenzierung der B-Zellen zu Plasmazellen (wohl vermittels T- bzw. T-Helferzellen), wie bei einer chronischen Endometritis (CE). In diesem Fall sind ausdifferenzierte B-Zellen dann an einer signifikanten Erhöhung des Abortrisikos ursächlich beteiligt (siehe Kap. 14 Nawroth). Umgekehrt ist mittlerweile belegt, dass TH1-Zytokine wie z. B. IL-12 durchaus in der Lage sind, Schwangerschaften zu stabilisieren (Zenclussen et al. 2002), weswegen das TH1/TH2-Paradigma nicht apodiktisch pauschaliert werden sollte (Zenclussen et al. 2002).

13.5.1 Checkpoints und ihre Liganden

Zu diesem Aspekt siehe auch Kap. 3 und 18. Eine weitere wesentliche Herausforderung in der Schwangerschaft ist es, einen Angriff der spezifischen Immunabwahr, v. a. der T-Lymphozyten, gegen die Invasionsfront zu unterbinden. Gleichzeitig muss aber der Conceptus v. a. gegen bakterielle Infektionen geschützt werden. Insofern kommt der „Steuerung" der lymphozytären Aktivität im Umfeld der Schwangerschaft, also v. a. intrauterin, eine zentrale Bedeutung zu.

Die Steuerung dieser Balance obliegt sehr stark den sog. Checkpoints und ihren Liganden. Die Kenntnis dieser Zusammenhänge hat als therapeutische Nutzung in der Onkologie eine große Bedeutung erlangt. Nichtsdestotrotz spielen diese Regulationssysteme bei der Implantation und in der Schwangerschaft eine große (physiologische) Rolle.

13.5.1.1 PD-L1

PD-1 („programmed death") ist ein Oberflächenprotein aus der Immunglobulinsuperfamilie, bestehend aus 288 Aminosäuren. und beteiligt an der Hemmung der Immunantwort. Der Ligand ist PDL-1, ein Transmembranprotein mit 290 Aminosäuren (CD274), das in vielen Körpergeweben und v. a. auf immunkompetenten Zellen vorkommt, insbesonder B- und T-Lymphozyten (vgl. Kap. 3, 18).

Eine Blockade der PD1/PD-L1-Interaktion führt zu signifikant vermehrten Aborten (Zeng et al. 2020). Dies macht verständlich, dass bei wiederholten Spontanaborten die PD-L1-Expression in der Dezidua des 1. Timenons signifikant reduziert gefunden wird (Li et al. 2015). Für PD-1/PDL-1 sind Genpolymorphismen beschrieben (Hayashi et al. 2018). Insbesondere die SNP ("single nucleotid polymorphisms") rs36084323 and rs3481962 implizieren ein erhöhtes Abortrisiko (Hayashi et al. 2018).

13.5.1.2 CTLA-4 (zytotoxisches lymphozytenassoziiertes Protein 4)

Im Falle einer Abortivschwangerschaft steigen die regulatorischen T-Zellen (Treg) nicht so an wie in einer normalen Schwangerschaft (Sasaki et al. 2004). Zumindest einer der Liganden von CTLA-4, nämlich CD86, zeigt während der Schwangerschaft eine Expressionszunahme auf dendritischen Zellen (DC) und auf Monozyten (Miko et al. 2019). Bei Abortivschwangerschaften hingegen kommt es zu einer verminderten CTLA-4-Expression sowohl auf Tregs wie auch auf peripheren und dezidualen Lymphozyten (Jin et al. 2011). Dasselbe ist für die Expression des Liganden CD86 zu beobachten (Miwa et al. 2005). Für CTLA-4 sind ebenfalls verschiedene Genpolymorphismen beschrieben. Insbesondere der GG-Polymorphismus findet sich bei Frauen mit wiederholten Spontanaborten gehäuft (Gupta et al. 2012).

13.5.1.3 TIM-3 (T-Zell-Immunglobulin- und Mucin-enthaltende Domäne 3)

Bei Frauen mit wiederholten Spontanaborten ist die Expression von TIM-3 auf peripheren NK-Zellen vermindert (Sun et al. 2016). Eine verminderte Expression findet sich auch auf den dezidualen NK-Zellen bzw. in der gesamten Dezidua (Wang et al. 2015). Auch für TIM-3 sind Genpolymorphismen beschrieben. Im Gegensatz zu CTLA-4 ließ sich bislang nicht nachweisen, dass ein bestimmter Polymorphismus bei Frauen mit wiederholten Spontanaborten vermehrt vorkommt (Shen et al. 2013).

13.6 Zytokine/Wachstumsfaktoren

Menschliche Embryonen wie auch die meisten Säugetierembryonen sind ausgesprochen entwicklungsschwach und bedürfen mannigfaltiger Hilfestellungen. Das belegt z. B. der enorme Kultivierungsaufwand, der bei ART-Behandlungen erforderlich ist.

Um diese Hilfestellungen effizient umsetzen zu können, ist einerseits die Inkorporation des werdenden Lebens in den Körper eines erwachsenen Individuums erforderlich, andererseits und zudem eine enge zelluläre Verzahnung. Genau das wird in der Schwangerschaft umgesetzt.

Deshalb ist Schwangerschaft ein System, das konsequent und nachhaltig auf ein einziges Ziel ausgerichtet ist, nämlich die erfolgreiche Geburt eines neuen Lebens. Hierzu erhält der Embryo von der Mutter in spe alles, was zum Gelingen erforderlich ist, und das bedeutet für diesen Zellklon, der bei der Nidation aus ca. 200–300 Zellen besteht, insbesondere externe Impulse in Form von Zytokinen und Wachstumsfaktoren, um die Zellteilung effizient anzutreiben und vermutlich auch die Differenzierung.

Solcherlei Zytokine und Wachstumsfaktoren werden v. a. durch des Endometrium (vgl. Kap. 9) und hier wiederum insbesondere durch die dort in hohen Konzentrationen versammelten Immunzellen, v. a. die uNK-Zellen, zur Verfügung gestellt (vgl. Kap. 6). Diese Unterstützung ist erforderlich, bis durch Ausbildung eines funktionsfähigen Trophoblasten eine gewisse Autarkie erreicht wird, also bis etwa in die 9./10. SSW. Bekanntermaßen sinkt zu diesem Zeitpunkt auch das hCG, und das Corpus luteum „verblüht".

Es gibt auch gegenläufig wirksame Zytokine, meist proinflammatorische, die der TH1-Antwort zuzuordnen sind, wie z. B. der TNF-α oder Interferon-γ. Ihre physiologische Aufgabe liegt u. a. darin, den Invasionsprozess zu begrenzen, gewissermaßen ein Gleichgewicht herzustellen. Sie können aber auch pathologisch erhöht sein, z. B. bei einer chronischen Endometritis (CE) (siehe Kap. 14) oder auch bestimmten Autoimmunerkrankungen (siehe Kap. 17). In solchen Situationen kommt es dann zu einer ungünstigen TH1-Dominanz, was in der Literatur als abortfördernd angesehen wird (Makhseed et al. 2001; Rajgopal und Raghupathy 2021; Saito et al. 2010; Sharief et al. 2014; Wang et al. 2020).

Zur Diagnose der TH1/TH2-Ratio stehen verschiedene Testsysteme zur Verfügung, wie z. B. das lymphozytäre Zytokinprofiling. Hinzu kommt noch eine Reihe spezifischer Testverfahren wie z. B. bei Fragestellungen im Rahmen von Autoimmunerkrankungen (siehe dort).

13.7 Das immunologische Gedächtnis

In jeder Schwangerschaft entwickelt sich ein immunologisches Gedächtnis (siehe auch Kap. 11). Dieses betrifft in erster Linie die „adulte" HLA-Signatur des Embryos, so wie sie von HLA-E und aufgrund der zirkulierenden embryonalen/fetalen Zellen präsentiert wird (vgl. Kap. 10). Hierdurch bilden sich T-Gedächtniszellen ("T-memory cells") (Barton et al. 2017; Kieffer et al. 2019) und B-Gedächtniszellen ("B-memory cells") (Kurosaki et al. 2015).

Unterschieden wird bei den T-Zellen v. a. in CM-Zellen („central memory") und RM-Zellen („regulatory memory"), die eine wichtige Rolle bei der Induktion der verschiedenen T-Zell-Subtypen, v. a. der so wichtigen Tregs, spielen (Kieffer et al. 2019), daneben noch in follikuläre Helfergedächtniszellen („follicular helper memory cells"; gemeint sind die Follikel in den Lymphknoten), gewebsständige Gedächtniszellen („tissue resident memory cells") und Stammzellgedächtniszellen („stem cell memory cells") (DeJong et al. 2020; Kinder et al. 2014). Bei einer intakten Schwangerschaft kommt es durch die Aktivierung der verschiedenen Subtypen zu einer relativen Abnahme der TH1-Antwort (siehe auch Kap. Lymphozyten), insbesondere durch die Tregs, bei

Schwangerschaftspathologien ist das meist nicht der Fall (DeJong et al. 2020; Kinder et al. 2014).

Auch bei den B-Zellen können verschiedene Subtypen unterschieden werden (Wang et al. 2020). Einige werden durch hCG stimuliert, wodurch sie wichtige Zytokine, wie z. B. IL 10, zu synthetisieren beginnen (Verstärkung der TH2-Antwort) (Fettke et al. 2016). Dieser Effekt wird auch durch regulatorische B-Zellen (Breg) ausgelöst (Guzman-Genuino und Diener 2017), die ihrerseits in einem engen Kontakt mit Tregs und DC stehen.

Um herauszufinden, ob sich nach einer Schwangerschaft ein immunologisches Gedächtnis gebildet hat, wird häufig ein „Cross-Match" (Kreuzprobe) durchgeführt. Hierbei testet man, ob T- wie auch B-Lymphozyten auf die paternalen HLA-Gruppen (A–D) reagieren. Bei Schwangerschaften nach Eizell- der Embryonenspende müsste man zusätzlich die HLA-Antigene der Spenderin verwenden bzw. ausschließlich die des Paares, das den Embryo gespendet hat.

Allerdings wird hierdurch wie auch bei einer direkten AK-Bestimmung gegen die HLA-Gruppen nicht die eigentliche Signatur der Invasionsfront untersucht, die vornehmlich aus nichtklassischen HLA-Gruppen (wie z. B. HLA-F, -G) und verschiedenen Pseudogenen (d. h. ihren Proteinen) und HLA-C besteht. Doch auch diebezüglich bildet sich ein immunologisches Gedächtnis aus. Zudem bleiben hierbei die NK-Zellen unberücksichtigt.

Bis vor wenigen Jahren war man nämlich der Meinung, dass NK-Zellen keine Gedächtniszellen bilden. Dem ist aber nicht so. Man geht mittlerweile davon aus, dass sich auch bei den NK-Zellen in der Schwangerschaft Gedächtniszellen ausbilden (Feyaerts et al. 2020). Gut beschrieben sind z. B. die PTdNKs („pregnancy trained decidual NK cells") (Gamliel et al. 2018), die sich nach einer Schwangerschaft v. a. im Endometrium ansiedeln, eine hohe Expression der NKG2C- und LILRB1-Rezeptoren zeigen und eine erneute Implantation begünstigen (Gamliel et al. 2018).

Kommt es zu einer starken (pathologischen) Akzentuierung der TH1-Antwort z. B. durch eine chronische Endometritis (siehe Kap. 14) oder Autoimmunerkrankungen (siehe dort), dann kann die eigentlich günstige Voraussetzung des immunologischen „Gedächtnisses" einer ersten Schwangerschaft mit Geburt konterkariert werden, und es können sekundär wiederholte Aborte ausgelöst werden (Ticconi et al. 2019). Unabhängig davon scheint eine Fehlregulation der T-Zellen bei sekundären wiederholten Spontanaborten von zentraler Bedeutung zu sein (Southcombe et al. 2017; Ticconi et al. 2019), v. a. dann, wenn die erste Schwangerschaft zur Geburt eines Jungen geführt hat (Nielsen et al. 2008; Nielsen et al. 2010). Das klingt primär unverständlich, ist jedoch nachvollziehbar, wenn man sich vor Augen führt, dass auf dem Y-Chromosom zahlreiche Gene lokalisiert sind, die für Proteine codieren, die dem weiblichen Geschlecht unbekannt sind. Des Weiteren erhöhen Schwangerschaften, die im Abort enden, die Wahrscheinlichkeit, dass es erneut zu einem Abortgeschehen kommt, womöglich weil „falsche" Gedächtniszellen, v. a. auf T-Zell-Basis gebildet werden.

Umgekehrt ist ein Mangel an B-Zell-Gedächtniszellen ebenfalls prädisponierend für wiederholte Schwangerschaftsverluste (Carbone et al. 2016; Ticconi et al. 2019). Eine therapeutische Restitution scheint das Problem wiederholter Spontanaborte zumindest kasuistisch zu überkommen (Sung et al. 2016). Allerdings sind B-Zellen auch in der Lage, pathologische Antikörper zu generieren, wie z. B. Anti-Phospholipid-Antikörper (siehe Autoimmunerkrankungen), und auch diese werden in Gedächtniszellen hinterlegt (Muzzio et al. 2013).

Bezüglich des Verhältnisses von uNK-Zellen und pNK-Zellen scheint es einen signifikanten Unterschied zu geben, wenn es um Frauen mit primären und sekundären wiederholten Abgängen geht; das immunologische Gedächtnis spielt hier offenbar auch eine Rolle.

13.8 Autoantikörper

Autoantikörper können sich z. B. aufgrund von Autoimmunerkrankungen unabhängig von einer Schwangerschaft bereits gebildet haben (siehe Kap. 17). Es besteht allerdings auch die Möglichkeit, dass sie sich während einer Schwangerschaft erst bilden, vornehmlich durch den Mikrochimärismus (siehe Kap. 10). Das ist in der Regel – wenn überhaupt – dann erst ein Problem für Folgeschwangerschaften. Es ist allerdings zu berücksichtigen, dass damit meist definitive Krankheitsbilder vergesellschaftet sind, die für die Frau unabhängig von einer Schwangerschaft z. T. erhebliche Probleme für ihre Gesundheit aufweisen können.

Antinukleäre Antikörper (ANA) sind Ausdruck einer entzündlichen Aktivierung des Immunsystems und deshalb häufig bei rheumatischen Grunderkrankungen diagnostizierbar (vgl. Kap. 17). Ob ihre Existenz bereits zu wiederholten Abgängen führt, ist umstritten (Cavalcante et al. 2020; Zeng et al. 2019). Von Bedeutung ist vielmehr die eventuell zugrunde liegende Erkrankung, die z. B. auf einer Aktivierung der TH1-Antwort mit der Synthese der entsprechenden Zytokine beruht (Chen et al. 2020). Zu berücksichtigen ist weiter, dass ANA ein Sammelbegriff ist. Spezifiziert man sie, so lassen sich verschiedene AKs differenzieren. Hierunter lassen sich z. B. auch Anti-Ro/SSA oder Anti-La/SSB-AKs finden, die Störungen des Herzreizleitungssystems des Fetus (AV-Block) verursachen können (Tugcu et al. 2020) und ggf. eine Indikation für Hydroxychloroquin sind. Deshalb sollten ANA > 1.160 weiter differenziert werden, was auch den deutschsprachigen Richtlinien entspricht (Vomstein et al. 2021).

Antiphospholipidantikörper (APL-AKs) hingegen können eine Ursache für wiederholte Spontanaborte darstellen, auch für Frühgeburten und/oder pathologische Schwangerschaftsverläufe. In der Regel handelt es ich um AKs gegen Cardiolipin (Bestandteil der Zellmembran) und/oder β_2-Glykoprotein (Stützprotein verschiedener HLA-Gruppen; vgl. 3). Bei etwa 5 % der Patientinnen findet man diese aber nicht, sondern die seltenen AKs z. B. gegen Phosphatidylsäure, -inositol, -ethanolamin; auch AKs gegen Annexin V werden vermehrt zu den APL-AKs gezählt. Insofern wird zusehends empfohlen, auch Polymorphismen des ANXA-V-Gens zu bestimmen (Aranda et al. 2018).

Schilddrüsen-AKs wie Anti-TPO-AKs (Thyreoperoxidase) und/oder Thyreoglobulin-AKs (TAK) sind typisch für die Hashimoto-Thyreoiditis. Sie ist die häufigste MC-assoziierte Erkrankung (siehe Kap. 10). Sie wird gern als genderspezifisch angesehen (Prävalenz Frau:Mann ca. 20:1), was so freilich nicht stimmt. Vielmehr kommt es erst durch die Schwangerschaft zu einer Häufung und nicht per se durch die Geschlechtszugehörigkeit. Vermutlich aufgrund der hohen histologischen und auch biochemischen Ähnlichkeit von Schilddrüsengewebe und Trophoblasten (Kumari et al. 2016) binden diese AKs an den Trophoblasten, so wie auch TSH und – umgekehrt – hCG an das Schilddrüsengewebe. Dies erklärt, warum diese AKs, v. a. TAK, abortbegünstigend wirken (Chen und Hu 2011; Rushworth et al. 2000; Thangaratinam et al. 2011). Dies wird oft übersehen und ausschließlich darauf geachtet, dass die Funktion mit einem TSH-Wert von ca. 1 mIU/ml suffizient medikamentös eingestellt ist.

Wesentlich seltener sind AKs gegen den TSH-Rezeptor (TRAK), wie sie typisch für den M. Basedow sind. Weniger diese AKs als die zugrunde liegende Überfunktion der Schilddrüse können Aborte begünstigen/auslösen (Mestman 2004; Rogenhofer et al. 2014).

13.9 Therapie

13.9.1 Immunglobuline (IVIG)

Die Applikation von Immunglobulinen (intravenöse Infusion von Immunglobulinen = IVIG) ist seit den 90-er Jahren beschrieben (Coulam 1994), z. B. mit einer Dosis von 500 mg pro kg Körpergewicht und Monat. Die zugrunde liegende Hypothese ist, dass das Antikörperkonzentrat, das von Charge zu Charge durchaus sehr variieren kann (Jolles et al. 2005), z. B. die NK-Zellaktivität und Apoptoserate zytotoxischer T-Zellen senkt, irreguläre Autoantikörper bindet und reduziert, die Aktivierung des Komplementsystems supprimiert, eine Aktivierung der Makrophagen durch Hemmung des FcγRIIb-Signalweges unterbindet (Galeotti et al. 2020), die Adhäsionsmoleküle auf B- und T-Lymphozyten reguliert, sog. Superantigene unterdrückt, den Fc-Rezeptor moduliert (Yang und Meng 2020), u. a. damit eine TH2-Shift hervorgerufen wird und – da auch Immunglobuline von Frauen mit Kindern enthalten sind – auch „schützende" Antikörper infundiert werden („passive Immunisierung") (Jolles et al. 2005).

Bis heute gibt es eine Reihe verschiedener Studien mit z. T. sehr unterschiedlichem Designs und Dosierungen (Yang und Meng 2020). Ein Teil kommt zu dem Ergebnis, dass IVIG bei RSA-Patientinnen einen erneuten Abort verhindern hilft (Coulam 1994; Elbaşı et al. 2020; Hutton et al. 2007; Moraru et al. 2012; Stricker und Winger 2005). Andere, mehrheitliche Studien kommen zu gegenteiligen Schlussfolgerungen (Jablonowska et al. 1999; Mueller-Eckhardt 1994; Perino et al. 1997; Stephenson et al. 1998). Das gilt v. a.

für primäre wiederholte Spontanaborte. Bei sekundärem RSA hingegen ist wohl von einem Nutzen der IVIG auszugeben (Christiansen et al. 2015; Ensom und Stephenson 2011; Hutton et al. 2007; Perino et al. 1997).

Das Grundproblem aller Studien ist nahezu dasselbe: Der Umstand wiederholter Spontanaborte wird als Diagnose zugrunde gelegt – tatsächlich ist es aber nur ein Symptom mit vielfältigen Ursachen. Nach solchen wird in vielen Studien aber nicht gezielt gesucht, sodass letztlich ein heterogenes Krankenklientel behandelt wird – mit eben heterogenen Ergebnissen (Christiansen et al. 2019; Yang und Meng 2020). Setzt man also Immunglobuline bei RSA-Patientinnen ein, so ist zuallererst die Frage zu klären, welche Ursache man damit behandeln möchte.

Mittlerweile gut dokumentiert ist, dass eine erhöhte zytotoxische Aktivität der pNK-Zellen zu vermehrten Schwangerschaftsverlusten führt (siehe 6). Insofern macht es Sinn, das vor einer Therapie zu untersuchen. Hierbei geben wir einem für die Reproduktionsmedizin modifizierten Toxizitätstest (NKTT) den Vorzug gegenüber einer immunhistochemischen Bestimmung der endometrialen NK-Zellen, da immunhistochemisch so gut wie nicht zwischen uNK-Zellen und pNK-Zellen unterschieden werden kann; zudem schließt eine normale Konzentration von NK-Zellen eine erhöhte zytotoxische Aktivität nicht aus. Besteht eine erhöhte NK-Toxizität, dann ist es sinnvoll, nach Ursachen hierfür zu suchen, wie z. B. chronische oder auch akute bakterielle oder virale Infektionen (siehe Kap. 14 und Kap. 15), wobei zu berücksichtigen ist, dass pNK-Zellen besonders auf intrazelluläre Veränderungen reagieren, also z. B. intrazellulär vorkommende Erreger wie Myko- und Ureaplasmen oder Chlamydien. Bei Letzteren ist zu berücksichtigen, dass sie eine aberrante Lebensform bilden können, die unbemerkt wohl jahrelange inaktiv persistieren kann, bevor sie wieder aktiv wird. Es ist anzuraten, solche Ursachen, falls vorhanden, zu beseitigen und danach wieder die NK-Toxizität zu bestimmen. Oft normalisiert sie sich. Ist dem nicht so, dann kann man IVIG einsetzen, wobei das Ergebnis des NKTT erlaubt, die Dosierungen dieser teuren Therapie situativ anzupassen, auch und gerade bei einer fortgeführten Schwangerschaft. Eine Behandlung über die 16. SSW hinaus ist unseres Erachtens nach nicht erforderlich, da die Bedeutung der NK-Zellen in der Regulation der Schwangerschaft bereits nach der 12. SSW nachlässt und ab Mitte des 2. Trimenons ganz in den Hintergrund tritt.

Tab. 13.1 gibt eine Übersicht über unsere bisherigen Behandlungsergebnisse bei dieser Vorgehensweise, wobei wir bei einer geringen Erhöhung der NK-Toxizität 5 g infundieren, bei einer höheren 10 g. Erfahrungsgemäß lässt sich so die erhöhte Toxizität gut über ca. 3 Wochen supprimieren/normalisieren, was auch der beschriebenen Halbwertszeit im Serum entspricht (Yang und Meng 2020).

Besteht eine erhöhte NK-Toxizität, dann ist es naheliegend, diese bereits präkonzeptionell zu behandeln. Neuere Studien bzw. Metaanalysen bestätigen, dass sich dadurch die Rate ausgetragener Schwangerschaften (Baby-take-home-Rate, BTHR) signifikant erhöhen lässt (Christiansen et al. 2019; Yang und Meng 2020). Vermutlich auf der Basis von Gedächtniszellen kommt es nach der Geburt eines Kindes zu einer

Tab. 13.1 Behandlungsergebnisse bei Applikation von Immunglobulinen. Die Dosis betrug regelhaft 10 g, die Infusionsabstände richteten sich nach den Ergebnissen des NKTT. Wie bei den Sojalipiden erfolgten jenseits der 16. SSW keine Infusionen mehr

	RSA-Patientinnen
Alter (bei Behandlung)	35,2 Jahre
Vorangegangene Abortiv-Schwangerschaften	4,9
Klinische Schwangerschaften	138
Daten zum Schwangerschaftsverlauf verfügbar	131 (94,9 %)
Klinische Aborte (+ induzierte)	22 (16,8 %)
Geburten	109
Davon Einlinge	107 (98,1 %)
Zwillinge	2 (1,9 %)
Geburtszeitpunkt > 37. SSW	96 (89,7 %)
Geburtsgewicht (>37. SSW)	3518 g ± 1122 g
Fehlbildungen/genetische Auffälligkeiten	1 × Osteogenesis imperfecta (OI Typ IV), 1 × induzierter Abort (+21), 1 geborenes Mädchen mit 45,XO

Reduktion der NK-Toxizität. Doch sicher ist das nicht. Insofern sollte der NKTT auch bei sekundärem Kinderwunsch wiederholt werden.

Eine Erhöhung des Risikos für eine Abortivsituation besteht bei gegengeschlechtlichen Schwangerschaften (Christiansen et al. 2004); das passt zu unserer Erfahrung, wonach in diesen Schwangerschaften die NK-Toxizität höher ist als in gleichgeschlechtlichen. Auch wird die Expression von z. B. HLA-G und HLA-F in gegengeschlechtlichen Schwangerschaften als erhöht beschrieben (Wuerfel et al. 2016). Die Ursache dürfte darin liegen, dass auf dem Y-Chromosom – wie bereits erwähnt – zahlreiche Gene liegen, die für Proteine codieren, die dem weiblichen Geschlecht unbekannt sind (Yang und Meng 2020). Bekannt ist die Bildung von Antikörpern gegen den HY-Komplex in einer ersten Schwangerschaft mit einem Jungen mit der Folge, dass nahezu nur noch Mädchen geboren werden bzw. sekundäre Aborte gehäuft sind (Nielsen et al. 2008; Nielsen et al. 2010).

Aufgrund ihrer Fähigkeit, irreguläre Antikörper zu binden, werden Immunglobuline auch beim Antiphospholipidsyndrom eingesetzt (siehe Kap. 17). Zwar besteht die Erstlinientherapie in der Gabe von Heparin und ASS, doch scheinen Immunglobuline bei einem Versagen dieser Therapiestrategie (zusätzlich) noch zu wirken (Branch et al. 2000; Perricone et al. 2008).

Immunglobuline sind in der Lage, eine TH-2-Shift herbeizuführen, einhergehend mit der dafür typischen Expression der entsprechenden Zytokine (Yamada et al. 2003). Zudem sind sie in der Lage, regulatorische T-Zellen (Treg) zu aktivieren/rekrutieren (Kessel et al. 2007), ganz besonders zusammen mit hCG (Sha et al. 2017)), und sie können über den Umweg der Aktivierung basophiler Leukozyten die ungünstige TH17-

Anwort supprimieren (Sha et al. 2017) (vgl. Kap. 5). Das alles zusammen genommen ist günstig für einen unkomplizierten Schwangerschaftsverlauf.

Ganz besonders bei bestimmten Autoimmunerkrankungen (vgl. Kap. 17) besteht oft eine Akzentuierung der Th1-Antwort, also der proinflammatorischen, mit Synthese und Sekretion der entsprechenden Zytokine. Besteht eine solche Diagnose, so kann IVIG die damit assoziierte Abortneigung senken (Ahmadi et al. 2017). Entsprechende Studien existieren u. a. für das Kawasaki-Syndrom (Olivito et al. 2010) und die rheumatoide Arthritis (Bayry et al. 2012).

Fazit: Der Einsatz von IVIG bei RSA-Patientinnen ist durchaus (sehr) erfolgreich, wenn damit explizite Diagnosen und/oder Krankheitsbilder, die dem Abortgeschehen zugrunde liegen, behandelt werden. Ein pauschaler Einsatz von Immunglobulinen ist nach derzeitiger Studienlage und umfangreicher eigener Erfahrungen nicht gerechtfertigt.

13.9.2 Lipidinfusionen

Auf NK-Zellen finden sich mindestens 4 Lipoteinrezeptoren (Sanctis et al. 1995). Vermittels Lipidinfusionen lässt sich die Toxizität der NK-Zellen (pNK, siehe Kap. 6) reduzieren, zudem sind sie wohl auch in der Lage, die proinflammatorische Immunantwort zu senken. Bis heute ist unklar, welche physiologische Bedeutung dieser Mechanismus besitzt. Seit bekannt ist, dass es einen Zusammenhang zwischen NK-Zellen bzw. deren Zytotoxizität und wiederholten Abgängen/Implantationsfehlern gibt, wurden meist 20 %ige Lipidinfusionen zur Abortprophylaxe bzw. Implantationsförderung untersucht/eingesetzt. So gesehen ist die Historie des therapeutischen Ansatzes eine andere als bei den Immunglobulinen, wo das Medikament, aber nicht eine pathophysiologische Hypothese im Vordergrund standen.

Die üblicherweise verwendeten Infusionen unterscheiden sich freilich in ihrer Zusammensetzung: Intralipid™ enthält hauptsächlich Sojafette (Linolsäure und α-Linolensäure), daneben, in kleinen Mengen, Phospholipde in Glycerol; ebenso Lipovenös™. Bei Lipofundin™ liegt der Sojafettanteil bei ca. 60 %, daneben etwa 40 % Eilecithin und wiederum in geringen Menge Glycerol und Phospholipide. Auch in Gebrauch ist Omegaven™, das freilich eine andere Zusammensetzung hat: Omega-3-Fettsäuren-reiches Fischöl, das Eicosapentaensäure, Docosahexaensäure, α-Tocopherol, (3-sn-Phosphatidyl)cholin (aus Hühnereigelb)) und ebenfalls Glycerol enthält. Man geht davon aus, das Omegaven™ zusätzlich noch stärkere antiinflammatorische Eigenschaften besitzt (Granato et al. 2000).

Die Studienlage (wohlgemerkt: zu Sojalipiden, nicht zu Fischöl) ist bislang kontrovers (Coulam 2021; Martini et al. 2018; Meng et al. 2016). Ein unlängst erschienene Metaanalyse bestätigt freilich einen signifikanten Nutzen (Plaçais et al. 2020), v. a. wenn die pNK-Zellen > 20 % gemessen werden. So auch eine aktuelle Zusammenfassung von Canella zum Einsatz bei RSA- und RIF Patientinnen (Canella et al. 2021).

Tab. 13.2 Behandlungsergebnisse bei RSA-Patientinnen mit Infusion von Sojalipiden. Die applizierte Dosis war stets dieselbe (siehe oben), die Abstände richteten sich nach den Ergebnissen des NK-Toxizitätstestes. Jenseits der 16. SSW erfolgten keine Infusionen mehr

	RSA-Patientinnen
Alter (bei Behandlung)	34,9 Jahre
Vorangegangene Abortiv-Schwangerschaften	4,5
Klinische Schwangerschaften	356
Daten zum Schwangerschaftsverlauf verfügbar	341 (95,7 %)
Klinische Aborte (+ induzierte)	59 (17,3 %)
Geburten	282
Davon Einlinge	279 (98,9 %)
Zwillinge	3 (1,1 %)
Geburtszeitpunkt > 37. SSW	247 (87,5 %)
Geburtsgewicht (>37. SSW)	3101 g ± 1107 g
Fehlbildungen/genetische Auffälligkeiten	Fallot-Tetralogie, 1 × Spina bifida, 3 × induzierte Aborte (2x +21, 1x +18)

In Tab. 13.2 sind unsere bisherigen Ergebnisse/Erfahrungen zusammengefasst. Als Infusion verwenden wir eine 10 %ige Infusionslösung im „Off-Label-Gebrauch", da damit zugelassenerweise eine Applikation über einen peripheren Zugang möglich ist. Die Häufigkeit der Infusionen war individuell verschieden und richtete sich jeweils nach den Ergebnissen der NKTTs.

Die Wirkungsdauer der Lipidinfusionen ist unterschiedlich und variiert auch von Patientin zu Patientin (Roussev et al. 2008). Üblicherweise sieht man einen suppressiven Effekt für 1–2 Wochen, gelegentlich auch länger. Unserer Erfahrung nach muss aber damit gerechnet werden, dass sie bei ca. 25 % der Patientinnen nicht oder nur nicht zufriedenstellend wirken. In diesem Fall wechseln wir auf IVIG. Unerwünschte Nebenwirkungen haben wir bis heute nicht beobachtet, was so auch in der Literatur berichtet wird.

Neuerdings beschrieben ist auch der Einsatz bei sog. antitrophoblastären Antikörpern (ATAK) (z. B. Rogenhofer et al. 2012) (vgl. 16).

13.9.3 Aktive Immunisierung (AI) / Lymphozyten-Immuntherapie (LIT)

Diese Therapiemodalität ist schon sehr lange beschrieben und geht auf A. Beer zurück. Sie beinhaltet die Übertragung von Lymphozytenaufbereitungen des Partners zumeist subkutan, beschrieben ist auch die i. v. Gabe. Grundsätzlich ist diese Therapiemodali-

Study or Subgroup	LIT Events	LIT Total	Placebo Events	Placebo Total	Weight	Odds Ratio M-H, Fixed, 95% CI	Year
Mowbray 1985	25	37	14	30	7.4%	2.38 [0.88, 6.43]	1985
Cauchi 1991	13	20	16	22	7.9%	0.70 [0.19, 2.59]	1991
Ho 1991	33	42	32	49	9.4%	1.95 [0.76, 5.00]	1991
Gatenby 1993	13	19	12	20	5.5%	1.44 [0.39, 5.39]	1993
Christiansen 1994	4	8	16	28	5.3%	0.75 [0.16, 3.62]	1994
Scott 1994	6	10	5	12	2.7%	2.10 [0.38, 11.59]	1994
Kilpatrick 1994	8	12	6	10	3.2%	1.33 [0.23, 7.63]	1994
Reznikoff 1994	17	26	14	26	7.2%	1.62 [0.53, 4.95]	1994
Stray-Pederson 1994	24	33	22	31	9.2%	1.09 [0.37, 3.25]	1994
Illeni 1994	10	16	11	14	6.5%	0.45 [0.09, 2.32]	1994
Ober 1999	31	68	41	63	34.3%	0.45 [0.22, 0.91]	1999
Pandey 2004	21	25	6	20	1.6%	12.25 [2.92, 51.42]	2004
Total (95% CI)		**316**		**325**	**100.0%**	**1.22 [0.89, 1.69]**	
Total events	205		195				

Heterogeneity: Chi² = 23.56, df = 11 (P = 0.01); I² = 53%
Test for overall effect: Z = 1.24 (P = 0.21)

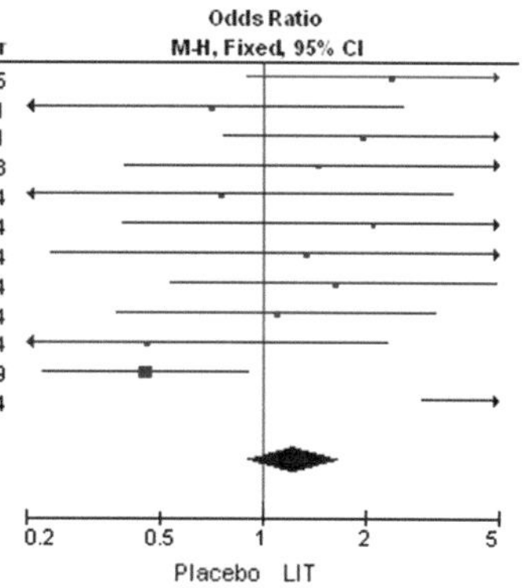

Abb. 13.1 Übersicht über die derzeit aktuellen Metaanalysen zur aktiven Immunisierung (AI/LIT). (Aus Cavalcante et al. 2017, Wong et al. 2014)

Study or Subgroup	LIT Events	LIT Total	Placebo Events	Placebo Total	Weight	Odds Ratio M-H, Fixed, 95% CI	Year
Mowbray 1985	25	37	14	30	5.9%	2.38 [0.88, 6.43]	1985
Ho 1991	33	42	32	49	7.5%	1.95 [0.76, 5.00]	1991
Cauchi 1991	13	20	16	22	6.3%	0.70 [0.19, 2.59]	1991
Clark 1991	7	11	2	7	1.1%	4.38 [0.56, 33.95]	1991
Gatenby 1993	13	19	12	20	4.4%	1.44 [0.39, 5.39]	1993
Scott 1994	6	10	5	12	2.2%	2.10 [0.38, 11.59]	1994
Reznikoff 1994	17	26	14	26	5.7%	1.62 [0.53, 4.95]	1994
Illeni 1994	10	16	11	14	5.2%	0.45 [0.09, 2.32]	1994
Kilpatrick 1994	8	12	6	10	2.6%	1.33 [0.23, 7.63]	1994
Christiansen 1994	31	48	16	28	8.5%	1.37 [0.53, 3.55]	1994
Carp 1997	5	11	11	31	3.7%	1.52 [0.37, 6.12]	1997
Pandey 2002	12	14	1	5	0.2%	24.00 [1.69, 340.99]	2002
Hong 2003	18	21	2	8	0.5%	18.00 [2.40, 134.83]	2003
Pandey 2004	21	25	6	20	1.3%	12.25 [2.92, 51.42]	2004
Yanping 2011	41	49	24	45	4.8%	4.48 [1.72, 11.68]	2011
Lin 2012	33	42	17	42	4.3%	5.39 [2.06, 14.09]	2012
Aiwu 2013	32	39	18	39	3.8%	5.33 [1.90, 14.97]	2013
Bin 2013	250	297	254	591	31.9%	7.06 [4.97, 10.03]	2013
Total (95% CI)		**739**		**999**	**100.0%**	**4.02 [3.23, 5.00]**	
Total events	575		461				

Heterogeneity: Chi² = 47.53, df = 17 (P = 0.0001); I² = 64%
Test for overall effect: Z = 12.43 (P < 0.00001)

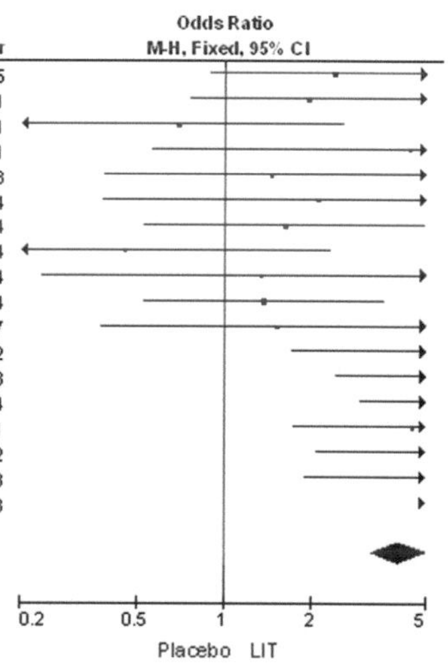

Abb. 13.2 Ubersicht uber die derzeit aktuellen Metaanalysen zur aktiven Immunisierung (AI/LIT). (Aus Cavalcante et al. 2017, Liu et al. 2016)

tät nicht an Lymphozyten gebunden, es könnten auch andere Gewebezellen sein; Lymphozyten sind freilich am einfachsten zu gewinnen.

Die Körperzellen des Partners zeigen exakt dieselbe fremde HLA-Signatur (HLA-A bis -D), die letztlich auch der Embryo/Fetus besitzt. Die Applikation in ein hochimmunkompetentes Organ wie eben die Haut wird zwangsläufig eine Immunreaktion auslösen, wodurch sich ein immunologisches Gedächtnis mit Antikörpern ausbildet, welches hohe Ähnlichkeit mit dem besitzt, welches sich auch (meist) in der Schwangerschaft via HLA-E und den Mikrochimärismus (MC) ausbildet (vgl. Kap. 10). Da sich eine solches Gedächtnis begünstigend auf das erneute Schwangerwerden bzw. den

Schwangerschaftsverlauf auswirkt (vgl. Kap. 11), soll es auch bei RSA-Patientinnen die Abortrate reduzieren – so zumindest eine Hypothese. Allerdings induziert diese Maßnahme keine NK-Gedächtniszellen und bildet auch die wirkliche Signatur der Invasionsfront nicht ab, da hier mit Ausnahme von HLA-C auch ganz andere HLA-Gruppen, wie z. B. HLA-F und -G, exprimiert werden, zudem auch Onkogene und Checkpointliganden (siehe oben). Und da die Methode auch mit Spenderlymphozyten wirksam sein soll, könnten andere Mechanismen ebenfalls eine Rolle spielen (und werden auch diskutiert), wie z. B. eine vorübergehende lymphozytäre Immunsuppression und/oder die Induktion einer TH2-Shift (Kheshtchin et al. 2010; Liang et al. 2012).

Zur Wirksamkeit der AI/LIT zur Abortprophylaxe gibt es zahlreiche Studien, durchaus mit unterschiedlichen Ergebnissen, allerdings auch unterschiedlichen Studiendesigns bzw. Behandlungsansätzen. In Abb. 13.1 und 13.2 sind die Ergebnisse einer Cochrane-Analyse von 2014 und einer neueren Metaanalyse von 2016 abgebildet. Sie zeigen die Fülle der bisherigen Studien zu diesem Thema, sie zeigen aber auch, dass auf Basis dieser Auswertungen davon auszugehen ist, dass sich durch die AI/LIT die Wahrscheinlichkeit eines erneuten Abortgeschehens signifikant reduzieren lässt (Cavalcante et al. 2017). Bemerkenswert, gerade bei neueren Studien, ist, dass diese ein erkennbares Bemühen zeigen, Subgruppen, die von einer Therapie profitieren, exakt zu definieren (Cavalcante et al. 2018; Kheshtchin et al. 2010; Sarno et al. 2019): So sollen z. B. präexistente Autoantikörper (v. a. Antiphospholipid-AKs) den Erfolg nivellieren (Sarno et al. 2019). Zudem soll eine Wiederholung der AI/LIT in der Schwangerschaft das Schwangerschaftsoutcome steigern (Sarno et al. 2019).

Wir selbst indizieren die AI/LIT, wenn ähnliche Konstellationen wie bei der Indikation zum G-CSF vorliegen (siehe dort) und insbesondere dann, wenn eine G-CSF-Monobehandlung zu einem erneuten Abortgeschehen mit einem unauffälligen Chromosomensatz geführt hat. Dementsprechend kombinieren wir eine AI/LIT während der Schwangerschaft mit dem rhG-CSF, zumal bislang auch keine Möglichkeit besteht, auch während der Schwangerschaft eine erneute AI/LIT durchzuführen. Bei sekundären wiederholten Spontanaborten indizieren wir eine AI/LIT nur dann, wenn der Cross-Match zeigt, dass kein immunologisches Gedächtnis (mehr) vorliegt. Die Baby-take-home-Rate (BTHR; hier nicht dargestellt) entspricht ziemlich genau den Ergebnissen einer G-CSF-Monobehandlung.

Die AI/LIT wird derzeit nur an wenigen spezialisierten Zentren durchgeführt, da gesetzlich hohe Auflagen bezüglich deren Durchführung bestehen (z. B. Reinraumbedingungen).

13.9.4 Zytokine/Wachstumsfaktoren

Das nachvollziehbare Ziel wäre es, in Abortivsituationen, die durch Defizite der wachstumsfördernden Faktoren/Zytokine ausgelöst werden, diese zu substituieren und/oder Zytokine der TH1-Antwort, falls sie erhöht sind, zu supprimieren.

Voraussetzung hierfür wäre, die genaue zeitliche Abfolge der Synthese/Sekretion der einzelnen Zytokine und Wachstumsfaktoren zu kennen, zudem die dazugehörigen physiologischen Konzentrationen. Darüber hinaus müsste eine schwangerschaftsspezifische Feindiagnostik möglich sein; möglich ist bisher freilich nur die Diagnostik deutlicher Pathologien, wie z. B. bei bestimmten Autoimmunerkrankungen. Für einen klinischen Einsatz müssten die entsprechenden Wachstumsfaktoren/Zytokine und ihre Antagonisten zudem als Medikamente verfügbar sein, was allerdings durchwegs nicht der Fall ist.

13.9.4.1 G-CSF (Granulozyten-Kolonie stimulerender Faktor)

Der G-CSF ist derzeit der einzige Wachstumsfaktor, der als Medikament verfügbar ist, sieht man vom GM-CSF ab, der derzeit allerdings auch nur als Zusatz zu einem ART-Kulturmedium erhältlich ist (Embryogen™/Blastgen™). Zudem ist der G-CSF ein wichtiger Wachstumsfaktor im Rahmen der Implantation/Schwangerschaft.

Der G-CSF ist ein Mitglied der Familie der koloniestimulierenden Faktoren (CSF), für die bis dato 5 verschiedene beschrieben sind. Die Familie wurde erstmals, auch in dieser Namensgebung, 1985 beschrieben (Metcalf 1985). Der G-CSF wird durch ein einziges Gen codiert, welches auf Chromosom 17 lokalisiert ist (q11-22); er besteht aus 174 Aminosäuren, wirkt über 2 spezifische Rezeptoren und unterscheidet sich damit sehr von dem namensähnlichen GM-CSF (Granulozyten-Makrophagen-koloniestimuliernder Faktor; Chromosom 5, 127 Aminosäuren) (Würfel 2015).

Was seine Wirkung in der Schwangerschaft angeht, so sind u. a. folgende Fakten nachgewisen:

- Er steigert die hCG-Synthese/-Sekretion (Scarpellini et al. 2019, Würfel 2015).
- Vermutlich mittels hCG fördert er die Progesteron- und Estrogensynthese des Corpus luteum (Würfel 2015).
- Er senkt die Toxizität die NK-Zellen (Su et al. 2012).
- Er steigert die Expression von HLA-G (Rossetti et al. 2010).
- Er erhöht die Konzentration der Tregs (Scarpellini et al. 2019).
- Er fördert die embryonale Adhäsion und die Angiogenese (Rahmati et al. 2014).
- Er unterstützt die TH2-Shift (Rutella et al. 2005).
- Er mobilisiert und differenziert DCs u. a. hin zu Tregs (Rossetti et al. 2010, Shaughnessy et al. 2006).

Insgesamt kommt es damit zu einer nachhaltigen Unterstützung des Implantationsvorgangs, wobei in erster Linie das Wachstum des Trophoblasten gefördert wird und damit sekundär das des Embryos.

Es ist davon auszugehen, dass dies durch eine direkte Stimulation der trophoblastären Zellen erfolgt. Möglich ist aber auch eine Aktivierung von uterinen Stammzellen, sog. EDSCs („endometrium-derived stem cells“) (Chan et al. 2004; Gargett et al. 2007;

Santamaria et al. 2018), aber auch der sog. BMDSCs („Bone-marrow-derived stem cells“) (Du et al. 2012), die ebenfalls im Endometrium nachzuweisen sind. Zudem bekannt ist, dass der G-CSF und der GM-CSF zu einer Stimulation der im Uterus ansäßigen Langerhans Zellen (noch inaktive DCs) führen (Rabi et al. 2014).

Zum Einsatz des rhG-CSF bei RSA-Patientinnen gibt es eine Reihe von Studien, darunter auch 2 RCTS (Santjohanser et al. 2020; Scarpellini und Sbracia 2009; Wu 2018; Würfel 2015), die seine Wirksamkeit gut belegen. Übereinstimmend berichten sie u. a. von überdurchschnittlich hohen hCG- und Progesteronwerten, z. T. auch einem vorauseilenden embryonalen Wachstum zwischen der ca. 9. und 12. SSW (das sich danach wieder normalisiert) und einer meist auftretenden Hypernausea/Hyperemesis gravidarum.

Dem entgegen steht eine einzige Studie, auch eine RCT (Eapen et al. 2019), die aber massiv kritisiert wurde (Santjohanser et al. 2020; Sbracia et al. 2020; Würfel und Santjohanser 2020): Übliche RSA-Ursachen wurden z. T. nicht ausgeschlossen, es gab keine Dosisfindung (der eingesetzten, neuen Arzneimittelspezialität), die Hälfte der behandelten Frauen hatte bereits ein Kind geboren (sekundäre Abortneigung), und die Indikation, warum der rhG-CSF angewandt wurde, blieb vollkommen unklar. Letztlich wieder dasselbe Problem: wiederholte Spontanaborte als pauschale Diagnose zugrunde gelegt und nicht als Symptom betrachtet, was sie aber sind.

Der Einsatz eines Wachstumsfaktors macht aber nur Sinn, wenn ein Defizit besteht, entweder absolut, weil die Synthese eingeschränkt ist, oder relativ, weil eine unzureichende Kommunikation zwischen Embryo einerseits und maternalem Geweben/ Immunsystem andererseits besteht. Letzteres ist mit hoher Wahrscheinlichkeit anzunehmen, wenn bestimmte HLA-Konstellationen vorliegen (siehe oben), eine (sehr) hohe Übereinstimmung in den HLA-Merkmalen besteht, insbesondere auch bei HLA-C, bzw. „schwach“ wirksame HLA-Gruppen exprimiert werden und (mehrere) aktivierende KI-Rezeptoren genetisch nicht angelegt sind. Diese Indikationen werden sich zukünftig, bei weiter fortschreitender Kenntnis der rezeptorvermittelten Interaktionen, noch erweitern.

Tab. 13.3 gibt unsere Behandlungsergebnisse bis März 2021 wieder. Die gewählte Dosis war 2 × 13 Mio. IE pro Woche im Off-Label-Gebrauch, entweder ab positivem Schwangerschaftstest oder ab Embryotransfer. Die Behandlung wurde mit der ca. 9./10. SSW beendet. Dargestellt sind hier auch die Behandlungsergebnisse bei RIF-Patientinnen; für dieses Patientinnenkollektiv liegen mittlerweile 2 Metaanalysen vor (Li et al. 2017; Zhang et al. 2018), die die Wirksamkeit des G-CSF auch bei repetitivem Implantationsversagen bestätigen. Eine Erhöhung der Fehlbildungsrate der geborenen Kinder besteht nicht (Boxer et al. 2015), tendenziell ist es eher umgekehrt. Sofern es unter G-CSF-Therapie zu einem erneuten Abortgeschehen kommt, erbitten wir stets eine genetische Untersuchung des Abortmaterials. Derzeitiger Stand ist, dass 84–88 % dieser erneuten Aborte eine genetische Ursache haben.

Tab. 13.3 Übersicht über die bisherigen verfügbaren Behandlungsergebnisse bei RSA- und RIF-Patientinnen (bis März 2021). Die Dosis des rhG-CSF lag stets bei 2 × 13 Mio. IE/Woche, die (empfohlene) Applikation erfolgte in der Regel bis zur 9./10. SSW, selten darüber hinaus

	RSA-Patientinnen	RIF-Patientinnen
Alter (bei Behandlung)	34,7 Jahre	38,1 Jahre
Vorangegangene Abortiv-schwangerschaften	4,7	–
Vorangegangene Embryotrans-fers	–	6,9
Klinische Schwangerschaften	627	717
Daten zum Verlauf der Schwangerschaft verfügbar	595 (94,8 %)	691 (96,3 %)
Klinische Aborte (+ induzierte)	121	157
Geburten	474	534
Davon Einlinge	465 (98,1 %)	464 (86,9 %)
Zwillinge	9 (1,9 %)	67 (12,5 %)
Drillinge	Keine	3 (0,6 %)
Geburtszeitpunkt > 37. Schwangerschaftswoche (SSW)	419 (90,1 %)	401 (86,4 %)
Geburtsgewicht (> 37 SSW)	3452 g ± 1308 g	3209 g ± 1216 g
Fehlbildungen/genetische Auffälligkeiten	2× Omphalozele, 1 × Turmschädel, 1 × Spina bifida, 1 × komplexes Fehlbildungssyndrom (ohne erkennbare genetische Grundlage), 5 induzierte Aborte (3x +21, 2x +18)	2× Omphalozele, 2× Spina bifida, 1 × Anenezephalus, 6 induzierte Aborte (3x +21, 2x +18, 1x +16), ein geborenes Kind mit 46,XX +13, 1 Tag post partum verstorben

Nebenwirkungen/Begleiteffekte unter der angegebenen Medikation sind eine Leukozytose (höher als die physiologische in der Schwangerschaft), eine verbesserte Wundheilung und nahezu obligat eine Nausea/Hypernausea bzw. Emesis/Hyperemesis. Diese ist wohl durch die verstärkte Ausschwemmung embryonaler/trophoblastärer Zellen auf der Basis des aggressiveren Implantationsverhaltens zu erklären (vgl. Kap. 10). Wie die Daten von der Knochenmarkspende zeigen, implizieren die gewählten Dosierungen kein erhöhtes Risiko für die Induktion eines Karzinoms oder einer Hämoblastose (Mengling et al. 2015; Würfel 2015).

13.9.4.2 TNF-α-Blocker und verwandte Substanzen

Sie werden v. a. bei Autoimmunerkrankungen eingesetzt (siehe Kap. 17). Die Indikation zum Einsatz eines TNF-α-Blockers ergibt sich fast immer in Zusammenarbeit mit dem Rheumatologen oder Gastroenterologen. Nach derzeitigem Kenntnisstand implizieren TNF-α-Blocker in der Schwangerschaft kein erhöhtes Fehlbildungsrisiko (Puchner et al. 2019).

13.9.4.3 Intrauterine Instillationen

Beschrieben ist verschiedentlich die Anwendung intrauteriner Instillationen von Zytokinen/Wachstumsfaktoren/Hormonen zur Verbesserung der Schwangerschaftsrate in ART-Programmen, aber auch bei RSA-Patientinnen.

G-CSF

Eine intrauterine Instillation des G-CSF zu Senkung der Abortrate ist offenbar nicht erfolgreich (Zafardoust et al. 2017); bei RIF-Patientinnen scheint es hingegen einen Benefit zu geben (Huang et al. 2020).

TRP (thrombozytenreiches Plasma)

Thrombozytenreiches Plasma („platelet rich plasma", PRP) ist seit den 60-er Jahren beschrieben. Es wird überwiegend in der Zahnheilkunde und Orthopädie angewendet, insbesondere bei schlecht heilenden Wunden oder degenerativen Läsionen/Prozessen. Es regt die Zellproliferation an. Die Basis hierfür ist die hohe Konzentration an verschiedenen Wachstumsfaktoren, die von Thrombozyten sezerniert werden; vermutlich sind auch Stammzellen angereichert (Alves und Grimalt 2018). Bei rezidivierenden Implantationsversagen (RIF) scheint es die Implantationsrate signifikant zu steigern (Kusumi et al. 2020; Nazari et al. 2020; Zamaniyan et al. 2021). Bezüglich Patientinnen mit wiederholten Spontanaborten gibt es bislang keine Mitteilungen.

hCG

Wie dargestellt, ist hCG, das übrigens in mehreren Isoformen vorliegt (Boxkup et al. 2020), in der Lage, die Rekrutierung von Tregs zu induzieren. Diesem Gedanken folgen intrauterine hCG-Instillationen. Die meisten RCTs (auch eine Metaanalyse) zeigen, dass hierdurch tatsächlich die Konzentration der Tregs zu steigern ist und sich bei RIF-Patienntinnen offenbar eine verbesserte Implantationsrate zu erreichen lässt (Gao et al. 2019; Laokirkkiat et al. 2019; Mansour et al. 2011). Was die Implantationsrate anbelangt, so gibt es freilich auch gegenläufige Studienergebnisse (Hong et al. 2014). Für RSA-Patientinnen liegen derzeit keine validen Daten vor.

Ziemlich in Vergessenheit geraten ist der Therapieansatz systemischer hCG-Injektionen, so wie er in den 1980-er und 90-er Jahren verfolgt wurde. Zumindest gibt es hierzu positive Studienergebnisse, auch von RCTs (Harrison 1985), aktuell wurde dazu freilich nichts mehr mitgeteilt.

13.9.5 Antibiotika

Bei der Behandlung einer chronischen Endometritis (CE) ist eine antibiotische Behandlung indiziert. Als Erstlinienbehandlung wird Doxycyclin empfohlen, als Zweitlinienbehandlung Metronidazol und/oder Chinolone wie Ciprofloxacin (vgl. Kap. 14 Nawroth) (Kimura et al. 2019).

Wünschenswert ist natürlich eine spezifische Therapie, weswegen wir zunehmend die Ergebnisse der Mikrobiomanalyse heranziehen (vgl. Kap. 15). Hierbei ist allerdings zu berücksichtigen, dass insbesondere chronisch-rezidivierende Chlamydieninfektionen damit kaum zu diagnostizieren sind, auch nicht mittels PCR. Bekanntermaßen beruhen diese vor allem auf der aberranten Chlamydienlebensform, die sich gewissermaßen „eingelt" und irgendwann erneut in den Generationszyklus eintritt. Will man eine chronisch-rezidivierende Chlamydieninfektion erfassen, so reichen übliche AK-Bestimmungen, Abstriche oder PCR-Analysen aus dem Urin nicht aus, vielmehr bedarf es vergleichsweise aufwendigerer Western-Blots in Hinblick auf die verschiedenen Chlamydienantigene („Immunoblot").

Therapeutisch kann man bei chronisch-rezidivierenden Chlamydieninfektionen niemals sicher sein, dass eine einmalige, spezifische Antibiotikagabe ausreichend ist. Dementsprechend ist anzuraten, sie in gewissen Zeitintervallen zu wiederholen, zumal eine Antibiotikatherapie nur extrazellulär präsente Keime erfasst, aber nicht die intrazellulären Lebensformen (vgl. auch Ureaplasmen und Mykoplasmen).

Zu empfehlen ist auch immer eine Aufsättigung des Endometriums mit Laktobazillen (vgl. Kap. 15), sowohl vaginal als auch per os (Bakterien können unproblematisch durch Gewebe hindurch migrieren). Was die vaginale Applokation anbelangt, so ist sie nur 5–6 Tage vor der Ovulation bis ca. 1–2 Tage danach wirksam, da nur in diesem Zeitabschnitt ein effektiver vaginouteriner Transportmechanismus existiert (Steck et al. 1989).

13.9.6 Glukokortikoide

Glukokortikoide wirken bekanntemaßen immunsuppressiv und reduzieren somit eine akzentuierte proinflammatorische Immunantwort genauso wie eine erhöhte NK-Toxizität. Glukokortikoide können in der Schwangerschaft eingesetzt werden. Allerdings sollte das nur nach strenger Indikationsstellung erfolgen, da bei längerer Anwendung negative Auswirkungen auf den Fetus nicht auszuschließen sind (Gur et al. 2004) und bei höheren Dosierungen offenbar die Frühgeburtlichkeit ansteigt (Palmsten et al. 2020). Sie eignen sich daher nicht per se für eine pauschale Abortprophylaxe, auch wenn es diesbezüglich vereinzelte, gut gemachte Studien mit positiven Ergebnissen gibt (Fawzy et al. 2008; Gomaa et al. 2014); vielmehr sollten sie spezifischen Fragestellungen wie z. B. bei rheumatischen Grunderkrankungen vorbehalten bleiben – so auch die einschlägigen Leitlinien.

13.9.7 Heparin

Heparin wurde eher zufällig gewonnen. 1916 führte der Student im 4. Semester James McLean eine solche Extraktion, noch aus Gehirngewebe, durch. Später waren es sein Lehrer William Howell und v. a. Emmett Holt, die die Untersuchungen v. a. mit Lebergewebe weiterführten und auf die der Name zurückgeht (Hepar = Leber) (Würfel 2016). Heparin wird bekanntermaßen im großen Stil zur Thromboseprophylaxe bzw. in der Therapie thrombembolischer Erkrankungen eingesetzt. Allerdings scheint Heparin an der physiologischen Regulation der Gerinnung, zumindest beim Menschen, nicht beteiligt zu sein (Würfel 2016). Hingegen zeigt Heparin starke antientzündliche Eigenschaften und findet sich in relativ hohen Konzentrationen z. B. in Mastzellen (siehe Kap. 7).

Heparin wie auch die zahlreichen Heparinoide unseres Körpers sind Kohlenhydratmoleküle, quasi „Kohlenhydrathormone". Allerdings ist für sie kein spezifischer Rezeptor beschrieben. Ihre Wirkung scheinen sie vielmehr durch elektrostatische Adhärenz zu entfalten, zumal sie die am stärksten elektronegativen Substanzen in unserem Organismus darstellen.

Bezüglich RSA-Patientinnen sind sie aus immunologischer Sicht v. a. beim Antiphospholidsyndrom von Bedeutung. Hier sind sie in niedriger Dosierung (Lmwh) zusammen mit ASS (meist 100 mg) Therapeutika der 1. Wahl. Unseres Erachtens nach sollten sich die Heparindosierungen nach der Höhe der AK-Titer richten (siehe auch Ausführungen zu Antiphospholipidsyndrom, Kap. 17), die in gewissen Abständen (z. B. alle 4 Wochen) bestimmt werden sollten (Guerby et al. 2021).

Bei Vorliegen von Anti-TPO-AKs und TAKs verfahren wir wie bei APL-AKs, zumal hier immer wieder auch APL-AKs nachzuweisen sind. Generelle Empfehlungen hierzu gibt es freilich nicht.

Für einen generellen Einsatz von niedrig dosiertem Heparin in der Schwangerschaft gibt es bislang keine Indikation, wenngleich es zumindest eine Metaanalyse gibt, die ein per se besseres Outcome dokumentiert (Andronache et al. 2020)

13.10 Zusammenfassung

Die immunologische Regulation der Implantation ist komplex, und doch basiert sie auf – auch heute schon erkennbaren – klaren Grundmechanismen. Diese Grundmechanismen besitzen eine unverkennbare innere Logik, wenn man sich vor Augen hält, dass die Herausforderung darin besteht, den (halb-)fremden Embryo einerseits und das maternale Gewebe anderseits zu „verzahnen", ohne dass es durch die verschiedenen Arme des Immunsystems zu einer Abwehrreaktion kommt und darüber hinaus gewährleistet ist, den Conceptus genau durch dieses maternale Immunsystem auch noch in seiner Entwicklung zu unterstützen.

Es ist nachvollziehbar, dass es in allen Armen des Immunsystems zu Fehlregulationen kommen kann, die sich aufgrund der inneren Vernetzung des Immunsystems in klinischen Pathologien wie z. B. wiederholten Spontanaborten oder einem wiederholten Implantationsversagen niederschlagen.

Es ist deshalb viel „zu kurz gesprungen", die klinische Entität wiederholte Spontanaborte oder Implantationsversager bereits als Diagnose zu verstehen und dementsprechend „irgendwelche" Medikamente „mal so" einzusetzen.

Vielmehr muss am Anfang eine möglichst präzise Diagnostik stehen, selbstverständlich auch unter Einschluss nicht-immunologischer Faktoren. Erst danach kann man ein therapeutisches Gesamtkonzept entwickeln und auch umsetzen. Das freilich kann anspruchsvoll sein und viel Erfahrung erfordern, auch und v. a. weil RSA-Patientinnen/Paare sekundär oft nicht unerheblich psychisch traumatisiert sind. Hier kommt dann der subtilen psychologischen Führung eine große Bedeutung zu, auch wenn klar ist, dass die psychogene Komponente in der Pathogenese wiederholter Spontanaborte oder Implantationsversager so gut wie keine Rolle spielt (vgl. LL DGGG).

Publizierte Leitlinien zur Diagnostik und Therapie wiederholter Spontanaborte stellen ein wertvolles Grundgerüst in der täglichen Praxis dar. Sie können freilich die tatsächlichen diagnostischen und therapeutischen Möglichkeiten gerade in der Immunologie nur unzureichend abbilden. Zum einen hängt das mit den bestehenden Wissenslücken zusammen, zum anderen mit der Tatsache, dass randomisierte Doppelblindstudien (RCTs) aufgrund der extremen Heterogenität der Ursachen und der vergleichsweise geringen Zahl Betroffener – ganz anders als etwa in der Onkologie – kaum initiier- und umsetzbar sind, u. a. auch aus medizinethischen Gründen.

Wir selbst sehen pro Jahr 100–130 Paare mit wiederholten Spontanaborten, zusätzlich auch eine hohe Zahl an RIF-Patientinnen, wobei natürlich Überschneidungen existieren. Unter Zugrundelegung einer umfassenden Diagnostik und der sich daraus ergebenden Therapie (so wie oben dargestellt) erreichen wir im Schnitt eine Geburtenrate (pro begonnener Schwangerschaft) von ca. 80 %, und zwar unabhängig von der Zahl der vorausgegangenen Aborte, wobei zusätzlich zu berücksichtigen ist, dass wir de facto alle Schwangerschaften nur konsiliarisch betreuen. Das ist natürlich noch nicht vollkommen zufriedenstellend, doch eine vergleichsweise hohe Zahl, die sich durch ausschließliche Befolgung der entsprechenden Leiilinien sicher nicht erreichen lässt.

Literatur

Agrawal D, Prakash S, Misra MK, Pahdke SR, Agrawal S (2015) Implication of HLA-G 5´upstream regulatory region polymorphisms in idiopathic recurrent abortions. ReprodBioMedOnline 30(1):82–91 https://doi.org/10.1016/j.rbmo.2014.09.015

Ahmadi M, Abdolmohammadi-Vahid S, Ghaebi M, Aghebati-Maleki L, Afkham A, Danaii S, Abdollahi-Fard S, Heidari L, Jadidi-Niaragh F, Younesi V, Nouri M, Yousefi M (2017) Effect of Intravenous immunoglobulin on Th1 and Th2 lymphocytes and improvement of pregnancy outcome in recurrent pregnancy loss (RPL). Biomed Pharmacother 92:1095–1102. https://doi.org/10.1016/j.biopha.2017.06.001

Akbari S, Ahmadi SAY, Shahsavar F (2018) The Relationship of Maternal KIR and Parental HLA-C Genes With Risk of Recurrent Spontaneous Abortion: A Regional Study in Lorestan Province, Iran. Crescent J Med Biol Sci 5(3):194–197

Alecsandru D, Garrido N, Vicario JL, Barrio A, Aparicio P, Requena A, García-Velasco JA (2014) Maternal KIR haplotype influences live birth rate after double embryo transfer in IVF cycles in patients with recurrent miscarriages and implantation failure. Hum Reprod 29(12):2637–2643. https://doi.org/10.1093/humrep/deu251

Aldrich CL, Stephenson MD, Karrison T, Odem RR, Branch DW, Scott JR, Schreiber JR, Ober C (2001) HLA-G genotypes and pregnancy outcome in couples with unexplained recurrent miscarriage. Mol Hum Reprod 7(12):1167–1172. https://doi.org/10.1093/molehr/7.12.1167

Alves R, Grimalt R (2018) A Review of Platelet-Rich Plasma: History, Biology, Mechanism of Action, and Classification. Skin Appendage Disord 4(1):18–24. https://doi.org/10.1159/000477353

Andronache A, Bi WG, Wie SQ (2020) Heparin and pregnancy outcomes: a systematic review and meta-analysis. Am J Obstet Gynecol 1(suppl.):S552–S553. https://doi.org/10.1016/j.ajog.2019.11.899

Aranda F, Udry S, Perés Wingeyer S, Amshoff LC, Bogdanova N, Wieacker P, Latino JO, Markoff A, de Larrañaga G (2018) Maternal carriers of the ANXA5 M2 haplotype are exposed to a greater risk for placenta-mediated pregnancy complications. J Assist Reprod Genet 35(5):921–928. https://doi.org/10.1007/s10815-018-1142-4

Armstrong S, Langlois A, Laparidou D et al (2017) Assessment of consent models as an ethical consideration in the conduct of prehospital ambulance randomised controlled clinical trials: a systematic review. BMC Med Res Methodol 17:142. https://doi.org/10.1186/s12874-017-0423-4

Aruna M, Nagaraja T, Bhaskar SA, Tarakeswari S, Reddy AG, Thangaraj K, Singh L, Reddy BM (2011) Novel alleles of HLA-DQ and -DR loci show association with recurrent miscarriages among South Indian women. Hum Reprod 26(44):765–774. https://doi.org/10.1093/humrep/der024

Aruna M, Sirisha PV, Andal Bhaskar S, Tarakeswari S, Thangaraj K, Reddy BM (2011) Role of 14-bp insertion/deletion polymorphism in HLA-G among Indian women with recurrent spontaneous abortions. Tissue Antigens 77(2):131–135. https://doi.org/10.1111/j.1399-0039.2010.01584.x

Atik RB, Christiansen OB, Elson J, Kolte AM, Lewis S, Middeldorp S, Nelen W, Peramo B, Quenby S, Vermeulen N, Goddijn M (2018) ESHRE guideline: recurrent pregnancy loss. Human Reproduction Open (Issue 2):hoy004. https://doi.org/10.1093/hropen/hoy004

Barnea ER, Hayrabedyan S, Todorova K, Almogi-Hazan O, Or R, Guingab J, McElhinney J, Fernandez N, Barder T (2016) PreImplantation factor (PIF*) regulates systemic immunity and targets protective regulatory and cytoskeleton proteins. Immunobiol 221(7):778–93. https://doi.org/10.1016/j.imbio.2016.02.004

Barnea ER, Kirk D, Paidas MJ (2012) Preimplantation factor (PIF) promoting role in embryo implantation: increases endometrial integrin-α2β3, amphiregulin and epiregulin while reducing betacellulin expression via MAPK in decidua. Reprod Biol Endocrinol 10(1):50. https://doi.org/10.1186/1477-7827-10-50

Barnea ER, Lahijani KI, Roussev R, Barnea JD, Coulam CB (1994) Use of lymphocyte platelet binding assay for detecting a preimplantation factor: a quantitative assay. Am J Reprod Immunol 32(3):133–138. https://doi.org/10.1111/j.1600-0897.1994.tb01103.x

Barton BM, Xu R, Wherry EJ, Porrett PM (2017) Pregnancy promotes tolerance to future offspring by programming selective dysfunction in long-lived maternal T cells. J Leukoc Biol 101(4):975–987. https://doi.org/10.1189/jlb.1A0316-135R

Bayry J, Mouthon L, Kaveri SV (2012) Intravenous immunoglobulin expands regulatory T cells in autoimmune rheumatic disease. J Rheumatol 39(2):450–451. https://doi.org/10.3899/jrheum.111123.Erratum.In:JRheumatol.2015Jan;42(1):141

Boldison J, Da Rosa LC, Davies J, Wen L, Wong FS (2020) Dendritic cells license regulatory B cells to produce IL-10 and mediate suppression of antigen-specific CD8 T cells. Cell Mol Immunol 17(8):843–855. https://doi.org/10.1038/s41423-019-0324-z

Bompeixe EP, Carvalho Santos PS, Vargas RG, von Linsingen R, Zeck SC, Wowk PF, Bicalho MG (2013) HLA class II polymorphisms and recurrent spontaneous abortion in a Southern Brazilian cohort. Int J Immunogenet 40(3):186–191. https://doi.org/10.1111/j.1744-313X.2012.01155.x

Boxer LA, Bolyard AA, Kelley ML, Marrero TM, Phan L, Bond JM, Newburger PE, Dale DC (2015 Jan) Use wiederholtenof granulocyte colony-stimulating factor during pregnancy in women with chronic neutropenia. Obstet Gynecol 125(1):197–203. https://doi.org/10.1097/AOG.0000000000000602

Boxkup K, Blanchard V, Castillo-Binder P, Alexander H, Engeland K, Schug S (2020) N- and O-glycosylation patterns and functional testing of CGB7 versus CGB3/5/8 variants of the human chorionic gonadotropin (hCG) beta subunit. Glycoconj J 37(5):599–610. https://doi.org/10.1007/s10719-020-09936-w

Branch DW, Peaceman AM, Druzin M, Silver RK, El-Sayed Y, Silver RM, Esplin MS, Spinnato J, Harger J (2000) A multicenter, placebo-controlled pilot study of intravenous immune globulin treatment of antiphospholipid syndrome during pregnancy. The Pregnancy Loss Study Group. Am J Obstet Gynecol 182(1 Pt 1):122–127. https://doi.org/10.1016/s0002-9378(00)70500-x

Cai J, Zhu Y, Pingyuan L, Guo CP, Hu XD, Tonghua W, Yin B, Li GG, Zeng Y (2012) Study on the HLA-DQA1 and HLA-DQB1 haplotypes in patients with recurrent miscarriage. J Reprod Immunol 94:122. https://doi.org/10.1016/j.jri.2012.03.472

Canella PRBC, Barini R, Carvalho PDO, Razolli DS (2021) Lipid emulsion therapy in women with recurrent pregnancy loss and repeated implantation failure: The role of abnormal natural killer cell activity. J Cell Mol Med 25:2290–2296. https://doi.org/10.1111/jcmm.16257

Carbone J, Sarmiento E, Gallego A, Lanio N, Navarro J, García S, Fernandez-Cruz E (2016) Peripheral blood T- and B-cell immunophenotypic abnormalities in selected women with unexplained recurrent miscarriage. J Reprod Immunol 113:50–53. https://doi.org/10.1016/j.jri.2015.11.003

Cavalcante MB, Cavalcante C, Sarno M, da Silva ACB, Barini R (2020) Antinuclear antibodies and recurrent miscarriage: Systematic review and meta-analysis. Am J Reprod Immunol 83:e13215

Cavalcante MB, Sarno M, Araujo Júnior E, Da Silva CF, Barini R (2017) Lymphocyte immunotherapy in the treatment of recurrent miscarriage: systematic review and meta-analysis. Arch Gynecol Obstet 295(2):511–518. https://doi.org/10.1007/s00404-016-4270-z

Cavalcante MB, Sarno M, Niag M, Pimentel K, Luz I, Figueiredo B, Michelon T, Lima S, Machado IN, Araujo Júnior E, Barini R, Neumann J (2018) Lymphocyte immunotherapy for recurrent miscarriages: Predictors of therapeutic success. Am J Reprod Immunol 79(6):e12833. https://doi.org/10.1111/aji.12833

Chakravarty EF, Murray ER, Kelman A, Farmer P (2011) Pregnancy outcomes after maternal exposure to rituximab. Blood 117(5):1499–1506. https://doi.org/10.1182/blood-2010-07-295444

Chan RW, Schwab KE, Gargett CE (2004) Clonogenicity of human endometrial epithelial and stromal cells. Biol Reprod 70(6):1738–1750. https://doi.org/10.1095/biolreprod.103.024109

Chaouat G, Lédée-Bataille N, Zourbas S, Ostojic S, Dubanchet S, Martal J, Frydman R (2003) Cytokines, implantation and early abortion: re-examining the Th1/Th2 paradigm leads to question the single pathway, single therapy concept. Am J Reprod Immunol 50(3):177–186. https://doi.org/10.1034/j.1600-0897.2003.00080.x

Chen L, Hu R (2011) Thyroid autoimmunity and miscarriage: A meta-analysis. Clin Endocrinol (Oxf) 74:513–519

Chen S, Yang G, Wu P, Sun Y, Dai F, He Y, Qian H, Liu Y, Shi G (2020) Antinuclear antibodies positivity is a risk factor of recurrent pregnancy loss: A meta-analysis. Semin, Arthritis Rheum

Chen X, Liang PY, Li GG, Diao LH, Liu CC, Huang CY, Wu TH, Xu J, Zeng Y (2016) Association of HLA-DQ alleles with the presence of an anti-β_2-glycoprotein I antibody in patients with recurrent miscarriage. HLA 87(1):19–24. https://doi.org/10.1111/tan.12713

Christiansen OB, Kolte AM, Krog MC, Nielsen HS, Egerup P (2019) Treatment with intravenous immunoglobulin in patients with recurrent pregnancy loss: An update. J Reprod Immunol 133:37–42. https://doi.org/10.1016/j.jri.2019.06.001

Christiansen OB, Larsen EC, Egerup P, Lunoee L, Egestad L, Nielsen HS (2015) Intravenous immunoglobulin treatment for secondary recurrent miscarriage: a randomised, double-blind, placebo-controlled trial. BJOG 122(4):500–508. https://doi.org/10.1111/1471-0528.13192

Christiansen OB, Pedersen B, Nielsen HS, Nybo Andersen AM (2004) Impact of the sex of first child on the prognosis in secondary recurrent miscarriage. Hum Reprod 19(12):2946–2951. https://doi.org/10.1093/humrep/deh516

Carkaci D, Afzal J, Jensen KS, Dannemann JL, Cinar B: The implication of HLA-F polymorphisms on the development of recurrent spontaneous abortions Bachelor Thesis, Rosklite University 2010

Clark MM, Chazara O, Sobel EM, Gjessing HK, Magnus P, Moffett A, Sinsheimer JS (2016) Human Birth Weight and Reproductive Immunology: Testing for Interactions between Maternal and Offspring KIR and HLA-C Genes. Hum Hered 81(4):181–193. https://doi.org/10.1159/000456033

Clay RA (2010) The pitfalls of randomized controlled trials. Monitor on Psychology 41(8). http://www.apa.org/monitor/2010/09/trials

Colucci F (2017) The role of KIR and HLA interactions in pregnancy complications. Immunogenetics 69(8–9):557–565. https://doi.org/10.1007/s00251-017-1003-9

Coulam CB (1994) Immunotherapy with intravenous immunoglobulin for treatment of recurrent pregnancy loss: American experience. Am J Reprod Immunol 32(4):286–289. https://doi.org/10.1111/j.1600-0897.1994.tb01127.x

Coulam CB (2021) Intralipid treatment for women with reproductive failures. Am J Reprod Immunol 85:e13290. https://doi.org/10.1111/aji.13290

Coulam CB, Roussev GR, Thomason EJ, Barnea ER (1995) Preimplantation Factor (PIF) Predicts Subsequent Pregnancy Loss. Am J Reprod Immunol 34(2):P88-92. https://doi.org/10.1111/j.1600-0897.1995.tb00923.x

Danaii S, Ghorbani F, Ahmadi M, Abbaszadeh H, Koushaeian L, Soltani-Zangbar MS, Mehdizadeh A, Hojjat-Farsangi M, Kafil HS, Aghebati-Maleki L, Yousefi M (2020) IL-10-producing B cells play important role in the pathogenesis of recurrent pregnancy loss. Int Immunopharmacol 87:106806. https://doi.org/10.1016/j.intimp.2020.106806

DeJong CS, Maurice NJ, McCartney SA, Prlic M (2020) Human Tissue-Resident Memory T Cells in the Maternal-Fetal Interface. Lost Soldiers or Special Forces? Cells 9(12):2699. https://doi.org/10.3390/cells9122699

De Sanctis JB, Blanca I, Bianco NE (1995) Expression of different lipoprotein receptors in natural killer cells and their effect on natural killer proliferative and cytotoxic activity. Immunology 86(3):399–407

D'Ippolito S, Gasbarrini A, Castellani R, Rocchetti S, Sisti LG, Scambia G, Di Simone N (2016) Human leukocyte antigen (HLA) DQ2/DQ8 prevalence in recurrent pregnancy loss women. Autoimmun Rev 15(7):638–643. https://doi.org/10.1016/j.autrev.2016.02.009

Di Simone N, Nicuolo F, Marana R, Castellani R, Ria F, Veglia M, Scambia G, Surbek D, Barnea E, Mueller M (2017) Synthetic PreImplantation Factor (PIF) prevents fetal loss by modulating LPS induced inflammatory response. PLOS ONE 12:e0180642. https://doi.org/10.1371/journal.pone.0180642

Du H, Naqvi H, Taylor HS (2012) Ischemia/reperfusion injury promotes and granulocyte-colony stimulating factor inhibits migration of bone marrow-derived stem cells to endometrium. Stem Cells Dev. 21(18):3324–3331. https://doi.org/10.1089/scd.2011.0193

Duzyj CM, Barnea ER, Li M, Huang SJ, Krikun G, Paidas MJ (2010) Am J Obstet Gynecol 203(4):402.e1–4. https://doi.org/10.1016/j.ajog.2010.06.060

Eapen A, Joing M, Kwon P, Tong J, Maneta E, De Santo C, Mussai F, Lissauer D, Carter D (2019) RESPONSE study group. Recombinant human granulocyte- colony stimulating factor in women with unexplained recurrent pregnancy losses: a randomized clinical trial. Hum Reprod 34(3):424–432. https://doi.org/10.1093/humrep/dey393

Elbaşı MO, Tulunay A, Karagözoğlu H, Kahraman S, Ekşioğlu-Demiralp E (2020) Maternal killer-cell immunoglobulin-like receptors and paternal human leukocyte antigen ligands in recurrent pregnancy loss cases in Turkey. Clin Exp Reprod Med 47(2):122–129. https://doi.org/10.5653/cerm.2019.03223

Ensom MH, Stephenson MD (2011) A two-center study on the pharmacokinetics of intravenous immunoglobulin before and during pregnancy in healthy women with poor obstetrical histories. Hum Reprod 26(9):2283–2288. https://doi.org/10.1093/humrep/der227

ESHRE Guideline Group on RPL, Bender Atik R, Christiansen OB, Elson J, Kolte AM, Lewis S, Middeldorp S, Nelen W, Peramo B, Quenby S, Vermeulen N, Goddijn M (2018) ESHRE guideline: recurrent pregnancy loss. Hum Reprod Open 2018(2):hoy004 https://doi.org/10.1093/hropen/hoy004

Galeotti C, Karnam A, Dimitrov JD et al (2020) Anti-IgE IgG autoantibodies isolated from therapeutic normal IgG intravenous immunoglobulin induce basophil activation. Cell Mol Immunol 17:426–429. https://doi.org/10.1038/s41423-019-0334-x

Gargett CE, Chan RW, Schwab KE (2007) Endometrial stem cells. Curr Opin Obstet Gynecol 19(4):377–383. https://doi.org/10.1097/GCO.0b013e328235a5c6

Granato D, Blum S, Rossle C, Le Boucher J, Malnoe A, Dutot G (2000) Effects of parenteral lipid emulsions with different fatty acid composition on immune cell functions in vitro. Jpn. J. Parenter. Enter. Nutr. 24:113–118

Guerby P, Fillion A, O'Connor S, Bujold E (2021) Heparin for preventing adverse obstetrical outcomes in pregnant women with antiphospholipid syndrome, a systematic review and meta-analysis. J Gynecol Obstet Hum Reprod. 50(2):101974. https://doi.org/10.1016/j.jogoh.2020.101974

Faridi RM, Agrawal S (2011) Killer immunoglobulin-like receptors (KIRs) and HLA-C allorecognition patterns implicative of dominant activation of natural killer cells contribute to recurrent miscarriages. Hum Reprod 26(2):491–497. https://doi.org/10.1093/humrep/deq341

Faridi RM, Das V, Tripthi G, Talwar S, Parveen F, Agrawal S (2009) Influence of activating and inhibitory killer immunoglobulin-like receptors on predisposition to recurrent miscarriages. Human Reproduction 24:1758–1764. https://doi.org/10.1093/humrep/dep047

Fawzy M, Shokeir T, El-Tatongy M, Warda O, El-Refaiey AA, Mosbah A (2008) Treatment options and pregnancy outcome in women with idiopathic recurrent miscarriage: A randomized placebo-controlled study. Arch Gynecol Obstet 278:33–38

Fettke F, Schumacher A, Canellada A, Toledo N, Bekeredjian-Ding I, Bondt A, Wuhrer M, Costa SD, Zenclussen AC (2016) Maternal and Fetal Mechanisms of B Cell Regulation during Pregnancy: Human Chorionic Gonadotropin Stimulates B Cells to Produce IL-10 While Alpha-Fetoprotein Drives Them into Apoptosis. Front Immunol 8(7):495. https://doi.org/10.3389/fimmu.2016.00495

Feyaerts D, Joosten I, van der Molen RG (2020) A pregnancy to remember: trained immunity of the uterine mucosae. Mucosal Immunol. https://doi.org/10.1038/s41385-020-00362-7

Fotoohi M, Ghasemi N, Mirghanizadeh SA, Vakili M, Samadi M (2016) Association between HLA-E gene polymorphism and unexplained recurrent spontaneous abortion (RSA) in Iranian women. International Journal of Reproductive Biomedicine. 14(7):477–482

Gamliel M, Goldman-Wohl D, Isaacson B, Gur C, Stein N, Yamin R, Berger M, Grunewald M, Keshet E, Rais Y, Bornstein C, David E, Jelinski A, Eisenberg I, Greenfield C, Ben-David A, Imbar T, Gilad R, Haimov-Kochman R, Mankuta D, Elami-Suzin M, Amit I, Hanna JH, Yagel S, Mandelboim O (2018) Trained Memory of Human Uterine NK Cells Enhances Their Function in Subsequent Pregnancies. Immunity 48(5):951-962.e5. https://doi.org/10.1016/j.immuni.2018.03.030

Gao M, Jiang X, Li B, Li L, Duan M, Zhang X, Tian J, Qi K (2019) Intrauterine injection of human chorionic gonadotropin before embryo transfer can improve in vitro fertilization-embryo transfer outcomes: a meta-analysis of randomized controlled trials. Fertil Steril 112(1):89-97.e1. https://doi.org/10.1016/j.fertnstert.2019.02.027

Gharesi-Fard B, Askarinejad-Behbahani R, Behdin S (2014) The effect of HLA-DRB1 sharing between the couples with recurrent pregnancy loss on the pregnancy outcome after leukocyte therapy. Iran J Immunol 11(1):13–20

Gomaa MF, Elkholy AG, El-Said MM, Abdel-Salam NE (2014) Combined oral prednisolone and heparin versus heparin: The effect on peripheral nk cells and clinical outcome in patients with unexplained recurrent miscarriage. A double-blind placebo randomized controlled trial. Arch Gynecol Obstet 290:757–762

Goodale LF, Hayrabedyan S, Todorova K, Roussev R, Ramu S, Stamatkin C, Coulam CB, Barnea ER, Gilbert RO (2017) PreImplantation factor (PIF) protects cultured embryos against oxidative stress: relevance for recurrent pregnancy loss (RPL) therapy. Oncotarget 8(20):32419–32432. https://doi.org/10.18632/oncotarget.16028

Gupta R, Prakash S, Parveen F, Agrawal S (2012) Association of CTLA-4 and TNF-α polymorphism with recurrent miscarriage among North Indian women. Cytokine 60(2):456–462. https://doi.org/10.1016/j.cyto.2012.05.018. Epub 2012 Jun 22

Gur C, Diav-Citrin O, Shechtman S, Arnon J, Ornoy A (2004) Pregnancy outcome after first trimester exposure to corticosteroids: A prospective controlled study. Reprod Toxicol 18:93–101

Guzman-Genuino RM, Diener KR (2017) Regulatory B Cells in Pregnancy: Lessons from Autoimmunity, Graft Tolerance, and Cancer. Front Immunol 17(8):172. https://doi.org/10.3389/fimmu.2017.00172

Harrison RF (1985) Treatment of habitual abortion with human chorionic gonadotropin: results of open and placebo-controlled studies. Eur J Obstet Gynecol Reprod Biol 20(3):159–168. https://doi.org/10.1016/0028-2243(85)90015-2

Hayashi Y, Nishiyama T, Nakatochi M, Suzuki S, Takahashi S, Sugiura-Ogasawara M (2018) Association of genetic variants of PD1 with recurrent pregnancy loss. Reprod Med Biol. 17(2):195–202. https://doi.org/10.1002/rmb2.12093.PMID:29692678;PMCID:PMC5902459

He M, Kang B, Liao S, Yang K, Ding X, Wu D, Guo Q, Hou Q (2014) Association of polymorphisms of HLA-DRB1 gene with unexplained recurrent spontaneous abortion in ethnic Hans from Henan. Chinese J Med Genet. 31(4):504–507. https://doi.org/10.3760/cma.j.issn.1003-9406.2014.04.021

Hiby SE, Apps R, Chazara O, Farrell LE, Magnus P, Trogstad L, Gjessing HK, Carrington M, Moffett A (2014) Maternal KIR in combination with paternal HLA-C2 regulate human birth weight. J Immunol 192(11):5069–5073. https://doi.org/10.4049/jimmunol.1400577

Hiby SE, Regan L, Lo W, Farrell L, Carrington M, Moffett A (2008) Association of maternal killer-cell immunoglobulin-like receptors and parental HLA-C genotypes with recurrent miscarriage. Hum Reprod 23(4):972–976. https://doi.org/10.1093/humrep/den011

Hong KH, Forman EJ, Werner MD, Upham KM, Gumeny CL, Winslow AD, Kim TJ, Scott RT Jr (2014) Endometrial infusion of human chorionic gonadotropin at the time of blastocyst embryo transfer does not impact clinical outcomes: a randomized, double-blind, placebo-controlled trial. Fertil Steril 102(6):1591–5.e2. https://doi.org/10.1016/j.fertnstert.2014.08.006

Huang P, Yao C, Wei L, Lin Z (2020) The intrauterine perfusion of granulocyte-colony stimulating factor (G-CSF) before frozen-thawed embryo transfer in patients with two or more implantation failures. Hum Fertil (Camb) 31:1–5. https://doi.org/10.1080/14647273.2020.1811904

Hutton B, Sharma R, Fergusson D, Tinmouth A, Hebert P, Jamieson J, Walker M (2007) Use of intravenous immunoglobulin for treatment of recurrent miscarriage: a systematic review. BJOG: An International Journal of Obstetrics & Gynaecology 114:134–142. https://doi.org/10.1111/j.1471-0528.2006.01201.x

Hviid TV, Hylenius S, Hoegh AM, Kruse C, Christiansen OB (2002) HLA-G polymorphisms in couples with recurrent spontaneous abortions. Tissue Antigens 60(2):122–132. https://doi.org/10.1034/j.1399-0039.2002.600202.x

Inada K, Shima T, Nakashima A, Aoki K, Ito M, Saito S (2013) Characterization of regulatory T cells in decidua of miscarriage cases with abnormal or normal fetal chromosomal content. J Reprod Immunol 97(1):104–111. https://doi.org/10.1016/j.jri.2012.12.001

Jablonowska B, Selbing A, Palfi M, Ernerudh J, Kjellberg S, Lindton B (1999) Prevention of recurrent spontaneous abortion by intravenous immunoglobulin: a double-blind placebo-controlled study. Hum Reprod 14(3):838–841. https://doi.org/10.1093/humrep/14.3.838

Jin LP, Fan DX, Zhang T, Guo PF, Li DJ (2011) The costimulatory signal upregulation is associated with Th1 bias at the maternal-fetal interface in human miscarriage. Am J Reprod Immunol 66(4):270–278. https://doi.org/10.1111/j.1600-0897.2011.00997.x

Jolles S, Sewell WA, Misbah SA (2005) Clinical uses of intravenous immunoglobulin. Clin Exp Immunol 142(1):1–11. https://doi.org/10.1111/j.1365-2249.2005.02834.x

Kelemu T, Erlandsson L, Seifu D, Hansson E, Abebe M, Teklu S, Girma S, Traherne JA, Moffett A, Hansson SR (2020) Polymorphism in killer cell immunoglobulin-like receptors and human leukocyte antigen-c and predisposition to preeclampsia in Ethiopian pregnant women population. J Reprod Immunol 141:103169. https://doi.org/10.1016/j.jri.2020.103169

Keller CC, Eikmans M, van der Hoorn MP, Lashley LEELO (2020) Recurrent miscarriages and the association with regulatory T cells; A systematic review. J Reprod Immunol 139:103105. https://doi.org/10.1016/j.jri.2020.103105

Kessel A, Ammuri H, Peri R, Pavlotzky ER, Blank M, Shoenfeld Y, Toubi E (2007) Intravenous Immunoglobulin Therapy Affects T Regulatory Cells by Increasing Their Suppressive Function. J Immunol 179(8):5571–5575. https://doi.org/10.4049/jimmunol.179.8.5571

Kheshtchin N, Gharagozloo M, Andalib A, Ghahiri A, Maracy MR, Rezaei A (2010) The Expression of Th1- and Th2-Related Chemokine Receptors in Women with Recurrent Miscarriage: the Impact of Lymphocyte Immunotherapy. Am J Reprod Immunol 64:104–112. https://doi.org/10.1111/j.1600-0897.2010.00829.x

Kieffer TEC, Laskewitz A, Scherjon SA, Faas MM, Prins JR (2019) Memory T Cells in Pregnancy. Front Immunol 10:625. Published 2019 Apr 2 https://doi.org/10.3389/fimmu.2019.00625

Kimura F, Takebayashi A, Ishida M, Nakamura A, Kitazawa J, Morimune A, Hirata K, Takahashi A, Tsuji S, Takashima A, Amano T, Tsuji S, Ono T, Kaku S, Kasahara K, Moritani S, Kushima R, Murakami T (2019) Review: Chronic endometritis and its effect on reproduction. J Obstet Gynaecol Res 45(5):951–960. https://doi.org/10.1111/jog.13937

Kinder JM, Jiang TT, Clark DR, Chaturvedi V, Xin L, Ertelt JM, Way SS (2014) Pregnancy-induced maternal regulatory T cells, bona fide memory or maintenance by antigenic reminder from fetal cell microchimerism? Chimerism 5(1):16–9. https://doi.org/10.4161/chim.28241

Kolben TM, Rogatsch E, Hester A, Kuhn C, Schmoeckel E, Czogalla B, Mahner S, Jeschke U, Kolben T (2019) Involvement of ILR4α and TLR4 in miscarriages. J Reprod Immunol 131:36–43. https://doi.org/10.1016/j.jri.2018.12.001

Kolte AM, Steffensen R, Nielsen HS, Hviid TV, Christiansen OB (2010) Study of the structure and impact of human leukocyte antigen (HLA)-G-A, HLA-G-B, and HLA-G-DRB1 haplotypes in families with recurrent miscarriage. Hum Immunol 71(5):482–488. https://doi.org/10.1016/j.humimm.2010.02.001

Kruse C, Steffensen R, Varming K, Christiansen OB (2004) A study of HLA-DR and -DQ alleles in 588 patients and 562 controls confirms that HLA-DRB1*03 is associated with recurrent miscarriage. Hum Reprod 19(5):1215–1221. https://doi.org/10.1093/humrep/deh200

Kumari S, Rani A, Diwan A, Srivastava A, Mehta V, Suri R (2016) Morphological and morphometric evaluation of placenta in hypothyroid mothers. Astrocyte 2:19–23

Kurosaki T, Kometani K, Ise W (2015) Memory B cells. Nat Rev Immunol 15(3):149–159. https://doi.org/10.1038/nri3802. Epub 2015 Feb 13 PMID: 25677494

Kusumi M, Ihana T, Kurosawa T, Ohashi Y, Tsutsumi O (2020) Intrauterine administration of platelet-rich plasma improves embryo implantation by increasing the endometrial thickness in women with repeated implantation failure: A single-arm self-controlled trial. Reprod Med Biol. 19:350–356. https://doi.org/10.1002/rmb2.12334

Kwiatek M, Gęca T, Krzyżanowski A, Malec A, Kwaśniewska A (2015) Peripheral Dendritic Cells and CD4+CD25+Foxp3+ Regulatory T Cells in the First Trimester of Normal Pregnancy and in Women with Recurrent Miscarriage. PLoS ONE 10(5):e0124747. https://doi.org/10.1371/journal.pone.0124747

Laokirkkiat P, Thanaboonyawat I, Boonsuk S, Petyim S, Prechapanich J, Choavaratana R (2019) Increased implantation rate after intrauterine infusion of a small volume of human chorionic gonadotropin at the time of embryo transfer: a randomized, double-blind controlled study. Arch Gynecol Obstet 299(1):267–275. https://doi.org/10.1007/s00404-018-4962-7

Li G, Lu C, Gao J, Wang X, Wu H, Lee C, Xing B, Zhang Q (2015) Association between PD-1/PD-L1 and T regulate cells in early recurrent miscarriage. Int J Clin Exp Pathol 8(6):6512–6518

Li J, Mo S, Chen Y (2017) The effect of G-CSF on infertile women undergoing IVF treatment: A meta-analysis. Syst Biol Reprod Med. 63(4):239–247. https://doi.org/10.1080/19396368.2017.1287225

Liang P, Mo M, Li G-G, Yin B, Cai J, Wu T, He X, Zhang X, Zeng Y (2012) Comprehensive analysis of peripheral blood lymphocytes in 76 women with recurrent miscarriage before and after lymphocyte immunotherapy. Am J Reprod Immunol 2012

Liu S, Wei H, Li Y, Diao L, Lian R, Zhang X, Zeng Y (2019) Characterization of dendritic cell (DC)-10 in recurrent miscarriage and recurrent implantation failure. Reproduction 158(3):247–255. https://doi.org/10.1530/REP-19-0172

Liu S, Wei H, Li Y, Huang C, Lian R, Xu J, Chen L, Zeng Y (2018) Downregulation of ILT4^{+} dendritic cells in recurrent miscarriage and recurrent implantation failure. Am J Reprod Immunol 80(4):e12998. https://doi.org/10.1111/aji.12998. Epub 2018 Jun 14

Liu Z, Xu H, Kang X, Wang T, He L, Zhao A (2016) Allogenic lymphocyte immunotherapy for unexplained recurrent spontaneous abortion: a meta-analysis. Am J Reprod Immunol 76:443–453

Long W, Shi Z, Fan S, Liu L, Lu Y, Guo X, Rong C, Cui X, Ding H (2015) Association of maternal KIR and fetal HLA-C genes with the risk of preeclampsia in the Chinese Han population. Placenta 36(4):433–437. https://doi.org/10.1016/j.placenta.2014.05.008

Makhseed M, Raghupathy R, Azizieh F, Omu A, Al-Shamali E, Ashkanani L (2001) Th1 and Th2 cytokine profiles in recurrent aborters with successful pregnancy and with subsequent abortions. Hum Reprod 16(10):2219–2226. https://doi.org/10.1093/humrep/16.10.2219

Mansour R, Tawab N, Kamal O, El-Faissal Y, Serour A, Aboulghar M, Serour G (2011) Intrauterine injection of human chorionic gonadotropin before embryo transfer significantly improves the implantation and pregnancy rates in in vitro fertilization/intracytoplasmic sperm injection: a prospective randomized study. Fertil Steril 96(6):1370-1374.e1. https://doi.org/10.1016/j.fertnstert.2011.09.044

Martini AE, Jasulaitis S, Fogg LF, Uhler ML, Hirshfeld-Cytron JE (2018) Evaluating the Utility of Intralipid Infusion to Improve Live Birth Rates in Patients with Recurrent Pregnancy Loss or Recurrent Implantation Failure. J Hum Reprod Scien 11(3):261–268. https://doi.org/10.4103/jhrs.jhrs_28_18

Meng L, Lin J, Chen L, Wang Z, Liu M, Liu Y, Chen X, Zhu L, Chen H, Zhang J (2016) Effectiveness and potential mechanisms of intralipid in treating unexplained recurrent spontaneous abortion. Arch Gynecol Obstet 294(1):29–39. https://doi.org/10.1007/s00404-015-3922-8

Mengling T, Hernandez-Frederick CJ, Fandel D, Sauter J, Schetelig J, Schmidt AH, Ehninger G (2015) Long-Term HSC Donor Follow-up: Malignancy Incidences after Donation Are Identical Compared to a Matched Control Sample of Registered Donors, but Different to Expected General Population Rates. Blood 126(23):269. https://doi.org/10.1182/blood.V126.23.269.269

Mestman JH (2004) Hyperthyroidism in pregnancy. Best Pract Res Clin Endocrinol Metab 18(2):267–268. https://doi.org/10.1016/j.beem.2004.03.005

Metcalf D (1985) The granulocyte-macrophage colony-stimulating factors. Science 229(4708):16–22. https://doi.org/10.1126/science.2990035

Meuleman T, Lashley LE, Dekkers OM, van Lith JM, Claas FH, Bloemenkamp KW (2015) HLA associations and HLA sharing in recurrent miscarriage: A systematic review and meta-analysis. Hum Immunol 76(5):362–373. https://doi.org/10.1016/j.humimm.2015.02.004. Epub 2015 Feb 17

Meuleman T, van Beelen E, Kaaja RJ, van Lith JM, Claas FH, Bloemenkamp KW (2016) HLA-C antibodies in women with recurrent miscarriage suggests that antibody mediated rejection is one of the mechanisms leading to recurrent miscarriage. J Reprod Immunol 116:28–34. https://doi.org/10.1016/j.jri.2016.03.003

Miko E, Meggyes M, Doba K, Barakonyi A, Szereday L (2019) Immune Checkpoint Molecules in Reproductive Immunology. Front Immunol 18(10):846. https://doi.org/10.3389/fimmu.2019.00846.PMID:31057559;PMCID:PMC6482223

Miwa N, Hayakawa S, Miyazaki S, Myojo S, Sasaki Y, Sakai M, Takikawa O, Saito S (2005) IDO expression on decidual and peripheral blood dendritic cells and monocytes/macrophages after treatment with CTLA-4 or interferon-gamma increase in normal pregnancy but decrease in spontaneous abortion. Mol Hum Reprod 11(12):865–870. https://doi.org/10.1093/molehr/gah246

Moindjie H, Santos ED, Gouesse RJ, Swierkowski-Blanchard N, Serazin V, Barnea ER, Vialard F, Dieudonné MN (2016) Cell Death Dis 7(12):e2504. https://doi.org/10.1038/cddis.2016.382

Moraru M, Carbone J, Alecsandru D, Castillo-Rama M, García-Segovia A, Gil J, Alonso B, Aguarón A, Ramos-Medina R, Martínez de María J, Oliver-Miñarro D, Rodríguez-Mahou M, Ortega V, Caballero P, Meliá E, Vidal J, Cianchetta-Sivori M, Esteban C, Vargas-Henny L, Dale J, Ortiz-Quintana L, Fernández-Cruz E, Sánchez-Ramón S (2012) Intravenous immunoglobulin treatment increased live birth rate in a Spanish cohort of women with recurrent reproductive failure and expanded CD56(+) cells. Am J Reprod Immunol 68(1):75–84. https://doi.org/10.1111/j.1600-0897.2012.01135.x

Mosaad YM, Abdel-Dayem Y, El-Deek BS, El-Sherbini SM (2011) Association between HLA-E *0101 homozygosity and recurrent miscarriage in Egyptian women. Scand J Immunol 74(2):205–209. https://doi.org/10.1111/j.1365-3083.2011.02559.x

Mueller-Eckhardt G (1994) Alternative Treatment to Lymphocyte Immunization for Treatment of Recurrent Spontaneous Abortion: Immunotherapy With Intravenous Immunoglobulin for Prevention of Recurrent Pregnancy Loss: European Experience. Am J Reprod Immunol 32:281–285. https://doi.org/10.1111/j.1600-0897.1994.tb01126.x

Muzzio D, Zenclussen AC, Jensen F (2013) The Role of B Cells in Pregnancy: the Good and the Bad. Am J Reprod Immunol 69:408–412

Nazari L, Salehpour S, Hosseini MS, Hashemi MP (2020) The effects of autologous platelet-rich plasma in repeated implantation failure: a randomized controlled trial. Hum Fertil (Camb) 23(3):209–213. https://doi.org/10.1080/14647273.2019.1569268

Nielsen HS, Andersen AM, Kolte AM, Christiansen OB (2008) A firstborn boy is suggestive of a strong prognostic factor in secondary recurrent miscarriage: a confirmatory study. Fertil Steril 89(4):907–911. https://doi.org/10.1016/j.fertnstert.2007.04.029

Nielsen HS, Wu F, Aghai Z, Steffensen R, van Halteren AG, Spierings E, Christiansen OB, Miklos D, Goulmy E (2010) H-Y antibody titers are increased in unexplained secondary recurrent miscarriage patients and associated with low male: female ratio in subsequent live births. Hum Reprod 25(11):2745–2752. https://doi.org/10.1093/humrep/deq242. Epub 2010 Sep 7

Nowak I, Malinowski A, Tchórzewski H, Barcz E, Wilczyński JR, Banasik M, Gryboś M, Kurpisz M, Luszczek W, Majorczyk E, Wiśniewski A, Senitzer D, Sun JY, Kuśnierczyk P (2011) HLA-C C1C2 heterozygosity may protect women bearing the killer immunoglobulin-like receptor AA genotype from spontaneous abortion. J Reprod Immunol 88(1):32–37. https://doi.org/10.1016/j.jri.2010.11.001

Nowak I, Wilczyńska K, Radwan P, Wiśniewski A, Krasiński R, Radwan M, Wilczyński JR, Malinowski A, Kuśnierczyk P (2020) Association of Soluble HLA-G Plasma Level and HLA-G Genetic Polymorphism With Pregnancy Outcome of Patients Undergoing in vitro Fertilization Embryo Transfer. Front Immunol 14(10):2982. https://doi.org/10.3389/fimmu.2019.02982

Olivito B, Taddio A, Simonini G, Massai C, Ciullini S, Gambineri E, de Martino M, Azzari C, Cimaz R (2010) Defective FOXP3 expression in patients with acute Kawasaki disease and restoration by intravenous immunoglobulin therapy. Clin Exp Rheumatol 28(1 Suppl 57):93–7

Olmos-Ortiz A, Flores-Espinosa P, Mancilla-Herrera I, Vega-Sánchez R, Díaz L, Zaga-Clavellina V (2019) Innate Immune Cells and Toll-like Receptor-Dependent Responses at the Maternal-Fetal Interface. Int J Mol Sci 20(15):3654. https://doi.org/10.3390/ijms20153654

Ozturk OG, Sahın G, Karacor ED, Kucukgoz U (2012) Evaluation of KIR genes in recurrent miscarriage. J Assist Reprod Genet 29(9):933–938. https://doi.org/10.1007/s10815-012-9811-1

Palmsten K, Bandoli G, Vazquez-Benitez G, Xi M, Johnson DL, Xu R, Chambers CD (2020) Oral corticosteroid use during pregnancy and risk of preterm birth. Rheumatology (Oxf. Engl.) 59:1262–1271

Pepe PE, Aufderheide TP (2017) EBM vs. EBM: combining evidence-based and experienced-based medicine in resuscitation research. Curr Opin Crit Care 23(3):199–203. https://doi.org/10.1097/MCC.0000000000000413

Perino A, Vassiliadis A, Vucetich A, Colacurci N, Menato G, Cignitti M, Semprini AE (1997) Short-term therapy for recurrent abortion using intravenous immunoglobulins: results of a double-blind placebo-controlled Italian study. Hum Reprod 12(11):2388–2392. https://doi.org/10.1093/humrep/12.11.2388

Perricone R, De Carolis C, Kröegler B, Greco E, Giacomelli R, Cipriani P, Fontana L, Perricone C (2008) Intravenous immunoglobulin therapy in pregnant patients affected with systemic lupus erythematosus and recurrent spontaneous abortion. Rheumatology (Oxford) 47(5):646–651. https://doi.org/10.1093/rheumatology/ken046

Plaçais L, Kolanska K, Kraiem YB, Cohen J, Suner L, Bornes M, Sedille L, Rosefort A, D'Argent EM, Selleret L, Abisror N, Johanet C, Buffet NC, Darai E, Antoine JM, Fain O, Kayem G, Mekinian A (2020) Intralipid therapy for unexplained recurrent miscarriage and implantation failure: Case-series and literature review. Eur J Obstet Gynecol Reprod Biol 252:100–104. https://doi.org/10.1016/j.ejogrb.2020.06.017

Practice Committee of the American Society for Reproductive Medicine (2012) Evaluation and treatment of recurrent pregnancy loss: a committee opinion. Fertil Steril 98(5):1103–11. https://doi.org/10.1016/j.fertnstert.2012.06.048

Puchner A, Gröchenig HP, Sautner J, Helmy-Bader Y, Juch H, Reinisch S, Ch, Högenauer, Koch R, Hermann J, Studnicka-Benke A, Weger W, Puchner R, Dejaco C (2019) Immunosuppressives and biologics during pregnancy and lactation. Wien Klin Wochenschr 131:29–44. https://doi.org/10.1007/s00508-019-1448-y

Qian ZD, Huang LL, Zhu XM (2015) An immunohistochemical study of CD83- and CD1a-positive dendritic cells in the decidua of women with recurrent spontaneous abortion. Eur J Med Res 20(1):2. https://doi.org/10.1186/s40001-014-0076-2

Rabi S, Jacob TM, Lionel J, Indrasingh I (2014) Different subsets of Langerhans cells in human uterine tubes and uterus. J Obstet Gynaecol Res 40(7):1833–1839. https://doi.org/10.1111/jog.12446

Raghupathy R, Al-Mutawa E, Al-Azemi M, Makhseed M, Azizieh F, Szekeres-Bartho J (2009) Progesterone-induced blocking factor (PIBF) modulates cytokine production by lymphocytes from women with recurrent miscarriage or preterm delivery. J Reprod Immunol 80(1–2):91–99. https://doi.org/10.1016/j.jri.2009.01.004

Rahmati M, Petitbarat M, Dubanchet S, Bensussan A, Chaouat G, Ledee N (2014) Granulocyte-colony stimulating factor related pathways tested on an endometrial ex-vivo model. PLoS ONE 9:e102286. https://doi.org/10.1371/journal.pone.0102286

Rajgopal S, Raghupathy R (2021) Using the Immune System to Manage Immunologically-Mediated Pregnancy Loss. Annals Nat Acad MedSciences (India) 57(01):08–15. https://doi.org/10.1055/s-0040-1718234

Rogenhofer N, Engels L, Bogdanova N, Tüttelmann F, Thaler CJ, Markoff A (2014) Lower incidence of M2/ANXA5 carriage in recurrent pregnancy loss patients with elevated lipoprotein(a) levels. Clin Appl Thromb Hemost 20(7):706–709. https://doi.org/10.1177/1076029613516189

Rogenhofer N, Ochsenkühn R, von Schönfeldt V, Assef RB, Thaler CJ (2012) Antitrophoblast antibodies are associated with recurrent miscarriages. Fertil Steril 97(2):361–366. https://doi.org/10.1016/j.fertnstert.2011.11.014

Rossetti M, Gregori S, Roncarolo MG (2010) Granulocyte-colony stimulating factor drives the in vitro differentiation of human dendritic cells that induce anergy in naïve T cells. Eur J Immunol 40(11):3097–3106. https://doi.org/10.1002/eji.201040659

Roussev RG, Acacio B, Ng SC, Coulam CB (2008) Duration of intralipid's suppressive effect on NK cell's functional activity. Am J Reprod Immunol 60(3):258–263. https://doi.org/10.1111/j.1600-0897.2008.00621.x

Roussev RG, Dons'koi BV, Stamatkin C, Ramu S, Chernyshov VP, Coulam CB, Barnea ER (2013) Preimplantation factor inhibits circulating natural killer cell cytotoxicity and reduces CD69 expression: implications for recurrent pregnancy loss therapy. Reprod Biomed Online 26(1):79–87. https://doi.org/10.1016/j.rbmo.2012.09.017

Rushworth FH, Backos M, Rai R, Chilcott IT, Baxter N, Regan L (2000) Prospective pregnancy outcome in untreated recurrent miscarriers with thyroid autoantibodies. Hum Reprod (Oxf. Engl.) 15:1637–1639

Rutella S, Zavala F, Danese S, Kared H, Leone G (2005) Granulocyte colony-stimulating factor: a novel mediator of T cell tolerance. J Immunol 175:7085–7091. https://doi.org/10.4049/jimmunol.175.11.7085

Saito S, Nakashima A, Shima T, Ito M (2010) Th1/Th2/Th17 and regulatory T-cell paradigm in pregnancy. Am J Reprod Immunol 63(6):601–610. https://doi.org/10.1111/j.1600-0897.2010.00852.x

Sanson-Fisher RW, Bonevski B, Green LW, D'Este C (2007) Limitations of the randomized controlled trial in evaluating population-based health interventions. Am J Prev Med 33(2):155–161. https://doi.org/10.1016/j.amepre.2007.04.007

Santamaria X, Mas A, Cervelló I, Taylor H, Simon C (2018) Uterine stem cells: from basic research to advanced cell therapies. Human Reproduction Update 24(Issue 6):673–693. https://doi.org/10.1093/humupd/dmy028

Santjohanser C, Knieper C, Franz C, Hirv K, Meri O, Schleyer M, Würfel W, Toth B (2013) Granulocyte-Colony Stimulating Factor as treatment option in patients with recurrent miscarriage. Arch Immunol Ther Exp 61:159–164. https://doi.org/10.1007/s00005-012-0212-z

Santjohanser C, Wagner A, Hirv K (2020) G-CSF and repeated spontaneous abortions: comparability of inclusion and exclusion criteria in existing RCT-studies. Hum Reprod 35(6):1470. https://doi.org/10.1093/humrep/deaa079

Sarno M, Cavalcante MB, Niag M, Pimentel K, Luz I, Figueiredo B, Michelon T, Neumann J, Lima S, Machado IN, Araujo Júnior E, Barini R (2019) Gestational and perinatal outcomes in recurrent miscarriages couples treated with lymphocyte immunotherapy. Eur J Obstet Gynecol Reprod Biol X 7(3):100036. https://doi.org/10.1016/j.eurox.2019.100036

Sasaki Y, Sakai M, Miyazaki S, Higuma S, Shiozaki A, Saito S (2004) Decidual and peripheral blood CD4+CD25+ regulatory T cells in early pregnancy subjects and spontaneous abortion cases. Mol Hum Reprod 10(5):347–353. https://doi.org/10.1093/molehr/gah044

Sbracia M, Scarpellini F, Stamenov G (2020) G-CSFin RPL: what's new? Hum Reprod 35(6):1469–1474. https://doi.org/10.1093/humrep/deaa078. PMID: 32426799

Scarpellini F, Klinger FG, Rossi G, Sbracia M (2019) Immunohistochemical Study on the Expression of G-CSF, G-CSFR, VEGF, VEGFR-1, Foxp3 in First Trimester Trophoblast of Recurrent Pregnancy Loss in Pregnancies Treated with G-CSF and Controls. Int J Mol Sci 21(1):285. https://doi.org/10.3390/ijms21010285

Scarpellini F, Sbracia M (2009) Use of granulocyte colony-stimulating factor for the treatment of unexplained recurrent miscarriage: a randomised controlled trial. Hum Reprod 24(11):2703–2708. https://doi.org/10.1093/humrep/dep240

Schumacher A, Zenclussen A (2020) Human Chorionic Gonadotropin acts as a central regulator of adaptive immune responses during early pregnancy safeguarding fetal survival. J Immunol 204 (1 Supplement):235.17

Schust DJ, Bonney EA, Sugimoto J, Ezashi T, Roberts RM, Choi S, Zhou J (2021) The Immunology of Syncytialized Trophoblast. Int J Mol Sci 22(4):1767. https://doi.org/10.3390/ijms22041767.PMID:33578919;PMCID:PMC7916661

Sha J, Liu F, Zhai J, Liu X, Zhang Q, Zhang B (2017) Alteration of Th17 and Foxp3+ regulatory T cells in patients with unexplained recurrent spontaneous abortion before and after the therapy of hCG combined with immunoglobulin. Exp Ther Med 14:1114–1118

Sharief M, Mohammed R, Shani SW (2014) The role of Th1 and Th2 cytokines among women with recurrent spontaneous miscarriage. Scientific Journal of Medical Science 3(7):345–351

Shaughnessy PJ, Bachier C, Lemaistre CF, Akay C, Pollock BH, Gazitt Y (2006) Granulocyte colony-stimulating factor mobilizes more dendritic cell subsets than granulocyte-macrophage colony-stimulating factor with no polarization of dendritic cell subsets in normal donors. Stem Cells 24(7):1789–1797. https://doi.org/10.1634/stemcells

Shen Y, Wang C, Hong D, Zeng B, Fang C, Yuan C, Fan L, Lv H, Zhu M (2013) The relationship between polymorphisms in the promoter region of Tim-3 and unexplained recurrent spontaneous abortion in Han Chinese women. Reprod Biol Endocrinol 11(11):104. https://doi.org/10.1186/1477-7827-11-104

Sipak O, Rył A, Grzywacz A, Laszczyńska M, Szymański S, Karakiewicz B, Rotter I, Cybulski C (2019) Molecular Analysis of HLA-G in Women with High-Risk Pregnancy and Their Partners with Regard to Possible Complications. Int J Environ Res Public Health 16(6):982. https://doi.org/10.3390/ijerph16060982

Somerset DA, Zheng Y, Kilby MD, Sansom DM, Drayson MT (2004) Normal human pregnancy is associated with an elevation in the immune suppressive CD25+ CD4+ regulatory T-cell subset. Immunology 112(1):38–43. https://doi.org/10.1111/j.1365-2567.2004.01869.x

Southcombe JH, Mounce G, McGee K, et al. (2017) An altered endometrial CD8 tissue resident memory T cell population in recurrent miscarriage. Sci Rep 7:41335. Published 2017 Jan 23. https://doi.org/10.1038/srep41335

Stamatkin CW, Roussev RG, Stout M, Absalon-Medina V, Ramu S, Goodman C, Coulam CB, Gilbert RO, Godke RA, Barnea ER (2011) Reprod Biol Endocrinol 9(1):63. https://doi.org/10.1186/1477-7827-9-63

Steck T, Becker W, Albert P, Pruteanu A, Börner W, Würfel W (1989) Erste Erfahrungen mit der Hysterosalpingoszintigraphie (HSS) bei normaler und pathologischer Tubenpassage. Geburtsh Frauenheilk. 49:889–893. https://doi.org/10.1055/s-2008-1036105

Steck T, van der Ven K, Kwak J, Beer A, Ober C (1995) HLA-DQA1 and HLA-DQB1 haplotypes in aborted fetuses and couples with recurrent spontaneous abortion. J Reprod Immunol 29(2):95–104. https://doi.org/10.1016/0165-0378(95)00937-g

Steffensen R, Christiansen OB, Bennett EP, Jersild C (1998) HLA-E polymorphism in patients with recurrent spontaneous abortion. Tissue Antigens 52(6):569–572. https://doi.org/10.1111/j.1399-0039.1998.tb03088.x

Stepanova EO, Nikolaeva MA, Golubeva EL et al (2016) Detection of Antileukocytic Antibodies in Blood Serum using Lymphocytes and Latex Microspheres Carrying HLA-Antigens upon Alloimmunization of Women with Recurrent Pregnancy Loss. Bull Exp Biol Med 160:722–726. https://doi.org/10.1007/s10517-016-3260-2

Stephenson MD, Dreher K, Houlihan E, Wu V (1998) Prevention of Unexplained Recurrent Spontaneous Abortion Using Intravenous Immunoglobulin: A Prospective, Randomized, Double-Blinded, Placebo-Controlled Trial. Am J Reprod Immunol 39:82–88. https://doi.org/10.1111/j.1600-0897.1998.tb00339.x

Stricker RB, Winger EE (2005) Update on Treatment of Immunologic Abortion with Low-dose Intravenous Immunoglobulin. Am J Reprod Immunol 54:390–396. https://doi.org/10.1111/j.1600-0897.2005.00335.x

Su N, Wang H, Zhang B, Kang Y, Guo Q, Xiao H, Yang H, Liao S (2018) Maternal natural killer cell immunoglobulin receptor genes and human leukocyte antigen-C ligands influence recurrent spontaneous abortion in the Han Chinese population. Exp Ther Med 15:327–337

Su YC, Li SC, Hsu CK, Yu CC, Lin TJ, Lee CY, Liao HF (2012) G-CSF downregulates natural killer cell-mediated cytotoxicity in donors for hematopoietic SCT. Bone Marrow Transplant 47:73–81. https://doi.org/10.1038/bmt.2011.22

Sun J, Yang M, Ban Y, Gao W, Song B, Wang Y, Zhang Y, Shao Q, Kong B, Qu X (2016) Tim-3 Is Upregulated in NK Cells during Early Pregnancy and Inhibits NK Cytotoxicity toward Trophoblast in Galectin-9 Dependent Pathway. PLoS ONE 11(1):e0147186. https://doi.org/10.1371/journal.pone.0147186

Sung N, Byeon HJ, Garcia MDS, Skariah A, Wu L, Dambaeva S, Beaman K, Gilman-Sachs A, Kwak-Kim J (2016) Deficiency in memory B cell compartment in a patient with infertility and recurrent pregnancy losses. J Reprod Immunol 118:70–75. https://doi.org/10.1016/j.jri.2016.09.003

Szekeres-Bartho J (2018) The Role of Progesterone in Feto-Maternal Immunological Cross Talk. Med Princ Pract 27(4):301–307. https://doi.org/10.1159/000491576. Epub 2018 Jun 27

Tarbell KV, Yamazaki S, Steinman RM (2006) The interactions of dendritic cells with antigen-specific, regulatory T cells that suppress autoimmunity. Semin Immunol 18(2):93–102. https://doi.org/10.1016/j.smim.2006.01.009

Terpylyak O, Sosnina K, Zastavna D, Helner N, Mikula M (2013) The distribution of allelic variants of genes HLA-DRB1, HLA-DQA1, HLA-DQB1 and HlA-G among women with idiopathic recurrent pregnancy loss. Biopolym Cell 29:413–417. https://doi.org/10.7124/bc.000832

Thangaratinam S, Tan A, Knox E, Kilby MD, Franklyn J, Coomarasamy A (2011) Association between thyroid autoantibodies and miscarriage and preterm birth: Meta-analysis of evidence. BMJ 342:d2616

Thomsen CK, Steffensen R, Nielsen HS, Kolte AM, Krog MC, Egerup P, Larsen EC, Hviid TV, Christiansen OB (2021) HLA-DRB1 polymorphism in recurrent pregnancy loss: New evidence for an association to HLA-DRB1*07. J Reprod Immunol 145:103308. https://doi.org/10.1016/j.jri.2021.103308

Ticconi C, Pietropolli A, Di Simone N, Piccione E, Fazleabas A (2019) Endometrial Immune Dysfunction in Recurrent Pregnancy Loss. Int J Mol Sci 20(21):5332. https://doi.org/10.3390/ijms20215332

Toth D, Tempfer C (2023) Diagnostik und Therapie wiederholter Spontanaborte gemäß S2K-Leitlinie. Die Gynäkologie 56, 115–126

Toth B, Würfel W, Bohlmann M, Zschocke J, Rudnik-Schöneborn S, Nawroth F, Schleußner E, Rogenhofer N, Wischmann T, von Wolff M, Hancke K, von Otte S, Kuon R, Feil K, Tempfer C (2018) Recurrent Miscarriage: Diagnostic and Therapeutic Procedures. Guideline of the DGGG, OEGGG and SGGG (S2k-Level, AWMF Registry Number 015/050). Geburtshilfe Frauenheilkd 78(4):364–381. https://doi.org/10.1055/a-0586-4568

Tripathi P, Naik S, Agrawal S (2006) HLA-E and immunobiology of pregnancy. Tissue Antigens 67(3):207–213. https://doi.org/10.1111/j.1399-0039.2005.00550.x

Tugcu AU, Ince DA, Esin S, Turan O, Erdogan I, Ecevit A (2020) Complete Fetal Atrioventricular Block Associated with Maternal Autoinflammatory Diseases: Case Report and Literature Review. Acta Cardiologica Sinica 36(1):72–75. https://doi.org/10.6515/ACS.202001_36(1).20190711A

Varla-Leftherioti M (2004) Role of a KIR/HLA-C allorecognition system in pregnancy. J Reprod Immunol 62(1–2):19–27. https://doi.org/10.1016/j.jri.2003.09.002

Vomstein K, Feil K, Strobel L, Aulitzky A, Hofer-Tollinger S, Kuon R-J, Toth B (2021) Immunological Risk Factors in Recurrent Pregnancy Loss: Guidelines Versus Current State of the Art. J Clin Med 10(4):869. https://doi.org/10.3390/jcm10040869

Wang L, Jiang P, Zhao S et al (2021) The dynamic profile and potential function of B-cell subsets during pregnancy. Cell Mol Immunol 18:1082–1084. https://doi.org/10.1038/s41423-020-00535-1

Wang S, Cao C, Piao H, Li Y, Tao Y, Zhang X, Zhang D, Sun C, Zhu R, Wang Y, Yuan M, Li D, Du M (2015) Tim-3 protects decidual stromal cells from toll-like receptor-mediated apoptosis and inflammatory reactions and promotes Th2 bias at the maternal-fetal interface. Sci Rep 11(5):9013. https://doi.org/10.1038/srep09013

Wang W, Sung N, Gilman-Sachs A, Kwak-Kim J (2020) T Helper (Th) Cell Profiles in Pregnancy and Recurrent Pregnancy Losses: Th1/Th2/Th9/Th17/Th22/Tfh Cells. Front Immunol 18(11):2025. https://doi.org/10.3389/fimmu.2020.02025

Wilczyńska K, Wiśniewski A, Malinowski A, Barcz E, Wilczyński JR, Kuśnierczyk P, Nowak I (2019) ERAP, KIR and HLA-C gene interaction in susceptibility to recurrent spontaneous abortion in the Polish population. Hum Immunol 80(5):344–348. https://doi.org/10.1016/j.humimm.2019.02.010

WO/2019/207039 (2019) HLA-J Medical and diagnostic uses thereof

WO/2021/005001 (2020) HLA-H in medicine and diagnostics

Wong LF, Porter TF, Scott JR (2014) Immunotherapy for recurrent miscarriage. Cochrane Database of Systematic Reviews (Issue 10) Art. No.:CD000112. https://doi.org/10.1002/14651858.CD000112.pub3

Worsham C, Jena AB (2019) The art of evidence-based medicine. Harvard Business Rev

Wu W (2018) Study on the protective effect of G-CSF on RIF and RA patients with low HCG level in early pregnancy. Fertil Steril 110(4) suppl.:E257–E258. DOI:https://doi.org/10.1016/j.fertnstert.2018.07.734

Würfel W (2016) Heparin and related substances: physiology and pathophysiology in general and in human reproduction – Part 1. J Reproduktionsmed Endokrinol Online 13(2):38–48

Würfel W (2015) Treatment with granulocyte colony-stimulating factor in patients with repetitive implantation failures and/or recurrent spontaneous abortions. J Reprod Immunol 108:123–135. https://doi.org/10.1016/j.jri.2015.01.010

Wuerfel F, Huebner HH, Strich R, Fasching P, Beckmann M, Wuerfel W, Ruebner M (2016) Does differential HLA-E and -F expression cause an aberrant immune tolerance in preeclampsia and HELLP? J Reprod Immunol 115:75. https://doi.org/10.1016/j.jri.2016.04.233

Würfel W, Santjohanser CG (2020) CSF and repeated spontaneous abortions: deficiency is an indication, previous live births and 'unexplained' situations are not. Human Reproduction 35(6):147. https://doi.org/10.1093/humrep/deaa080

Yamada H, Morikawa M, Furuta I, Kato EH, Shimada S, Iwabuchi K, Minakami H (2003) Intravenous Immunoglobulin Treatment in Women with Recurrent Abortions: Increased Cytokine Levels and Reduced Th1/Th2 Lymphocyte Ratio in Peripheral Blood. Am J Reprod Immunol 49:84–89. https://doi.org/10.1034/j.1600-0897.2003.01184.x

Yan WH, Lin A, Chen XJ, Dai MZ, Gan LH, Zhou MY, Zhu M, Shi WW, Liu JM (2006) Association of the maternal 14-bp insertion polymorphism in the HLA-G gene in women with recurrent spontaneous abortions. Tissue Antigens 68(6):521–523. https://doi.org/10.1111/j.1399-0039.2006.00723.x

Yang X, Meng T (2020) Is there a Role of Intravenous Immunoglobulin in Immunologic Recurrent Pregnancy Loss? J Immunol Res 27(2020):6672865. https://doi.org/10.1155/2020/6672865

Zafardoust S, Akhondi MM, Sadeghi MR, Mohammadzadeh A, Karimi A, Jouhari S, Ansaripour S (2017) Efficacy of Intrauterine Injection of Granulocyte Colony Stimulating Factor (G-CSF) on Treatment of Unexplained Recurrent Miscarriage: A Pilot RCT Study. J Reprod Infertil 18(4):379–385

Zamaniyan M, Peyvandi S, Heidaryan Gorji H, Moradi S, Jamal J, Yahya Poor Aghmashhadi F, Hossein Mohammadi M (2021) Effect of platelet-rich plasma on pregnancy outcomes in infertile women with recurrent implantation failure: a randomized controlled trial. Gynecol Endocrinol 37(2):141–145. https://doi.org/10.1080/09513590.2020.1756247

Zenclussen AC, Fest S, Busse P, Joachim R, Klapp BF, Arck PC (2002) Questioning the Th1/Th2 paradigm in reproduction: peripheral levels of IL-12 are down-regulated in miscarriage patients. Am J Reprod Immunol 48(4):245–251. https://doi.org/10.1034/j.1600-0897.2002.01136.x

Zeng M, Wen P, Duan J (2019) Association of antinuclear antibody with clinical outcome of patients undergoing in vitro fertilization/intracytoplasmic sperm injection treatment: A meta-analysis. Am J Reprod Immunol 82:e1

Zeng W, Qin S, Wang R et al (2020) PDL1 blockage increases fetal resorption and Tfr cells but does not affect Tfh/Tfr ratio and B-cell maturation during allogeneic pregnancy. Cell Death Dis 11:119. https://doi.org/10.1038/s41419-020-2313-7

Zhang L, Xu WH, Fu XH, Huang QX, Guo XY, Zhang L, Li SS, Zhu J, Shu J (2018) Therapeutic role of granulocyte colony-stimulating factor (G-CSF) for infertile women under in vitro fertilization and embryo transfer (IVF-ET) treatment: a meta-analysis. Arch Gynecol Obstet 298(5):861–871. https://doi.org/10.1007/s00404-018-4892-4

Zheng J, Zhang H, Xu X, Ma W, Li J, Xia S, Wang H, Shen X (2016) Analysis of the association of human leukocyte antigen DQ gene polymorphisms with unexplained recurrent spontaneous abortion among ethnic Han Chinese from Wenzhou region. Zhonghua Yi Xue Yi Chuan Xue Za Zhi 33(1):81–84. https://doi.org/10.3760/cma.j.issn.1003-9406.2016.01.020

Zhu Y, Huo Z, Lai J, Li S, Jiao H, Dang J, Jin C (2010) Case-control study of a HLA-G 14-bp insertion-deletion polymorphism in women with recurrent miscarriages. Scand J Immunol 71(1):52–54. https://doi.org/10.1111/j.1365-3083.2009.02348.x

Chronische Endometritis bei wiederholten Aborten und Implantationsversagen

14

Frank Nawroth

14.1 Einleitung

Die chronische Endometritis wurde im Zusammenhang mit verschiedenen klinischen Problemen beschrieben und teilweise auch als pathophysiologisch relevant diskutiert. Neben Patientinnen mit wiederholten Spontanaborten oder einem wiederholten Implantationsversagen (Espinós et al. 2021) – die dieses Kapitel thematisiert – gehören dazu zum Beispiel Patientinnen mit einer Endometriose (Cicinelli et al. 2017), einer idiopathischen Sterilität (Cicinelli et al. 2018), mit Endometriumpolypen in der Prämenopause (Cicinelli et al. 2019a), mit Blutungsstörungen, einer Endometriumhyperplasie oder submukösen Myomen in der Prämenopause (Song et al. 2018) sowie mit inkompletten Aborten (Elder et al. 2021).

Am Beispiel der gestörten embryonalen Implantation postulierte ein Review von 15 Studien mögliche pathophysiologische Mechanismen, über die eine chronische Endometritis Einfluss nehmen kann. Dazu gehören z. B. eine Dysregulation der Zytokine, eine Infiltration von Leukozyten, eine gestörte Dezidualisierung und uterine Kontraktilität sowie Gefäßveränderungen (Buzzaccarini et al. 2020).

F. Nawroth (✉)
Facharzt-Zentrum für Kinderwunsch, Pränatale Medizin, Endokrinologie und Osteologie, amedes MVZ Hamburg, Hamburg, Deutschland
E-Mail: Frank.Nawroth@amedes-group.com

W. Würfel (Hrsg.), *Reproduktionsimmunologie*,
https://doi.org/10.1007/978-3-662-63907-8_14

14.2 Definitionen

Während die Definition der wiederholten Aborte (≥2 aufeinanderfolgende Aborte in derselben Partnerschaft, „recurrent spontaneous abortions", RSA) einheitlich ist, gilt das nicht für das wiederholte Implantationsversagen („repeated implantation failure", RIF).

Die Definition des RIF reicht von „≥3 Embryotransfers mit Embryonen optimaler Qualität" (Harper et al. 2010) bis „≥2 Embryotransfers mit kumulativ ≥4 zeitgerecht entwickelten Embryonen oder ≥2 Blastozysten" in einem Review zu diesem Thema (Polanski et al. 2014). Darüber hinaus existieren weitere unterschiedliche Definitionen. Diese Heterogenität kompliziert die Vergleichbarkeit von Studien zum RIF (Ben Rafael 2020).

14.3 Prävalenz

Die in Abschn. 14.4 beschriebene unterschiedliche Diagnostik und heterogene Definition der chronischen Endometritis ist die Ursache der in der Literatur stark divergierenden Angaben zur Prävalenz, was die Vergleichbarkeit der Studienergebnisse erschwert. Bouet et al. (2016) gaben sie mit 27 % (RSA) bzw. 14 % (RIF) an, wenn nicht nur hysteroskopiert, sondern das Endometrium auch biopsiert und untersucht wurde. Bei Frauen mit RSA beschrieb ein Review von 12 Studien eine Prävalenz von 29,67 % (95 %-KI 20,81–38,53; p > 0,0001) (Pirtea et al. 2021).

14.4 Diagnostik

Hysteroskopie

Nach einem Review von Studien zum Stellenwert der Flüssigkeitshysteroskopie für die Diagnostik der chronischen Endometritis wurden die nachfolgenden diagnostischen Kriterien der chronischen Endometritis vorgeschlagen (Cicinelli 2019b):

- „Erdbeerphänomen" – große hyperämische Endometriumareale mit zentralen weißen „Stippchen" (Abb. 14.1),
- fokale hyperämische Areale – umschriebene hyperämische Endometriumflächen (Abb. 14.2),
- hämorrhagische Punkte – rote Areale mit scharfen oder unscharfen Grenzen wahrscheinlich entlang der Kapillargefäße (Abb. 14.3),
- fokale oder diffus ausgebreitete Mikropolypen <1 mm,
- aufgrund eines Stromaödems verdickt und blass erscheinendes Endometrium in der Follikelphase (Cave: Normalbefund in der Lutealpase).

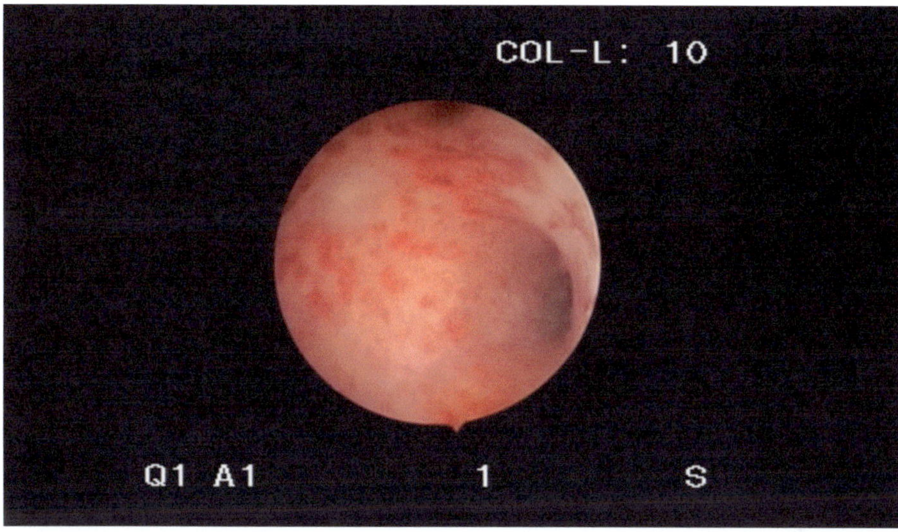

Abb. 14.1 „Erdbeerphänomen“

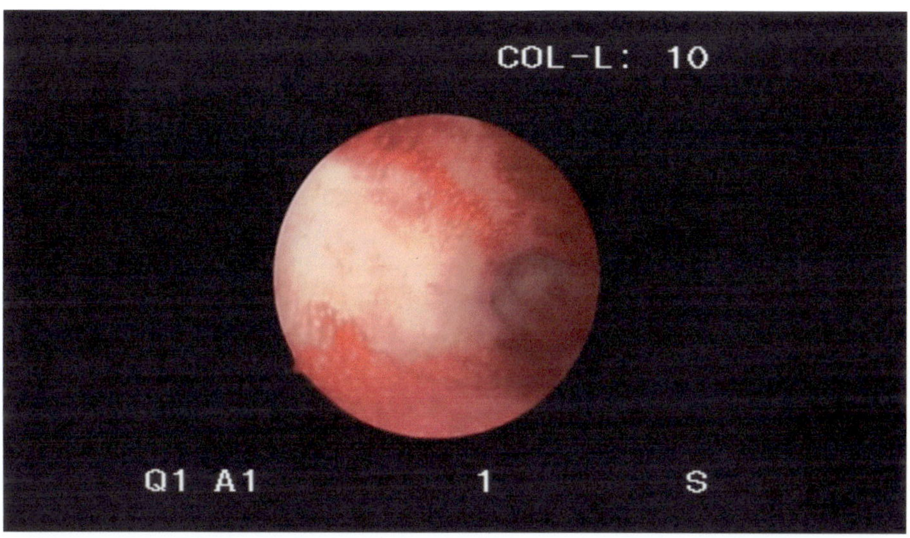

Abb. 14.2 Fokale hyperämische Areale

Die Autoren zeigten in der randomisierten Studie an 126 Ärzten bzw. Ärztinnen, dass die Kenntnis dieser diagnostischen Kriterien die Wahrscheinlichkeit der Erkennung einer chronischen Endometritis signifikant erhöhte (Cicinelli 2019b). Beim Nachweis diffuser endometrialer Mikropolypen fand sich etwa 124-fach häufiger eine chronische Endometritis als bei Patientinnen ohne Mikropolypen (Cicinelli et al. 2008).

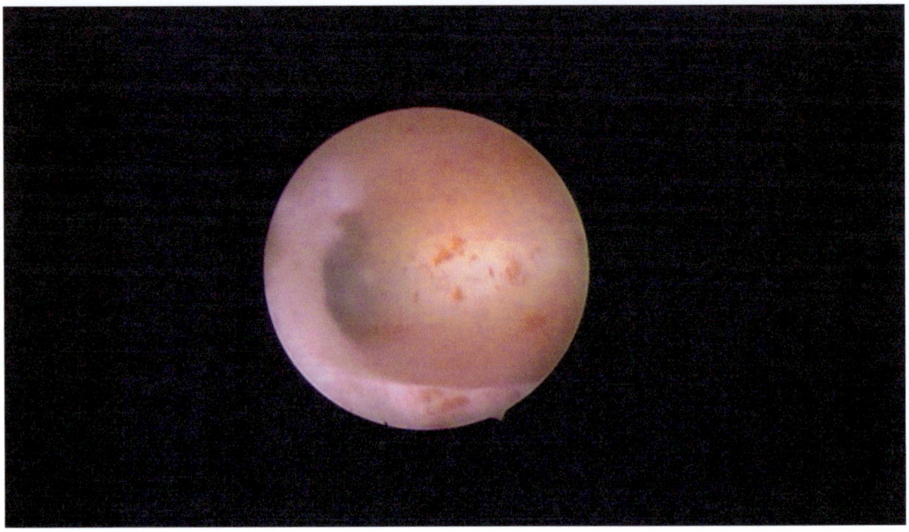

Abb. 14.3 Hämorrhagische Punkte

Eine Ergänzung der Hysteroskopie (Sensitivität 40 %, Spezifität 80 %) durch eine Endometriumbiopsie wird empfohlen (Bouet et al. 2016). Die Hysteroskopie sollte die histologische Untersuchung nicht ersetzen, sondern die Biopsie zum immunhistochemischen Nachweis von Plasmazellen (siehe unten) die präferierte diagnostische Methode der chronischen Endometritis sein (Song et al. 2019).

Plasmazellen
Eine Alternative zur Diagnostik stellt die Bestimmung differenzierter B-Zellen – der Plasmazellen – dar, welche sich mit den konventionellen Färbungen aber nicht ausreichend verlässlich nachweisen lassen (Kitaya et al. 2016). Der immunhistochemische Nachweis von Plasmazellen im Endometrium mithilfe eines monoklonalen Antikörpers gegen das CD138-Antigen hingegen weist eine Sensitivität und Spezifität von 100 % (versus 75 % bzw. 65 %) auf (Vicetti Miguel et al. 2011) (Abb. 14.4).

Überschreitet die Zahl der Plasmazellen in einem definierten Areal der Endometriumprobe einen Cut off, liegt eine chronische Endometritis vor. Ein grundlegendes Problem ist allerdings der fehlende Konsensus zu diesem Grenzwert. Tab. 14.1 stellt exemplarisch einige Studien und deren unterschiedliche Cut off-Werte dar.

Hirata et al. (2021) untersuchten in einer prospektiven Beobachtungsstudie (supplementierte Kryozyklen mit Blastozystentransfer) unterschiedliche Definitionen der chronischen Endometritis anhand der Plasmazellen in 10 HPF ($\geq$ 1 vs. $\geq$ 2 vs. $\geq$ 3 vs. $\geq$ 5) hinsichtlich der Outcomeparameter Schwangerschafts-, Lebendgeburten- und Abortrate (Gruppe ohne Endometritis vs. 4 Subgruppen mit chronischer Endometritis). In der Regressionsanalyse zeigte sich das Kriterium „$\geq$ 1 CD138-positive Zellen/10

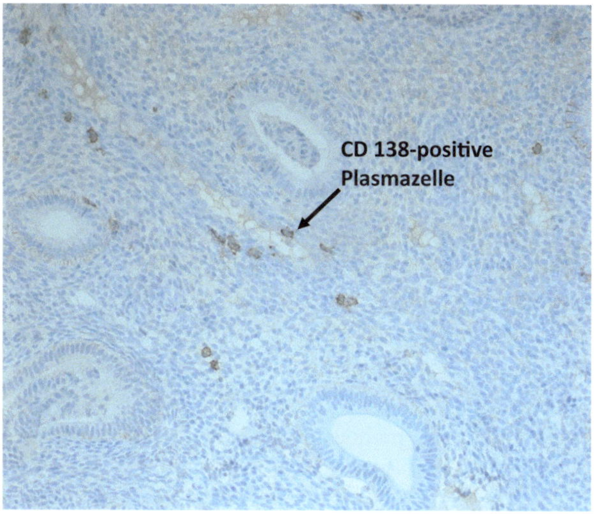

Abb. 14.4 Vermehrtes Auftreten CD138-positiver Plasmazellen im endometrialen Stroma als Ausdruck einer chronischen Endometritis. Klinisch: wiederholte Aborte, Auswertung: 36 Plasmazellen/10 HPF (CD 138, 250x) (Dr. S. O. Frahm, MVZ Pathologie und Laboratoriumsmedizin Dr. Rabenhorst, Kiel)

Tab. 14.1 Beispiele für unterschiedliche Cut-off-Werte der CD138-positiven Zellen für eine chronische Endometritis

Studie	Cut off-Wert für eine chronische Endometritis
Johnston-MacAnanny et al. 2010	≥ 1 CD138-positive Zellen/HPF oder ≥ 10 CD138-positive Zellen/10 HPF
McQueen et al. 2014	HE-Färbung: >1 Plasmazelle
Cicinelli et al. 2014	≥1 CD138-positive Zellen/HPF* (+ auffällige Hysteroskopie)
McQueen et al. 2015	1–5 CD138-positive Zellen/HPF oder Cluster <20 CD138-positive Zellen
Bouet et al. 2016	≥5 CD138-positive Zellen/10 HPFs
Song et al. 2018	≥1 CD138-positive Zellen/10 HPFs
Liu et al. 2018	≥5,15 CD138-positive Zellen/0,1 mm^2
Song et al. 2019	≥1 CD138-positive Zellen/10 HPFs
Zargar et al. 2020	≥5 CD138-positive Zellen/20 HPFs
Li et al. 2020	≥5 CD138-positive Zellen in einem von 30 HPFs
Morimune et al. 2021	≥1 CD138-positive Zellen/10 HPFs
Hirata et al. 2021	≥1 CD138-positive Zellen/10 HPFs

* High Power Field(s)

HPFs“ als optimaler Cut-off-Parameter für den negativen Einfluss auf die Lebendgeburtenrate (Sensitivität 87,5 %, Spezifität 64,9 %).

Abhängig vom „Zählfeld“ für die CD138-positiven Zellen schwankte die Untersuchervariabilität, was zu einer Überschätzung der Prävalenz einer chronischen Endometritis führen könnte (Liu et al. 2018; Groth 2018).

Mikrobiom

Das uterine Mikrobiom (siehe auch Kap. 15) beeinflusst die Implantation und Fertilität (Moreno et al. 2016; García-Velasco et al. 2020). Ein Nicht-Lactobacillus-dominiertes Mikrobiom (definiert als <90 % Lactobacillus spp.) war mit einem signifikanten Abfall der Implantations-, klinischen Schwangerschafts- und Lebendgeburtenrate assoziiert (Moreno et al. 2016). Die bei der chronischen Endometritis am häufigsten nachgewiesenen pathogenen Keime waren Streptokokken (27 %), Escherichia coli (11 %), Enterococcus faecalis (14 %), Mycoplasma genitalium (15 %) und Ureaplasma urealyticum (11 %). Allerdings unterschied sich die endometriale Kultur von der vaginalen bzw. endozervikalen Abstrichkultur, welche daher nicht repräsentativ für das intrauterine Milieu sind (Cicinelli et al. 2008).

Mittlerweile reicht die Diagnostik von der Real-Time-PCR für wenige ausgewählte Erreger (Moreno et al. 2018) über das NGS („next generation sequencing“) (Liu et al. 2019) bis zur kompletten Sequenzierung des uterinen Mikrobioms (Sola-Leyva et al. 2021).

Wichtig wird die Beantwortung der in weiteren Studien zu klärenden Frage sein, wo die uterine „Dysbiose“ beginnt, um einerseits eine unnötige antibiotische Intervention zu vermeiden und andererseits bei der chronischen Endometritis eine erregerorientierte gezielte Antibiotikatherapie zu indizieren (Hashimoto und Kyono 2019).

14.5 Therapie

Nach Gabe von 200 mg Doxycyclin oral über 14 Tage (Abb. 14.5) wurden Heilungsraten von 70 % (Johnston-MacAnanny et al. 2010), 96 % (Kitaya et al. 2012) bzw. 100 % (McQueen et al. 2015) sowie nach 800 mg Ofloxacin oder 1 g Levofloxacin/d in Kombination mit 1 g Metronidazol/d über 14 Tage von 94 % (McQueen et al. 2014) beschrieben. Song et al. (2021) fanden eine Heilungsrate von 89,3 % nach 14-tägiger Gabe von 500 mg Ofloxacin und 1 g Tinidazol.

Ein aktueller Review beschreibt eine Heilungsrate von 87,9 %, wobei in den darin betrachteten Studien unterschiedliche antibiotische Therapien erfolgten (Pirtea et al. 2021). Beim Vergleich eines einmaligen antibiotischen Therapiezyklus (Gruppe A) mit dem Abwarten (Gruppe B) lag die Heilungsrate der chronischen Endometritis in Gruppe A signifikant höher (81,3 % vs. 6,3 %; $p < 0{,}0001$) (Cicinelli et al. 2021).

Das letztendlich entscheidende Kriterium bleibt aber der Einfluss einer antibiotischen Behandlung der chronischen Endometritis auf die Abort- bzw. Implantationsraten.

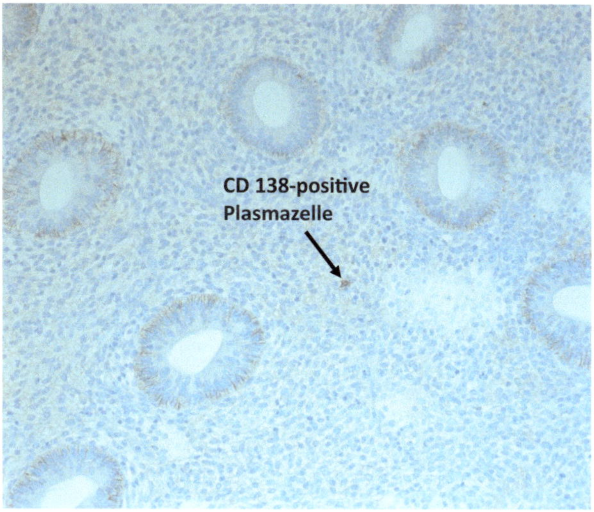

Abb. 14.5 Deutlicher Rückgang CD 138-positiver Plasmazellen im endometrialen Stroma als Ausdruck einer chronischen Endometritis. Klinisch: wiederholte Aborte, Auswertung: 36 Plasmazellen/10 HPF (CD 138, 250×) (Dr. S. O. Frahm, MVZ Pathologie und Laboratoriumsmedizin Dr. Rabenhorst, Kiel)

Galliano et al. (2015) bemängelten in ihrem Review der verfügbaren Studiendaten zu verschiedenen uterinen Pathologien und ihrem Einfluss auf die Implantation die niedrige Beweisqualität für den Effekt einer antibiotischen Therapie der chronischen Endometritis, präferierten in ihrer Zusammenfassung aber am Ende trotzdem die Behandlung.

In einer Untersuchung bei Patientinnen mit einem RIF und chronischer Endometritis führte eine antibiotische Therapie (nach Antibiogramm der nachgewiesenen Erreger) bei einer nachfolgenden IVF zu einem signifikanten Anstieg der Schwangerschafts- und Lebendgeburtenrate, wenn die antibiotische Therapie erfolgreich war (verglichen mit Patientinnen mit einer persistierenden Endometritis) (Cicinelli et al. 2015). Vitagliano et al. (2018) untersuchten in einem Review dieselbe Fragestellung beim RIF (5 Studien, n = 796) und sahen bei der IVF keinen Vorteil der Therapie, wenn nach der Antibiotikagabe keine histologische Kontrolle des Therapieerfolges erfolgte. Bestätigte aber andererseits eine histologische Kontrolle die erfolgreiche Behandlung, stiegen sowohl die Lebendgeburten- als auch die Implantationsrate signifikant.

In einer allerdings retrospektiven Untersuchung zur idiopathischen Sterilität wurden Patientinnen mit einer antibiotisch behandelten chronischen Endometritis mit Patientinnen mit persistierender oder ohne chronische Endometritis verglichen (Cicinelli et al. 2018). Die erfolgreiche antibiotische Therapie führte zu einer signifikanten Steigerung der Schwangerschafts- (76,3 % vs. 20 % vs. 9,5 %, $p < 0{,}0001$) und Lebendgeburtenrate (65,8 % vs. 6,6 % vs. 4,8 %, $p < 0{,}0001$).

Kitaya et al. (2017) bestätigten einen signifikanten Anstieg der Lebendgeburtenrate nach antibiotischer Therapie beim RIF und einer chronischen Endometritis.

Bei RSA in Kombination mit einer chronischen Endometritis stieg die Lebendgeburtenrate nach der antibiotischen Therapie von 7 % (7/98) auf 56 % (28/50) (McQueen et al. 2014). In einer weiteren Arbeit stieg die Lebendgeburtenrate um fast

20 % und erreichte damit zwar keine statistische Signifikanz, aber durchaus klinische Relevanz (McQueen et al. 2015).

In einer prospektiven Studie beschrieben die Autoren bei RIF-Patientinnen mit einer chronischen Endometritis nach intrauteriner Applikation von Antibiotika in Kombination mit Dexamethason einen signifikanten Anstieg der Implantations- und klinischen Schwangerschaftsrate. Dabei erfolgte über einen Einmalkatheter in der Follikelphase täglich für 7 Tage eine ca. 20-minütige intrauterine Infusion mit am individuellen Erregerspektrum orientierten Antibiotika und 5 mg Dexamethason (Zhang et al. 2019). Dieser erstmalig beschriebene lokale Therapieansatz bedarf einer weiteren wissenschaftlichen Überprüfung.

Entgegen den oben genannten Studien mit einem positiven Effekt der antibiotischen Therapie konnte eine aktuelle Publikation keinen signifikanten Unterschied in der Schwangerschafts- und Abortrate gegenüber unbehandelten Kontrollen mit einer chronischen Endometritis zeigen (Song et al. 2021).

14.6 Zusammenfassung

Auch wenn eine Ergänzung des aktuellen Wissens durch prospektive randomisierte Studien unabdingbar ist, weisen die aktuell verfügbaren – wenn auch heterogenen – Studien auf einen Zusammenhang zwischen der chronischen Endometritis und RSA bzw. dem RIF hin.

Neben der Optimierung der diagnostischen Methoden muss ein Ziel sein, einheitliche Standards zur Diagnostik und Definition der chronischen Endometritis zu etablieren, um eine Vergleichbarkeit der Studiendaten zu gewährleisten und den Nutzen sowohl der Diagnostik als auch der Therapie weiter zu validieren. Ein weiteres Ziel muss in der Therapieoptimierung bestehen, um unspezifische (nicht am individuellen Erregerspektrum orientierte) Behandlungen zu vermeiden und die Wahrscheinlichkeit wiederholter Therapiezyklen zu minimieren.

Literatur

Ben Rafael Z (2020) Repeated implantation failure (RIF): an iatrogenic meaningless definition that generates unnecessary and costly use of add-on procedures. Hum Reprod 35:1479–1483

Bouet PE, El Hachem H, Monceau E, Gariépy G, Kadoch IJ, Sylvestre C (2016) Chronic endometritis in women with recurrent pregnancy loss and recurrent implantation failure: prevalence and role of office hysteroscopy and immunohistochemistry in diagnosis. Fertil Steril 105:106–110

Buzzaccarini G, Vitagliano A, Andrisani A, Santarsiero CM, Cicinelli R, Nardelli C, Ambrosini G, Cicinelli E (2020) Chronic endometritis and altered embryo implantation: a unified pathophysiological theory from a literature systematic review. J Assist Reprod Genet 37:2897–2911

Cicinelli E, De Ziegler D, Nicoletti R, Colafiglio G, Saliani N, Resta L, Rizzi D, De Vito D (2008) Chronic endometritis: correlation among hysteroscopic, histologic, and bacteriologic findings in a prospective trial with 2190 consecutive office hysteroscopies. Fertil Steril 89:677–684

Cicinelli E, Matteo M, Tinelli R, Pinto V, Marinaccio M, Indraccolo U, De Ziegler D, Resta L (2014) Chronic endometritis due to common bacteria is prevalent in women with recurrent miscarriage as confirmed by improved pregnancy outcome after antibiotic treatment. Reprod Sci 21:640–647

Cicinelli E, Matteo M, Tinelli R, Lepera A, Alfonso R, Indraccolo U, Marrocchella S, Greco P, Resta L (2015) Prevalence of chronic endometritis in repeated unexplained implantation failure and the IVF success rate after antibiotic therapy. Hum Reprod 30:323–330

Cicinelli E, Trojano G, Mastromauro M, Vimercati A, Marinaccio M, Mitola PC, Resta L, de Ziegler D (2017) Higher prevalence of chronic endometritis in women with endometriosis: a possible etiopathogenetic link. Fertil Steril 108:289–295.e1

Cicinelli E, Matteo M, Trojano G, Mitola PC, Tinelli R, Vitagliano A, Crupano FM, Lepera A, Miragliotta G, Resta L (2018) Chronic endometritis in patients with unexplained infertility: Prevalence and effects of antibiotic treatment on spontaneous conception. Am J Reprod Immunol 79:1

Cicinelli E, Bettocchi S, de Ziegler D, Loizzi V, Cormio G, Marinaccio M, Trojano G, Crupano FM, Francescato R, Vitagliano A, Resta L (2019a) Chronic endometritis, a common disease hidden behind endometrial polyps in premenopausal women: first evidence from a case-control study. J Minim Invasive Gynecol 26:1346–1350

Cicinelli E, Vitagliano A, Kumar A, Lasmar RB, Bettocchi S, Haimovich S (2019b) International Working Group for Standardization of Chronic Endometritis Diagnosis (2019) Unified diagnostic criteria for chronic endometritis at fluid hysteroscopy: proposal and reliability evaluation through an international randomized-controlled observer study. Fertil Steril 112:162–173.e2

Cicinelli E, Resta L, Loizzi V, Pinto V, Santarsiero C, Cicinelli R, Greco P, Vitagliano A (2021) Antibiotic therapy versus no treatment for chronic endometritis: a case-control study. Fertil Steril 115:1541–1548

Elder S, Bortoletto P, Romanski PA, Spandorfer S (2021) Chronic endometritis in women with suspected retained products of conception and their reproductive outcomes. Am J Reprod Immunol 86:e13410

Espinós JJ, Fabregues F, Fontes J, García-Velasco J, Llácer J, Requena A, Checa MA, Bellver J (2021) Impact of chronic endometritis in infertility: a SWOT analysis. Reprod Biomed Online 42:939–951

Galliano D, Bellver J, Diaz-Garcia C, Simon C, Pellicer A (2015) ART and uterine pathology: how relevant is the maternal side for implantation? Hum Reprod Update 21:13–38

García-Velasco JA, Budding D, Campe H, Malfertheiner SF, Hamamah S, Santjohanser C, Schuppe-Koistinen I, Nielsen HS, Vieira-Silva S, Laven J (2020) The reproductive microbiome – clinical practice recommendations for fertility specialists. Reprod Biomed Online 41:443–453

Groth JV (2018) Chronic endometritis and the plasma cell, fact versus fiction. Fertil Steril 109:788

Harper J, Coonen E, De Rycke M, Fiorentino F, Geraedts J, Goossens V, Harton G, Moutou C, Pehlivan Budak T, Renwick P, Sengupta S, Traeger-Synodinos J, Vesela K (2010) What next for preimplantation genetic screening (PGS)? A position statement from the ESHRE PGD Consortium Steering Committee. Hum Reprod 25:821–823

Hashimoto T, Kyono K (2019) Does dysbiotic endometrium affect blastocyst implantation in IVF patients? J Assist Reprod Genet 36:2471–2479

Hirata K, Kimura F, Nakamura A, Kitazawa J, Morimune A, Hanada T, Takebayashi A, Takashima A, Amano T, Tsuji S, Kaku S, Kushima R, Murakami T (2021) Histological diagnostic criterion for chronic endometritis based on the clinical outcome. BMC Womens Health 21:94

Johnston-MacAnanny EB, Hartnett J, Engmann LL, Nulsen JC, Sanders MM, Benadiva CA (2010) Chronic endometritis is a frequent finding in women with recurrent implantation failure after in vitro fertilization. Fertil Steril 93:437–441

Kitaya K, Tada Y, Taguchi S, Funabiki M, Hayashi T, Nakamura Y (2012) Local mononuclear cell infiltrates in infertile patients with endometrial macropolyps versus micropolyps. Hum Reprod 27:3474–3480

Kitaya K, Matsubayashi H, Yamaguchi K, Nishiyama R, Takaya Y, Ishikawa T, Yasuo T, Yamada H (2016) Chronic endometritis: potential cause of infertility and obstetric and neonatal complications. Am J Reprod Immunol 75:13–22

Kitaya K, Matsubayashi H, Takaya Y, Nishiyama R, Yamaguchi K, Takeuchi T, Ishikawa T (2017) Live birth rate following oral antibiotic treatment for chronic endometritis in infertile women with repeated implantation failure. Am J Reprod Immunol 78:5

Li Y, Yu S, Huang C, Lian R, Chen C, Liu S, Li L, Diao L, Markert UR, Zeng Y (2020) Evaluation of peripheral and uterine immune status of chronic endometritis in patients with recurrent reproductive failure. Fertil Steril 113:187–196.e1

Liu Y, Chen X, Huang J, Wang CC, Yu MY, Laird S, Liu TC (2018) Comparison of the prevalence of chronic endometritis as determined by means of different diagnostic methods in women with and without reproductive failure. Fertil Steril 109:832–839

Liu Y, Ko EY, Wong KK, Chen X, Cheung WC, Law TS, Chung JP, Tsui SK, Li TC, Chim SS (2019) Endometrial microbiota in infertile women with and without chronic endometritis as diagnosed using a quantitative and reference range-based method. Fertil Steril 112:707–717.e1

McQueen DB, Bernardi LA, Stephenson MD (2014) Chronic endometritis in women with recurrent early pregnancy loss and/or fetal demise. Fertil Steril 101:1026–1030

McQueen DB, Perfetto CO, Hazard FK, Lathi RB (2015) Pregnancy outcomes in women with chronic endometritis and recurrent pregnancy loss. Fertil Steril 104:927–931

Moreno I, Codoñer FM, Vilella F, Valbuena D, Martinez-Blanch JF, Jimenez-Almazán J, Alonso R, Alamá P, Remohí J, Pellicer A, Ramon D, Simon C (2016) Evidence that the endometrial microbiota has an effect on implantation success or failure. Am J Obstet Gynecol 215:684–703

Moreno I, Cicinelli E, Garcia-Grau I, Gonzalez-Monfort M, Bau D, Vilella F, De Ziegler D, Resta L, Valbuena D, Simon C (2018) The diagnosis of chronic endometritis in infertile asymptomatic women: a comparative study of histology, microbial cultures, hysteroscopy, and molecular microbiology. Am J Obstet Gynecol 218:602.e1–602.e16

Morimune A, Kimura F, Nakamura A, Kitazawa J, Takashima A, Amano T, Kaku S, Moritani S, Kushima R, Murakami T (2021) The effects of chronic endometritis on the pregnancy outcomes. Am J Reprod Immunol 85:e13357

Pirtea P, Cicinelli E, De Nola R, de Ziegler D, Ayoubi JM (2021) Endometrial causes of recurrent pregnancy losses: endometriosis, adenomyosis, and chronic endometritis. Fertil Steril 115:546–560

Polanski LT, Baumgarten MN, Quenby S, Brosens J, Campbell BK, Raine-Fenning NJ (2014) What exactly do we mean by „recurrent implantation failure"? A systematic review and opinion. Reprod Biomed Online 28:409–423

Sola-Leyva A, Andrés-León E, Molina NM, Terron-Camero LC, Plaza-Díaz J, Sáez-Lara MJ, Gonzalvo MC, Sánchez R, Ruíz S, Martínez L, Altmäe S (2021) Mapping the entire functionally active endometrial microbiota. Hum Reprod 36:1021–1031

Song D, Feng X, Zhang Q, Xia E, Xiao Y, Xie W, Li TC (2018) Prevalence and confounders of chronic endometritis in premenopausal women with abnormal bleeding or reproductive failure. Reprod Biomed Online 36:78–83

Song D, Li TC, Zhang Y, Feng X, Xia E, Huang X, Xiao Y (2019) Correlation between hysteroscopy findings and chronic endometritis. Fertil Steril 111:772–779

Song D, He Y, Wang Y, Liu Z, Xia E, Huang X, Xiao Y, Li TC (2021) Impact of antibiotic therapy on the rate of negative test results for chronic endometritis: a prospective randomized control trial. Fertil Steril 115:1549–1556

Vicetti Miguel RD, Chivukula M, Krishnamurti U, Amortegui AJ, Kant JA, Sweet RL, Wiesenfeld HC, Phillips JM, Cherpes TL (2011) Limitations of the criteria used to diagnose histologic endometritis in epidemiologic pelvic inflammatory disease research. Pathol Res Pract 207:680–685

Vitagliano A, Saccardi C, Noventa M, Di Spiezio SA, Saccone G, Cicinelli E, Pizzi S, Andrisani A, Litta PS (2018) Effects of chronic endometritis therapy on in vitro fertilization outcome in women with repeated implantation failure: a systematic review and meta-analysis. Fertil Steril 110:103–112.e1

Zargar M, Ghafourian M, Nikbakht R, Mir Hosseini V, Moradi Choghakabodi P (2020) Evaluating chronic endometritis in women with recurrent implantation failure and recurrent pregnancy loss by hysteroscopy and immunohistochemistry. J Minim Invasive Gynecol 27:116–121

Zhang Y, Xu H, Liu Y, Zheng S, Zhao W, Wu D, Lei L, Chen G (2019) Confirmation of chronic endometritis in repeated implantation failure and success outcome in IVF-ET after intrauterine delivery of the combined administration of antibiotic and dexamethasone. Am J Reprod Immunol 82:e13177

Die Rolle des Mikrobioms in der Reproduktionsmedizin

15

Anna Oberle

15.1 Das Mikrobiom

Der Einfluss von Mikroorganismen und dem Mikrobiom auf die Sicherheit und den Erfolg der menschlichen Fortpflanzung wurde schon seit dem 19. Jahrhundert ausführlich erforscht. Ignaz Philipp Semmelweis zeigte schon im Jahre 1848 als Assistenzarzt im Allgemeinen Krankenhaus Wien, dass Händedesinfektion vor Untersuchungen bei Geburten die Sterblichkeit der Mütter an Kindbettfieber dramatisch senken kann (Semmelweis, 1861). Semmelweis beobachtete eine erhöhte Sterblichkeit der Mütter in seiner Abteilung, nachdem die Ärzte auch die Leichen verstorbener Mütter untersucht hatten. Nach dem Einführen der Händedesinfektion sank die Sterblichkeit deutlich. Bakterien waren zu der Zeit noch nicht entdeckt und Semmelweis nannte als Ursache für das Kindbettfieber die Übertragung eines „zersetzten thierisch-organischen Stoffes" (Semmelweis, 1861). Leider wurde Semmelweis zeit seines Lebens für seine Beobachtungen von der Ärztegemeinschaft stark angefeindet und starb 1865 unter dubiosen Umständen in einer psychiatrischen Klinik in Wien. Erst Jahre nach seinem Tod, als sich die „Keimtheorie" von Luis Pasteur weiter verbreitete, wurden seine Thesen beachtet und Semmelweis erhielt posthum weltweit Anerkennung (Kadar, 2019).

Seit damals ist das Verständnis für die Rolle und den Einfluss von Mikroorganismen und dem Mikrobiom auf physiologische und pathophysiologische Prozesse dramatisch gestiegen. Heute gilt der Einfluss von Bakterien und anderen Mikroorganismen als ein wichtiger Faktor für Erfolg und Misserfolg von Schwangerschaften. Als relativ junges, schnell wachsendes Forschungsfeld gilt das Mikrobiom in der Reproduktionsmedizin als

A. Oberle (✉)
Abteilung Genetik, Wunschbaby Institut Feichtinger, Wien, Österreich
E-Mail: anna.oberle@wunschbaby.at

W. Würfel (Hrsg.), *Reproduktionsimmunologie*,
https://doi.org/10.1007/978-3-662-63907-8_15

ein Hoffnungsträger für die Erklärung von bisher idiopathischer Infertilität und wiederholten Aborten. Doch noch ist unser Verständnis für das Mikrobiom und dessen Rolle in der Reproduktionsmedizin limitiert, und immer häufiger zeigen technische Herausforderungen die Limitationen der Forschung auf. Methodische und neue technologische Fortschritte werden auch in der Zukunft unser Verständnis für das Mikrobiom des Reproduktionstraktes erweitern und neue therapeutische Ansätze möglich machen.

15.1.1 Definition und Begriffsklärung

Der Begriff Mikrobiom stammt aus dem Griechischen und bedeutet übersetzt „kleines Leben" (μικρός *mikrós* „klein", βίος *bios* „Leben"). Die genaue Definition des Begriffes Mikrobiom sowie dessen Abgrenzung zu den Begriffen Mikrobiota, Metagenom etc. wird allerdings in der Literatur häufig falsch oder schwammig verwendet (Marchesi und Ravel 2015). Deshalb beginnen wir hier mit einer kleinen Einführung und Übersicht dieser wichtigen Begriffe nach aktuellem Verständnis:

15.1.2 Mikrobiota

Der Begriff Mikrobiota umfasst die Gesamtheit aller Mikroorganismen in einer definierten Umgebung. Dazu zählen nicht nur Bakterien, sondern auch Viren, Pilze, Hefen, Archaeen und Protozoen (Marchesi und Ravel 2015).

15.1.3 Mikrobiom

Das Mikrobiom umfasst nicht nur alle vorkommenden Mikroorganismen in einer definierten Umgebung (Mikrobiota), sondern darüber hinaus auch deren Strukturelemente (Nukleinsäuren, Proteine/Peptide, Polysaccharide und Lipide) sowie die umgebenden Umweltbedingungen und mikrobiellen Metabolite (z. B. Signalmoleküle oder Toxine) (Berg et al. 2020). Dieses Zusammenspiel zwischen den Mikrobiota und dem „Theater der Aktivitäten" ist in Abb. 15.1 dargestellt.

15.1.4 Metagenom

Das Metagenom umfasst die Sammlung der Genome und Gene der Mikroorganismen (Mikrobiota) einer definierten Umgebung (Marchesi und Ravel 2015). Diese kann zum Beispiel mittels Shotgun-Sequenzierung (Erläuterung der Methode siehe unten) der enthaltenden DNA einer Probe ermittelt werden.

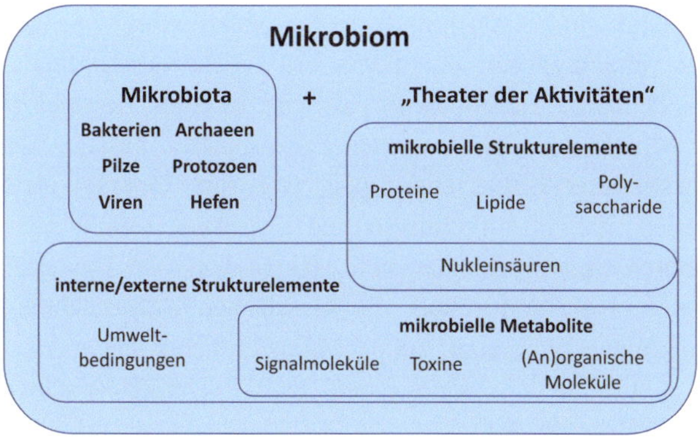

Abb. 15.1 Schematische Darstellung der Zusammensetzung des Begriffs Mikrobiom. Der Begriff Mikrobiom umfasst sowohl die Mikrobiota (Gemeinschaft der Mikroorganismen), als auch das „Theater der Aktivitäten" (Strukturelemente, Metabolite/Signalmoleküle und umgebende Umweltbedingungen). Abbildung mit Einwilligung verändert nach (Berg et al., 2020).

15.1.5 Das humane Mikrobiom

Das humane Mikrobiom umfasst alle Mikroorganismen, die zugehörigen Strukturelemente und Umweltfaktoren, welche den menschlichen Körper besiedeln. Dies beinhaltet sowohl kommensale oder symbiontische Mikroorganismen, welche dem Menschen nicht schaden, sondern zum großen Teil nutzen oder sogar essenziell zum Überleben sind. Es beinhaltet aber auch pathogene Mikroorganismen, die Krankheiten verursachen können (Zheng et al. 2020). Es wird angenommen, dass die Anzahl aller Mikroorganismen im menschlichen Körper in etwa der Anzahl der humanen Zellen eines Menschen entspricht (ca. $3–4 \times 10^{13}$ Zellen) (Sender et al. 2016).

Die Diversität der Mikrobiota in einer bestimmten Körperregion ist definiert als die Menge der unterschiedlichen Mikroorganismen. Der am häufigsten vorkommende Mikroorganismus wird als dominant bezeichnet, und jede Region im Körper hat ihre eigene, charakteristische Zusammensetzung (Koedooder et al. 2019). Man unterscheidet zwischen der Alpha-Diversität, die die Diversität einer bestimmten Region beschreibt, und der Beta-Diversität, die die Unterschiede zwischen verschiedenen Regionen beschreibt (Human Microbiome Project Consortium 2012b).

15.1.6 Detektion und Methodik

15.1.6.1 Klassische Detektionsmethoden: Kultivierung

Lange Zeit wurde das Wissen über Vorkommen bestimmter Bakterien, Viren oder anderer Mikrobiota in einer definierten Umgebung allein über Kultivierung und Kulturtechniken generiert. Bakterien werden auf definierten Agarplatten oder in speziellen

Kulturmedien anhand von Wachstumsverhalten, biochemischen Analysen und Antibiotikaresistenzen phänotypisch charakterisiert. Diese klassischen Kulturtechniken haben allerdings deutliche Limitationen. So gibt es zum Beispiel Bakterien, die in keine bekannten Muster der biochemischen Eigenschaften passen. Außerdem erfordert der Nachweis bestimmter Bakteriengruppen, wie zum Beispiel anaerober Bakterien oder Mykobakterien, spezielle Techniken und Expertise, welche in vielen klinischen Mikrobiologielaboren nicht vorhanden sind. Hinzu kommen Bakterien, die sich nicht kultivieren lassen und die somit über die klassischen Kulturtechnik gar nicht nachgewiesen werden können (Woo et al. 2008). Man geht heute davon aus, dass ein Großteil aller Bakterien sich nicht mit klassischen Kulturtechniken nachweisen lässt, also „unkultivierbar" ist (Hofer 2018).

15.1.6.2 Neue Detektionsmethoden: Sequenzierung

Fortschritte der molekularbiologischen Analysemethoden, bei DNA-Sequenzierung und PCR sowie bei der bioinformatischen Datenanalyse, haben in den letzten Jahrzehnten zu einem enormen Wissenszuwachs und Verständnis über das Mikrobiom in allen Bereichen geführt. Besonders das humane Mikrobiomprojekt (*Human Microbiome Project*, HMP), ein großangelegtes Projekt zum Verständnis und der Charakterisierung des humanen Mikrobioms, 2008 initiiert von den *National Institutes of Health* in den USA, hat entscheidend zum Verständnis über das menschliche Mikrobiom beigetragen und die technischen Entwicklungen geprägt. Mittels Hochdurchsatz-DNA-Sequenzierungen und Datenanalysen wurde das menschliche Mikrobiom an verschiedensten Stellen des Körpers, inklusive des vaginalen Mikrobioms, charakterisiert (Human Microbiome Project Consortium 2012a). Auf dessen Grundlage und den technischen Fortschritten durch das HMP wurden weltweit weitere Forschungsprojekte initiiert. Durch die Vorteile der kulturunabhängigen Sequenzierungen konnte gezeigt werden, dass Orte des menschlichen Körpers, die traditionell als steril betrachtet wurden, in der Tat von Bakterien besiedelt werden, wie zum Beispiel die Uterushöhle oder die Plazenta (Franasiak und Scott 2015a, b). Ob man an diesen Stellen auch von einem charakteristischen „Mikrobiom" sprechen kann, ist derzeit noch nicht abschließend geklärt.

15.1.6.3 16S rRNA Sequenzierung vs. „Whole genome"-Sequenzierung

Die verschiedenen Ansätze der Hochdurchsatz-Sequenzierungstechniken sind zum einen zielgerichtete Sequenzierungen („*targeted sequencing*": DNA-Mikroarrays, 16S rRNA Gensequenzierung) und zum anderen ungerichtete, sogenannte Shotgun-Sequenzierungen oder „*whole genome sequencing*" (WGS). Bei der zielgerichteten Sequenzierung zur Analyse der mikrobiellen Zusammensetzung einer definierten Umgebung wird meistens das Gen der 16S ribosomalen RNA (16S rRNA) analysiert. Die 16S rRNA ist die RNA-Komponente der kleinen 30-S-Untereinheit des prokaryotischen Ribosoms. Das 16S rRNA-Gen besitzt hoch konservierte Regionen, die als Primer-Bindungsstellen verwendet werden können, und zwischendurch 9 hypervariable Regionen (V1-9), die eine Unterscheidung bis hinunter auf Speziesebene möglich machen. Die 16S rRNA-Gensequenzierung ist relativ kostengünstig, einfach durchzuführen und wird am häufigsten bei der Analyse mikrobieller Zusammensetzung eingesetzt. Allerdings ist die Analyse auch fehleranfällig. Zum einen kann es durch DNA-Extraktion, PCR-Amplifikation und Library-Präparation (Vorbereitung der DNA-Fragmente zur Sequenzierung) zu einer beträchtlichen Verzerrung der identifizierten Bakterienzusammensetzung kommen (Bonk et al. 2018), zum anderen haben die bioinformatische Datenanalyse und Zuordnung der bakteriellen Taxa sowie die zugrunde liegende Datenbank entscheidenden Einfluss auf die Ergebnisse – und es können nur bekannte Sequenzen zugeordnet werden (Rizal et al. 2020). Die WGS-Analyse, oder auch Shotgun-Sequenzierung ist zwar deutlich kostenintensiver, allerdings ist es hierbei möglich, das gesamte Genom unbekannter Bakterien, Pilze, Hefen und Viren zu charakterisieren und Informationen über funktionelle Unterschiede innerhalb des gesamten Mikrobioms zu erhalten (Ranjan et al. 2016). Da hierbei allerdings die gesamte DNA in der vorhandenen Probe sequenziert wird, ist die WGS-Analyse für Gewebe mit geringer Bakterienlast schwierig und wird von humaner DNA deutlich überlagert (Marotz et al. 2018).

Vor allem bei Geweben mit sehr geringer Bakterienlast, wie zum Beispiel der Gebärmutterschleimhaut, spielen Kontaminationen eine große Rolle, welche durch die Umgebung, bei DNA-Extraktion und Probenvorbereitung in die Probe geraten können (Salter et al. 2014). So ist das Mitführen von Negativkontrollen zur Identifikation kontaminierender Bakterien aus den Proben enorm wichtig. Die dabei angewendete bioinformatische Methode kann einen großen Einfluss auf die Ergebnisse der analysierten Proben haben (Davis et al. 2018; Karstens et al. 2019). Eine Strategie zur korrekten Identifikation und Eliminierung dieser Kontaminationen ist daher essenziell für die richtige Interpretation der Daten (de Goffau et al. 2018; Kim et al. 2017).

Zusammenfassend kann man sagen, dass die technischen Fortschritte im Bereich der Gensequenzierung in den letzten Jahrzehnten zu einem enormen Wissenszuwachs und einem detaillierten Verständnis über das Mikrobiom in Gesundheit und Krankheit geführt haben. Das HMP konnte zeigen, dass die Schwankungen der mikrobiellen Zusammensetzung zwischen unterschiedlichen Individuen (Beta-Diversität) deutlich höher waren als die Schwankungen innerhalb eines Individuums (Alpha-Diversität) (Human Microbiome Project Consortium 2012b).

Das vaginale Mikrobiom war dabei das Mikrobiom mit der geringsten Alpha-Diversität auf Genusebene aufgrund der Dominanz von *Lactobacillus*-Bakterien, allerdings höherer Diversität auf Speziesebene aufgrund unterschiedlicher *Lactobacillus*-Spezies (Human Microbiome Project Consortium 2012b; Koedooder et al. 2019b).

15.2 Das Mikrobiom des weiblichen Reproduktionstraktes

15.2.1 Allgemeines

Die Mikroorganismen des weiblichen Reproduktionstraktes und dessen Einfluss auf Gesundheit, Krankheiten und Erfolg oder Misserfolg bei Schwangerschaft und Geburt sind weniger bekannt, als dies zum Beispiel für das Mikrobiom des Darms und dessen Einfluss auf Gesundheit und Krankheit der Fall ist (Al-Nasiry et al. 2020). Dies liegt vor allem daran, dass die Probenentnahme invasiver ist, die Besiedlung um ein Vielfaches geringer und somit die Analyse und Interpretation erheblich schwieriger ist (Kontaminationen, Fehlinterpretationen etc.; siehe oben). Doch immer mehr Studien zeigen den Einfluss eines veränderten Mikrobioms auf die weibliche Gesundheit und den Reproduktionserfolg.

Nach aktuellem Stand der Wissenschaft existiert ein nicht-steriles, mikrobielles Kontinuum entlang des gesunden weiblichen Reproduktionstraktes, mit individuell unterschiedlicher mikrobiellen Zusammensetzung der einzelnen Regionen (Chen et al. 2017). Ausgehend von der Vagina über die Zervix, den Uterus (Gebärmutterschleimhaut) bis hin zu den Eileitern und den Ovarien scheint jedes Kompartiment mit Bakterien besiedelt zu sein. Ob diese Besiedlung in den einzelnen Kompartimenten tatsächlich überall als charakteristisches „Mikrobiom" bezeichnet werden kann, ist nach aktuellem Stand der Forschung noch nicht eindeutig geklärt. Die bakterielle Besiedlung der Vagina ist dabei deutlich am besten charakterisiert und zeigt auch eine signifikant höhere Bakterienlast als die anderen Kompartimente, was auf eine gewisse Barrierefunktion der Zervix hindeutet (Mitchell et al. 2015). Schwankungen der mikrobiellen Zusammensetzung der Vagina treten während des weiblichen Zyklus (durch Schwankungen der Östrogenlevel), während der Menopause oder bei gesundheitlichen Veränderungen auf (Green et al. 2015). Auch das Alter, die sexuelle Aktivität, Ernährung und Medikamente können das vaginale Mikrobiom beeinflussen. Ebenso gibt es Unterschiede des vaginalen Mikrobioms zwischen verschiedenen ethnischen Gruppen (Al-Nasiry et al. 2020). Ob diese Schwankungen und Unterschiede auch die mikrobielle Besiedlung des oberen Reproduktionstraktes beeinflussen, ist bisher noch nicht ausreichend belegt.

15.2.2 Vaginales Mikrobiom

15.2.2.1 Die Rolle der Lactobacillus-Bakterien

Die Vagina funktioniert wie ein Tor zwischen der äußeren Umgebung und dem höheren Reproduktionstrakt. Das vaginale Mikrobiom kann dabei sowohl von äußeren als auch von inneren Faktoren beeinflusst werden (Koedooder et al. 2019b). Eine mögliche Funktion des vaginalen Mikrobioms ist der Schutz und die Barriere des Reproduktionstraktes vor Infektionen. Hierbei spielen vor allem Bakterien der Gattung *Lactobacillus* eine wichtige Rolle. Für Frauen im Reproduktionsalter sind *Lactobacillus*-Bakterien die Grundpfeiler für ein gesundes vaginales Mikrobiom (Ma et al. 2012). Charakteristisch für *Lactobacillus*-Bakterien ist die Produktion von Milchsäure, die eine saure Umgebung (pH-Wert um 4) schafft und damit andere Bakterien im Wachstum hemmt (O'Hanlon et al. 2013). Hinzu kommt, dass *Lactobacillus*-Bakterien sogenannte Bacteriocine produzieren können, toxische Proteine, welche andere Bakterien und virale Pathogene direkt inhibieren und töten können. Außerdem können *Lactobacillus*-Bakterien an der Zellmembran von Epithelzellen Mikrokolonien bilden, die die Anhaftung von pathogenen Mikroorganismen verhindern können (Petrova et al. 2015). Diese Mechanismen tragen wesentlich zum Schutz und zur Homöostase des oberen Reproduktionstraktes bei.

Lactobacillus-Bakterien sind grampositive Bakterien der Familie der *Lactobacillaceae* und werden im allgemeinen Sprachgebrauch auch Milchsäurebakterien genannt. Es gibt insgesamt mehr als 200 Arten und Unterarten der Gattung *Lacobacillus*. Die häufigsten in der Vaginalflora vorkommenden Arten sind *L. crispatus*, *L. iners*, *L. gasseri* und *L. jensenii* (Ma et al. 2012). Früher wurde angenommen, dass *L. crispatus* die häufigste dominierende Art in der Vagina ist. Allerdings zeigen neue, Bakterienkultur-unabhängige Studien, dass *L. iners* bei den meisten Frauen die dominierende Art des vaginalen Mikrobioms von Probandinnen verschiedener Ethnizitäten im Reproduktionsalter darstellt, gefolgt von *L. crispatus, L. gasseri* und *L. jensenii* (Ma et al. 2012; Ravel et al. 2011).

15.2.2.2 Community State Types (CST)

Das vaginale Mikrobiom wird häufig je nach Zusammensetzung in sogenannte „*community state types*" (CST) eingeteilt (Ravel et al. 2011). Insgesamt unterscheidet man zwischen 5 CSTs, von denen 4 durch eine Dominanz von unterschiedlichen *Lactobacillus*-Arten charakterisiert sind. CST I ist dominiert von *L. crispatus*, CST II von *L. gasseri*, CST III von *L. iners* und CST V von *L. jensenii*. CST IV stellt eine heterogene Gruppe dar, in der die Vaginalproben keine Dominanz von *Lactobacillus*-Bakterien aufweisen und in der häufiger obligat anaerobe Bakterien wie *Prevotella*, *Dialister*, *Atopobium* oder *Gardnerella* vorkommen als in den anderen 4 CST (Ravel et al. 2011). Gruppe I, III und IV sind über verschiedene Ethnizitäten am häufigsten bei gesunden Frauen im Reproduktionsalter vertreten. Die Vaginalflora in Gruppe IV weist im Schnitt den höchsten pH-Wert und den höchsten Nugent-Score (siehe unten) auf, was auch ein Charakteristikum von bakterieller Vaginose (BV) ist (Ravel et al. 2011).

Es konnte gezeigt werden, dass eine Dominanz von *Lactobacillus*-Bakterien im vaginalen Mikrobiom sich positiv auf den Reproduktionserfolg auswirkt (Eckert et al. 2003; Moore et al. 2000), wohingegen eine bakterielle Vaginose einen negativen Einfluss zeigte (Babu et al. 2017; Di Simone et al. 2020). Allerdings ist es schwierig, nur ein *Lactobacillus*-dominantes vaginales Mikrobiom als „normal" und „gesund" zu klassifizieren, da es auch viele gesunde, fertile Frauen gibt, bei denen nur wenig *Lactobacillen* und diverse andere Bakterien gefunden wurden, die zum CST IV klassifiziert werden (Ma et al. 2012). Hinzu kommt, dass das vaginale Mikrobiom einen dynamischen Charakter zeigt und sich zum Beilspiel während des Menstruationszyklus, aber auch durch andere äußere Umstände dynamisch verändert (Kroon et al. 2018). Zu den Bakterien, die neben *Lactobacillus* in der Vagina gesunder Probandinnen gefunden wurden, zählen unter anderem die Gattungen *Gardnerella, Atopobium, Prevotella, Corynebacterium, Anaerococcus* und *Sneathia* (Koedooder et al. 2019a, b; Ma et al. 2012). Diese Bakterien werden zum einen als normale Besiedlung der Vagina von gesunden Frauen beschrieben, zum anderen aber auch mit einer bakteriellen Vaginose in Zusammenhang gebracht.

15.2.2.3 Bakterielle Vaginose

Die bakterielle Vaginose (BV) ist eine häufig vorkommende untypische Besiedlung der Vagina mit diversen, meist anaeroben Bakterien (zum Beispiel *Prevotella, Gardnerella, Mycoplasma* oder *Atopobium*) anstelle von *Lactobacillus*-Bakterien und betrifft schätzungsweise 30 % aller Frauen im Reproduktionsalter (Allsworth und Peipert 2007). Trotz der sehr hohen Prävalenz sind Diagnose und Therapie der BV nach wie vor diffus und ineffektiv (Ma et al. 2012). Dies liegt vor allem an den subjektiven Diagnosekriterien nach Amsel (Amsel et al. 1983), die nach wie vor häufig angewendet werden (Workowski et al. 2015). Nach den Amsel-Kriterien liegt eine BV vor, wenn 3 der 4 folgenden Kriterien erfüllt sind:

i) pH-Wert des Vaginalsekretes >4,5,
ii) grau-weißer Ausfluss,
iii) fischiger Amingeruch des Vaginalsekretes bei Zugabe einer Kaliumhydroxidlösung,
iv) mit Bakterien übersäte Epithelzellen („Clue-Zellen") (Onderdonk et al. 2016).

Etwas genauer, jedoch auch teilweise subjektiv, ist die Diagnosemethode nach Nugent, die auf einer Einordnung der vorhandenen Bakterien (Gram-positiven, Gram-negativen und Gram-variablen) anhand von Gramfärbungen in ein Punktesystem von 1 bis 10 basiert (Nugent et al. 1991).

Die BV ist in etwa 50 % aller Fälle asymptomatisch, allerdings haben Patientinnen mit einer BV ein erhöhtes Risiko für Infertilität, Frühgeburten, Unterleibsentzündungen (engl.: „*pelvic inflammatory disease*") und für die Ansteckung mit sexuell übertragbaren Infektionskrankheiten wie Chlamydien, HPV oder HIV (Ravel et al. 2021). Ob asymptomatische Patientinnen einer BV in Wahrheit ein normales, „gesundes" vaginales Mikrobiom haben, das im Rahmen der natürlichen Schwankungen liegt, oder ob diese Patientinnen durch ihr atypisches vaginales Milieu zu einer behandlungswürdigen Risikogruppe für Infertilität, Schwangerschaftskomplikationen oder sexuell übertragbare Krankheiten gehören, ist aktuell Gegenstand der wissenschaftlichen Debatte (Ma et al. 2012; Ravel et al. 2021).

Nach aktuellen Richtlinien wird eine BV nur bei Patientinnen mit Symptomen wie vermehrtem Ausfluss, Jucken oder Brennen der Vagina behandelt. Klassischerweise wird die BV mittels oraler oder intravaginaler Antibiotika, wie Metronidazol,

Clindamycin oder Tinidazol behandelt (Workowski et al. 2015). Neue Studien konnten zeigen, dass die vaginale Gabe von Probiotika wie *L. crispatus*-Bakterien (Lactin V) das Risiko wiederkehrender BV signifikant senken kann (Basavaprabhu et al. 2020; Cohen et al. 2020). Dies ist eine sanftere und weniger aggressive Therapieform und stimmt hoffnungsvoll, zumal die klassischen Antibiotikatherapien häufig nicht zielführend sind und es in bis zu 70 % aller Fälle zu einer wiederkehrenden BV kommt (Bradshaw et al. 2006; Sobel et al. 1993).

Einen Sonderfall der pathogenen Bakterien, der bei den gängigsten Mikrobiomanalysen (16S rRNA-Sequenzierung) nicht detektiert werden kann, stellen die Chlamydien dar. Chlamydien können und sollten daher separat mit speziellen Techniken wie Nukleinsäure-Amplifikationstest (NATs) identifiziert werden. Eine urogenitale Chlamydieninfektion mit dem Erreger *Chlamydia trachomatis* kann neben den bekannten Folgen wie Eileiterschwangerschaft und sekundäre Sterilität auch zu frühen Fehlgeburten durch eine gestörte Dezidualisierung im Endometrium führen (Giakoumelou et al. 2017). Patientinnen mit BV sind anfälliger für Infektionen mit *Chlamydia trachomatis* und *Neisseria gonorrhoeae*, wohingegen eine Dominanz von *Lactobacillus*-Bakterien vor Infektionen mit diesen Pathogenen schützt (Wiesenfeld et al. 2003).

Eine Verschiebung des vaginalen Mikrobioms hin zu einer Dominanz von *Lactobacillus*-Bakterien durch einen gezielten Einsatz von Probiotika könnte auch zu einem verbesserten Reproduktionserfolg beitragen. In einer Studie, bei der die vaginalen Bakterien von 192 Patientinnen vor Embryotransfer bei einer IVF-Behandlung analysiert wurden, konnten die Autoren eine Dominanz von *L. crispatus* mit einer hohen Schwangerschaftsrate assoziieren, wohingegen eine geringe *Lactobacillus*-Präsenz mit geringen Schwangerschaftsraten korrelierte (Koedooder et al. 2019a). Ob die Gabe von Probiotika, gegebenenfalls auch in Kombination mit Antibiotika, tatsächlich zu einer Verschiebung des vaginalen Mikrobioms hin zu einem „vorteilhaften“ Mikrobiom und letztlich zu einem größeren Reproduktionserfolg führen kann, ist eine der großen spannenden Fragen der Reproduktionsmedizin in den nächsten Jahren.

15.2.3 Zervikales Mikrobiom

Die Mikroorganismen des Gebärmutterhalses (der Zervix) sind weniger gut charakterisiert als die der Vagina und wurden bisher nur selten als eine eigenständige Entität untersucht (Al-Nasiry et al. 2020). Sicher ist, dass die Zervix mit deutlich weniger Bakterien besiedelt ist als die Vagina. Studien, die die 16S rRNA-Gene quantifiziert haben, zeigen eine ähnliche Bakterienlast in Zervix und Endometrium, welche etwa 3–4 Größenordnungen (1000- bis 10.000-fach) unter der der Vagina liegt (Chen et al. 2017; Winters et al. 2019). Die Bakterienlast von Zervix und Endometrium lag zwar in beiden Studien im Durchschnitt über der der Negativkontrollen, jedoch zeigten bei Winters et al. nur 72 % bzw. 60 % aller Proben aus Zervix und Endometrium Signale über dem Hintergrund (Winters et al. 2019).

Auch in der Zervix sind *Lactobacillus*-Bakterien die dominierende Gattung neben anderen, anaeroben Bakterien wie *Acinetobacter*. Die Bakterien der Zervix sind denen der Vagina ähnlicher als denen aus dem Endometrium (C. Chen et al. 2017; Rivka Koedooder et al. 2019b), was darauf hindeutet, dass aufsteigende Bakterien aus der Vagina die Zervix kolonialisieren können. Aufgrund der Ähnlichkeit zwischen vaginalen und zervikalen Mikroorganismen spricht man in der Fachliteratur auch von zervikovaginalen Mikrobiota (Kroon et al. 2018). Die Bakterienlast in der Zervix allerdings korreliert nicht mit der Bakterienlast der Vagina, sondern mit der des Endometriums (Winters et al. 2019). Dies deutet darauf hin, dass die Bakterien der Zervix eine Quelle für die Besiedlung des Endometriums darstellen könnten und umgekehrt.

15.2.4 Uterines/endometriales Mikrobiom

Lange Zeit galt der Uterus als steriles Organ, und das Vorhandensein von Bakterien war immer assoziiert mit Infektionen und Krankheit (engl.: „*sterile womb therory*“). Doch diese Annahme wurde spätestens mit den Ergebnissen des HMP infrage gestellt, und es wurde gezeigt, dass auch Stellen, welche bisher als steril beschrieben wurden, in gesunden Probandinnen Mikroorganismen enthalten können (Franasiak und Scott 2015a, b; Human Microbiome Project Consortium 2012b).

Eine Vielzahl von Studien hat seither die Mikroorganismen im Endometrium untersucht und diese mit klinischen Daten der Probandinnen korreliert. Hierbei wurden Bakterien im Endometrium mit verschiedenen gynäkologischen Erkrankungen in Zusammenhang gebracht, unter anderem mit Endometriose, chronischer Endometritis, abnormale Uterusblutung, Hyperplasien und schlechtem klinischem Ergebnis bei künstlicher Befruchtung (In-vitro-Fertilisation, IVF) und Infertilität (Molina et al. 2020).

15.2.4.1 Technische und experimentelle Herausforderungen

Aufgrund verschiedener technischer und experimenteller Herausforderungen ist es allerdings nicht ganz einfach, diese Studien richtig zu interpretieren und eine klare Aussage über die Zusammensetzung eines „gesunden“, „normalen“ endometrialen Mikrobioms zu treffen. Auch dessen Einfluss auf Erfolg und Misserfolg einer Schwangerschaft ist bisher noch nicht abschließend geklärt (Haahr et al. 2019; Molina et al. 2021; O’Callaghan et al. 2020). Durch die sehr geringe Bakterienlast im Endometrium ist es essenziell, Studien gut zu planen, richtig zu designen und zu kontrollieren. Hierzu zählt zum einen das Mitführen entsprechender Negativkontrollen zur Identifikation und Eliminierung von kontaminierenden Bakterien aus Umgebung oder Labor, wie oben schon erwähnt wurde (Oberle et al. 2021). Ein weiterer, wichtiger Punkt bei der Durchführung von Studien des endometrialen Mikrobioms ist die Probenentnahme. In den meisten Studien wurden die Proben transzervikal entnommen, wobei es leicht zu

Kontaminationen von Bakterien aus der Vagina (vor allem mit *Lactobacillus*-Bakterien) kommen kann, die um ein Vielfaches mehr Bakterien enthält als das Endometrium (Molina et al. 2021).

Besonders der Einfluss des endometrialen Mikrobioms auf Infertilität und IVF-Erfolg hat in den letzten Jahren die Wissenschaft beschäftigt. Moreno et al. konnten 2016 zeigen, dass Frauen, deren Endometrium nicht von *Lactobacillus*-Bakterien dominiert ist (weniger als 90 % *Lactobacillus*-Anteil in der 16S rRNA-Gensequenzierung), signifikant geringere Implantationsraten, Schwangerschaftsraten und Lebendgeburten nach IVF hatten (Moreno et al. 2016). Damit übereinstimmend konnten Kyono et al. zeigen, dass eine *Lactobacillus*-Dominanz bei Frauen unterrepräsentiert ist, die eine Fruchtbarkeitsbehandlung in Anspruch nahmen, im Vergleich zur fertilen Kontrollgruppe (Kyono et al. 2018). Diese Studien deuten darauf hin, dass ein „gesundes" endometriales Mikrobiom hauptsächlich durch *Lactobacillus*-Bakterien dominiert ist, ähnlich dem vaginalen Mikrobiom. Allerdings wurden die Proben in diesen Studien alle transzervikal entnommen, wodurch eine Kontamination des unteren Reproduktionsbereiches nicht ausgeschlossen werden kann. Andere Studien konnten keinen statistisch signifikanten Unterschied zwischen einem *Lactobacillus*-dominierten endometrialen Mikrobiom und dem Ergebnis der IVF-Behandlung feststellen (Franasiak et al. 2016; Kyono et al. 2019; Verstraelen et al. 2016) oder fanden *Lactobacillus*-Bakterien sogar ausschließlich bei Frauen bei einem IVF-Fehlversuch (Riganelli et al. 2020).

Studien, die die Proben mittels Hysterektomie (Winters et al. 2019), Laparoskopie (Chen et al. 2017) oder bei einer Sectio (Leoni et al. 2019) entnommen haben und somit das Kontaminationsrisiko aus der Vagina ausgeschlossen haben, fanden *Lactobacillus*-Bakterien nicht als dominierende Gattung, sondern fanden verschiedene Bakterien und eine größere Diversität im Endometrium. Alle 3 Studien fanden übereinstimmend *Acinetobacter* und *Pseudomonas* als häufige Gattungen im Endometrium, andere häufig gefundene Gattungen waren *Pelomonas*, *Cutibacterium*, *Escherichia*, *Staphylococcus*, *Streptococcus*, *Corynebacterium*, *Vagococcus* und *Sphinogobium* (Chen et al. 2017; Leoni et al. 2019; Winters et al. 2019). Hinzu kommt, dass etwa 40 % der endometrialen Proben, die mittels Hysterektomie entnommen wurden, nicht mehr Bakterien als in den Negativkontrollen enthielten (Winters et al. 2019).

Die meisten Studien, die die mikrobielle Besiedlung des oberen Reproduktionstraktes untersucht haben, haben das Gen der 16S rRNA analysiert (Peric et al. 2019). Damit wird allerdings nur prokaryotische DNA von Bakterien und Archaeen nachgewiesen; Viren, Hefen oder Pilze können mit der 16S rRNA-Sequenzierung nicht detektiert werden. Hinzu kommt, dass diese Technik nur einen Hinweis auf die vorhandenen Bakterien gibt, da die Präsenz der mikrobiellen DNA nicht zwingend dem Vorhandensein lebender Mikroorganismen entspricht (Sola-Leyva et al. 2021). Bakterielle DNA kann auch von toten Mikroorganismen stammen, sie kann über Jahre persistieren oder von Hintergrundkontamination stammen. Es gibt eine Studie, welche mittels RNA-Sequenzierung die gesamte Komposition der funktional aktiven Mikroorganismen im Endometrium von Frauen analysiert hat (Sola-Leyva et al. 2021). Die Autoren fanden mehr als 5000 unterschiedliche Mikroorganismen im Endometrium, darunter Bakterien, Pilzen, Viren und Archaeen. Ebenso zeigten sich deutliche Unterschiede der mikrobiellen Zusammensetzung in unterschiedlichen Phasen des weiblichen Zyklus innerhalb der gleichen Individuen (Sola-Leyva et al. 2021).

15.2.4.2 Klinische Interpretation und Relevanz des endometrialen Mikrobioms

Anhand dieser Studien wird deutlich, dass das endometriale Mikrobiom alles andere als klar definiert ist und noch lange nicht bekannt ist, ob die detektierten Bakterien Touristen, Bewohner, Eindringlinge oder Kontaminanten sind (Baker et al. 2018; Molina et al. 2021). Es besteht dringender Bedarf an standardisierten Methoden bei Probenentnahme, Aufarbeitung, Kontrollen, Sequenzierung und bei der Datenanalyse, um valide und klinisch relevante Aussagen über ein „normales" und „abnormales" endometriales Mikrobiom und dessen Einfluss auf die menschliche Reproduktion zu erlauben. Abb. 15.2 zeigt eine Übersicht der unterschiedlichen technischen und individuellen Faktoren, die das endometriale Mikrobiom beeinflussen können. Durch technische Faktoren kann es zu Fehlinterpretationen und Abweichungen von den tatsächlich vorhandenen Mikrobiota kommen. Die individuellen Faktoren zeigen Unterschiede zum Beispiel aufgrund von Ethnizität, Alter oder Ernährung, aber auch natürliche Schwankungen des endometrialen Mikrobioms, zum Beispiel durch den Menstruationszyklus (Molina et al. 2020). Dies macht die Komplexität und die vielen Herausforderungen bei der Analyse und Interpretation des endometrialen Mikrobioms deutlich.

Nichtsdestotrotz gibt es im klinischen Bereich der Reproduktionsmedizin ein großes Interesse und eine große Nachfrage, Fehlbesiedlungen des Endometriums zu detektieren und zu behandeln. Es gibt mittlerweile schon ein paar Pioniere, die das endometriale Mikrobiom kommerziell analysieren und gegebenenfalls Therapieansätze vorschlagen. Obwohl solche Analysen ohne Zweifel sinnvoll sein können, ist die Datengrundlage bisher noch sehr dünn als Basis für klinische Analysen, um daraus resultierende klinische Interventionen anzubieten (Molina et al. 2020). Wir warten gespannt auf viele neue Erkenntnisse in den nächsten Jahren zu diesem Thema.

15.2.5 Mikrobiom der Eileiter

Aufgrund der invasiven Probenentnahme ist es nicht möglich, die Eileiter von vollkommen gesunden, fertilen Frauen zu untersuchen. Es gibt allerdings erste Studien, die die Mikrobiota der Eileiter von Frauen analysiert haben, die aus Gründen operiert wurden, welche nicht mit Infektionen im Zusammenhang stehen, wie Hysteromyomen, Adenomyose oder Endometriose (Chen et al. 2017), oder von Frauen nach Salpingektomie ohne Entzündungszeichen (Miles et al. 2017; Pelzer et al. 2018).

Diese ersten Daten deuten darauf hin, dass auch die Eileiter in der Regel Bakterien enthalten und diese eine nicht-pathogene Besiedlung darstellen. Bei fast allen Proben

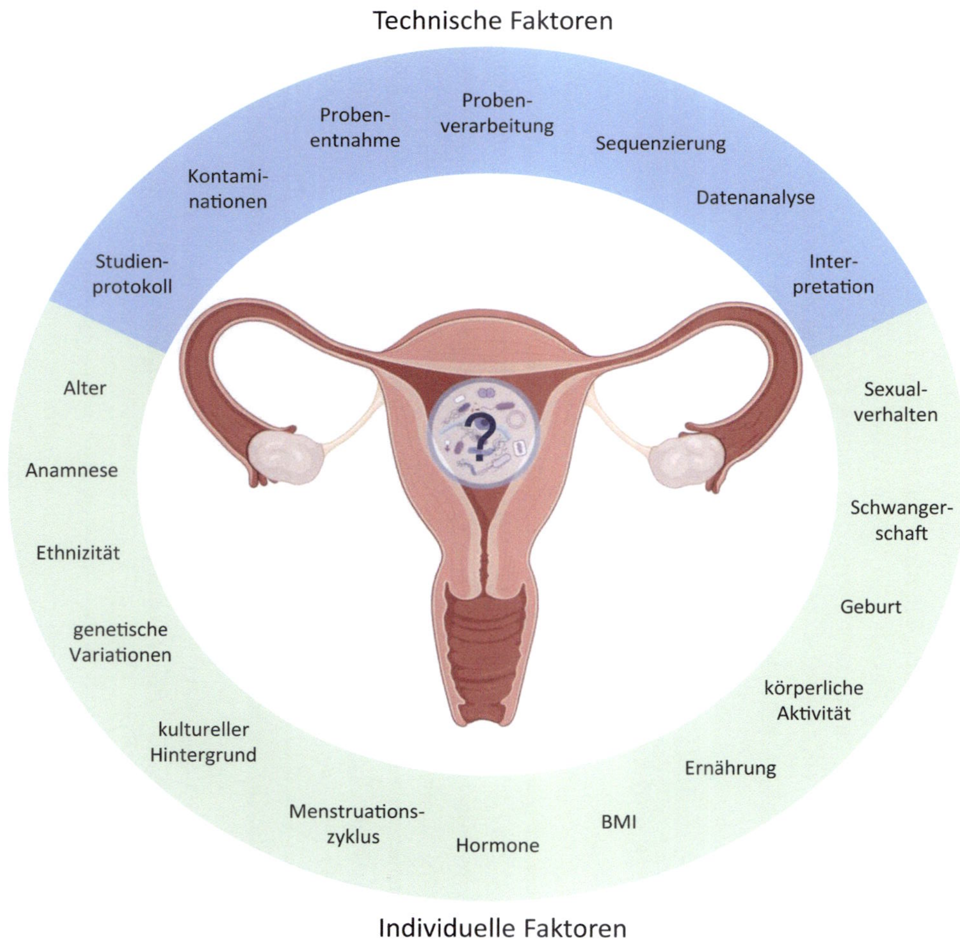

Abb. 15.2 Dynamik und Faktoren, die das endometriale Mikrobiom und dessen Analyse beeinflussen. Dazu zählen technische Faktoren bei experimentellem Design und Analyse, sowie individuelle oder Gruppen-spezifische Faktoren, welche Einfluss auf die mikrobielle Zusammensetzung im Uterus haben können. BMI: Body-Mass Index. Abbildung mit Einwilligung verändert nach (Molina et al., 2020)

konnten 16S rRNA-Genabschnitte amplifiziert und sequenziert werden, auch wenn die Bakterienlast hier ähnlich gering ist wie im Endometrium (Chen et al. 2017). Die Bakterien, die am häufigsten in den Eileitern identifiziert wurden, waren *Acinetobacter*, *Comamonas*, *Pseudomonas, Staphylococcus*, *Enterococcus* und *Lactobacillus* (Chen et al. 2017; Pelzer et al. 2018), wobei die Unterschiede der bakteriellen Zusammensetzung zwischen den Studien und innerhalb der Patientengruppen sehr hoch waren.

Nach aktuellem Erkenntnisstand sind die Eileiter in den allermeisten Fällen kein steriles Organ, sondern enthalten, ebenso wie das Endometrium, nicht-pathogene Bakterien. Auch hier scheinen der Menstruationszyklus und Hormone einen Einfluss auf die Zusammensetzung der Bakterien zu haben (Pelzer et al. 2018). Allerdings müssen auch diese Ergebnisse mit Vorsicht interpretiert werden, und noch gibt es keine klinisch validen Daten über ein „normales" Mikrobiom der Eileiter und dessen Einfluss auf die Reproduktionsmedizin, wie zum Beispiel auf die Pathogenese einer Eileiterschwangerschaft.

15.2.6 Fazit und Ausblick

Insgesamt gibt es schon einige gut durchgeführte und aussagekräftige Studien zur mikrobiellen Besiedlung des weiblichen Reproduktionstraktes. Zum Beispiel charakterisierten Chen et al. 2017 in einer Studie an 110 Frauen das mikrobielle Kontinuum über den gesamten weiblichen Reproduktionstrakt, von der Vagina über das Endometrium bis hoch zu den Eileitern und dem Douglas-Raum des Peritoneums (Chen et al. 2017). Dabei konnten sie zum einen eine kontinuierliche Abnahme der Dominanz von *Lactobacillus*-Bakterien feststellen: Ausgehend von der Vagina und der Zervix, welche ganz überwiegend mit *Lactobacillus*-Bakterien besiedelt sind, über das Endometrium, wo der Anteil der Laktobazillen schon deutlich geringer war, bis hin zu den Eileitern und dem Peritoneum, die nur noch ganz vereinzelt *Lactobacillus*-Bakterien enthielten (Chen et al. 2017). Zum anderen konnten die Autoren zeigen, dass sowohl der obere als auch der untere Reproduktionstrakt fertiler Frauen von fakultativ anaeroben und aeroben Bakterien (*Acinetobacter, Pseudomonas, Comamonas, Vagococcus* etc.) besiedelt ist, im Gegensatz zu den meist obligat anaeroben Bakterien (*Prevotella, Gardnerella, Mycoplasma* oder *Atopobium*), die bei einer bakteriellen Vaginose gefunden wurden und mit Frühgeburten oder sexuell übertragbaren Krankheiten assoziiert sind (Chen et al. 2017; Goldenberg et al. 2000; Ma et al. 2012). Eine Übersicht über die unterschiedliche Zusammensetzung, Diversität und Bakterienlast zwischen unterem und oberem weiblichem Reproduktionstrakt ist in Abb. 15.3 dargestellt.

Wir erwarten in den nächsten Jahren gespannt neue, aussagekräftige Studien zum Einfluss der mikrobiellen Zusammensetzung des weiblichen Reproduktionstraktes auf den Reproduktionserfolg und vor allem auch zu neuen therapeutischen Ansätzen und Strategien, um die mikrobielle Zusammensetzung positiv zu beeinflussen.

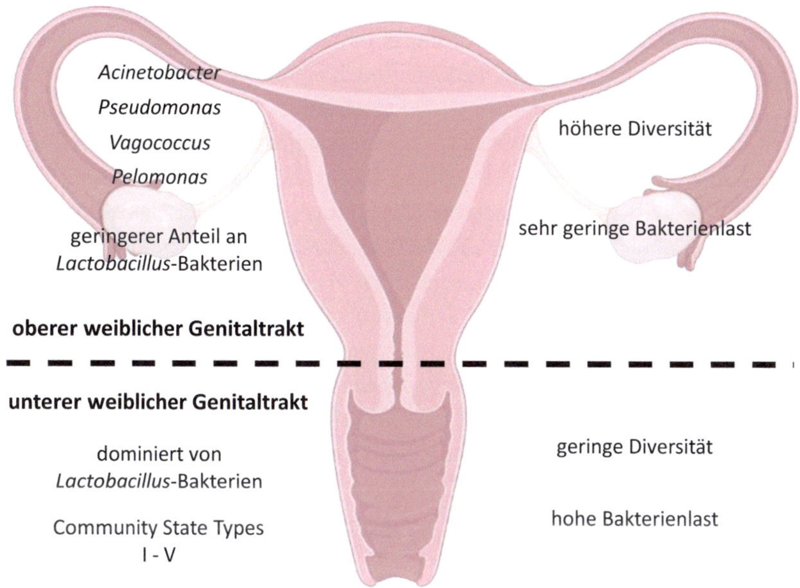

Abb. 15.3 Allgemeine Charakteristika der bakteriellen Zusammensetzung im oberen und unteren weiblichen Reproduktionstrakt

Der untere Reproduktionstrakt ist charakterisiert von einer hohen Bakterienlast mit geringer Diversität und meist dominiert von *Lactobacillus* Bakterien. Die bakterielle Zusammensetzung in der Vagina lässt sich einteilen in die *Community State Types* I bis V. Der obere Reproduktionstrakt ist charakterisiert durch eine sehr geringe Bakterienlast mit höherer Diversität, wobei der Anteil der *Lactobacillus* Bakterien stetig abnimmt und andere, anaerobe Bakterien dominieren. Abbildung mit Einwilligung verändert nach (Peric et al. 2019)

15.3 Das Mikrobiom des männlichen Reproduktionstraktes

15.3.1 Seminales Mikrobiom

Der Einfluss von bakteriellen Infektionen, wie Epididymitis oder Orchitis, auf die männliche Fruchtbarkeit ist lange bekannt und gut charakterisiert (Schuppe et al. 2017). Das normale Mikrobiom der Samen und dessen Einfluss auf die männliche Fruchtbarkeit ist hingegen weniger gut beschrieben. Bekannt ist allerdings, dass die Qualität der Samen nicht nur ein Marker für die männliche Fruchtbarkeit ist, sondern vielmehr ein Marker für die männliche Gesundheit im Allgemeinen (Altmäe et al. 2019). Schlechte Samenparameter sind assoziiert mit schlechter kardiovaskulärer und metabolischer Gesundheit (hoher BMI, hohe Cholesterinwerte) (Ferlin et al. 2021), sowie einem erhöhten Krebsrisiko (Hanson et al. 2018). Welchen Einfluss die Zusammensetzung der Mikroorganismen in Samenproben hierbei haben, ist bisher noch nicht ausreichend bekannt.

Neue Studien, welche die Bakterien im Samen mittels 16S rRNA-Gensequenzierung analysiert haben, konnten in annähernd allen analysierten Samenproben Bakterien finden, was auf eine natürliche Besiedlung hindeutet (Baud et al. 2019; Chen et al. 2018; Weng et al. 2014). Die bakterielle Zusammensetzung der Samenflüssigkeit von fertilen Männern scheint diverser als die der Vagina zu sein und sich in unterschiedlichen Individuen stark voneinander zu unterscheiden (Hou et al. 2013). Die am häufigsten gefundenen bakteriellen Gattungen in Samenproben von fertilen und infertilen Männern waren *Lactobacillus, Staphylococcus, Streptococcus, Pseudomonas, Prevotella, Gardnerella* sowie verschiedene *Enterobakterien* (Baud et al. 2019; Chen et al. 2018; Hou et al. 2013; Weng et al. 2014). Mit einem schlechten Spermiogramm und Infertilität wurden in mehreren Studien die obligat anaeroben *Prevotella* assoziiert (Baud et al. 2019; Chen et al. 2018; Weng et al. 2014). Auch andere obligat anaerobe Bakterien, wie *Anaerococcus,* wurden vermehrt in Samenproben von infertilen Männern gefunden (Hou et al. 2013). Die Präsenz von *Mykoplasma, Neisseria, Klebsiella und Pseudomonas* wurde ebenfalls mit schlechten Samenparametern assoziiert (Gdoura et al. 2007; Monteiro et al. 2018), was zeigt, dass mikrobielle Dysbiosen und sexuell übertragbare Krankheiten nicht nur die weibliche Fertilität beeinträchtigen (Koedooder et al. 2019a, b). Hingegen wurde, ähnlich wie im weiblichen Reproduktionstrakt, eine hohe Prävalenz von *Lactobacillus*-Bakterien mit guten Samenparametern assoziiert (Baud et al. 2019). Ebenso wurde, analog zum vaginalen Mikrobiom, eine geringe Diversität der seminalen Mikrobiota mit gesunden, fertilen Samenparametern assoziiert (Baud et al. 2019).

Auch wenn das seminale Mikrobiom deutlich diverser ist als das vaginale Mikrobiom, so fällt doch auf, dass viele Bakterien sich in beiden Kompartimenten befinden. Diese Tatsache lässt vermuten, dass es einen Austausch von Bakterien zwischen heterosexuellen Paaren gibt und dass die mikrobielle Zusammensetzung des weiblichen und diejenige des männlichen Reproduktionstraktes sich gegenseitig beeinflussen können (Hou et al. 2013). Der Austausch und die Beeinflussung bestimmter bakterieller Populationen könnte auch ein Risiko für Infertilität von einem Partner auf den anderen übertragen beziehungsweise sich gegenseitig verstärken. Daher wäre es wichtig, bei der Analyse des seminalen Mikrobioms auch immer die Partner*Innen mit zu berücksichtigen (Altmäe et al. 2019).

15.3.2 Mikrobiom der Hoden

Die bakterielle Besiedlung anderer Bereiche des männlichen Reproduktionstraktes ist aufgrund der invasiven Probenentnahme nur sehr wenig untersucht. In einer Pilotstudie haben Alfano et al. 2018 die Bakterien in Hodengewebe von 10 Patienten mit idiopathischer Azoospermie und 5 Patienten mit normalem Spermiogramm nach

Orchiektomie analysiert (Alfano et al. 2018). Bei den Patienten mit Normozoospermie wurden *Actinobacteria, Bacteroidetes, Firmicutes* und *Proteobacteria* gefunden, wobei die Bakterienlast relativ gering war (Alfano et al. 2018). Bei den Patienten mit Azoospermie wurden etwas mehr Bakterien, dafür eine geringere Diversität festgestellt (Alfano et al. 2018). Aus dieser kleinen Pilotstudie geht hervor, dass auch die Hoden mit Bakterien besiedelt zu sein scheinen. Eine Aussage über den Einfluss der Bakterien auf die Fertilität ist aufgrund der sehr kleinen Patientengruppe schwierig.

15.3.3 Interaktion zwischen männlichen und weiblichen Mikrobiota

Der Austausch zwischen männlichem und weiblichem Reproduktionsmikrobiom und dessen Einfluss auf Infertilität ist bisher noch nicht ausreichend erforscht. Dieser neue, spannende Aspekt der Reproduktionsbiologie wird sicher in den kommenden Jahren viele neue Erkenntnisse und Möglichkeiten eröffnen. Die Charakterisierung des männlichen Reproduktionsmikrobioms steht hierbei zunächst im Vordergrund. Welche Zusammensetzung zeichnet ein normales Mikrobiom von fertilen Männern aus? Wie dynamisch ist die Zusammensetzung des seminalen Mikrobioms, und wie wird dieses von den sexuellen Partner*Innen beeinflusst? Welche Bakterien haben einen positiven, welche einen negativen Einfluss auf die Samenqualität? Und inwiefern kann ein dysbiotisches Mikrobiom die Fertilität des Partners oder der Partnerin beeinflussen? Vor allem: Wie kann man das Mikrobiom gezielt verändern? Es wird sich zeigen, ob es möglich ist, mittels gezielter Therapien aus Antibiotika und Probiotika das mikrobielle Milieu des weiblichen und männlichen Reproduktionstraktes positiv und vor allem langfristig zu beeinflussen und somit die Fertilität zu steigern.

15.4 Das Mikrobiom während Schwangerschaft und Geburt

Das vaginale Mikrobiom macht während der Schwangerschaft einige signifikante Veränderungen durch. Während die vaginale Besiedlung bei nicht-schwangeren Frauen im fortpflanzungsfähigen Alter relativ dynamisch und zum Beispiel im Menstruationszyklus deutlichen Schwankungen ausgesetzt ist (Hickey et al. 2012), ist sie während der Schwangerschaft durch eine erhöhte Stabilität geprägt (Al-Nasiry et al. 2020; Romero et al. 2014). Neben einem deutlich höheren Anteil an *Lactobacillus*-Bakterien und weniger *Mycoplasma*- und *Ureaplasma*-Bakterien, weist das vaginale Mikrobiom bei Frauen mit einer gesunden Schwangerschaft auch eine geringere Diversität auf (Freitas et al. 2017). Der erhöhte Anteil von *Lactobacillus*-Bakterien in der Vaginalflora während einer gesunden Schwangerschaft deutet auf eine erhöhte Schutzbarriere vor Pathogenen hin. Wie genau die mikrobielle Zusammensetzung im Endometrium die Immunantwort und somit auch eine erfolgreiche Implantation des Embryos beeinflusst, ist bisher noch nicht im Detail bekannt. Es wird angenommen, dass kommensale Bakterien im

Endometrium mit den endometrialen Epithelzellen interagieren, um eine physiologische antimikrobielle Barriere gegen Pathogene aufrechtzuerhalten und somit den wachsenden Embryo zu schützen (Al-Nasiry et al. 2020).

Während die Schwangerschaft fortschreitet, kommt es zu einer Zunahme an *Lactobacillus*-Bakterien und einer Abnahme von anaeroben Bakterien im vaginalen Mikrobiom (Freitas et al. 2017). Ab der 36. Schwangerschaftswoche jedoch nimmt die Diversität des vaginalen Mikrobioms wieder deutlich zu und ähnelt am Ende der Schwangerschaft wieder eher dem nicht-schwangeren vaginalen Mikrobiom (Al-Nasiry et al. 2020; Avershina et al. 2017). In einer großen longitudinalen Analyse des vaginalen Mikrobioms von Frauen vor, während und nach der Schwangerschaft konnte gezeigt werden, dass es bei den meisten Frauen nach der Geburt zu einer abrupten Veränderung des vaginalen Mikrobioms kommt (DiGiulio et al. 2015). Diese Veränderung ist charakterisiert durch eine Abnahme der *Lactobacillus*-Bakterien und eine Zunahme von verschiedenen anaeroben Bakterien, wie *Peptoniphilus*-, *Prevotella*- und *Anaerococcus*-Bakterien; sie ist unabhängig vom Gestationsalter bei Geburt und bleibt teilweise bis zu einem Jahr nach Geburt erhalten (DiGiulio et al. 2015). Inwiefern diese Veränderungen nach der Geburt einen Einfluss auf weitere Schwangerschaften kurz nach der Geburt haben, ist bisher noch nicht bekannt. Das veränderte vaginale Mikrobiom könnte allerdings einer der Gründe für ein erhöhtes Risiko für Schwangerschaftskomplikationen wie Fehlgeburten oder Frühgeburten von Schwangerschaften kurz nach der Geburt eines gesunden Kindes sein (Zhu et al. 1999).

Das vaginale Mikrobiom einer gesunden Schwangerschaft ist also charakterisiert von einem erhöhten *Lactobacillus*-Anteil, wenig anaeroben Bakterien, einer geringen Diversität und einer erhöhten Stabilität. Bei Abweichungen hiervon, wie einem geringen Prozentsatz von *Lactobacillus*-Bakterien und der Anwesenheit von anaeroben Bakterien besteht eine erhöhte Wahrscheinlichkeit für Frühgeburten (DiGiulio et al. 2015). Vor allem eine Überbesiedlung von strikt anaeroben Bakterien und eine bakterielle Vaginose sind assoziiert mit einem erhöhten Risiko für Fehlgeburten (Früh- und Spätaborten), Frühgeburten und anderen Schwangerschaftskomplikationen wie Amnioninfektionssyndrom, Postpartum-Endometritis oder vorzeitigen Blasensprung (Freitas et al. 2017).

Die bakterielle Besiedlung der Plazenta und der Zusammenhang mit Schwangerschaftsverlauf und Geburt sind bisher nicht ausreichend gut beschrieben (Peric et al. 2019). Die Theorie des sterilen Uterus und somit auch die des sterilen Fetus, der bei der Geburt das erste Mal in Kontakt mit Bakterien kommt, wurde schon vielfach angezweifelt und ist widerlegt. Bakterien wurden sowohl in der Plazenta als auch im Mekonium und im Fruchtwasser nachgewiesen (Stinson et al. 2019). Einige Studien fanden in Plazentaproben ähnliche Bakterienzusammensetzungen wie im Mundraum (Aagaard et al. 2014), wohingegen andere Studien keine plazentaspezifischen Bakterien über solche der Negativkontrollen hinaus finden konnten (Leiby et al. 2018; Theis et al. 2019). Diese Unterschiede lassen sich vor allem mit der sehr geringen Bakterienbesiedlung und den daraus resultierenden technischen Herausforderungen bei der Analyse der Plazentaproben erklären (siehe oben: Mikrobiom des Endometriums). Ob die

Plazenta bei einer gesunden Schwangerschaft nun tatsächlich mit Bakterien besiedelt ist und ein eigenes, charakteristisches Mikrobiom besitzt, ist bisher weder ausreichend belegt noch widerlegt (Bushman 2019). Aufgrund der sehr geringen Bakterienlast in diesen Probenarten sind gut kontrollierte Studien mit sterilen Probenentnahmen, Analyse von Kontaminationen und idealerweise verschiedenen parallelen Analysemethoden zur korrekten Interpretation der Daten essenziell. Nach aktuellem Stand der Wissenschaft geht man davon aus, dass die Plazenta kein eigenes Mikrobiom besitzt, wohl aber mit Bakterien besiedelt sein kann, die zu Komplikationen in der Schwangerschaft führen können (de Goffau et al. 2019).

Literatur

Aagaard K, Ma J, Antony KM, Ganu R, Petrosino J, Versalovic J (2014) The placenta harbors a unique microbiome. Sci Translat Med 6(237): 237ra65–237ra65. https://doi.org/10.1126/scitranslmed.3008599

Al-Nasiry S, Ambrosino E, Schlaepfer M, Morré SA, Wieten L, Voncken JW, Spinelli M, Mueller M, Kramer BW (2020) The Interplay Between Reproductive Tract Microbiota and Immunological System in Human Reproduction. Front Immunol 11:378. https://doi.org/10.3389/fimmu.2020.00378

Alfano M, Ferrarese R, Locatelli I, Ventimiglia E, Ippolito S, Gallina P, Cesana D, Canducci F, Pagliardini L, Viganò P, Clementi M, Nebuloni M, Montorsi F, Salonia A (2018) Testicular microbiome in azoospermic men—first evidence of the impact of an altered microenvironment. Hum Reprod. https://doi.org/10.1093/humrep/dey116

Allsworth JE, Peipert JF (2007) Prevalence of bacterial vaginosis: 2001–2004 National Health and Nutrition Examination Survey data. Obstet Gynecol 109(1):114–120. https://doi.org/10.1097/01.AOG.0000247627.84791.91

Altmäe S, Franasiak JM, Mändar R (2019) The seminal microbiome in health and disease. Nat Rev Urol 16(12): 703–721 https://doi.org/10.1038/s41585-019-0250-y

Amsel R, Totten PA, Spiegel CA, Chen KC, Eschenbach D, Holmes KK (1983) Nonspecific vaginitis. Diagnostic criteria and microbial and epidemiologic associations. The American Journal of Medicine 74(1):14–22. https://doi.org/10.1016/0002-9343(83)91112-9

Avershina E, Slangsvold S, Simpson MR, Storrø O, Johnsen R, Øien T, Rudi K (2017) Diversity of vaginal microbiota increases by the time of labor onset. Sci Rep 7(1):17558. https://doi.org/10.1038/s41598-017-17972-0

Babu G, Singaravelu BG, Srikumar R, Reddy SV, Kokan A (2017) Comparative Study on the Vaginal Flora and Incidence of Asymptomatic Vaginosis among Healthy Women and in Women with Infertility Problems of Reproductive Age. Journal of Clinical and Diagnostic Research : JCDR 11(8):DC18–DC22. https://doi.org/10.7860/JCDR/2017/28296.10417

Baker JM, Chase DM, Herbst-Kralovetz MM (2018) Uterine Microbiota: Residents, Tourists, or Invaders? Front Immunol 9:208. https://doi.org/10.3389/fimmu.2018.00208

Basavaprabhu HN, Sonu KS, Prabha R (2020) Mechanistic insights into the action of probiotics against bacterial vaginosis and its mediated preterm birth: An overview. Microb Pathog 141:104029. https://doi.org/10.1016/j.micpath.2020.104029

Baud D, Pattaroni C, Vulliemoz N, Castella V, Marsland BJ, Stojanov M (2019) Sperm microbiota and its impact on semen parameters. Frontiers in Microbiology 10(FEB). https://doi.org/10.3389/fmicb.2019.00234

Berg G, Rybakova D, Fischer D, Cernava T, Vergès M-CC, Charles T, Chen X, Cocolin L, Eversole K, Corral GH, Kazou M, Kinkel L, Lange L, Lima N, Loy A, Macklin JA, Maguin E, Mauchline T, McClure R, Schloter M (2020) Microbiome definition re-visited: old concepts and new challenges. Microbiome 8(1):103. https://doi.org/10.1186/s40168-020-00875-0

Bonk F, Popp D, Harms H, Centler F (2018) PCR-based quantification of taxa-specific abundances in microbial communities: Quantifying and avoiding common pitfalls. J Microbiol Methods 153:139–147. https://doi.org/10.1016/j.mimet.2018.09.015

Bradshaw CS, Morton AN, Hocking J, Garland SM, Morris MB, Moss LM, Horvath LB, Kuzevska I, Fairley CK (2006) High recurrence rates of bacterial vaginosis over the course of 12 months after oral metronidazole therapy and factors associated with recurrence. J Infect Dis 193(11):1478–1486. https://doi.org/10.1086/503780

Bushman FD (2019) De-Discovery of the Placenta Microbiome. Am J Obstet Gynecol 220(3):213–214. https://doi.org/10.1016/j.ajog.2018.11.1093

Chen C, Song X, Wei W, Zhong H, Dai J, Lan Z, Li F, Yu X, Feng Q, Wang Z, Xie H, Chen X, Zeng C, Wen B, Zeng L, Du H, Tang H, Xu C, Xia Y, Jia H et al. (2017) The microbiota continuum along the female reproductive tract and its relation to uterine-related diseases. Nature Communications 8(1):875. https://doi.org/10.1038/s41467-017-00901-0

Chen H, Luo T, Chen T, Wang G (2018) Seminal bacterial composition in patients with obstructive and non-obstructive azoospermia. Exp Ther Med 15(3):2884–2890. https://doi.org/10.3892/etm.2018.5778

Cohen CR, Wierzbicki MR, French AL, Morris S, Newmann S, Reno H, Green L, Miller S, Powell J, Parks T, Hemmerling A (2020) Randomized Trial of Lactin-V to Prevent Recurrence of Bacterial Vaginosis. N Engl J Med 382(20):1906–1915. https://doi.org/10.1056/NEJMoa1915254

Davis NM, Proctor DM, Holmes SP, Relman DA, Callahan BJ (2018) Simple statistical identification and removal of contaminant sequences in marker-gene and metagenomics data. Microbiome 6(1):226. https://doi.org/10.1186/s40168-018-0605-2

de Goffau MC, Lager S, Salter SJ, Wagner J, Kronbichler A, Charnock-Jones DS, Peacock SJ, Smith GCS, Parkhill J (2018) Recognizing the reagent microbiome. Nature Microbiology 3(8):851–853. https://doi.org/10.1038/s41564-018-0202-y

de Goffau MC, Lager S, Sovio U, Gaccioli F, Cook E, Peacock SJ, Parkhill J, Charnock-Jones DS, Smith GCS (2019) Human placenta has no microbiome but can contain potential pathogens. Nature 572(7769):329–334. https://doi.org/10.1038/s41586-019-1451-5

Di Simone N, Santamaria Ortiz A, Specchia M, Tersigni C, Villa P, Gasbarrini A, Scambia G, D'Ippolito S (2020) Recent Insights on the Maternal Microbiota: Impact on Pregnancy Outcomes. Front Immunol 11:528202. https://doi.org/10.3389/fimmu.2020.528202

DiGiulio DB, Callahan BJ, McMurdie PJ, Costello EK, Lyell DJ, Robaczewska A, Sun CL, Goltsman DSA, Wong RJ, Shaw G, Stevenson DK, Holmes SP, Relman DA (2015) Temporal and spatial variation of the human microbiota during pregnancy. Proc Natl Acad Sci USA 112(35):11060–11065. https://doi.org/10.1073/pnas.1502875112

Eckert LO, Moore DE, Patton DL, Agnew KJ, Eschenbach DA (2003) Relationship of vaginal bacteria and inflammation with conception and early pregnancy loss following in-vitro fertilization. Infect Dis Obstet Gynecol 11(1):11–17. https://doi.org/10.1155/S1064744903000024

Ferlin A, Garolla A, Ghezzi M, Selice R, Palego P, Caretta N, Di Mambro A, Valente U, De Rocco Ponce M, Dipresa S, Sartori L, Plebani M, Foresta C (2021) Sperm Count and Hypogonadism as Markers of General Male Health. Eur Urol Focus 7(1):205–213. https://doi.org/10.1016/j.euf.2019.08.001

Franasiak JM, Werner MD, Juneau CR, Tao X, Landis J, Zhan Y, Treff NR, Scott RT (2016) Endometrial microbiome at the time of embryo transfer: next-generation sequencing of the 16S ribosomal subunit. J Assist Reprod Genet 33(1):129–136. https://doi.org/10.1007/s10815-015-0614-z

Franasiak JM, Scott RT (2015a) Reproductive tract microbiome in assisted reproductive technologies. Fertil Steril 104(6):1364–1371. https://doi.org/10.1016/J.FERTNSTERT.2015.10.012

Franasiak JM, Scott RT (2015b) Introduction: Microbiome in human reproduction. Fertil Steril 104(6):1341–1343. https://doi.org/10.1016/j.fertnstert.2015.10.021

Freitas AC, Chaban B, Bocking A, Rocco M, Yang S, Hill JE, Money DM, Hemmingsen S, Reid G, Dumonceaux T, Gloor G, Links M, O'Doherty K, Tang P, Van Schalkwyk J, Yudin M (2017) The vaginal microbiome of pregnant women is less rich and diverse, with lower prevalence of Mollicutes, compared to non-pregnant women. Scientific Reports 7(1). https://doi.org/10.1038/s41598-017-07790-9

Gdoura R, Kchaou W, Chaari C, Znazen A, Keskes L, Rebai T, Hammami A (2007) Ureaplasma urealyticum, Ureaplasma parvum, Mycoplasma hominis and Mycoplasma genitalium infections and semen quality of infertile men. BMC Infect Dis 7:129. https://doi.org/10.1186/1471-2334-7-129

Giakoumelou S, Wheelhouse N, Brown J, Wade J, Simitsidellis I, Gibson D, Saunders PTK, Horner P, Entrican G, Howie SEM, Horne AW (2017) Chlamydia trachomatis infection of human endometrial stromal cells induces defective decidualisation and chemokine release. Scientific Reports 7(1). https://doi.org/10.1038/S41598-017-02223-Z

Goldenberg RL, Hauth JC, Andrews WW (2000) Intrauterine Infection and Preterm Delivery. N Engl J Med 342(20):1500–1507. https://doi.org/10.1056/nejm200005183422007

Green KA, Zarek SM, Catherino WH (2015) Gynecologic health and disease in relation to the microbiome of the female reproductive tract. Fertil Steril 104(6):1351–1357. https://doi.org/10.1016/J.FERTNSTERT.2015.10.010

Haahr T, Humaidan P, Jensen JS (2019) Non-transparent and insufficient descriptions of non-validated microbiome methods and related reproductive outcome results should be interpreted with caution. Human Reproduction (Oxford, England), 7800. https://doi.org/10.1093/humrep/dez167

Hanson BM, Eisenberg ML, Hotaling JM (2018) Male infertility: a biomarker of individual and familial cancer risk. Fertility and Sterility 109(Issue 1):6–19. Elsevier Inc. https://doi.org/10.1016/j.fertnstert.2017.11.005

Hickey RJ, Zhou X, Pierson JD, Ravel J, Forney LJ (2012) Understanding vaginal microbiome complexity from an ecological perspective. Translational Research 160(4):267–282. Mosby Inc. https://doi.org/10.1016/j.trsl.2012.02.008

Hofer U (2018) The majority is uncultured. Nat Rev Microbiol 16(12):716–717. https://doi.org/10.1038/s41579-018-0097-x

Hou D, Zhou X, Zhong X, Settles ML, Herring J, Wang L, Abdo Z, Forney LJ, Xu C (2013) Microbiota of the seminal fluid from healthy and infertile men. Fertility and Sterility 100(5). https://doi.org/10.1016/j.fertnstert.2013.07.1991

Human Microbiome Project Consortium (2012a) A framework for human microbiome research. Nature 486(7402):215–221. https://doi.org/10.1038/nature11209

Human Microbiome Project Consortium (2012b) Structure, function and diversity of the healthy human microbiome. Nature 486(7402):207–214. https://doi.org/10.1038/nature11234

Kadar N (2019) Rediscovering Ignaz Philipp Semmelweis (1818–1865). Am J Obstet Gynecol 220(1):26–39. https://doi.org/10.1016/j.ajog.2018.11.1084

Karstens L, Asquith M, Davin S, Fair D, Gregory WT, Wolfe AJ, Braun J, McWeeney S (2019) Controlling for Contaminants in Low-Biomass 16S rRNA Gene Sequencing Experiments. MSystems 4(4). https://doi.org/10.1128/mSystems.00290-19

Kim D, Hofstaedter CE, Zhao C, Mattei L, Tanes C, Clarke E, Lauder A, Sherrill-Mix S, Chehoud C, Kelsen J, Conrad M, Collman RG, Baldassano R, Bushman FD, Bittinger K (2017) Optimizing methods and dodging pitfalls in microbiome research. Microbiome 5(1):52. https://doi.org/10.1186/s40168-017-0267-5

Koedooder R, Singer M, Schoenmakers S, Savelkoul PHM, Morré SA, de Jonge JD, Poort L, Cuypers WJSS, Beckers NGM, Broekmans FJM, Cohlen BJ, den Hartog JE, Fleischer K, Lambalk CB, Smeenk JMJS, Budding AE, Laven JSE (2019a) The vaginal microbiome as a predictor for outcome of in vitro fertilization with or without intracytoplasmic sperm injection: a prospective study. Human Reprod (Oxford) 2015:1–13. https://doi.org/10.1093/humrep/dez065

Koedooder R, Mackens S, Budding A, Fares D, Blockeel C, Laven J, Schoenmakers S (2019b) Identification and evaluation of the microbiome in the female and male reproductive tracts. Hum Reprod Update 25(3):298–325. https://doi.org/10.1093/humupd/dmy048

Kroon SJ, Ravel J, Huston WM (2018) Cervicovaginal microbiota, women's health, and reproductive outcomes. Fertil Steril 110(3):327–336. https://doi.org/10.1016/j.fertnstert.2018.06.036

Kyono K, Hashimoto T, Kikuchi S, Nagai Y, Sakuraba Y (2019) A pilot study and case reports on endometrial microbiota and pregnancy outcome: An analysis using 16S rRNA gene sequencing among IVF patients, and trial therapeutic intervention for dysbiotic endometrium. Reproductive Medicine and Biology 18(1):72–82. https://doi.org/10.1002/rmb2.12250

Kyono K, Hashimoto T, Nagai Y, Sakuraba Y (2018) Analysis of endometrial microbiota by 16S ribosomal RNA gene sequencing among infertile patients: a single-center pilot study. Reproductive Medicine and Biology 17(3):297–306. https://doi.org/10.1002/rmb2.12105

Leiby JS, McCormick K, Sherrill-Mix S, Clarke EL, Kessler LR, Taylor LJ, Hofstaedter CE, Roche AM, Mattei LM, Bittinger K, Elovitz MA, Leite R, Parry S, Bushman FD (2018) Lack of detection of a human placenta microbiome in samples from preterm and term deliveries. Microbiome 6(1). https://doi.org/10.1186/s40168-018-0575-4

Leoni C, Ceci O, Manzari C, Fosso B, Volpicella M, Ferrari A, Fiorella P, Pesole G, Cicinelli E, Ceci LR (2019) Human Endometrial Microbiota at Term of Normal Pregnancies. Genes 10(12). https://doi.org/10.3390/genes10120971

Ma B, Forney LJ, Ravel J (2012) Vaginal microbiome: rethinking health and disease. Annu Rev Microbiol 66:371–389. https://doi.org/10.1146/annurev-micro-092611-150157

Marchesi JR, Ravel J (2015) The vocabulary of microbiome research: a proposal. Microbiome 3:31. https://doi.org/10.1186/s40168-015-0094-5

Marotz CA, Sanders JG, Zuniga C, Zaramela LS, Knight R, Zengler K (2018) Improving saliva shotgun metagenomics by chemical host DNA depletion. Microbiome 6(1):1–9. https://doi.org/10.1186/s40168-018-0426-3

Miles SM, Hardy BL, Merrell DS (2017) Investigation of the microbiota of the reproductive tract in women undergoing a total hysterectomy and bilateral salpingo-oopherectomy. Fertil Steril 107(3):813-820.e1. https://doi.org/10.1016/j.fertnstert.2016.11.028

Mitchell CM, Haick A, Nkwopara E, Garcia R, Rendi M, Agnew K, Fredricks DN, Eschenbach D (2015) Colonization of the upper genital tract by vaginal bacterial species in nonpregnant women. Am J Obstet Gynecol 212(5):611.e1–9. https://doi.org/10.1016/j.ajog.2014.11.043

Molina NM, Sola-Leyva A, Haahr T, Aghajanova L, Laudanski P, Castilla JA, Altmäe S (2021) Analysing endometrial microbiome: methodological considerations and recommendations for good practice. Hum Reprod. https://doi.org/10.1093/humrep/deab009

Molina NM, Sola-Leyva A, Saez-Lara MJ, Plaza-Diaz J, Tubić-Pavlović A, Romero B, Clavero A, Mozas-Moreno J, Fontes J, Altmäe S (2020) New Opportunities for Endometrial Health by Modifying Uterine Microbial Composition: Present or Future? Biomolecules 10(4). https://doi.org/10.3390/biom10040593

Monteiro C, Marques PI, Cavadas B, Damião I, Almeida V, Barros N, Barros A, Carvalho F, Gomes S, Seixas S (2018) Characterization of microbiota in male infertility cases uncovers differences in seminal hyperviscosity and oligoasthenoteratozoospermia possibly correlated with increased prevalence of infectious bacteria. American Journal of Reproductive Immunology 79(6). https://doi.org/10.1111/aji.12838

Moore DE, Soules MR, Klein NA, Fujimoto VY, Agnew KJ, Eschenbach DA (2000) Bacteria in the transfer catheter tip influence the live-birth rate after in vitro fertilization. Fertil Steril 74(6):1118–1124. https://doi.org/10.1016/s0015-0282(00)01624-1

Moreno I, Codoñer FM, Vilella F, Valbuena D, Martinez-Blanch JF, Jimenez-Almazán J, Alonso R, Alamá P, Remohí J, Pellicer A, Ramon D, Simon C (2016) Evidence that the endometrial microbiota has an effect on implantation success or failure. Am J Obstet Gynecol 215(6):684–703. https://doi.org/10.1016/j.ajog.2016.09.075

Muhamad Rizal NS, Neoh H-M, Ramli R, ALK Periyasamy PR, Hanafiah A, Abdul Samat MN, Tan TL, Wong KK, Nathan S, Chieng S, Saw SH, Khor BY (2020) Advantages and Limitations of 16S rRNA Next-Generation Sequencing for Pathogen Identification in the Diagnostic Microbiology Laboratory: Perspectives from a Middle-Income Country. Diagnostics (Basel, Switzerland) 10(10). https://doi.org/10.3390/diagnostics10100816

Nugent RP, Krohn MA, Hillier SL (1991) Reliability of diagnosing bacterial vaginosis is improved by a standardized method of gram stain interpretation. J Clin Microbiol 29(2):297–301. https://doi.org/10.1128/JCM.29.2.297-301.1991

O'Callaghan JL, Turner R, Dekker Nitert M, Barrett HL, Clifton V, Pelzer ES (2020) Re-assessing microbiomes in the low-biomass reproductive niche. BJOG: An International Journal of Obstetrics and Gynaecology 127(2):147–158. https://doi.org/10.1111/1471-0528.15974

O'Hanlon DE, Moench TR, Cone RA (2013) Vaginal pH and microbicidal lactic acid when lactobacilli dominate the microbiota. PLoS ONE 8(11):e80074. https://doi.org/10.1371/journal.pone.0080074

Oberle A, Urban L, Falch-Leis S, Ennemoser C, Nagai Y, Ashikawa K, Ulm PA, Hengstschläger M, Feichtinger M (2021) 16S rRNA long-read nanopore sequencing is feasible and reliable for endometrial microbiome analysis. Reprod Biomed Online 42(6):1097–1107. https://doi.org/10.1016/j.rbmo.2021.03.016

Onderdonk AB, Delaney ML, Fichorova RN (2016) The Human Microbiome during Bacterial Vaginosis. Clin Microbiol Rev 29(2):223–238. https://doi.org/10.1128/CMR.00075-15

Pelzer ES, Willner D, Buttini M, Hafner LM, Theodoropoulos C, Huygens F (2018) The fallopian tube microbiome: Implications for reproductive health. Oncotarget 9(30):21541–21551. https://doi.org/10.18632/oncotarget.25059

Peric A, Weiss J, Vulliemoz N, Baud D, Stojanov M (2019) Bacterial Colonization of the Female Upper Genital Tract. International Journal of Molecular Sciences 20(14). https://doi.org/10.3390/ijms20143405

Petrova MI, Lievens E, Malik S, Imholz N, Lebeer S (2015) Lactobacillus species as biomarkers and agents that can promote various aspects of vaginal health. Front Physiol 6:81. https://doi.org/10.3389/fphys.2015.00081

Ranjan R, Rani A, Metwally A, McGee HS, Perkins DL (2016) Analysis of the microbiome: Advantages of whole genome shotgun versus 16S amplicon sequencing. Biochem Biophys Res Commun 469(4):967–977. https://doi.org/10.1016/J.BBRC.2015.12.083

Ravel J, Gajer P, Abdo Z, Schneider GM, Koenig SSK, McCulle SL, Karlebach S, Gorle R, Russell J, Tacket CO, Brotman RM, Davis CC, Ault K, Peralta L, Forney LJ (2011) Vaginal microbiome of reproductive-age women. Proc Natl Acad Sci USA 108 (Suppl 1):4680–4687. https://doi.org/10.1073/pnas.1002611107

Ravel J, Moreno I, Simón C (2021) Bacterial vaginosis and its association with infertility, endometritis, and pelvic inflammatory disease. Am J Obstet Gynecol 224(3):251–257. https://doi.org/10.1016/j.ajog.2020.10.019

Riganelli L, Iebba V, Piccioni M, Illuminati I, Bonfiglio G, Neroni B, Calvo L, Gagliardi A, Levrero M, Merlino L, Mariani M, Capri O, Pietrangeli D, Schippa S, Guerrieri F (2020) Structural Variations of Vaginal and Endometrial Microbiota: Hints on Female Infertility. Front Cell Infect Microbiol 10:350. https://doi.org/10.3389/fcimb.2020.00350

Romero R, Hassan SS, Gajer P, Tarca AL, Fadrosh DW, Nikita L, Galuppi M, Lamont RF, Chaemsaithong P, Miranda J, Chaiworapongsa T, Ravel J (2014) The composition and stability of the vaginal microbiota of normal pregnant women is different from that of non-pregnant women. Microbiome 2(1). https://doi.org/10.1186/2049-2618-2-4

Salter SJ, Cox MJ, Turek EM, Calus ST, Cookson WO, Moffatt MF, Turner P, Parkhill J, Loman NJ, Walker AW (2014) Reagent and laboratory contamination can critically impact sequence-based microbiome analyses. BMC Biol 12(1):87. https://doi.org/10.1186/s12915-014-0087-z

Schuppe HC, Pilatz A, Hossain H, Diemer T, Wagenlehner F, Weidner W (2017) Urogenital infection as a risk factor for male infertility. Dtsch Arztebl Int 114 (19): 339–346. https://doi.org/10.3238/arztebl.2017.0339

Semmelweis IP (1861) Die Aetiologie, der Begriff und die Prophylaxis des Kindbettfiebers, 1. Aufl. Hartleben

Sender R, Fuchs S, MiloR (2016) Revised estimates for the number of human and bacteria cells in the body. BioRxiv, 036103. https://doi.org/10.1101/036103

Sobel JD, Schmitt C, Meriwether C (1993) Long-term follow-up of patients with bacterial vaginosis treated with oral metronidazole and topical clindamycin. J Infect Dis 167(3):783–784. https://doi.org/10.1093/infdis/167.3.783

Sola-Leyva A, Andrés-León E, Molina NM, Terron-Camero LC, Plaza-Díaz J, Sáez-Lara MJ, Gonzalvo MC, Sánchez R, Ruíz S, Martínez L, Altmäe S (2021) Mapping the entire functionally active endometrial microbiota. Hum Reprod. https://doi.org/10.1093/humrep/deaa372

Stinson LF, Boyce MC, Payne MS, Keelan JA (2019) The not-so-sterile womb: Evidence that the human fetus is exposed to bacteria prior to birth. Frontiers in Microbiology 10(JUN):1124. https://doi.org/10.3389/fmicb.2019.01124

Theis KR, Romero R, Winters AD, Greenberg JM, Gomez-Lopez N, Alhousseini A, Bieda J, Maymon E, Pacora P, Fettweis JM, Buck GA, Jefferson KK, Strauss JF, Erez O, Hassan SS (2019) Does the human placenta delivered at term have a microbiota? Results of cultivation, quantitative real-time PCR, 16S rRNA gene sequencing, and metagenomics. Am J Obstet Gynecol 220(3):267.e1-267.e39. https://doi.org/10.1016/j.ajog.2018.10.018

Verstraelen H, Vilchez-Vargas R, Desimpel F, Jauregui R, Vankeirsbilck N, Weyers S, Verhelst R, De Sutter P, Pieper DH, Van De Wiele T (2016) Characterisation of the human uterine microbiome in non-pregnant women through deep sequencing of the V1–2 region of the 16S rRNA gene. PeerJ 4:e1602. https://doi.org/10.7717/peerj.1602

Weng SL, Chiu CM, Lin FM, Huang WC, Liang C, Yang T, Yang TL, Liu C, Y, Wu WY, Chang YA, Chang TH, Huang HD (2014) Bacterial communities in semen from men of infertile couples: Metagenomic sequencing reveals relationships of seminal microbiota to semen quality. PLoS ONE 9(10). https://doi.org/10.1371/journal.pone.0110152

Wiesenfeld HC, Hillier SL, Krohn MA, Landers DV, Sweet RL (2003) Bacterial vaginosis is a strong predictor of Neisseria gonorrhoeae and Chlamydia trachomatis infection. Clin Infect Dis 36(5):663–668. https://doi.org/10.1086/367658

Winters AD, Romero R, Gervasi MT, Gomez-Lopez N, Tran MR, Garcia-Flores V, Pacora P, Jung E, Hassan SS, Hsu C-D, Theis KR (2019) Does the endometrial cavity have a molecular microbial signature? Sci Rep 9(1):9905. https://doi.org/10.1038/s41598-019-46173-0

Woo PCY, Lau SKP, Teng JLL, Tse H, Yuen K-Y (2008) Then and now: use of 16S rDNA gene sequencing for bacterial identification and discovery of novel bacteria in clinical microbiology laboratories. Clin Microbiol Infect 14(10):908–934. https://doi.org/10.1111/j.1469-0691.2008.02070.x

Workowski KA, Bolan GA, Centers for Disease Control and Prevention (2015) Sexually transmitted diseases treatment guidelines, 2015. MMWR. Recommendations and Reports : Morbidity and Mortality Weekly Report. Recommendations and Reports 64(RR-03):1–137. http://www.ncbi.nlm.nih.gov/pubmed/26042815

Zheng D, Liwinski T, Elinav E (2020) Interaction between microbiota and immunity in health and disease. Cell Res 30(6):492–506. https://doi.org/10.1038/s41422-020-0332-7

Zhu B-P, Rolfs RT, Nangle BE, Horan JM (1999) Effect of the interval between pregnancies on perinatal outcomes. N Engl J Med 340(8):589–594. https://doi.org/10.1056/nejm199902253400801

Anti-Trophoblast-Antikörper, ihre Identifikation, Wirkmechanismen und mögliche Behandlung

16

Udo Jeschke, Nina Rogenhofer, Christian Thaler und Viktoria von Schönfeldt

16.1 Immunologische Ursachen bei rezidivierenden Spontanaborten (RSA)

Jede Fehlgeburt ist ein traumatisches Erlebnis für Paare, die sich Kinder wünschen. Bei etwa der Hälfte aller betroffenen Patientinnen bleibt die Ursache unbekannt. Hier geht man davon aus, dass die Abortneigung mit einer immmunologischen Dysregulation in der Frühschwangerschaft verbunden ist. Während einer Schwangerschaft „verzahnen" sich zwei genetische und immunologisch diskrepante Lebewesen, weswegen dezidiert davon auszugehen ist, dass dem Immunsystem der Mutter in spe hier eine zentrale Bedeutung zukommt (Shahine und Lathi 2015). Bisherige Studien konzentrierten sich unter anderem auf humane Leukozytenantigene (HLA), Antikörper gegen Spermien, Zytokine, T-Zellen oder periphere natürliche Killerzellen (Choudhury und Knapp 2001) (siehe Abschn. 3.1. „Das humane Leukozytenantigensystem (HLA-System)", Kap. 6 „Natürliche Killerzellen". So wird das HLA-Klasse-Ib-Molekül HLA-G hauptsächlich

U. Jeschke (✉)
Universitätsklinikum Augsburg, Augsburg, Deutschland
E-Mail: udo.jeschke@med.uni-ausburg.de

N. Rogenhofer · C. Thaler · V. von Schönfeldt
Hormon- und Kinderwunschzentrum der LMU, Klinik und Poliklinik für Frauenheilkunde und Geburtshilfe – Großhadern, München, Deutschland
E-Mail: nina.rogenhofer@med.uni-muenchen.de

C. Thaler
E-Mail: christian.thaler@med.uni-muenchen.de

V. von Schönfeldt
E-Mail: viktoria.schoenfeldt@med.uni-muenchen.de

W. Würfel (Hrsg.), *Reproduktionsimmunologie*,
https://doi.org/10.1007/978-3-662-63907-8_16

in Stammzellen und extravillösen Trophoblastzellen exprimiert und damit von fetalen Zellen, die in direkten Kontakt mit maternalem Gewebe treten. Hier erhöht HLA-G die Invasivität des Trophoblasten und trägt zur Aufrechterhaltung der maternofetalen immunologischen Toleranz bei (Gregori et al. 2015).

16.2 Trophoblast, Implantation und RSA

Nach Anlagerung der Blastozyste an das Uterusepithel beginnen die Trophoblastzellen in das Endometrium einzuwachsen, wobei sich nun zwei Zellschichten – der Zytotrophoblast und der Synzytiotrophoblast – differenzieren lassen. Beim Synzytiotrophoblasten sind keine Zellgrenzen mehr erkennbar; es handelt sich um ein vielkerniges Gewebe, das durch proteolytische Enzyme in das Endometrium einwächst. Dabei werden mütterliche Blutgefäße arrodiert, womit die Kotaktaufnahme zu maternalen Blutbestandteilen entsteht.

Die Schwangerschaft stellt den maternalen Organismus vor eine komplexe immunologische Herausforderung, da die Hälfte der embryo-fetalen Gene paternalen Ursprungs ist und der Embryo als semiallogenes Transplantat vom mütterlichen Immunsystem als fremd erkannt werden könnte, mit einem Implantationsversagen oder einer Fehlgeburt in der Folge (Kajino et al. 1988); um dies zu verhindern, muss das Endometrium die maternale Akzeptanz des Embryos sicherstellen. Hier scheint das HLA-G zur notwendigen Immunmodifikation von entscheidender Bedeutung (Gregori et al. 2015; Kajino et al. 1988; Michita et al. 2016) (siehe Abschn. 3.1. „Das humane Leukozytenantigensystem (HLA-System)").

16.3 Anti-Trophoblast-Antikörper (ATAK)

Das Auftreten von RSA wurde schon früh in Zusammenhang mit Antikörpern gebracht, die mit dem HLA-Klasse-I- und Klasse-II-negativen Synzytiotrophoblasten kreuzreagieren, in der Frühschwangerschaft auftreten und daher neben der Blastulation auch Implantation und Frühschwangerschaft beeinflussen (Choudhury und Knapp 2001; Kajino et al. 1988; Motak-Pochrzest und Malinowski 2013; Rogenhofer et al. 2012) (s. Abschn. 3.1 „Das humane Leukozytenantigensystem (HLA-System)").

Solche Anti-Trophoblast-Antikörper (ATAK) sind mütterliche Immunglobuline, die gegen Trophoblastantigene gerichtet sind. Je nach Spezifität können diese Antikörper zytotoxische komplement- oder zellvermittelte Immunreaktionen auslösen und sich so ungünstig auf den Verlauf der Schwangerschaft auswirken (Thaler und Coulam 1992; Faulk et al. 1978). Entsprechend konnte bei ihrem Auftreten eine Assoziation mit RSA gezeigt werden (Rogenhofer et al. 2012; Thaler und Coulam 1992; Faulk et al. 1978; McIntyre und Faulk 1983; McIntyre et al. 1986). Wesentlich ist die Differenzierung dieser AK gegenüber antipaternalen HLA-AK, denn diese treten häufig auch im Rahmen normaler Schwangerschaften auf, zumeist im 2. und 3. Trimenon, binden nicht an Trophoblasten und scheinen keine negativen Auswirkungen auf den Schwangerschaftsverlauf zu haben (Thaler und Coulam 1992; Faulk et al. 1978; McIntyre und Faulk 1983; McIntyre et al. 1986). In frühen Studien dienten Zellen oder Zellbestandteile aus Chrorionzotten oder anderen Teilen der Plazenta dem Nachweis von ATAK in Seren von Patientinnen mit RSA (Kajino et al. 1988; Motak-Pochrzest und Malinowski 2013). In folgenden Arbeiten zeigte sich der Einsatz von Trophoblastzellen als geeignet, da diese Zellen unter physiologischen Bedingungen keine klassischen HLA-I- oder -II-Moleküle mit ihrem hohen Repertoire an Alloantigenen exprimieren, sondern lediglich das monomorphe HLA-G (Burt et al. 1991; Olivares et al. 2002).

In unserer Fallkontrollstudie wurde daher die Chorionkarzinomzelllinie JEG-3 (s. Abschn. 16.4) verwendet, da diese Zellen diverse trophoblast-spezifische Antigene exprimieren, die Ziel einer möglichen Immunreaktion sein können und gleichzeitig viele weitere Charakteristika von natürlichen Trophoblastzellen aufweisen. So reagieren sie zum Bespiel nicht mit AK gegen paternale MHC I Antigene (Faulk et al. 1978; McIntyre et al., 1983; Burt et al. 1991). Es konnte gezeigt werden, dass bei Frauen mit RSA ATAK vermehrt nachweisbar sind. Bei Frauen mit zwei Aborten wurden in 17 % diese ATAK dokumentiert, bei Frauen mit drei oder mehr Aborten in 34 % (Rogenhofer et al. 2012). In weiteren Expressionsanalysen ließ sich eine Suppression von humanen Chroriongonadotropin (β-hCG) und Progesteron in ATAK-positiven RSA Seren belegen, was auf den Pathomechanismus der ATAK hinweist (Schonfeldt et al. 2016). Allerdings lagen zu diesem Zeitpunkt lagen noch keine konkreten Hinweise zur Spezifität von ATAK vor.

16.4 Die Chorionkarzinomzelllinie JEG-3 bei der Untersuchung von ATAK

An unserer Klinik diente die Chorionkarzinomzelllinie JEG-3 als Zellkulturmodell, um die Rolle von ATAK bei der Entstehung von Fehlgeburten genauer zu untersuchen. Wie interstitielle Trophoblasten auch, sind JEG-3-Zellen negativ für konventionelle MHC Klasse-I- und -II-Antigene und exprimieren nur das monomorphe HLA-G (Burt et al. 1991; Olivares et al. 2002). JEG-3 Zellen ähneln somit stark in den von ihnen exprimierten Oberflächenantigenen interstitiellen Trophoblastzellen, die vom maternalen Immunsystem erkannt werden können. Auch sezernieren JEG-3-Zellen ebenfalls die für eine Schwangerschaft unabdingbaren Hormone humanes β-hCG und Progesteron.

In unseren Untersuchungen wurden insgesamt 194 Patientinnen mit 2 oder mehr konsekutiven, idiopathischen RSA vor der 20. SSW mit 110 schwangeren und nicht-schwangeren gesunden Frauen (normale Schwangerschaften ohne Komplikationen) verglichen (Rogenhofer et al. 2012). Die Seren von Frauen mit RSA reagierten signifikant stärker mit den JEG-3-Zellen (Median 19,8 %; „interquartile range" [IQR] 9,2–33,9 %) als unauffällige schwangere und nicht-schwangere Frauen mit gesunden

Tab. 16.1 Anti-JEG-3-Reaktivitäten in den Kontrollen im Vergleich zu RSA-Patientinnen mit 2 oder mehr oder 3 und mehr Fehlgeburten (Zahlen in Klammer = %). (Aus Rogenhofer et al. 2012).

Prevalence of positive anti-JEG-3 reactivities in controls as compared with patients with two or more and three or more miscarriages.

	JEG-3-positiv	JEG-3-negativ	Gesamt	p-Wert
2 oder mehr Fehlgeburten	34 (17.5)	160 (82.4)	194 (100)	0,002
3 oder mehr Fehlgeburten	27 (34)	53 (66)	80 (100)	0,000001
Kontrollen	6 (5)	104 (95)	110 (100)	

Kindern (Median 15,2 %; IQR 6,3–23,5 %; p < 0,004). Dabei zeigte sich kein Unterschied (p = 0,5) zwischen den nicht-schwangeren (Median 13,3 %; IQR 0,5–26,2 %) und den schwangeren (Median 15,1 %; IQR 7,6 %–22,7 %) Frauen (Rogenhofer et al. 2012), was darauf hinweist, dass normale Schwangerschaften nicht mit erhöhten ATAK-Reaktivitäten assoziiert sind.

Zusätzlich wiesen die Patientinnen mit RSA signifikant häufiger positive ATAK-Reaktivitäten auf (17,5 % vs. 5 %; p = 0,002) auf. Dieser Unterschied wurde noch deutlicher in der Untergruppe von Frauen mit 3 oder mehr Aborten: 34 % dieser Frauen waren ATAK-positiv (p = 0,000001) (Tab. 16.1).

Diese Daten weisen deutlich auf eine Rolle von ATAK für die Pathogenese rezidivierender idiopathischer Spontanaborte hin (Rogenhofer et al. 2012).

hCG wird in vivo von den Trophektodermzellen der Blastozyte und deren Folgezellen sezerniert und ermöglicht unter anderem den Erhalt des Corpus luteum und dessen Weiterentwicklung zum Corpus luteum graviditatis im Ovar. Das hier produzierte Progesteron entfaltet an der fetomaternalen Kontaktfläche eine immunsuppressive Wirkung zur Unterstützung der immunologischen Toleranz des Fetus und der weiteren Schwangerschaftsentwicklung (Burt et al. 1991). Zellkulturstudien liefern Hinweise auf den Mechanismus, durch den ATAK die Frühschwangerschaft beeinträchtigen können: ATAK aus mütterlichen Seren können die Produktion von hCG und Progesteron durch JEG-3-Zellen in vitro beeinflussen. Zu diesem Zweck wurden JEG-3-Zellen mit gepoolten Seren von RSA-Patientinnen mit und ohne ATAK sowie von Frauen ohne Fehlgeburten inkubiert und die jeweilige Konzentration von hCG und Progesteron nach 12 und 24 h in den Kulturüberständen gemessen: Während Seren von Schwangeren ohne ATAK hier keinen Effekt haben, verringern Seren mit ATAK die Produktion beider Hormone im Zellkulturmodell signifikant (Schonfeldt et al. 2016).

16.5 Anti-α-Enolase-Antikörper als Autoimmunbiomarker bei RSA

Die genaue Identität der ATAK, die zu Fehlgeburten beitragen, sowie die der nicht-HLA-spezifischen antigenen Epitope, an die sie binden, blieb zunächst allerdings unbekannt. Um diese zu identifizieren und zu untersuchen, welche Auswirkungen sie auf JEG-3-Zellen und humane villöse Trophoblastzellen (HVT) in vitro haben, wurden in der

Folge zunächst die IgGs aus den Seren der oben beschriebenen Studienpatientinnen mit wiederholten Fehlgeburten isoliert und aufgereinigt. Die Reaktivität der aufgereinigten IgG-Fraktion aus den Seren der RSA-Patientinnen mit ATAK gegenüber JEG-3-Zellen wurde mittels durchflusszytometrischer Analyse bestätigt, genauso wie die konzentrationsabhängige Verminderung von hCG- und Progesteronproduktion durch JEG-3-Zellen in vitro bei Zugabe der aufgereinigten IgGs (Ye et al. 2018, 2019).

16.5.1 Identifizierung möglicher ATAK-Zielepitope

Potenzielle Zielepitope von ATAK wurden anschließend durch zweidimensionale Differenz-Gelelektrophorese (2D-DIGE) und Massenspektrometrie untersucht. Dabei wurde α-Enolase (ENO1) als aussichtsreicher Kandidat identifiziert. ENO1 ist ein multifunktionales Enzym mit einem Molekulargewicht von etwa 45 kDa, das im Zytosol von Zellen der meisten Gewebetypen exprimiert wird. Die Hauptfunktion von ENO1 ist die Katalyse einer der Teilreaktionen der Glykolyse.

Ein kompetitiver Bindungsassay half, das ATAK-Targeting von ENO1 zu bestätigen. Anschließend wurden die Serumspiegel von Anti-ENO1-Antikörpern bei den Studienpatientinnen mit denen von gesunden Patientinnen mit unauffälligen Schwangerschaftsverläufen verglichen: Bei Patientinnen mit ATAK war der Serumspiegel von Anti-ENO1-Antikörpern signifikant höher als bei Patientinnen ohne ATAK. In vitro verringerten Anti-ENO1-Antikörper die Sekretion von β-hCG und Progesteron durch JEG-3-Zellen. Gleiches konnte auch in Kulturen von primären menschlichen villösen Trophoblastzellen (HVT) gezeigt werden (Abb. 16.1, Studiendesign).

16.5.2 Mögliche Mechanismen der Bildung von Antikörpern gegen ENO1

Aus diesen Ergebnissen schließen wir, dass Serum-Anti-ENO1-Antikörper ein neuer Autoimmunbiomarker für wiederholte Fehlgeburten sein dürfte. Warum genau manche Patientinnen Autoantikörper gegen ein ubiquitäres Protein bilden, das eine so wichtige Funktion in den meisten Geweben hat, ist nicht bekannt. Wir wissen allerdings, dass Autoantikörper gegen ENO-1 auch bei verschiedenen onkologischen Erkrankungen und Autoimmunerkrankungen (Sedoris et al. 2010; Capello et al. 2011) gebildet werden. In diesen Fällen findet man häufig eine Überexpression, eine Fehlfaltung der dreidimensionalen Molekülstruktur oder eine Expression an untypischen Stellen (Shih et al. 2010; Tan et al. 2009; Chen und Giblett 1976). Ebenso wenig ist bekannt, auf welchem Weg ENO1 zu einem Autoantigen wird. Ein denkbarer Mechanismus hierzu ist die Translokation von ENO-1 an die Zelloberfläche. Auch möglich scheint die Assoziation von ENO-1 mit β-Arrestin, einem Protein, das die Aktivität von G-Protein-gekoppelten Rezeptoren reguliert, sowie deren anschließende gemeinsame Translokation an die

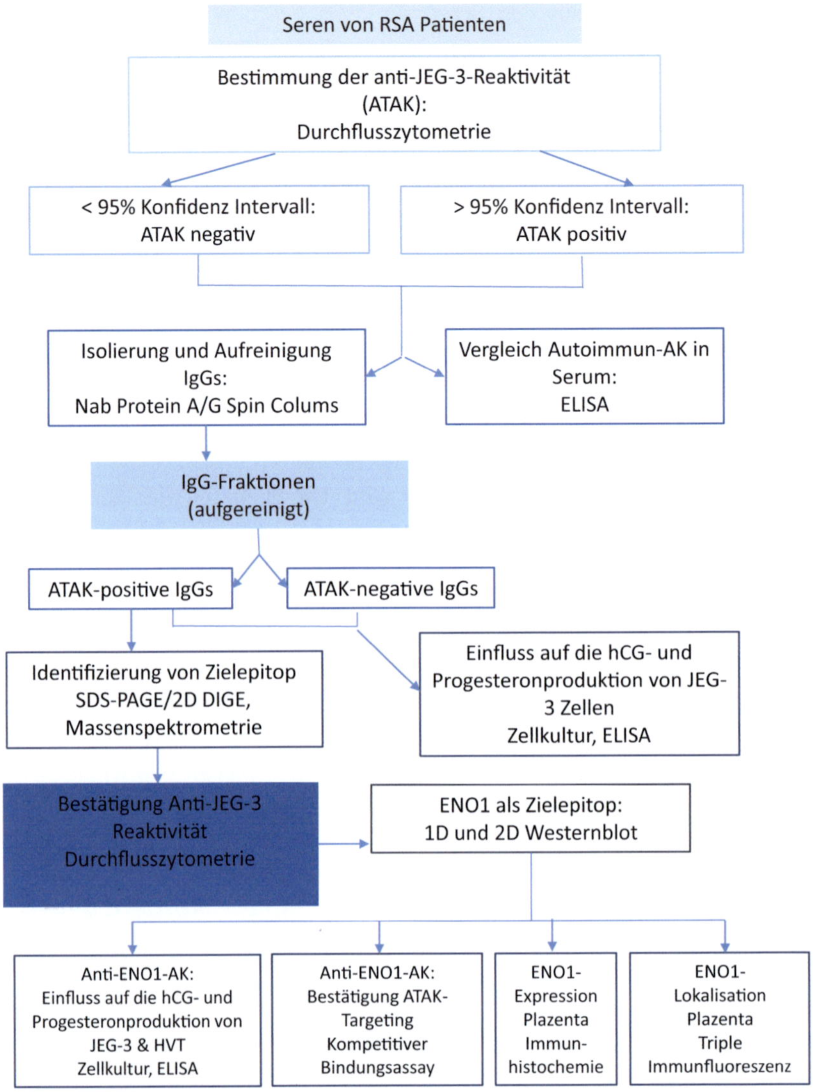

Abb. 16.1 Studiendesign zur Identifizierung von Autoimmunbiomarkern bei rezidivierenden Fehlgeburten

Zelloberfläche. Diese Assoziation von ENO-1 und β-Arrestin ist für Patienten mit einem Herzinfarkt gut beschrieben, worauf in den Seren dieser Patienten hohe Konzentrationen von Anti-ENO1- und Anti-β-Arrestin-Antikörpern nachzuweisen sind (Mirshahi und Marchand 2015). Die Co-Lokalisation von ENO1 und β-Arrestin im extravillösen Trophoblasten von RSA-Patientinnen konnte mittels Immunfluoreszenz in der konfokalen Mikroskopie nachgewiesen werden (Abb. 16.2).

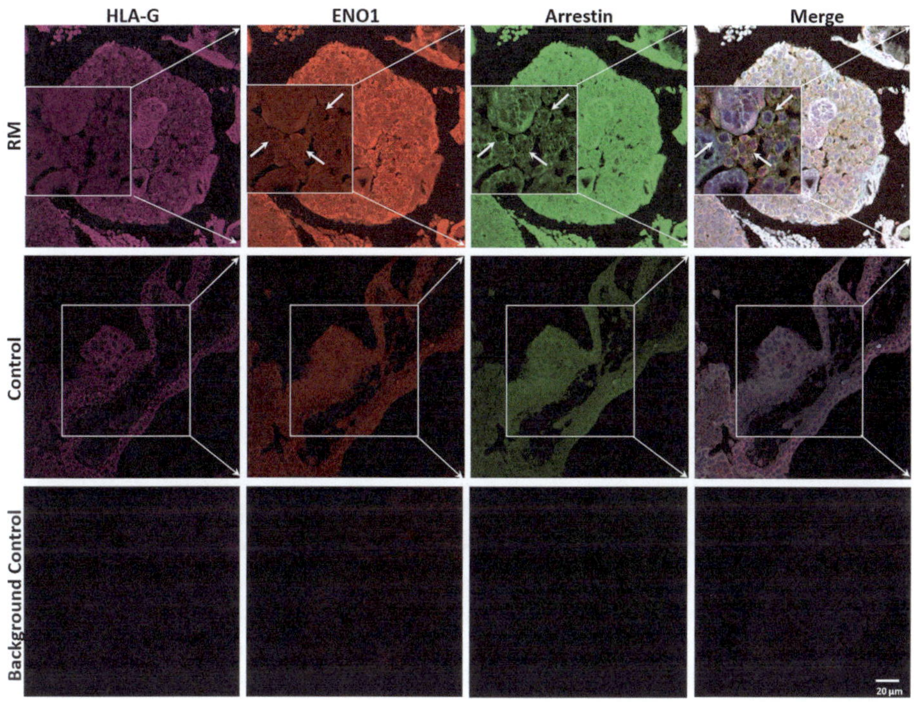

Abb. 16.2 Co-Expression von ENO1 mit β-Arrestin im extravillösen Trophoblasten (EVT) von RSA-Patientinnen und gesunden Kontrollen. Co-Lokalisation von ENO1 (rot) und β-Arrestin (grün) in der konfokalen Mikroskopie im EVT von Ersttrimesterplazenten bei Frauen mit RSA (**a**–**d**) und gesunden Kontrollen (**e**–**h**) Objektivvergrößerung 20×. Maßstab = 20 µm. HLA-G fungiert als Marker für EVT (magentafarben)

Weitere mögliche Mechanismen auf dem Weg zum Autoantigen sind die vermehrte Expression von ENO1 oder posttranslationale Modifikationen des Proteins. Hinweise für Ersteres ergaben sich aus der Analyse der Expression von ENO1 in vivo. Zu diesem Zweck haben wir Erstrimesterplazenten nach Aborten bei RSA-Patientinnen mittels Immunhistochemie untersucht. Hier konnten wir eine signifikant vermehrte Expression von ENO1 in den Zellen der Dezidua nachweisen (Ye et al. 2018, 2019; Jeschke et al. 2005). Denkbar ist eine solche erhöhte Expression bei verminderter Trophoblasten-invasion und nachfolgender Hypoxie als adaptive Reaktion (Pringle et al. 2010). Eine ähnliche Überexpression von ENO1 in proliferierenden Mikrogliazellen und Asterozyten ist nach Rückenmarkverletzungen aus dem Rattenmodell bekannt, was nahelegt, dass es eine Assoziation mit Ischämie und Hypoxie gibt (Li et al. 2014). Auch Zellen der Mammakarzinomzelllinie MCF-7 reagieren auf Hypoxie mit einer vermehrten Produktion von ENO1 mRNA (Sedoris et al. 2010).

16.5.3 Mögliche Auswirkungen von Anti-ENO1-Antikörpern auf die Frühschwangerschaft

Die Liste an inflammatorischen und Autoimmunerkrankungen, mit denen ENO1 assoziiert ist, ist lang. Systemischer Lupus erythematodes gehört genauso dazu wie rheumatoide Arthritis, M. Crohn und Colitis ulcerosa, systemische Sklerose (Bae et al. 2012), Endometriose, prämature Ovarialinsuffizienz und Asthma (Sarapik et al. 2010). ENO1 wurde bei Patientinnen mit Endometriose als spezifisches antigenes Ziel für anti-endometriale Antikörper identifiziert (Walter et al. 1995). Auch wurden Anti-ENO1 IgA-Antikörper mit einer höheren Prävalenz bei Patientinnen mit tubarer Sterilität beschrieben, bei denen sie möglicherweise zu einer verminderten Wahrscheinlichkeit für den Eintritt einer Schwangerschaft beitragen (Sarapik et al. 2010). Zusätzlich konnten wir eine höhere Konzentration von Anti-ENO1-Antikörpern in den Seren von RSA-Patientinnen mit ATAK verglichen mit den RSA-Patientinnen ohne ATAK nachweisen (Ye et al. 2019). In der Zusammenschau lässt das einen Zusammenhang von Autoimmunantikörpern gegen ENO1 und verminderter Fertilität vermuten. Auch hier lässt sich über einen Mechanismus lediglich spekulieren: Eine vermehrte ENO1-Expression kann zu einer Erhöhung des zyklischen Adenosinmonophosphats (cAMP) im fetalen Herz führen (Tsuzuki et al. 2009), was seinerseits die Transkriptionsrate des hCG-Gens in Zellen des extravillösen Trophoblasten stimuliert (Knofler et al. 1999). Induzierte Autoimmunantikörper gegen ENO1 könnten nun die Expression von hCG über die Interaktion von cAMP und dem „cAMP response element-binding protein“ (CREB) vermindern, was zu Fehlgeburten bei RSA-Patientinnen führen kann (Abb. 16.3).

ENO1 fungiert auch als membranständiger Plasminogenrezeptor und spielt so eine Rolle bei der Fibrinolyse (Wygrecka et al. 2009; Hsiao et al. 2013; Gris et al. 1993; Plow und Das 2009). Aufgereinigte IgGs aus den Seren von RSA-Patientinnen mit ATAK steigern die Produktion des Plasminogenaktivatorinhibitors Typ 1 (PAI-1) von JEG-3-Zellen in vivo. Auch weisen RSA-Patientinnen höhere Plasmalevel an PAI-1 auf als gesunde Frauen (Ye et al. 2017). Eine gesteigerte PAI-1-Expression kann die Degeneration der extrazellulären Matrix verhindern, was eine verminderte und eher flache Trophoblasteninvasion und einen Abort bedingen könnte (Ye et al. 2017). So könnten Anti-ENO1-Antikörper möglicherweise eine Migration und Invasion von extravillösem Trophoblasten durch die Hochregulation der PAI-1-Expression und die Verminderung der hCG-Produktion bei RSA Patientinnen verursachen. Des Weiteren begünstigt die positive Rückkopplung zwischen ENO1 und den proinflammatorischen Zytokinen Interleukin-1β (IL-1 β), Tumornekrosefaktor-α (TNF-α) und Prostaglandin E_2 (PGE2) eine proinflammatorische Umgebung (Bae et al. 2012; Wygrecka et al. 2009).

Zusammenfassend konnten eine deutliche Überexpression von ENO1 in Ersttrimesterplazenten von RSA-Patientinnen nachgewiesen werden. In der Folge waren die Level von Anti-ENO1-Autoantikörpern, die gegen humane Trophoblastzellen in der Frühschwangerschaft gerichtet sind, bei Patientinnen mit ATAK erhöht. Diese Antikörper verminderten die hCG und Progesteron Sekretion von JEG-3- und HVT-Zellen in vitro,

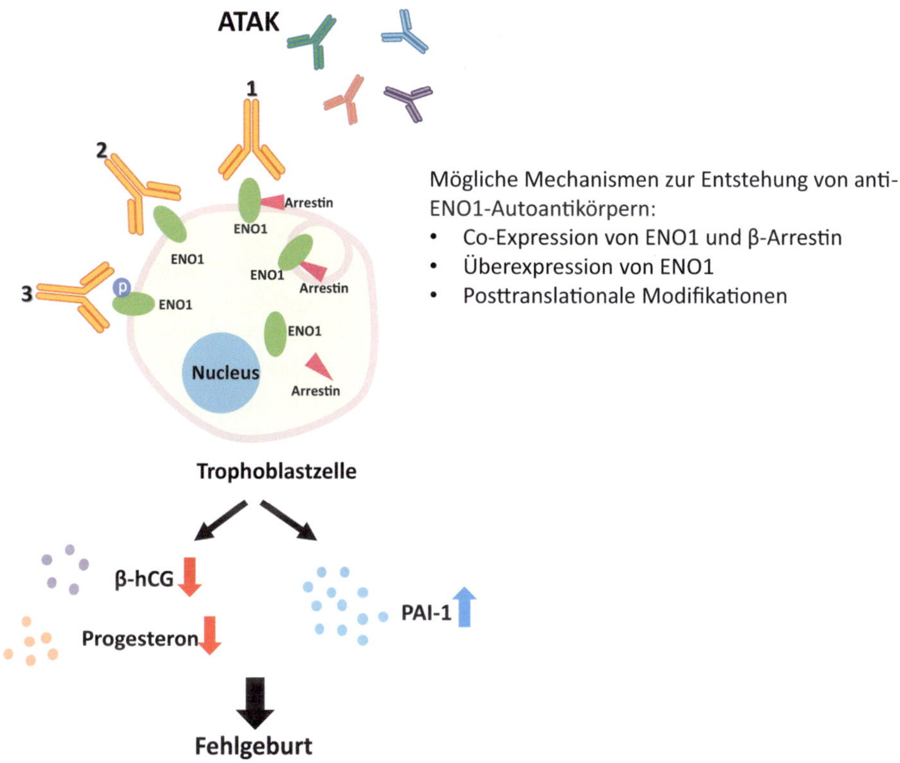

Abb. 16.3 Die mögliche Entstehung von Anti-ENO1-Autoimmunantikörpern und ihr Effekt auf die hCG- und Progesteronproduktion durch Trophoblastzellen in der Frühschwangerschaft

was sehr wahrscheinlich zum Abortgeschehen beiträgt. Aktuell bleibt jedoch unklar, ob weitere Trophoblastantigene von ATAK angegriffen werden, was Implantation und Fortgang der Schwangerschaft ebenfalls beeinflussen kann. Diese weiteren Zielepitope von ATAK sowie die Frage nach einer möglichen therapeutischen Strategie zur Eliminierung von Anti-ENO1-Antikörpern oder zur Verringerung der ENO1-Expression bei ENO1-bedingten Autoimmunerkrankungen ist Gegenstand der weiteren Forschungsarbeiten.

16.6 Behandlungsoptionen bei ATAK

Nachdem sich die Hinweise deutlich verdichten, dass ATAK den Fortgang der Frühschwangerschaft beeinflussen können (Rogenhofer et al. 2012), bleibt die Frage nach möglichen Therapieoptionen. Ohne Intervention liegt die Wahrscheinlichkeit für eine Lebendgeburt für Frauen mit RSA zwischen 50 % und 80 % (Shahine und Lathi 2015). Gleichwohl bleibt eine Fehlgeburt ein traumatisches Ereignis, und das Interesse an

Behandlungsmöglichkeiten ist folglich sehr groß. Jüngere Daten verzeichnen erfolgsversprechende Ergebnisse bei ATAK-positiven Patientinnen mittels polyvalenter Immunglobuline oder Intralipidinfusionen (Rogenhofer et al. 2015).

Polyvalente Immunglobuline (gepooltes Immunglobulin G, IVIG) werden aus dem Plasma von Blutspendern hergestellt. IVIG haben vielfältige immunologische Wirkungen, wie die Verringerung der Aktivität natürlicher Killerzellen, die Vermehrung regulatorischer T-Lymphozyten, die Hemmung der Komplementwirkung und die Unterdrückung von Auto- und Alloantikörperaktivitäten (Rogenhofer et al. 2015). IVIG enthalten Immunglobulin von mindestens 10.000–12.000 gesunden Spendern zwischen 18 und 65 Jahren, von denen viele weiblich sind und eine oder mehrere erfolgreiche Schwangerschaften hinter sich haben (Baxter, Informationsbulletin 2/2012). In eigenen Analysen konnten wir zeigen, dass die ATAK-Aktivität in Seren von ATAK-positiven RSA-Patientinnen mittels IVIG signifikant reduziert wird (Rogenhofer et al. 2015). Somit könnte bei positivem ATAK-Test der Einsatz dieses Medikamentes als „Off-Label-Heilversuch" in Frage kommen. Es ist zu vermuten, dass IVIG möglicherweise anti-idiotypische oder andersartig wirkende regulatorische Immunglobuline enthalten, die ATAK blockieren. Allerdings ist zu beachten, dass die Infusion von IVIG in sehr seltenen Fällen schwerwiegende Nebenwirkungen bis hin zum anaphylaktischen Schock sowie theoretisch auch zur Übertragung von Infektionserregern führen kann.

Alternativ ist die therapeutische Infusion von Sojaöl enthaltenden Lipoproteinlösungen, sogenannten Intralipidinfusionen (IL), denkbar. IL ist eine kommerziell erhältliche Fettemulsion. Es handelt sich um ein synthetisches Produkt, das aus 10 % Sojabohnenöl, 1,2 % Eigelbphospholipiden, 2,25 % Glycerin und Wasser besteht (Fresenuis Kabi Canada Ltd. Toronto) (s. auch Kap. 6 Würfel W zu Aborten, Kuon, Vomstein).

Frühe Studien von Coulam et al. und Meng et al. deuten darauf hin, dass IL für eine ausgewählte Subpopulation mit vorliegender Immunpathologie die gleiche Effektivität aufweisen wie IVIG, allerdings mit deutlich geringerem Nebenwirkungsprofil (Coulam und Acacio 2012; Meng et al. 2016 Jul). Darüber hinaus zeigen mehrere Untersuchungen, dass IL verschiedene Immunfunktionen beeinflussen (Coulam und Acacio 2012; Meng et al. 2016 Jul; Roussev et al. 2008 Sep; Mayer et al. 2003). Des Weiteren lassen In-vitro-Untersuchungen vermuten, dass IL die Schwangerschaftsrate durch Verbesserung der Implantation bei Patienten mit RSA und immunologischen Störungen erhöhen können (Roussev et al. 2008 Sep; Mayer et al. 2003; Granato et al. 2000). Bisher gibt es keine publizierten Hinweise über die Effekte von IL auf die Menge von Anti-ENO1-Autoantikörpern. Erste eigene Untersuchungen verweisen allerdings auf eindrucksvolle Effekte von IL auf die Reaktivität von ATAK und auf klinische Schwangerschaftsverläufe im Subkollektiv ATAK-positiver RSA-Patientinnen (Rogenhofer et al. 2021). In unserer Beobachtungsstudie erhielten 10 RSA-Patientinnen mit positivem ATAK und ansonsten ungeklärter RSA konsekutiv während der Schwangerschaft off-label IL. Zwei ATAK-positive RSA-Patientinnen entschieden sich für ein abwartendes Vorgehen ohne IL. Darüber hinaus wurde die ATAK-Aktivität in den Schwangerschaften

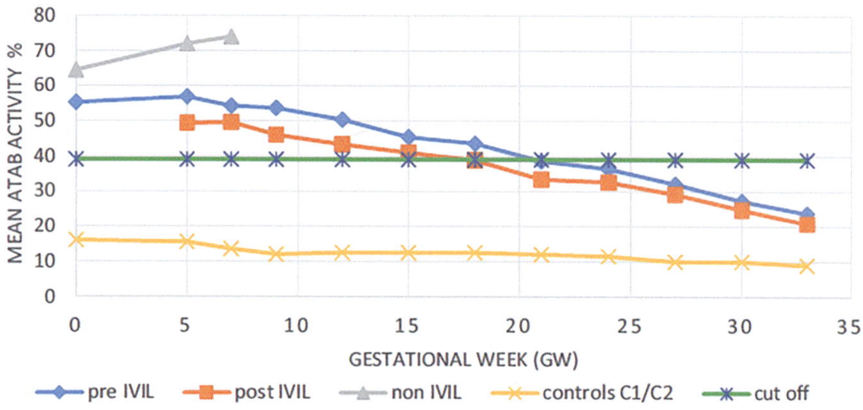

Abb. 16.4 Durchschnittliche ATAK-Aktivitäten (in %) vor und nach Intralipid (IVIL)-Infusionen im Schwangerschaftsverlauf (aus Rogenhofer et al. 2022, s. o) (RPL:recurrent pregnancy loss/ RSA, IVIL: intravenous intralipid infusion/intravenöse Intralipidinfusion, gw: Gestationswoche, ATAB: Anti-Trophoblast-Antikörper, Cut off für positive ATAb-Aktivität: 39 % [horizontale Linie])

zweier gesunder ATAK-negativer Frauen ohne Fehlgeburten untersucht. Bei RSA-Patientinnen, die IL erhielten, sank die auffällige ATAK-Aktivität hoch signifikant bis in den Normbereich ($p < 0{,}001$): Ab der 25. SSW waren alle untersuchten Blutproben in den Normbereich abgefallen (Abb. 16.4). Die beiden RSA-Patientinnen ohne IL erlitten in der 6+3 SSW und in der 7+4 SSW einen Abort, wobei die embryonal-genetische Untersuchung jeweils euploide Karyotypen ergab. Während der Schwangerschaften der beiden gesunden ATAK-negativen Frauen blieben die ATAK-Aktivitäten negativ ohne signifikante Veränderungen ($p = 0{,}22$). 9 der 10 Schwangerschaften, die IL erhielten, verliefen ereignislos mit gesunden Neugeborenen ≥ 37 SSW. Bei einer Patientin, die IL erhielt, kam es in der 7+6 SSW zu einem Abort, wobei die Karyotypisierung des Embryos eine Trisomie 16 zeigte (Rogenhofer et al. 2021). Dementsprechend reduzieren Intralipid-Präparate während der Schwangerschaft die ATAK-Aktivität von ATAK-positiven RSA-Patientinnen signifikant und scheinen den Schwangerschaftsverlauf positiv zu beeinflussen, was auf einen therapeutischen Mechanismus dieser Präparate hinweisen könnte.

Literatur

Bae S, Kim H, Lee N, Won C, Kim HR, Hwang YI et al (2012) alpha-Enolase expressed on the surfaces of monocytes and macrophages induces robust synovial inflammation in rheumatoid arthritis. J Immunol 189(1):365–372

Burt D, Johnston D, Rinke de Wit T, Van den Elsen P, Stern PL (1991) Cellular immune recognition of HLA-G-expressing choriocarcinoma cell line Jeg-3. Int J Cancer Suppl 6:117–122

Capello M, Ferri-Borgogno S, Cappello P, Novelli F (2011) Alpha-Enolase: a promising therapeutic and diagnostic tumor target. FEBS J 278(7):1064–1074

Chen SH, Giblett ER (1976) Enolase: human tissue distribution and evidence for three different loci. Ann Hum Genet 39(3):277–280

Choudhury SR, Knapp LA (2001) Human reproductive failure I: immunological factors. Hum Reprod Update 7(2):113–134

Coulam CB, Acacio B (2012) Does immunotherapy for treatment of reproductive failure enhance live births? Am J Reprod Immunol 67(4):296–304

Faulk WP, Temple A, Lovins RE, Smith N (1978) Antigens of human trophoblasts: a working hypothesis for their role in normal and abnormal pregnancies. Proc Natl Acad Sci U S A 75(4):1947–1951

Granato D, Blum S, Rössle C, Le Boucher J, Malnoë A, Dutot G (2000) Effects of parenteral lipid emulsions with different fatty acid composition on immune cell functions in vitro. JPEN J Parenter Enteral Nutr 24(2):113–118

Gregori S, Amodio G, Quattrone F, Panina-Bordignon P (2015) HLA-G orchestrates the early interaction of human trophoblasts with the maternal niche. Front Immunol 6:128

Gris JC, Neveu S, Mares P, Biron C, Hedon B, Schved JF (1993) Plasma fibrinolytic activators and their inhibitors in women suffering from early recurrent abortion of unknown etiology. J Lab Clin Med 122(5):606–615

Hsiao KC, Shih NY, Fang HL, Huang TS, Kuo CC, Chu PY et al (2013) Surface alpha-enolase promotes extracellular matrix degradation and tumor metastasis and represents a new therapeutic target. PLoS ONE 8(7):e69354

Jeschke U, Karsten U, Reimer T, Richter DU, Bergemann C, Briese V et al (2005) Stimulation of hCG protein and mRNA in first trimester villous cytotrophoblast cells in vitro by glycodelin A. J Perinat Med 33(3):212–218

Kajino T, McIntyre JA, Faulk WP, Cai DS, Billington WD (1988) Antibodies to trophoblast in normal pregnant and secondary aborting women. J Reprod Immunol 14(3):267–282

Knofler M, Saleh L, Strohmer H, Husslein P, Wolschek MF (1999) Cyclic AMP- and differentiation-dependent regulation of the proximal alphaHCG gene promoter in term villous trophoblasts. Mol Hum Reprod 5(6):573–580

Li M, Wen H, Yan Z, Ding T, Long L, Qin H et al (2014) Temporal-spatial expression of ENOLASE after acute spinal cord injury in adult rats. Neurosci Res 79:76–82

Mayer K, Meyer S, Reinholz-Muhly M et al (2003) Short-timeinfusion of fish oil-based lipid emulsions, approved for parenteralnutrition, reduces monocyte proinflammatory cytokine generationand adhesive interaction with endothelium in humans. J Immunol 171:4837–4843

McIntyre JA, Faulk WP (1983) Recurrent spontaneous abortion in human pregnancy: results of immunogenetical, cellular and humoral studies. Am J Reprod Immunol Microbiol 4:165

McIntyre JA, Faulk WP, Verhulst SJ, Colliver JA (1983) Human trophoblast-lymphocyte cross-reactive (TLX) antigens define a new alloantigen system. Science, 222(4628):1135–1137. doi: 10.1126/science.6648525

McIntyre JA, Faulk WP, Nichols-Johnson VR, Taylor CG (1986) Immunological testing and immunotherapy in recurrent spontaneous abortion. Obstet Gynecol 67:169–175

Meng L, Lin J, Chen L, Wang Z, Liu M, Liu Y, Chen X, Zhu L, Chen H, Zhang J (2016) Effectiveness and potential mechanisms of intralipid in treating unexplained recurrent spontaneous abortion. Arch Gynecol Obstet 294(1):29–39. https://doi.org/10.1007/s00404-015-3922-8. Epub 2015 Dec 15

Michita RT, Zambra FMB, Fraga LR, Sanseverino MTV, Callegari-Jacques SM, Vianna P et al (2016) A tug-of-war between tolerance and rejection – new evidence for 3'UTR HLA-G haplotypes influence in recurrent pregnancy loss. Hum Immunol 77(10):892–897

Mirshahi M, Le Marchand S (2015) Co-purification of arrestin like proteins with alpha-enolase from bovine myocardial tissues and the possible role in heart diseases as an autoantigen. Biochem Biophys Res Commun 460(3):657–662

Motak-Pochrzest H, Malinowski A (2013) The occurrence of immunological disturbances in patients with recurrent miscarriage (RM) of unknown etiology. Neuro Endocrinol Lett 34(7):701–707

Olivares EG, Muñoz R, Tejerizo G, Montes MJ, Gómez-Molina F, Abadía-Molina AC (2002) Decidual lymphocytes of human spontaneous abortions induce apoptosis but not necrosis in JEG-3 extravillous trophoblast cells. Biol Reprod 67(4):1211–1217

Plow EF, Das R (2009) Enolase-1 as a plasminogen receptor. Blood 113(22):5371–5372

Pringle KG, Kind KL, Sferruzzi-Perri AN, Thompson JG, Roberts CT (2010) Beyond oxygen: complex regulation and activity of hypoxia inducible factors in pregnancy. Hum Reprod Update 16(4):415–431

Rogenhofer N, Ochsenkuhn R, von Schonfeldt V, Assef RB, Thaler CJ (2012) Antitrophoblast antibodies are associated with recurrent miscarriages. Fertil Steril 97(2):361–366

Rogenhofer N, von Schonfeldt V, Ochsenkuhn R, Sili F, Thaler CJ (2015) Effects of polyvalent immunoglobulins in patients with recurrent pregnancy loss and antibodies to the choriocarcinoma cell line JEG-340. Eur J Obstet Gynecol Reprod Biol 194:161–167. doi: 10.1016/j.ejogrb.2015.09.012. Epub 2015 Sep 11

Rogenhofer N, Mahner S, Hasselbach YL, Thaler CJ (2022) Effects of intralipid infusions on anti-trophoblast antibody (ATAb)-activities in patients with recurrent pregnancy loss: an observational report. Am J Reprod Immunol 87(2):e13506. https://doi.org/10.1111/aji.13506. Epub 2021 Dec 21

Roussev RG, Acacio B, Ng SC, Coulam CB (2008) Duration of intralipid's suppressive effect on NK cell's functional activity. Am J Reprod Immunol 60(3):258–263

Sarapik A, Haller-Kikkatalo K, Utt M, Teesalu K, Salumets A, Uibo R (2010) Serum anti-endometrial antibodies in infertile women – potential risk factor for implantation failure. Am J Reprod Immunol 63(5):349–357

von Schonfeldt V, Rogenhofer N, Ruf K, Thaler CJ, Jeschke U (2016) Sera of patients with recurrent miscarriages containing anti-trophoblast antibodies (ATAB) reduce hCG and progesterone production in trophoblast cells in vitro. J Reprod Immunol 117:52–56

Sedoris KC, Thomas SD, Miller DM (2010) Hypoxia induces differential translation of enolase/MBP-1. BMC Cancer 10:157

Shahine L, Lathi R (2015) Recurrent pregnancy loss: evaluation and treatment. Obstet Gynecol Clin North Am 42(1):117–134

Shih NY, Lai HL, Chang GC, Lin HC, Wu YC, Liu JM et al (2010) Anti-alpha-enolase autoantibodies are down-regulated in advanced cancer patients. Jpn J Clin Oncol 40(7):663–669

Tan HT, Low J, Lim SG, Chung MC (2009) Serum autoantibodies as biomarkers for early cancer detection. FEBS J 276(23):6880–6904

Thaler CJ, Coulam CB (1992) Evaluating new diagnostic approaches for inexplained infertility. Immunological Obstetrics. Norton Medical Books New York, In Coulam CB, Faulk WP, McIntyre JA

Tsuzuki Y, Takeba Y, Kumai T, Matsumoto N, Mizuno M, Murano K et al (2009) Antenatal glucocorticoid therapy increase cardiac alpha-enolase levels in fetus and neonate rats. Life Sci 85(17–18):609–616

Walter M, Berg H, Leidenberger FA, Schweppe KW, Northemann W (1995) Autoreactive epitopes within the human alpha-enolase and their recognition by sera from patients with endometriosis. J Autoimmun 8(6):931–945

Wygrecka M, Marsh LM, Morty RE, Henneke I, Guenther A, Lohmeyer J et al (2009) Enolase-1 promotes plasminogen-mediated recruitment of monocytes to the acutely inflamed lung. Blood 113(22):5588–5598

Ye Y, Kuhn C, Kösters M, Arnold GJ, Ishikawa-Ankerhold H, Schulz C, Rogenhofer N, Thaler CJ, Mahner S, Fröhlich T, Jeschke U, von Schönfeldt V (2019) Anti α-enolase antibody is a novel autoimmune biomarker for unexplained recurrent miscarriages. EBioMedicine. PMID: 3082793

Ye Y, Vattai A, Zhang X, Zhu J, Thaler CJ, Mahner S et al (2017) Role of plasminogen activator inhibitor type 1 in pathologies of female reproductive diseases. Int J Mol Sci 18(8):1651

Ye Y, Vattai A, Ditsch N, Kuhn C, Rahmeh M, Mahner S et al (2018) Prostaglandin E2 receptor 3 signaling is induced in placentas with unexplained recurrent pregnancy losses. Endocr Connect 7(5):749–761

Autoimmunerkrankungen

17

Wolfgang Würfel

Autoimmunerkrankungen stellen insofern eine spezielle pathologische Entität dar, als es bei allen bekannten Formen dazu kommt, dass sich Teile des Immunsystems gegen körpereigene Gewebe/Zellen sensibilisieren. Auch wenn dabei „nur“ bestimmte Gewebe oder Zellen betroffen sind, so haben Autoimmunerkrankungen stets mehr oder minder nachhaltige Auswirkungen auf den Gesamtorganismus.

Wie im Kap. 13 W. Würfel (Fehlgeburten) dargestellt, werden der Implantationsvorgang wie auch die gesamte Schwangerschaft hauptsächlich vom (maternalen) Immunsystem gesteuert. Doch damit nicht genug: Das Immunsystem hat auch einen Impakt auf das Zyklusgeschehen und die Eizellreifung, wie die vorübergehenden Zyklusstörungen nach einer Corona-Impfung, die nicht wenige Frauen betrafen, gut belegen; und auch die Spermatogenese (siehe Kap. 12 Schuppe et al.) wird vom Immunsystem nicht unmaßgeblich beeinflusst.

Insofern verwundert es nicht, dass Autoimmunerkrankungen auch einen Einfluss auf die Fertilität nehmen (können), wenngleich die zugrunde liegenden Pathomechanismen sehr unterschiedlich sind. Deshalb sollen nachfolgend die klinisch wichtigsten Autoimmunerkrankungen im Hinblick auf die Fertilität und ihre Störungen dargestellt werden.

W. Würfel (✉)
Gynäkologische Endokrinologie und Reproduktionsmedizin, Kinderwunsch Centrum München MVZ, München, Deutschland
E-Mail: prof.w.wuerfel@ivf-muenchen.de

W. Würfel (Hrsg.), *Reproduktionsimmunologie,*
https://doi.org/10.1007/978-3-662-63907-8_17

17.1 Rheumatoide Arthritis (RA)

Die rheumatoide Arthritis (RA) oder auch chronische Polyarthritis (CP) ist eine entzündliche und meist progrediente, in Schüben verlaufende Erkrankung der Gelenke, meist die Finger- und Zehengelenke betreffend, wobei – anders als bei der Psoriasisarthritis – die Endgelenke nicht betroffen sind. Oft sind die Manifestationen symmetrisch, typisch ist die Morgensteifigkeit. Gelegentlich gibt es extraartikuläre Erscheinungen, wie z. B. beim Felty-Syndrom, einer schweren Verlaufsform mit Hepatosplenomegalie und Neutropenie. Betroffen können alle Lebensalter sein, Frauen häufiger als Männer (ca. 4:1).

Das Krankheitsbild ist seit Langem bekannt. Eine erste wissenschaftliche Beschreibung geht auf den französischen Chirurgen Landré-Beauvais im Jahre 1800 zurück, erneut dargestellt und publiziert 2001.

17.1.1 Einzelne Aspekte der Pathogenese

Die Pathogenese der RA ist bis heute nicht geklärt (Anić und Mayer 2014; Guo et al. 2018; McInnes und Schett 2011). Es kursieren verschiedene Hypothesen, wonach z. B. Viren oder Bakterien die Erkrankung triggern können. In diesem Zusammenhang wird auch eine Auslösung der RA durch eine Parodontitis (Mathis 2013), und hier wiederum durch Prevotella-Stämme diskutiert, so wie sie im Darm und der Mundhöhle anzutreffen sind (Downes et al. 1994; Mathis 2013).

Eine genetische Disposition spielt sicher eine Rolle, was das koinzidente Auftreten bei monozygoten Zwillingen belegt (15–30 %) (McInnes und Schett 2011). Eine erhöhte Erkrankungshäufigkeit findet man bei Merkmalsträgern von HLA-DRB1:01 und -DR4:04 (Anić und Mayer 2014; Guo et al. 2018), sog. „shared epitopes“ (SE) (Lambert 2009; Rak et al. 2009).

Generell sind Frauen häufiger betroffen, wobei keine Informationen verfügbar sind, ob es sich um Nulliparae handelt oder Frauen mit Kindern/Geburten. Allerdings finden sich in Rheumaknoten häufig MC-Zellen (ca. 50 %), erstaunlich häufig aus vorangegangenen gegengeschlechtlichen Schwangerschaften, also 46, XY (Chan et al. 2012). Bei HLA-DRB1:01- und -04-negativen Frauen kommt es zu einer z. T. drastischen Aktivierung der RA, wenn sich MC-Zellen mit HLA-DRB1:01 und -04 aus einer vorangegangenen Schwangerschaft nachweisen lassen. Diese Befunde sprechen eher dafür, dass nicht so sehr das Geschlecht als vielmehr Geschlecht plus Parität prädisponierend sind (Arias-Ruiz et al. 2020).

Ein offenbar initialer Schritt in der Triggerung der Erkrankung sind qualitativ und auch quantitativ abnormale Bildungen von Antikörpern gegen citrullinierte Peptide/Proteine wie z. B. Fibrin, Fibronektin, Kollagen Typ II, Histone, a-Enolase, Vimentin und das Epstein-Barr-Nucleus-Antigen (EBNA-1) (McInnes und Schett 2011). Möglich ist, dass die Citrullination dieser Proteine selbst abnormal verläuft, sodass diese von antigenpräsentierenden Zellen (APC, wie z. B. Makrophagen und dendritischen Zellen, DC) präsentiert werden, sodass sich einerseits spezifische B-Zellen bilden und andererseits T-Zellen aktiviert werden, ebenso wie fibroblastenähnliche Synoviozyten (FLS) (Guo et al. 2018). Letztlich bilden sich ACPA (anti-citrullinierte Protein/Peptid-Antikörper).

Das immunsuppressiv wirkende HLA-G (aktiviert u. a. die Rezeptoren ILT2, ILT4, KIR2DL4) ist bei RA-Patient*innen niedriger als bei Gesunden (Rizzo et al. 2013; Verbruggen et al. 2006). Das gilt auch für die juvenile Verlaufsform (Prigione et al. 2011). Beschrieben ist auch, dass mit der Zahl der betroffenen Gelenke die HLA-E-Expression korreliert (HLA-E: antigenpräsentierend) (Prigione et al. 2011). Insbesondere das soluble HLA-G (G5) (vgl. Kap. 3 F. Würfel) könnte damit als Biomarker für den Krankheitsverlauf eingesetzt werden (Rizzo et al. 2013). Die Expression von HLA-G wird durch einen Insertions-/Deletions-Polymorphismus im Exon 8 maßgeblich bestimmt (Rizzo et al. 2013). Der HLA-G+3142G > C-Gen-Polymorphismus scheint dabei das Risiko für eine RA zu vermindern, der+3142CC-Polymorphismus scheint das Risiko zu erhöhen (Gautam et al. 2020). Kommt es zu einem Krankheitsschub, steigen die HLA-G-Konzentrationen im Serum an (Gautam et al. 2020; Rizzo et al. 2013; Verbruggen et al. 2006).

In diesem Zusammenhang ist es sicher von Bedeutung, dass bei einer intakten Schwangerschaft die Konzentrationen der solublen HLA-G- Isoformen (G5-7) deutlich ansteigen bzw. im Schnitt höher liegen.

17.1.2 Fertilität/Schwangerschaft

Frauen mit einer RA zeigen eine eingeschränkte Fertilität (Clowse et al. 2012). Dabei ist aber zu differenzieren zwischen Frauen mit einer hohen entzündlichen Aktivität und Frauen mit einer niedrigen Aktivität. Letztere beeinflusst die durchschnittliche Zeit bis zum Eintritt einer Schwangerschaft nicht oder nur unwesentlich, während eine hohe Aktivität („Schübe") die Fertilität tatsächlich signifikant reduzieren kann (Brouwer et al. 2015).

Generell ist von einer Verbesserung der RA-Symptomatik in der Schwangerschaft bei 30–40 % der Patientinnen auszugehen, doch scheint dies ebenfalls von der Grundaktivität der RA abzuhängen (Man et al. 2009). Selbst bei einer moderaten Grundaktivität berichtet nur die Hälfte der Frauen über eine Verbesserung der Beschwerden. Bei Frauen mit einer hohen Aktivität („seropositiv", z. B. APCA- und/oder Rheumafaktor positiv) ist das Risiko hoch, dass die RA-Symptomatik in der Schwangerschaft weiterbesteht (Man et al. 2010).

Die Erkrankungsaktivität spielt auch eine Rolle in der Schwangerschaft. Generell ist davon auszugehen, dass Patientinnen mit einer RA eine erhöhte Abortrate aufweisen (Wallenius et al. 2015), etwa doppelt so häufig Präeklampsien und fetale Restriktionen („intrauterine growth restriction", IUGR) entwickeln (Lin et al. 2010). Das gilt ganz besonders bei einer hohen Aktivität der RA. So ist bei einer aktiven RA eine Frühgeburtlichkeit (<37. SSW) von bis zu 28 % beschrieben (Langen et al. 2014). An dieser Stelle ist allerdings darauf hinzuweisen, dass eine längerfristige Behandlung mit Glukokortikoiden mit einer Dosierung von 10–15 mg Prednisolon die Frühgeburtlichkeit ebenfalls erhöht (Man et al. 2009). Auch bei einer Entbindung zum Termin ist bei Patientinnen mit einer aktiven RA häufiger mit erniedrigten Geburtsgewichten der Kinder zu rechnen (Man et al. 2009).

Auch die Rate an Sectiones ist bei RA-Patientinnen gesteigert. Das ergibt sich in erster Linie aus dem Anstieg der Pathologien, z. T. aber auch aufgrund evtl. bestehender Probleme der Gelenke, v. a. der Hüftgelenke (Wallenius et al. 2014).

Nach der Entbindung kommt es in aller Regel innerhalb der ersten 6 Monate nach dem Partus zu einer Reaktivierung, auch bei Seronegativität (Barrett et al. 2000). Vor allem bei krankheitsbedingter Immobilisation sollte an eine Thromboseprophylaxe gedacht werden.

17.1.3 Fertilitätsbehandlung

Es ist zu empfehlen, dass die RA vor einer geplanten Schwangerschaft oder einer Fertilitätsbehandlung – welcher Art auch immer – silent bzw. medikamentös gut eingestellt sein sollte.

In diesem Zusammenhang ist es wichtig zu berücksichtigen, dass TNF-α-Blocker wie z. B. Adalimumab offenbar in der Lage sind, die Schwangerschaftsraten nach einem Embryotransfer signifikant zu steigern, offenbar auch bei Patientinnen ohne RA (Winger et al. 2009). Offenbar spielt die Zytokinsignatur dabei eine wichtige Rolle: Ungünstig sind hohe TNF-α-Spiegel, was für eine Untergruppe der RA-Patientinnen zutrifft (Winger et al. 2011).

17.1.4 Therapie

Nach wie vor müssen die Therapieansätze der RA als symptomatisch betrachtet werden und nicht als kausal. Neben der „klassischen" Therapiemodalität mit nicht-steroidalen Antiphlogistika (NSA) und Kortison sowie der sog. Basistherapie mit z. B. Sulfasalazin, Chloroquin, Cyiclosporin und Azathioprin (Goldmedikationen gelten mittlerweile eher als „2. Wahl") treten immer mehr spezifische Antikörpertherapien in den Vordergrund. Dabei zielen sie auf verschiedenen Proteine bzw. Rezeptoren. Zu nennen sind:

Infliximab, Etanercept, Adalimumab, Golimumab, Certolizumab	Hemmung des TNF-a
Tocilizumab, Sarilumab	Hemmung des IL-6-Rezeptors
Rituximab	Hemmung der B-Zellen (CD20)
Abatacept	Hemmung der T-Zell-Kostimulation
Anakinra	Hemmung des IL-1-Rezeptors

Anankinra wird heutzutage kaum noch eingesetzt. Eine neue Therapiestrategie sind hingegen Januskinasehemmer wie z. B. Tofacitinib.

Rituximab ist pathophysiologisch deshalb von Interesse, weil es eigentlich die B-Zell-Funktion hemmt und damit die TH1-Antwort eher akzentuiert. Dass es aber bei bestimmten Formen der RA wirksam ist, v. a. wenn TNF-α-Blocker nicht ausreichend wirksam sind, muss so interpretiert werden, dass nicht alle Formen der RA auf einer verstärkten TH1-Antwort beruhen.

Auch wenn während der Schwangerschaft üblicherweise mit einer Abnahme oder einem Sistieren der Erkrankungsaktivität zu rechnen ist, kann es zu Schüben kommen. Tatsächlich „erlaubt" ist dann z. B. Prednisolon, absolut kontraindiziert sind Methotrexat und Leflunomid. Insbesondere bei den verschiedenen AK-Therapeutika bestehen für die Anwendung in der Schwangerschaft keine expliziten Zulassungen, wenngleich z. B. für TNF-α-Blocker keine Erhöhung der Fehlbildungsrate nachgewiesen ist (Fischer-Betz und Specker 2016).

17.2 Multiple Sklerose (MS) oder Encephalomyelitis disseminata (ED)

Erste Beschreibungen der Erkrankung gehen wohl bis auf das 13. Jahrhundert zurück. Eine erste genaue Darstellung findet sich in den Tagebüchern von August d'Este, wo er den Gang seiner eigenen Erkrankung sehr genau beschreibt (Pearce 2005).

Die MS ist eine durch das Immunsystem hervorgerufene Erkrankung des Zentralnervensystems, die zu einer Demyelinisierung der Markscheiden führt und damit zu einer Schädigung der Axone und Neurone. Erkrankungsherde können überall im ZNS auftreten und dementsprechend sehr unterschiedliche klinische Symptome auslösen. Sie gilt daher als die „Krankheit mit den tausend Gesichtern".

Die Erkrankung ist grundsätzlich progredient. Klinisch werden verschiedene Verlaufsformen unterschieden:

- schubförmig-rezidivierende MS (RRMS, ca. 80–90 %),
- primär-progressive MS (PPMS),
- sekundär-progressive MS (SPMS),
- progressiv-rezidivierende MS (PRMS).

17.2.1 Einzelne Aspekte der Pathogenese

Die Pathogenese der MS ist bis heute nicht ganz verstanden. Bekannt ist, dass es zu selbstreaktiven T-Lymphozyten kommt, die in das ZNS migrieren, wo sie durch antigenpräsentierende Zellen (APC) aktiviert werden können (Contini et al. 2020).

Was das HLA-Profiling anbelangt, so ist z. B. HLA-DBR1:15:01 ein Risikofaktor für die Entwicklung einer MS (Kular et al. 2018), während HLADRB1:01:01 offenbar protektive Eigenschaften besitzt (Mamedov et al. 2020).

In frühen und hochentzündlichen Läsionen zeigt sich eine starke Expression von HLA-G, ebenso auf aktivierten Zellen der Mikroglia, den Makrophagen und endothelialen wie auch arachnoidalen Zellen (Wiendl et al. 2005). HLA-G, das u. a. durch Monozyten exprimiert wird (vgl. Kap. 3 F. Würfel), führt zu einer verminderten Synthese von TH-1- wie auch TH-2-Zytokinen und einer Inhibition von autologen CD4+-T-Zellen (Mitsdoerffer et al. 2005). Offenbar fördert HLA-G zudem die Generierung von regulatorischen T-Zellen (HLA-G+CD4+Treg) (Wiendl et al. 2005), die ebenfalls der Aktivierung der T-Zellen entgegenwirken. Erhöhte Konzentrationen von HLA-G+CD4+Treg lassen sich auch nach Behandlung mit Interferon oder Natalizumab nachweisen (Rodi et al. 2016).

Derzeit geht man davon aus, dass die erhöhten HLA-G-Expressionen am ehesten eine immunsuppressive Gegenregulation das Immunsystems darstellen. Da HLA-G, insbesondere die solublen Isoformen (v. a. G5, aber auch G6 und G7) während der Schwangerschaft deutlich ansteigen, könnte gut erklären, warum die Schübe während der Schwangerschaft deutlich abnehmen bis z. T. gänzlich verschwinden.

Der (pathologische) Mikrochimärismus (vgl. Kap. 10 Urbschat et al.) ist bei der Pathogenese der MS beteiligt (Farokhi et al. 2014). Bei eineiigen Zwillingen, die an MS erkranken, findet man signifikant häufiger MC-Zellen im Vergleich zu monozygoten Gemini, die nicht an MS erkranken (Willer et al. 2006). Offenbar ist in der Pathogenese der MS der gegengeschlechtliche MC der signifikante Risikofaktor (Bloch et al. 2011), insbesondere dann, wenn es zu Schüben während der Schwangerschaft kommt (eigene Beobachtungen).

17.2.2 Fertilität

In einer retrospektiven Studie über 9 Jahre mit 117041 Patientinnen kommen die Autoren zu der Schlussfolgerung, dass die Fertilität von MS-Patientinnen im Vergleich zu Frauen ohne MS per se reduziert ist (Houtchens et al. 2018), wobei die Gründe nicht spezifiziert wurden. Auch soll die Geburtenrate niedriger sein.

17.2.3 Fertilitätsbehandlungen

MS-Patientinnen unterziehen sich seltener Fertilitätsbehandlungen als Frauen ohne MS (Houtchens et al. 2018).

ART-Behandlungen mit kontrollierter ovarieller Hormonstimulation (COS) und anschließender Eizellentnahme erhöhen offenbar das Risiko für einen MS-Schub (Michel et al. 2012). Berichtet wir eine Risikomehrung für die Auslösung eines Schubes um das 7- bis 9-Fache (Correale et al. 2012). Ursächlich hierfür dürfte ein Anstieg proinflammatorischer Zellen, nachfolgend mit einem Anstieg proinflammatorischer Zytokine wie IL-8, IL-12, IFN-γ, TGF-β, TNF-α oder des VEGF sein (Correale et al. 2012). Allerdings gibt es Unterschiede in Hinblick auf die gewählte Stimulationsart; das Risiko scheint bei Verwendung von Clomifencitrat am geringsten zu sein (Hellwig und Correale 2013). Daten für die Verwendung von Letrozol (Aromatasehemmer) zur COS sind bislang nicht publiziert.

Man vermutet einen unterschiedlichen Einfluss der verschiedenen Regimes – Gonadotropine mit/ohne GnRH-Agonisten/-Antagonisten, Clomifencitrat (CC) in Kombination mit Gonadotropinen usw. – auf die immune Response, wobei man dabei der Höhe des Estrogenspiegels eine wesentliche Bedeutung beimisst (Hellwig und Correale 2013). Der Grund könnte freilich ein anderer sein: So führt Clomifencitrat in aller Regel nur zum Heranreifen einiger weniger Follikel, übliche Gonadotropindosierungen freilich zu einem ausgeprägten multifollikulären Wachstum, was so auch meist gewünscht ist. Mit der Zahl der Follikel steigt aber bei der Eizellentnahme die Zahl der transvaginalen/intraovariellen Stichperforationen, also das „Verletzungstrauma" an und damit die proinflammatorische Antwort des Immunsystems; diese wäre bei einer evtl. anschließenden Ausprägung eines OHSS (ovarielles Überstimulationssysndrom), was wiederum bei Clomifencitrat eher selten ist, dann noch einmal gesteigert.

Insofern ist es ratsam, einerseits moderate Stimulationsregimes, möglicherweise mit Einbeziehung von Letrozol (noch niedrigere Estrogenwerte als CC) zu wählen, andererseits nach der Fertilisation der Oozyten diese als Vorkernstadien oder Embryonen (Blastozysten) einzugefrieren („freeze all") und den Embryotransfer später, in einem unstimulierten Zyklus, vorzunehmen. Unabhängig von der MS-Grunderkrankung findet diese Vorgehensweise zunehmend Befürworter (Papanikolaou et al. 2019) – ihr Argument: Generell darf man mit besseren Schwangerschaftsraten rechnen, wenn der Embryotransfer nicht im Umfeld der proinflammatorischen Immunantwort infolge der Eizellentnahme stattfindet. Ob das generell so stimmt, ist umstritten (Roque et al. 2018; Sciorio und Esteves 2020), wenngleich für Risikokollektive zu empfehlen (Li et al. 2019).

17.2.4 Therapie

Die MS ist bis heute nicht kausal heilbar. Mittlerweile gibt es aber eine Reihe von Therapieansätzen, die die Folgen dieser Erkrankung sehr gut kupieren und den Betroffenen meist eine sehr gute Lebensqualität sichern können. Dabei variieren die Therapiestrategien je nach Art der MS.

Im akuten Schub kommt oft Prednisolon zum Einsatz (1000 mg, gelegentlich mehr), Ultima Ratio ist die Plasmapherese.

Etabliert sind weitere Immunsuppressiva wie Azathioprin, Cyclophophamid, Methotrexat und Mitoxantron, wobei diese Substanzen heutzutage eher als „Reservetherapeutika" gelten.

Nicht immunsuppressiv, sondern immunmodulierend wirken Beta-Interferone (verstärken u. a. die Supressoraktivität peripherer Lymphozyten) und Glatirameracetat, ein Polypeptid, das 4 natürlich vorkommende Aminosäuren, nämlich L-Alanin, L-Glutaminsäure, L-Lysin und L-Tyrosin, enthält. Es soll u. a. eine TH2-Shift bewirken.

Als immunmodulierend und immunsuppressiv wirken definitiv

- Cladribin (ein chloriertes Analogon von Desoxyadenosin, das als Prodrug in seine aktive Form überführt wird und als „falscher" Baustein die Doppelhelix zerstört und gezielt v. a. die Zahl der T-Lymphozyten vermindert),
- Fingolimod (synthetisches Myriocin, eine Pilzsubstanz, die als Sphingosin-1-phosphat-Analogon wirkt und v. a. das Auswandern von Lymphozyten aus lymphoiden Organen hemmt),
- Fumarsäuredimethylester (aktivieren den Nrf2-Signalweg [„nuclear factor (erythroid-derived 2)-related factor 2"], also Gene, die antiinflammatorisch und antioxidativ wirken),
- Teriflunomid (der aktive Metabolit des Prodrugs Leflunomid, das reversibel die Neusynthese von Pyrimidin hemmt, wodurch die Lymphozytenzahl sinkt).

Zum Einsatz kommen vermehrt auch monoklonale Antikörper wie

- Alemtuzumab (gerichtet gegen CD52 auf der Zelloberfläche von v. a. malignen B- und T-Lymphozyten, wodurch diese zerstört werden),
- Natalizumab (ist gegen α_4-Integrin gerichtet und blockiert somit das Andocken und Einwandern von Lymphozyten),
- Ocrelizumab (gegen CD20 gerichtet und hemmt die Proliferation der B-Zellen).

Fingolimod, Teriflunomid und Cladribin sind bei einer Schwangerschaft kontraindiziert; das gilt nach derzeitiger Meinung auch für die Stillzeit. Wann sie vor einer Schwangerschaft abzusetzen sind, dahingehend gibt es unterschiedliche Empfehlungen. Generell ist die Eizelle vermittels der Zona pellucida, einer eher schlechten Vaskularisation des

Cumulus oophorus und der Anatomie des Follikels per se gut gegen äußere Einflüsse geschützt. Unter Berücksichtigung der Zeitdauer der Follikelreifung, also wonach für die Maturation vom Primordialfollikel bis zu präovulatorischen Follikel etwa 3–4 Monate anzusetzen sind, dürften entsprechende taxierte Auslasszeiten ausreichend sein.

Beta-Interferone können bei klinischer Erfordernis eingesetzt werden. Das gilt auch für dass Stillen.

Glatirameracetat, Natalizumab, Alemtuzumab, Dimethylfumarat und Ocrelizumab können in der Schwangerschaft angewendet werden. Die Indikationsstellung liegt im Ermessen des behandelnden Arztes. Insbesondere sollte dabei der potenzielle Nutzen für die werdende Mutter überwiegen. Auch wenn bislang keine Evidenz für z. B. eine erhöhte Fehlbildungsrate der Kinder besteht, sollte die Anwendung restriktiv erfolgen. Insofern ist es auch besser, unter diesen Medikationen auf das Stillen zu verzichten.

17.3 Lupus erythematodes (LE)

Der Begriff ist ein lateinisch-altgriechische Mischung („Wolf ähnlich wie Röte“), zu Deutsch Schmetterlingsflechte oder Schmetterlingskrankheit. Der Name leitet sich v. a. von dem charakteristischen, meist symmetrischen schmetterlingsförmigen Erythem im Gesicht ab. Der Name Wolf soll sich angeblich auf die Narben beziehen, die Wolfsbissen ähneln sollen (Fritsch 2004).

Der LE zählt zu den Kollagenosen und kann alle Organe befallen (systemischer LE), der kutane meist nur die Haut; bei Neugeborenen erkrankter Mütter ist auch ein neonataler LE beschrieben.

Die Erkrankung ist schon lange bekannt, vermutlich bereits seit dem 10. Jahrhundert (Rampudda et al. 2009). Die Erstbeschreibung in neuerer Zeit erfolgte 1851 durch den Franzosen Cazenave (Wallace 1999).

Die Erkrankung betrifft v. a. Frauen, und hier wiederum diejenigen, die sich in ihrem fertilen Lebensabschnitt befinden.

17.3.1 Einzelne Aspekte der Pathogenese

Von einer genetischen Disposition ist auszugehen. Offenbar spielt Interferon (INF) und seine Expression, die sog. „IFN-Signatur“, eine wichtige Rolle (Pan et al. 2020). Insbesondere IFN-α kann Lymphozyten, dendritische Zellen (DC) und NK-Zellen aktivieren (Pan et al. 2020). In der Folge soll es u. a. zu abnormalen T- und B-Zellreaktionen kommen (Choi et al. 2012), wobei insbesondere die B-Supressorzell-Aktivität vermindert sein soll (Mok und Lau 2003). Damit kommt es beim LE zur Synthese von Antikörpern gegen Zellbestandteile, v. a. Zellkerne (ANA; antinukleäre Antikörper). Es finden sich aber auch Antikörper gegen Bestandteile von Zellmembranen

(Antiphospholipid-Antikörper), Anti-Ds (Doppelstrang)-DNA-Antikörper, Anti-Sm (Smith)-Antikörper, Anti-Ro (Robert)/SSA-Antikörper und Anti-La (Lupus-Autoantigen)/SSB-Antikörper (Choi et al. 2012). Diese bilden sich dann beim Zellzerfall, wenn eine pathologische Autosensibilisierung vorherrscht. Erschwerend tritt beim LE noch eine typische Entzündungsreaktion hinzu. Problematisch sind zudem die entstehenden Immunkomplexe, deren Entstehung auch durch IFN-α begünstig wird und die vom retikulohistiozytären System nur schlecht eliminiert werden, sodass sie sich dann in den Wänden der Blutgefäße ablagern. Dies alles zusammen führt zu der charakteristischen Vaskulitis des LE.

Generell ist davon auszugehen, dass bei LE-Patient*innen die B-Zell-Antwort, also die TH-2-Antwort, akzentuiert ist. In der Schwangerschaft wird diese noch einmal verstärkt, was bei der Erkrankungsdynamik während der Schwangerschaft zu berücksichtigen ist.

Assoziationen zu bestimmten HLA-Gruppen sind beschrieben, v. a. HLA-DRB1:03, HLA-DRB1:09, HLA-DRB1:15 (Niu et al. 2015), HLA-B8 und HLA-DRB1:08, wobei HLA-DRB1:15 die stärkste Korrelation zeigt, v. a. zur Lupusnephritis (Holanda et al. 2018). Protektiv hingegen sollen die Gruppen HLA-DRB1:04, -DRB1:11 und -DRB1:14 sein (Niu et al. 2015).

Bemerkenswert ist die Korrelation der nicht-klassischen HLA-Gruppen (Ib), v. a. von HLA-G, zum Krankheitsverlauf. So sollen die Plasmaspiegel dieser immunsuppressiven Gruppen beim SLE niedriger liegen, v. a. während eines Schubes (Rizzo et al. 2008). Neuere Publikationen bzw. Metaanalysen gehen freilich von erhöhten HLA-G-Spiegeln aus (solubles HLA-G, also die 3 Isoformen) und beschreiben auch eine erhöhte Expression des membrangebundenen HLA-G (4 Isoformen) (Negrini et al. 2020). Noch bedeutsamer als HLA-G (und -E) sollen die Plasmaspiegel von HLA-F sein (ebenfalls Klasse Ib) (Jucaud et al. 2016). Sie werden bei SLE-Patient*innen als erhöht beschrieben, wobei nicht zwischen den Isoformen unterschieden wurde (es existieren membranständige, soluble und sogar eine Antisense-Variante; vgl. Kap. 3 F. Würfel). Die Befunde zu den Klasse-Ib-Gruppen sind insofern von Bedeutung, als sie während der Schwangerschaft deutlich vermehrt exprimiert/sezerniert werden. Berücksichtigt man dabei, dass HLA-G zudem zu einer Aktivierung der B-Zellen führt (Contini et al. 2020), wird verständlich, warum in der Schwangerschaft, v. a. beim aktiven LE, (vermehrt) Schübe auftreten können.

LE-Patientinnen sollen im Serum eine höhere Anzahl von Zellen zeigen, die mit dem Mikrochimärismus assoziiert sind, als Frauen ohne LE (Silva Florim et al. 2016) (vgl. auch Kap. 10 Urbschat et al.); für die Lupusnephritis soll das freilich umgekehrt sein, hier ist eine hohe Anzahl also eher günstig (Silva Florim et al. 2016; Florim et al. 2015). Von großer Bedeutung für die Pathogenese wird der Y-Chromosom-induzierte, also der durch männliche Zellen induzierte Mikrochimärismus angesehen (Abdulaziez et al. 2012; Florim et al. 2015).

17.3.2 Fertilität

Grundsätzlich führt der LE zu keiner Einschränkung der Fertilität (Ekblom-Kullberg et al. 2009). Bei hoher Aktivität, v. a. mit Befall innerer Organe (Ovarien!), kann es zu Zyklusunregelmäßigkeiten mit Ovulationsproblemen, einer Corpus-luteum-Insuffizienz bis hin zur Amenorrhoe kommen (Shabanova et al. 2008); eine Abnahme der ovariellen Reserve ist dann ebenfalls beschrieben (Oktem et al. 2015). Auch Scheidentrockenheit und Dyspareunien können begleitend auftreten und damit auch zu einer verminderten Schwangerschaftsrate führen.

17.3.3 Schwangerschaft

In einer Schwangerschaft ist mit einem erhöhten Schubrisiko zu rechnen. Besteht bei der Konzeption eine hohe Aktivität des SLE, so kann das Schubrisiko bis auf das 6- bis 7-fache steigen (Clowse 2007). Ein deutlich geringeres Risiko besteht, wenn die Aktivität schon Monate davor (angegeben wird: ein halbes Jahr) niedrig ist, taxierbar anhand des SLEDAI („SLE Disease Activity Index“) (Kwok et al. 2011). Bei Patientinnen mit einem nur leicht aktiven oder nicht -aktiven SLE (angegeben wird: ein halbes Jahr) ist in der Schwangerschaft nur bei 15 % mit einem Schub zu rechnen, die Lebendgeburtenrate liegt bei ca. 95 % (vgl. PROMISSE-Studie; Buyon et al. 2015).

Bei Frauen mit einem systemischen LE (SLE) ist mit einer erhöhten Rate von Spontanaborten, Wachstumsrestriktionen, Gestosen und Frühgeburten zu rechnen (Chakravarty et al. 2005); Letztere sind ca. 3-fach häufiger (Chakravarty et al. 2005), Präeklampsien bis zu 6-fach (Bramham et al. 2012). Das gilt ganz besonders für Frauen mit einer hohen Erkrankungsaktivität und/oder einer Nierenbeteiligung.

Insofern sollte von einer Schwangerschaft abgeraten werden, wenn eine schwere Niereninsuffizienz, eine schwere restriktive Lungenerkrankung ggf. mit pulmonalarterieller Hypertonie, eine schwere Herzinsuffizienz, eine ausgeprägte Hypertonie vorliegen (Fischer-Betz und Specker 2016). Das trifft auch zu, wenn es in einer vorangegangenen Schwangerschaft trotz Therapie mit ASS und Heparin zu einer ausgeprägten Präeklampsie gekommen ist, gar mit ZNS-Beteiligung, oder die Erkrankung instabil ist (Fischer-Betz und Specker 2016).

17.4 Antiphospholipidsyndrom (APS)

Die Definition dieses Krankheitsbildes ist noch relativ jung. Erstmals wurde die Symptomatologie 1959 durch John Hughes und Peter Stovin beschrieben („Hughes-Stovin-Syndrom“; Hughes und Stovin 1959), als eigenständiges Krankheitsbild wurde es dann durch einen anderen Hughes, nämlich Graham mit Vornamen, definiert (Hughes 1983).

Beim einem APS lassen sich spezifische Antikörper gegen verschiedene Phospholipide (z. B. Cardiolipin) und/oder phospholipidbindende Proteine wie z. B. Prothrombin und/oder Beta-2-Glykoprotein nachweisen. Da derartige Antikörper auch bei Gesunden auftreten können (ca. 1–5 %), spricht man von einem Syndrom erst dann, wenn eine klinische Symptomatik hinzutritt. Diese ist durch Gefäßverschlüsse der verschiedensten Art gekennzeichnet, in der Schwangerschaft u. a. mit der Folge vermehrter Aborte und Frühgeburten.

Das APS kann als eigenständiges Syndrom auftreten, ohne dass eine Ursache erkennbar ist („primär"), oder im Zusammenhang mit verschiedenen Autoimmunerkrankungen, wie z. B. dem LE, es kann aber offenbar auch durch Malignome oder Infektionen getriggert werden („sekundär").

Frauen sind von einem APS häufiger betroffen als Männer, wobei nicht klar ist, ob abortierte Schwangerschaften, z. B. aufgrund einer chromosomalen Ursache, im Einzelfall bereits ein APS auslösen können, oder ob es sich um eine von Schwangerschaften unabhängige Geschlechtsdisposition handelt.

17.4.1 Definition

Anerkannt ist die Definition des APS gemäß eines internationalen Konsensus von 2006 (Miyakis et al. 2006). Demnach gilt:

Klinische Kriterien
Vaskuläre Thrombosen
Eine oder mehrere Episoden einer venösen und/oder arteriellen Thrombose oder einer Thrombose in einem kleinen Gefäß in jedem Gewebe oder Organ
Schwangerschaftskomplikationen
Einer oder mehrere unerklärte Aborte >10. Schwangerschaftswoche (bei unauffälliger Morphologie u/o Genetik des Feten)
Eine oder mehrere Frühgeburten <34. SSW aufgrund einer Eklampsie, Präeklampsie oder Plazentainsuffizienz
>3 Aborte <10. SSW (ohne chromosomale Ursachen)
Serologische Kriterien
Positives Lupusantikoagulans 2× im Abstand von mind. 12 Wochen
IgG- und/oder IgM-Antikörper gegen Cardiolipin 2× positiv im Abstand von mind. 12 Wochen (>40 IE oder >99. Perzentile des jeweiligen Labortests)
IgG- und/oder IgM-Antikörper gegen ß2-Glykoprotein 2× positiv im Abstand von mind. 12 Wochen (>99. Perzentile des jeweiligen Labortests)

Ein Antiphospholipidsyndrom liegt dann vor, wenn ein klinisches und ein serologisches Kriterium erfüllt sind, wobei serologische Ergebnisse, die älter als 5 Jahre sind, nicht berücksichtigt werden.

In der Praxis stößt diese Definition freilich z. T. auf Probleme. So werden chromosomale Untersuchungen eines Abortgeschehens eher selten indiziert, und auch bei einem dritten Abortgeschehen sind sie eher die Ausnahme. Des Weiteren ist eine Therapie auch dann sinnvoll, wenn bei Erfüllung der klinischen Kriterien während einer erneuten Schwangerschaft die Antiphospholipidantikörper und/oder das Lupusantikoagulans deutlich pathologisch ausfallen.

Auch werden durch die genannten serologischen Parameter nicht alle Antiphospholipidsyndrome erfasst. Eigene Erfahrungen zeigen, dass – zwar selten – „nur“ Antikörper (IgG, IgM) gegen z. B. Phosphatidylserin, Phosphatidylsäure. Phosphatidylcholin und/oder Phosphatidylethanolamin vorliegen können, nicht selten begleitet von Antikörpern gegen Annexin V.

17.4.2 Fertilität

Antiphospholipidsyndrome schränken die Fertilität nicht ein (Chighizola und Jesus 2014). Sie sind aber mit einem z. T. deutlich erhöhten Risiko für Schwangerschaftskomplikationen verbunden wie wiederholte Aborte, v. a. Spätaborte, Präeklampsien, Eklampsien, Plazentainsuffizienzen mit fetalen Restriktionen und Frühgeburten. Ebenfalls erhöht ist die Rate maternaler Komplikationen wie venös-thrombembolischer Ereignisse (VTE), aber auch arteriell-thrombembolischer Ereignisse (ATE).

Knapp die Hälfte aller SLE-Erkrankten weist positive Antiphospholipidantikörper auf (APL-AK) (Ruiz-Irastorza et al. 2010). Wie auch bei anderen Autoimmunerkrankungen mit positiven APL-Antikörpern steigt das Risiko für VTE/ATE mit Aktivität der Erkrankung an, beim SLE insbesondere, wenn VTE/ATE anamnestisch bekannt sind und/oder wenn hohe Titer für Cardiolipin-AKs, β_2GP-AKs und v. a. das Lupusantikoagulans vorliegen (Ruffatti et al. 2011); als sehr ungünstig gilt, wenn alle Faktoren gleichzeitig zutreffen, v. a. die serologischen („Triple-Positivität“) (Mankee et al. 2015).

Die Serologie kann sich im Verlauf der Schwangerschaft verschlechtern, weswegen regelmäßige Kontrollen zu empfehlen sind (z. B. alle 4 Wochen). Beschrieben ist auch, dass APL-AKs erst im Laufe der Schwangerschaft auftreten (Honig et al. 2010). Insofern macht es Sinn, bei Patientinnen mit unerklärten Spätaborten nach APL-AKs in der Schwangerschaft zu screenen bzw. auch solche zu monitoren, bei denen (niedrigtitrige) AKs vorhanden sind oder gar schon vorhanden waren und – anscheinend – wieder verschwunden sind.

17.4.3 Therapie

Liegt ein gesichertes APS vor, ist bereits vor der Konzeption die Einnahme von niedrigdosierter Azetylsalizylsäure (ASS, z. B. 100 mg) zu empfehlen (Carmona et al. 2001). Mit Eintritt der Schwangerschaft wird die zusätzliche Applikation von niedrigdosiertem Heparin („low molecular weight heparin", LMWH) empfohlen (Empson et al. 2005; Feil et al. 2019). Eine evtl. bestehende Behandlung mit Cumarinen ist vor einer geplanten Schwangerschaft abzusetzen.

Bei ansteigenden APL-AK-Titern in der Schwangerschaft ist – auch aufgrund eigener Erfahrungen (Würfel 2016) – die Heparindosis ggf. zu erhöhen (Harenberg et al. 2002). Je nach verabreichter Dosis ist an ein Monitoring mit Bestimmung z. B. der Anti-Faktor-Xa-Einheiten zu denken ebenso wie daran, dass eine solche Patientin das Antidot mit sich führen sollte (Protamin) (Harenberg et al. 2002). Der positive Effekt von Heparin in der Schwangerschaft beruht freilich nicht nur auf seiner Gerinnungshemmung; Heparin wirkt auch im beträchtlichen Maße antiinflammatorisch und zudem noch in vielfach weiterer Weise auf diverse Funktionen im Rahmen der Fortpflanzung/Schwangerschaft (Würfel 2013).

Heparin kann bis kurz vor der Entbindung gegeben werden, ASS hingegen sollte wegen seines protrahierten Effektes auf die Gerinnung deutlich früher, d. h. mindestens 2, besser 4 Wochen vor dem errechneten Termin, abgesetzt werden (Fischer-Betz und Specker 2016). Im Wochenbett bzw. nach Sectio sollte die Prophylaxe wieder aufgenommen werden, je nach Anamnese bzw. Schwangerschaftsverlauf mit ASS und ggf. oraler Antikoagulation.

Orale Heparine (wie z. B. Dabigatran, Edoxaban bzw. Rivaroxaban) sind in der Schwangerschaft nicht zugelassen; berichtet ist ein erhöhtes Abort- und Fehlbildungsrisiko, was im Wesentlichen darauf beruhen dürfte, dass diese kleinen Moleküle plazentagängig sind (Cohen et al. 2016). Der Einsatz von Hydroxychloroquin ist nur ausnahmsweise erforderlich, am ehesten dann, wenn es unter ASS und Heparin doch zu maternalen oder fetalen Komplikationen kommt oder gekommen ist (Leroux et al. 2015).

17.5 Sjögren-Syndrom

Diese chronisch verlaufende Autoimmunerkrankung aus dem rheumatischen Formenkreis ist nach dem schwedischen Augenarzt Henrik Samuel Sjögren benannt, der sie 1933 erstmals in seiner Promotionsschrift darstellte. Im Vordergrund stehen entzündliche Veränderungen der Speichel- und Tränendrüsen, die zu trockenen Augen und auch Mundtrockenheit führen (Sicca-Syndrom). Mitbetroffen können die Gelenke (Arthritis) und das Unterhautfettgewebe (Pannikulitis) sein, gelegentlich auch innere Organe und das ZNS. Nicht selten begleiten v. a. die akute Erkrankung eine Fatigue, Myalgien und depressive Verstimmungen (Westhoff 2010). Beschrieben ist ebenfalls, dass die Erkrankung bei Lymphomen vermehrt auftritt. Das Sjögren-Syndrom kann primär auftreten (pSS) oder sekundär (sSS) im Verlauf anderer Autoimmunerkrankungen. Frauen sind deutlich häufiger betroffen als Männer (ca. 20:1) (Westhoff 2010).

17.5.1 Einige Aspekte zur Pathogenese

In der Literatur gibt es mehrere Publikationen, die einen Zusammenhang mit bzw. eine Induktion durch den Mikrochimärsimus, v. a. bei gegengeschlechtlichen Schwangerschaften, nahelegen (Arias-Ruiz et al. 2020; Mijares-Boeckh-Behrens et al. 2001; Nelson 2002).

Offenbar besteht eine Risikomehrung bei bestimmten HLA-Subtypen wie z. B. HLA-DRB1:02, -DQB1:02, -DQA1:05, -DRB3:0101 (Teos und Alevizos 2017) oder HLA-B15 und HLA-DRB1:03 und dem Nachweis von Mikrosatellitenmarkern wie D6S265 (Charfi et al. 2020).

17.5.2 Fertilität

Das Sjögren-Syndrom tritt meist erst menopausal/postmenopausal auf. Fällt die Erstmanifestation in die reproduktive Phase, so ist nicht bekannt, dass dadurch die Fertilität eingeschränkt wird. Bei den Schwangerschaften ist mit keiner erhöhten Rate an Aborten, Frühgeburten oder Totgeburten zu rechnen (Upala et al. 2016). Allerdings ist die kindliche Mortalität erhöht (Upala et al. 2016). Hierbei ist freilich zu berücksichtigen, dass bei positiven SS-A (Ro)- bzw. SS-B(La)-Antiköpern ein kongenitaler AV-Block (cAVB) gehäuft auftritt (Brucato et al. 2001). Von Bedeutung ist zudem, dass sich bei etwa 20 % der Patientinnen positive Antiphospholipidantikörper nachweisen lassen (Fischer-Betz und Specker 2016). Insbesondere bei höheren Konzentrationen, was allerdings selten ist, muss dann doch mit einer erhöhten Rate an Aborten und Frühgeburten gerechnet werden. Zu berücksichtigen ist, dass im ersten Jahr postpartal ca. 10–15 % der Patientinnen einen erneuten Schub erleiden (Carolis et al. 2014).

17.6 Chronisch-entzündliche Darmerkrankungen (CED)/IBD („inflammatory bowel diseases")

Hierunter fasst man heutzutage den M. Crohn und die Colitis ulcerosa zusammen.

17.6.1 Morbus Crohn

Der Name der Erkrankung geht auf den US-amerikanischen Gastroenterologen Burill Crohn (und seine Kollegen) zurück, wenngleich eine Beschreibung der Symptomatik bereits im 18. Jahrhundert belegt ist (Schuchardt 2017). Hierbei handelt es sich um eine chronisch granulomatöse Entzündung, die im gesamten Verdauungstrakt auftreten kann, bevorzugt freilich im terminalen Ileum und im Kolon. Es sind auch Begleitsymptome wie Hauteffloreszenzen, Gelenkbeschwerden usw. beschrieben. Beide Geschlechter sind gleichermaßen betroffen, Erstmanifestationen gibt es bereits bei Kindern.

Die Erkrankung gilt heutzutage nicht mehr als klassische, sondern als eine Autoimmunerkrankung im weiteren Sinne. Für diese Einteilung spricht, dass die Darmschleimhaut durch eine pathologische Immunreaktion geschädigt wird und die Erkrankung gut auf immunsuppressive Medikamente wie Kortison oder Azathioprin anspricht.

17.6.1.1 Einige Aspekte zur Pathogenese

Ursache und Pathogenese der Erkrankung sind bis heute nicht geklärt. Crohn selbst vermutete eine Auslösung durch intrazelluläre Bakterien oder Viren (Schuchardt 2017), ein spezifischer Erreger wurde bislang allerdings nie nachgewiesen.

Bezüglich der angeborenen HLA-Haplotypen sollen die Klasse-II-Merkmale DR7, DRB3:0301 und DQ4 für die Entwicklung eines M. Crohn prädisponieren, die Merkmale DR2 und D33 sind hingegen negativ assoziiert (Stokkers et al. 1999).

Was die klinischen Manifestationen anbelangt, so kommen sie in erster Linie durch die Reaktion des Immunsystems zustande. Bei etwa ¼ der Patienten lassen sich p-ANCA (perinukleäre antineutrophile zytoplasmatische Antikörper) nachweisen.

Bei einem Teil, wenn nicht sogar bei den meisten der M.-Crohn-Erkrankten geht man von einer Barrierestörung, also zwischen Darmlumen und Organismus/Immunsystem, aus. So lässt sich z. B. immer wieder ein Mangel an Defensinen (antimikrobielle Peptide) belegen. Dadurch und auch durch andere Faktoren (wie z. B. „undichtere gap junctions") sollen Bakterien der physiologischen Darmflora in das Epithel bzw. auch tiefere Gewebeschichten der Darmwand vordringen und damit die charakteristischen entzündlichen Reaktionen auslösen. Hierfür scheint es eine gewisse genetische Disposition zu geben: So findet man bei Erkrankten z. B. häufiger Mutationen im Gen NOD2/CARD15, das für α-Defensin codiert, oder verminderte Genabschnitte/Polymorphismen für die Codierung von β-Defensin auf Chromosom 8 (Fellermann et al. 2006).

Der MC scheint bezüglich der Aktivität der Erkrankung während der Schwangerschaft eine Rolle zu spielen, doch ist unklar, welche genau (Giessen et al. 2019). Es gibt freilich Hinweise, dass der Y-vermittelte MC eher ungünstig ist (Wallenius et al. 2015, siehe auch Kap. 1 und Kap. 10 Urbschat et al.). Die Schwangerschaft, v. a. die intakte, mit ihrer Ausbalancierung des Immunsystems hin zur TH2-Antwort wirkt sich per se günstig auf den Krankheitsverlauf aus.

In den entzündlichen Ulzerationen beider Erkrankungen lässt sich oft HLA-G nachweisen (Gomes et al. 2018), wobei signifikante Unterschiede zwischen den beiden Erkrankungen bestehen sollen (Glas et al. 2007). Eine hohe Syntheserate des solublen HLA-G5 korreliert dabei mit einer niedrigen inflammatorischen Aktivität (Gomes et al. 2018). Dies wäre im Hinblick auf die immunsuppressiven Eigenschaften von HLA-G, insbesondere von HLA-G5 plausibel (vgl. Kap. 3 F. Würfel). Allerdings ist der Umstand, dass HLA-G in die Pathogenese dieser Erkrankung involviert ist, wohl eher Ausdruck einer gegenregulatorischen Reaktion des Immunsystems und nicht kausal zu verstehen.

Neuerdings in den Mittelpunkt tritt das Darmmikrobiom, also das Netzwerk der im Darm versammelten Bakterien (Glassner et al. 2020, vgl. Kap. 15 Oberle). Offenbar geht es dabei nicht nur um Bakterien, sondern auch Pilze und Pilzsporen (Qiu et al. 2020), was ein sehr neuer Aspekt wäre. Insgesamt geht diese neue Betrachtungsweise davon aus, dass es eben nicht ein einziges Bakterium ist (wie z. B. Mycobacterium avium subsp. paratuberculosis – was immer wieder diskutiert wird), das die Erkrankung auslöst, sondern dass es darauf ankommt, dass das bakteriell/fungale Netzwerk „ausbalanciert" ist und sich die Bakterien sozusagen gegenseitig „in Schach" halten. Für diesen Ansatz spricht z. B. auch der Erfolg der Stuhltransfertherapie (Tan et al. 2020)

17.6.1.2 Fertilität/Schwangerschaft

Der entscheidende Faktor bezüglich der Fertilität und von eventuellen Schwangerschaftskomplikationen ist die Aktivität der Erkrankung. Ist sie silent bzw. medikamentös gut eingestellt, geht man davon aus, dass die Fertilität per se nicht eingeschränkt ist und auch mit keiner erhöhten Rate an Schwangerschaftskomplikationen zu rechnen ist. Bei einer (sehr) aktiven Erkrankung ist das anders: Vermutlich auf der damit einhergehenden TH1-Dominanz ist mit einer erhöhten Rate an Aborten, Frühgeburten und untergewichtigen Kinder (LBW oder VLBW, „[very] low birth weight") zu rechnen (Alstead 2001; Gaidos und Kane 2017). Während der Schwangerschaft kommt es bei einer silenten oder nur wenig aktiven Erkrankungen meist zu keiner Verschlechterung, auch bei einer aktiven Erkrankung scheinen Schübe – wohl aufgrund der gegenläufigen Tendenzen in der Schwangerschaft zu einer TH2-Shift (siehe oben) – seltener zu sein (Cimpoca et al. 2016). Umstritten ist, ob es postpartal zu einer Zunahme der Schübe kommt (Cimpoca et al. 2016; Gaidos und Kane 2017); am ehesten ist dies bei Erkrankungen mit einer hohen Aktivität der Fall.

Mit der TH1-Shift kommt es ja zu einer Zunahme proinflammatorischer Zytokine, z. B. des TNF-α. Ist er erhöht, ist z. B. auch mit einer Einschränkung des Spermiogramms zu rechnen; unter TNF-α-Blockern verbessern sich die Spermiogrammparameter z. T. deutlich (Valer et al. 2017).

17.6.2 Colitis ulcerosa (CU)

Diese chronisch-entzündliche Darmerkrankung beschränkt sich innerhalb des Verdauungstraktes auf das Kolon und das Rektum, welche meist kontinuierlich betroffen sind und bei denen sich – anders als beim M. Crohn – die inflammatorische Aktivität auf Mukosa und Submukosa beschränkt. Ähnlich wie beim M. Crohn gibt es aber auch extraintestinale Manifestationen, die sich z. B. als Iritiden/Uveitiden, ein Erythema nodosum, eine primär sklerosierende Cholangitis, eine ankylosierende Spondylitis usw. zeigen.

17.6.2.1 Einige Aspekte zur Pathogenese

Obwohl die T-Zell-Infiltration von Mukosa/Submukosa so typisch für die CU ist, ist die systemische Th1-Shift ist bei der CU nicht so ausgeprägt wie beim M. Crohn (Wallenius et al. 2015, vgl. auch Kap. 5 Löb).

Das HLA-System betreffend besteht bei den Haplotypen DR2, DR9 und DRB1*0103 eine Disposition zur Entwicklung einer CU, beim Haplotyp DR4 soll es umgekehrt sein (Stokkers et al. 1999). Insofern besteht zwischen beiden Erkrankungen offenbar eine unterschiedliche immunologische und damit auch genetische Disposition.

Die Veränderungen des Mikrobioms (inklusive der Pilzbesiedelung) sollen bei diesen beiden entzündlichen Darmerkrankungen unterschiedlich sein (Qiu et al. 2020).

Wie beim M. Crohn ist der MC während der Schwangerschaft ebenfalls involviert. Und wie bei M. Crohn ist dessen Rolle aber auch hier noch unklar. Nachzuweisen ist freilich, dass v. a. die intakte Schwangerschaft mit ihrer Tendenz zu der antientzündlichen TH2-Shift der Aktivität der Erkrankung tendenziell entgegenwirkt (Gaidos und Kane 2017; Giessen et al. 2019).

17.6.2.2 Therapie

Eine kausale Therapie ist nicht beschrieben. Es sind verschiedene Therapieansätze beschrieben, die auch oft kombiniert werden. Dabei kommen immer wieder verschiedene Ernährungsregimes ins Spiel, deren Nutzen freilich nicht immer klar zu belegen ist. Unzweifelhaft besteht aber bei einer CED durch Resorptionsprobleme immer das Risiko einer Fehl- und/oder Mangelernährung. Nicht vergessen werden darf, dass der chronische Verlauf der Erkrankung sekundär z. B. auch zu depressiven Verstimmungen und/oder Angststörungen führen kann, weswegen diesbezüglich flankierende Maßnahmen angezeigt sein können.

Genaueres ist den entsprechenden Leitlinien zu entnehmen (Hoffmann et al. 2008).

Nachfolgend soll nur auf die medikamentösen Therapien eingegangen werden.

Antiphlogistika: Mit am meisten eingesetzt werden Glukokortikoide wie Prednison/Prednisolon, bei akuten Schüben auch als Infusion. Bekanntermaßen ist bei einer längeren Behandlungsdauer mit einer Reihe unerwünschter Nebenwirkungen zu rechnen, v. a. bei höheren Dosierungen. Budesonid ist ein Kortisonderivat, das v. a. lokal im Dünndarm/Übergang zum Dickdarm wirkt und damit besser verträglich ist. Das gilt auch für Aminosalizylate, also Verbindungen aus 5-Aminosalicylsäure und dem Sulfonamid Sulfapyridin (Sulfasalazin, Salazosulfapyridin, Mesalazin). Hierbei handelt es sich um sog. Pro-Drugs, die vorwiegend im Dickdarm durch die Darmbakterien in ihre wirksamen Bestandteile aufgespalten werden. Aminosalizylate gelten aber als schwächer wirksam und werden gelegentlich auch noch bei der RA eingesetzt.

Immunsuppressiva: Typische Vertreter sind Azathioprin, 6-Mercaptopurin, Ciclosporin oder Methotrexat. Auch das immunsuppressiv wirksame Antibiotikum Tacrolimus zählt dazu. Bis sie ihre volle Wirkung entfalten, kann es freilich Wochen bis Monate dauern.

Antikörper: Sie richten sich gegen verschiedene Strukturen/Zytokine (vgl. auch Kap. 9 Baston-Büst)

- TNF-α-Blocker (wie z. B. Adalimumab, Infliximab) richten sich gegen das führende inflammatorische Zytokin, den TNF-α.
- Ustekinumab richtet sich gegen andere proinflammatorische Zytokine wie Interleukin 12 und 23.
- Vedolizumab richtet sich gegen $\alpha_4\beta_7$-Integrin, ein leukozytäres Adhäsionsmolekül, womit verhindert wird, dass sich Leukozyten an die dazugehörigen MAdCAM-Rezeptoren, die v. a. im Darm zu finden sind, binden und damit ins Gewebe einwandern können. Vedolizumab (vgl. auch Natalizumab bei der MS) findet allerdings erst Anwendung, wenn andere Therapien versagen.

Daneben kommen noch weitere Therapien/Therapeutika zum Einsatz, wie z. B. Lorepramid bei starker Diarrhoe, Antibiotika wie z. B. Metronidazol bei Fistelbildungen/Komplikationen und ggf. auch chirurgische Interventionen. Auf aktuelle Therapietrends wie die Stuhltransplantation wurde schon kurz eingegangen.

Da auch in der Schwangerschaft Schübe auftreten können (umso häufiger, je aktiver die Erkrankung bei der Konzeption war; Lima-Karagiannis 2016), stellt sich immer die Frage einer Medikation. Diese Frage kann sich auch unabhängig von akuten Schüben stellen, nämlich dann, wenn es darum geht, eine Erkrankung mit hoher Aktivität möglichst silent zu halten. Folgt man Registerdaten, so können Glukokortikoide, Aminosalizylate und auch TNF-α-Blocker angewandt werden, ohne dass mit nachteiligen Wirkungen für den Fetus zu rechnen ist (z. B. „Toronto Consensus Statement 2016"; Nguyen et al. 2016). Allerdings sollte die Indikation eng gestellt werden.

Methotrexat sollte mindestens 3 Monate vor einer geplanten Schwangerschaft abgesetzt werden. Bei sehr neuen Therapeutika wie z. B. Ustekinumab oder Vedolizumab liegen bislang zu wenig Erfahrungen bei Schwangerschaften vor, sodass dazu derzeit nichts ausgesagt werden kann.

17.7 Sonderfall: Endometriose

Die Endometriose stellt in vielerlei Hinsicht eine besondere pathologische Entität dar. Unzweifelhaft besitzt das endometriale Gewebe dieselbe genetische Codierung wie alle anderen Körpergewebe, dennoch ist die Morphologie nicht genuin, also verändert. und auch die Lokalisationen zeigen, dass Gewebegrenzen nicht eingehalten werden und somit Ausbreitungsmuster vorliegen, wie sie im Wesentlichen nur von Malignomen im metastasierten Stadium bekannt sind.

Doch das ist bei Weitem nicht alles. Endometrioseabsiedelungen werden, v. a. bei aggressiven Verlaufsformen, vom Immunsystem angegriffen, sodass es zu einer örtlichen (letztlich aber ineffektiven) Inflammation kommt. Das kommt einer Autoimmunerkrankung sehr nahe und wäre Endometriosegewebe originäres, also nicht verändertes Körpergewebe, dann wäre es als eine solche anzusehen.

Auch das Phänomen, dass sich Endometrioseabsiedelungen während der Schwangerschaft vollständig oder fast vollständig zurückbilden, passt zu diesem Bild. Dass diese Rückbildung „hormonell bedingt" und nur hormonell bedingt sei, diese Annahme greift zu kurz: Zum einen bestehen während der Schwangerschaft, also über viele Monate hinweg, ultrahohe Östrogenspiegel, zum anderen zeigen Endometrioseabsiedelungen im Schnitt eine geringere Expression und Dichte an Progesteronrezeptoren, als z. B. genuines Endometrium. Wozu es aber bei einer (intakten) Schwangerschaft kommt, ist eine Akzentuierung der TH2-Antwort mit einer relativen Suppression der proinflammatorischen TH1-Antwort (vgl. Kap. 4 Segerer et al.). Ist also nun die Endometriose so etwas wie eine TH1-assozierte Autoimmunerkrankung wie z. B. die rheumatoide Arthritis, dann muss es ähnlich wie bei dieser zu einer deutlichen Besserung der Symptomatik kommen – und tatsächlich ist das ja auch so.

17.7.1 Hypothesen zur Pathogenese

Das Konzept der retrograden Menstruation als pathophysiologische Grundlage der Entstehung einer Endometriose wurde bereits 1927 von Sampson formuliert (Sampson 1927). Der Umstand, dass sich das Gros der Implantationen im kleinen Becken bzw. im „Wischbereich" der Tuben befinden, untermauert diese Theorie. In dieselbe Richtung geht die Beobachtung, dass die weitere Verbreitung von endometrialen Implantationen im Bauchraum dem zirkulären Fluss der Peritonealflüssigkeit folgt und sich in der rechten parakolischen Rinne wie auch der rechten Zwerchfellkuppel weitaus häufiger findet als links (Mechsner 2020).

Allerdings sollen retrograde Menstruationen nicht selten sein, und dennoch entwickeln nur etwa 10–15 % der Frauen in der reproduktiven Phase eine Endometriose (Mechsner 2020). Demnach müssen noch weitere Mechanismen eine Rolle spielen.

Ca. 6 Jahre vor Sampson formulierte Meyer die Metaplasietheorie (chronologisch dargestellt bei Meyer und Stöckel 1930), wonach es Zölomresiduen sind, die durch hormonelle Stimulation reaktiviert werden und zu den entsprechenden Läsionen führen, wie z. B. einer umbilikalen Endometriose (Mechsner 2020).

Das „tissue injury and repair concept" von Leyendecker et al. (2002) sieht den Uterus als Ursprung des Endometrioseleidens. Demnach führt eine uterine Hyperperistaltik in der Junktionalzone zu Mikrotraumatisierungen mit der Freisetzung von verschiedenen Zytokinen und auch endometrialen/uterinen Zellen, die unter Estrogeneinfluss dann zu proliferieren beginnen. Diese (fortschreitende) Zerstörung der Junktionalzone ist auch sonografisch sichtbar, belegt mit dem Begriff „Archimetrose" (Leyendecker et al. 2002).

All diesen Hypothesen freilich ist eines gemeinsam: Implantationen sind

- grundsätzlich in/auf allen Geweben möglich, es werden also keine Gewebegrenzen eingehalten,
- nicht nur aus Epithel- und Stromazellen bestehend, sondern auch aus glattmuskulären Zellen (verschiedenster Differenzierungsgrade), die z. B. Estrogen-, Progesteron-, Oxytocin- und Vasopressinrezeptoren exprimieren, also quasi „Mini-Uteri" darstellen (Mechsner 2020).

Diese Tatsachen lenken damit automatisch den Fokus auf Stammzellen, denn nur durch sie ließen sich diese pathophysiologischen Erscheinungen erklären.

17.7.1.1 Stammzellen

Es gibt schon längere Zeit Vermutungen, dass es v. a. Stammzellen sind, die den extrauterinen Endometrioseimplantationen zugrunde liegen.

Embryonale Stammzellen (ES) zeigen eine hohe Expression verschiedener nichtklassischer HLA-Gruppen (vgl. Kapitel MC und Onkologie). Zudem ist davon auszugehen, dass auch Immunocheckpoints bzw. deren immunsuppressive Liganden exprimiert werden (PD-L1, CTLA4-IgG) (Schwab et al. 2005; Todorova et al. 2020). Das ermöglicht ihnen, sich quasi „frei" im Organismus (hier: der werdenden Mutter) zu bewegen und sich in den verschiedensten Geweben niederzulassen, ohne dass es zu einer nennenswerten Immunreaktion kommt.

Allerdings existieren nicht nur diese „Ur-"Stammzellen, bekanntermaßen liegen verschiedene Stammzellentitäten vor, die sich in ihrer Differenzierung unterscheiden und damit auch in ihrer Plastizität (Zemel'ko et al. 2011): So sind auch ES nur bis ca. Tag 3 der Embryonalentwicklung totipotent, danach pluripotent; multipotent sind z. B. mesenchymale Stammzellen (MSC), oligopotent z. B. hämatopoetische Stammzellen (HSC) und unipotent z. B. Muskelstammzellen (Los et al. 2019). Die letzteren drei zählen zu den adulten Stammzellen (ASC) wie auch neurale, epitheliale und Hautstammzellen (Malakar et al. 2021). Neben diesen natürlich vorkommenden SCs gibt auch im Labor generierte, wie z. B. die iPSC, also die induzierten pluripotenten Stammzellen (hervorgegangen aus genetischer Reprogrammierung) (Los et al. 2019; Malakar et al. 2021).

Die verschiedenen Stammzelltypen unterscheiden sich auch in Hinblick auf die Art, wie sie mit dem Immunsystem interagieren. Dabei ist zu berücksichtigen, dass mit zunehmender Differenzierung der Stammzellen die „schützenden" nicht-klassischen Gruppen (und wohl auch andere immunsuppressiv wirkende Proteine) abnehmen oder sogar gar nicht mehr exprimiert werden, sodass Immunreaktionen der verschiedensten Art möglich werden, v. a. entzündliche.

17.7.1.2 Endometrium und Stammzellen

Das Konzept, dass Stammzellen der raschen Regeneration des Endometriums zugrunde liegen, wurde bereits 1978 von Prianishnikov (1978) formuliert und im Jahr 2002 von Lapidot und Petit (2002) erstmals belegt.

Für das Wachstum des Endometriums sind im Wesentlichen 2 Schichten verantwortlich, die Basalis und die Functionalis. Letztere wird mit der Menstruationsblutung abgeräumt, die Basalis hingegen bleibt intakt und stationär. Sie ist auch diejenige Schicht, in der die Stammzellen größtenteils lokalisiert sind (Schwab et al. 2005).

Die Majorität dieser Stammzellen sind mesenchymale Stammzellen (MSC) (Dimitrov et al. 2008). Daneben finden sich auch hämatopoetische Stammzellen aus dem Knochenmark („bone marrow derived"; BMDSC) (Taylor 2004). Der G-CSF (vgl. Kap. 13 W. Würfel + Kap. 9 Baston-Büst et al.) ist dabei in der Lage, zu ihrer Rekrutierung und auch Aktivierung beizutragen (Du et al. 2012).

17.7.1.3 Endometriose und Stammzellen

Mittlerweile konzentriert sich das Interesse auf menstruelle Stammzellen (MenSC; Kong et al. 2021). Sie sind charakterisiert durch die Expression von

- CD9 (Tetraspanin),
- CD13 (Alaninaminopeptidase),
- CD29 (Integrin),
- CD44 (Rezeptor für Hyaluronsäure),
- CD41a (Plättchen-Glykoprotein IIb/IIIa),
- CD73 (5' Nukleotidase),
- CD59 (Protektin),
- CD90 („thymocyte differentiation antigen I"),
- CD105 (Endoglin, Teil des TGF-beta-Komplexes).

Damit zeigen sie gute Eigenschaften der Adhärenz und sind auch zu einer gewissen Neoangiogenese befähigt. Den MensSC fehlen freilich

- CD19 (B-Lymphozytenantigen),
- CD34 (hämatopoetisches Vorläuferzellantigen),
- CD45 (Rezeptortyp Tyrosin-Proteinphosphatase C),
- CD117 (Tyrosinkinase),
- CD130 (Glykoprotein 130),
- HLA-II-Klasse-Antigene wie z. B. HLA-DR (Zemel' Ko).

Gerade in Hinblick auf CD34 unterscheiden sie sich damit vom Gros anderer Stammzellen.

Auch im Menstrualblut finden sich mesenchymale Stammzellen (MSC) in relativ hohen Konzentrationen; auch sie exprimieren CD73, CD90 und CD105, sie exprimieren aber auch nicht CD34 (wie eben viele andere Stammzellen), ebenso wenig wie CD45 (Protein-Tyrosin-Phosphatase), CD117, CD133 (Prominin) oder HLA-G (Kovina et al. 2018).

Eine hohe Expression von HLA-G findet sich offenbar bei rasch fortschreitenden Endometriosen, mithin also aggressiven Krankheitsbildern (Rached et al. 2019). Ebenfalls erhöht gefunden wird eine weitere nicht-klassische HLA-Gruppe, nämlich HLA-E (Galandrini et al. 2008). Auch andere immunsuppressive Antigene wie z. B. soluble Checkpointinhibitoren und sogar ihre Liganden lassen sich im Serum von Endometriosepatientinnen finden, v. a. bei zugrunde liegender Infertilität (Santoso et al. 2020).

Die Akkumulation immunsuppressiver Oberflächenantigene ist typisch für Stammzellen. Sie sind höchstwahrscheinlich dafür verantwortlich, dass eine Ansiedelung unabhängig von Gewebegrenzen möglich wird. Sie sind es wohl auch, die eine Ausbreitung vor Ort, also ohne nennenswerte Immunreaktionen, ermöglichen.

Allerdings ist es bei Stammzellen so, dass sie sich zu differenzieren vermögen und dies auch tun, bei multipotenten in einem gewissen, vorgegebenen Rahmen. Hierzu trägt sicherlich bei, dass sich auf diesen Zellen auch potente Wachstums- und Differenzierungsfaktoren nachweisen lassen wie z. B. der GDF 15 („growth differentiation factor“) (Oka et al. 1365). Somit können nun vor Ort – wie schon erwähnt – Epithelzellen, Stromazellen und glatte Muskelzellen verschiedener Differenzierung entstehen („Mini-Uteri“). Diese wiederum verfügen freilich allenfalls über die „klassische“ HLA-Typisierung (MHC-Klasse I: A–C, MHC-Klasse II) aller somatischen Zellen, aber eben nicht über die besonderen, immunsuppressiven Zusatzantigene der Stammzellen. Dieser Umstand wird nun unweigerlich eine entzündliche Immunreaktion auslösen, wohlweislich nicht gegen die Stammzellen, aber eben gegen die sich daraus differenzierenden Zellen. Und diese proinflammatorische Immunantwort (TH1) steht nun im Vordergrund, sowohl im Hinblick auf anatomische Komplikationen (wie z. B. Adhäsionen), Schmerzen, aber eben auch die mit Endometriose assoziierte Sterilität, ggf. Infertilität.

Literatur

Abdulaziez O, Abdulmaksud S, Elbakry S, Shawky S, Mekawy M, Salah K (2012) Y chromosome microchimerism in patients with systemic lupus erythematosus. The Egyptian Rheumatologist 34(1):27–33

Alstead E (2001) Fertility and pregnancy in inflammatory bowel disease. World J Gastroenterol 7(4):455–459

Anić B, Mayer M (2014) Patogeneza reumatoidnog artritisa [Pathogenesis of rheumatoid arthritis]. Reumatizam 61(2):19–23. Croatian

Arias-Ruiz LF, Contreras-Cárdenas J, Mondragón-Ratkovich P et al (2020) Significance of fetal microchimerism in autoimmune diseases. Rev Biomed 31(3):149–158

Barrett JH, Brennan P, Fiddler M, Silman A (2000) Breast-feeding and postpartum relapse in women with rheumatoid and inflammatory arthritis. Arthritis & Rheumatology 43(5):1010–1015

Bloch EM, Reed WF, Lee TH, Montalvo L, Shiboski S, Custer B, Barcellos L (2011) Male microchimerism in peripheral blood leukocytes from women with multiple sclerosis. Chimerism 2(1):6–10

Bramham K, Soh MC, Nelson-Piercy C (2012) Pregnancy and renal outcomes in lupus nephritis: an update and guide to management. Lupus 21(12):1271–1283

Brouwer J, Hazes JM, Laven JS, Dolhain RJ (2015) Fertility in women with rheumatoid arthritis: influence of disease activity and medication. Ann Rheum Dis 74(10):1836–1841

Brucato A, Frassi M, Franceschini F, Cimaz R, Faden D, Pisoni MP, Muscarà M, Vignati G, Stramba-Badiale M, Catelli L, Lojacono A, Cavazzana I, Ghirardello A, Vescovi F, Gambari PF, Doria A, Meroni PL, Tincani A (2001) Risk of congenital complete heart block in newborns of mothers with anti-Ro/SSA antibodies detected by counterimmunoelectrophoresis: a prospective study of 100 women. Arthritis Rheum 44(8):1832–1835

Buyon JP, Kim MY, Guerra MM, Laskin CA, Petri M, Lockshin MD, Sammaritano L, Branch DW, Porter TF, Sawitzke A, Merrill JT, Stephenson MD, Cohn E, Garabet L, Salmon JE (2015) Predictors of pregnancy outcomes in patients with lupus: a cohort study. Ann Intern Med 163(3):153–163

Carmona F, Font J, Azulay M, Creus M, Fábregues F, Cervera R, Puerto B, Balasch J (2001) Risk factors associated with fetal losses in treated antiphospholipid syndrome pregnancies: a multivariate analysis. Am J Reprod Immunol 46(4):274–279

Chakravarty EF, Colón I, Langen ES, Nix DA, El-Sayed YY, Genovese MC, Druzin ML (2005) Factors that predict prematurity and preeclampsia in pregnancies that are complicated by systemic lupus erythematosus. Am J Obstet Gynecol 192(6):1897–1904

Chan WF, Atkins CJ, Naysmith D, van der Westhuizen N, Woo J, Nelson JL (2012) Microchimerism in the rheumatoid nodules of patients with rheumatoid arthritis. Arthritis Rheum 64(2):380–388

Charfi A, Mahfoudh N, Kamoun A, Frikha F, Dammak C, Gaddour L, Hakim F, Maalej L, Mallek B, Kammoun I, Bahloul Z, Makni H (2020) Association of HLA alleles with primary Sjögren syndrome in the South Tunisian population. Med Princ Pract 29(1):32–38

Chighizola C, de Jesus G (2014) Antiphospholipid antibodies and infertility. Lupus 23(12):1232–1238

Choi J, Kim ST, Craft J (2012) The pathogenesis of systemic lupus erythematosus-an update. Curr Opin Immunol 24(6):651–657

Cimpoca BA, Nedelea F, Furtuna M, Peltecu G, Panaitescu AM (2016) Managing Crohn's Disease during Pregnancy. Maedica (Bucur) 11(3):221–226. PMID: 28694857; PMCID: PMC5486164

Clowse ME (2007) Lupus activity in pregnancy. Rheum Dis Clin North Am 33(2):237–252

Clowse ME, Chakravarty E, Costenbader KH, Chambers C, Michaud K (2012) Effects of infertility, pregnancy loss, and patient concerns on family size of women with rheumatoid arthritis and systemic lupus erythematosus. Arthritis Care Res (Hoboken) 64(5):668–674

Cohen H, Arachchillage DR, Middeldorp S, Beyer-Westendorf J, Abdul-Kadir R (2016) Management of direct oral anticoagulants in women of childbearing potential: guidance from the SSC of the ISTH. J Thromb Haemost 14:1673–1676

Contini P, Murdaca G, Puppo F, Negrini S (2020) HLA-G expressing immune cells in immune mediated diseases. Front Immunol 11:1613. https://doi.org/10.3389/fimmu.2020.01613

Correale J, Farez MF, Ysrraelit MC (2012) Increase in multiple sclerosis activity after assisted reproduction technology. Ann Neurol 72(5):682–694

Da Silva Florim GM, Caldas HC, Pavarino EC, Bertollo EM, Fernandes IM, Abbud-Filho M (2016) Variables associated to fetal microchimerism in systemic lupus erythematosus patients. Clin Rheumatol 35(1):107–111

De Carolis S, Salvi S, Botta A, Garofalo S, Garufi C, Ferrazzani S, De Carolis MP (2014) The impact of primary Sjogren's syndrome on pregnancy outcome: our series and review of the literature. Autoimmun Rev 13(2):103–107

De Holanda MI, Klumb E, Imada A, Lima LA, Alcântara I, Gregório F, Christiani LF, Martins CO, Timoner BE, Motta J, Pozzan R, Pôrto LC (2018) The prevalence of HLA alleles in a lupus nephritis population. Transplant Immunol 47(4):37–43

De Lima-Karagiannis A, Zelinkova-Detkova Z, van der Woude CJ (2016) The effects of active IBD during pregnancy in the era of novel IBD therapies. Am J Gastroentero 111(9):1305–1312

De Man YA, Bakker-Jonges LE, Goorbergh CM, Tillemans SP, Hooijkaas H, Hazes JM, Dolhain RJ (2010) Women with rheumatoid arthritis negative for anti-cyclic citrullinated peptide and rheumatoid factor are more likely to improve during pregnancy, whereas in autoantibody-positive women autoantibody levels are not influenced by pregnancy. Ann Rheum Dis 69(2):420–423

De Man YA, Hazes JM, van der Heide H, Willemsen SP, de Groot CJ, Steegers EA, Dolhain RJ (2009) Association of higher rheumatoid arthritis disease activity during pregnancy with lower birth weight: results of a national prospective study. Arthritis Rheum 60(11):3196–3206

Dimitrov R, Timeva T, Kyurkchiev D, Stamenova M, Shterev A, Kostova P, Zlatkov V, Kehayov I, Kyurkchiev S (2008) Characterization of clonogenic stromal cells isolated from human endometrium. Reproduction 135(4):551–558. https://doi.org/10.1530/REP-07-0428

Downes J, Dewhirst FE, Tanner ACR, Wade WG (2012) Description of alloprevotella rava gen. nov., sp. nov., isolated from the human oral cavity, and reclassification of prevotella tannerae Moore et al. 1994 as alloprevotella tannerae gen. nov., comb. nov. Int J Syst Evol Microbiol 63(4):1214–1218

Du H, Naqvi H, Taylor HS (2012) Ischemia/reperfusion injury promotes and granulocyte-colony stimulating factor inhibits migration of bone marrow-derived stem cells to endometrium. Stem Cells Dev 21(18):3324–3331. https://doi.org/10.1089/scd.2011.0193. Epub 2012 Aug 16

Ekblom-Kullberg S, Kautiainen H, Alha P, Helve T, Leirisalo-Repo M, Julkunen H (2009) Reproductive health in women with systemic lupus erythematosus compared to population controls. Scand J Rheumatol 38(5):375–380

Empson M, Lassere M, Craig J, Scott J (2005) Prevention of recurrent miscarriage for women with antiphospholipid antibody or lupus anticoagulant. Cochrane Database Syst Rev 18(2):CD002859. https://doi.org/10.1002/14651858.CD002859.pub2. PMID: 15846641

Farokhi M, Etemadifar M, Rezaei A (2014) Role of microchimeric cells in pathogenesis of multiple sclerosis. Multiple Sclerosis Rel Disorders 3(6):744–745

Feil K, Zschoke J, Rudnik-Schöneborn S, Tempfer C, Kuon RJ, Toth B (2019) Habituelle Aborte – was sagt uns die neue Leitlinie? Gynäkol Endokrinol 17(2):99–105

Fellermann K, Stange DE, Schaeffeler E, Schmalzl H, Wehkamp J, Bevins CL, Reinisch W, Teml A, Schwab M, Lichter P, Radlwimmer B, Stange EF (2006) A chromosome 8 gene cluster polymorphism with low human beta-defensin 2 gene copy number predisposes to Crohn's disease of the colon. Am J Hum Genet 79(3):439–448

Fischer-Betz R, Specker C (2016) Rheumatische Erkrankungen und Schwangerschaft, ein Ratgeber für die Praxis. Düsseldorf University Press, Düsseldorf

Florim GM, Caldas HC, de Melo JC, Baptista MA, Fernandes IM, Savoldi-Barbosa M, Goldman GH, Abbud-Filho M (2015) Fetal microchimerism in kidney biopsies of lupus nephritis patients may be associated with a beneficial effect. Arthritis Res Ther 17(1):101. https://doi.org/10.1186/s13075-015-0615-4

Fritsch P (2004) Dermatologie Venerologie. Grundlagen. Klinik. Atlas. Springer, Berlin

Gaidos JKJ, Kane SV (2017) Sexuality, fertility, and pregnancy in Crohn's disease. Gastroenterol Clinics 46(3):531–546

Galandrini R, Porpora MG, Stoppacciaro A, Micucci F, Capuano C, Tassi I, Di Felice A, Benedetti-Panici P, Santoni A (2008) Increased frequency of human leukocyte antigen-E inhibitory receptor CD94/NKG2A-expressing peritoneal natural killer cells in patients with endometriosis. Fertil Steril 89(5 Suppl):1490–1496

Gautam S, Kumar U, Kumar M, Kanga U, Dada R (2020) Association of HLA-G 3'UTR polymorphisms with soluble HLA-G levels and disease activity in patients with rheumatoid arthritis: a case-control study. Immunol Investigat 49(1–2):88–105

Glas J, Török HP, Tonenchi L, Wetzke M, Beynon V, Teshome MY, Cotofana S, Schiemann U, Griga T, Klein W, Epplen JT, Folwaczny C, Folwaczny M, Mussack T, Weiss EH (2007) The 14-bp deletion polymorphism in the HLA-G gene displays significant differences between ulcerative colitis and Crohn's disease and is associated with ileocecal resection in Crohn's disease. Internat Immunol 19(5):621–626

Glassner KL, Abraham BP, Quigley EMM (2020) The microbiome and inflammatory bowel disease. J Allergy Clin Immunol 145(1):16–27

Gomes RG, Brito CAA, Martinelli VF, Santos RND, Gomes FODS, Peixoto CA, Crispim JO, Diniz GTN, Donadi EA, Lucena-Silva N (2018) HLA-G is expressed in intestinal samples of ulcerative colitis and Crohn's disease patients and HLA-G5 expression is differentially correlated with TNF and IL-10 cytokine expression. Hum Immunol 79(6):477–484

Guo Q, Wang Y, Xu D, Nossent J, Pavlos NJ, Xu J (2018) Rheumatoid arthritis: pathological mechanisms and modern pharmacologic therapies. Bone Res 27(6):15. https://doi.org/10.1038/s41413-018-0016-9

Harenberg J, Heilmann L, Rath W, Riess H, von Tempelfoff GF, Breddin HK, Schramm W (2002) Niedermolekulare Heparine in der Schwangerschaft. Dtsch Arztebl 99(7):A-424/B-342/C-320

Hellwig K, Correale J (2013) Artificial reproductive techniques in multiple sclerosis. Clin Immunol 149(2):219–224

Hoffmann JC, Preiß JC, Autschbach F, Buhr HJ, Häuser W, Herrlinger K, Höhne W, Koletzko S, Krieglstein CF, Kruis W, Matthes H, Moser G, Reinshagen M, Rogler G, Schreiber S, Schreyer AG, Sido B, Siegmund B, Stallmach A, Bokemeyer B, Stange EF, Zeitz M (2008) S3-Leitlinie Diagnostik und Therapie des Morbus Crohn. Z Gastroenterol 46(9):1094–1111

Honig A, Engel JB, Segerer SE, Kranke P, Häusler S, Würfel W (2010) Pregnancy-triggered antiphospholipid syndrome in a patient with multiple late miscarriages. Hum Reprod 25(11):2753–2754

Houtchens MK, Edwards NC, Hayward B, Phillips AL (2018). Diagnosis of infertility and infertility treatment in women with and without multiple sclerosis. Poster No. MD06. Presented at the 32nd Annual Meeting of the Consortium of Multiple Sclerosis Centers (CMSC), May 30–June 2, Nashville, TN, USA

Hughes GR (1983) Thrombosis, abortion, cerebral disease, and the lupus anticoagulant. Br Med J (Clin Res Ed) 287(6399):1088–1089

Hughes JP, Stovin PGI (1959) Segmental pulmonary artery aneurysms with peripheral venous thrombosis. Br J Dis Chest 53:19–27

Jucaud V, Ravindranath MH, Terasaki PI, Morales-Buenrostro LE, Hiepe F, Rose T, Biesen R (2016) Serum antibodies to human leucocyte antigen (HLA)-E, HLA-F and HLA-G in patients with systemic lupus erythematosus (SLE) during disease flares: Clinical relevance of HLA-F autoantibodies. Clin Exp Immunol 183(3):326–340

Kong Y, Shao Y, Ren C, Yang G (2021) Endometrial stem/progenitor cells and their roles in immunity, clinical application, and endometriosis. Stem Cell Res Ther 12:474. https://doi.org/10.1186/s13287-021-02526-z

Kovina MV, Krasheninnikov ME, Dyuzheva TG, Danilevsky MI, Klabukov ID, Balyasin MV, Chivilgina OK, Lyundup AV (2018) Human endometrial stem cells: High-yield isolation and characterization. Cytotherapy 20(3):361–374. https://doi.org/10.1016/j.jcyt.2017.12.012

Kular L, Liu Y, Ruhrmann S et al (2018) DNA methylation as a mediator of HLA-DRB1*15:01 and a protective variant in multiple sclerosis. Nat Commun 9:2397. https://doi.org/10.1038/s41467-018-04732-5

Kwok LW, Tam LS, Zhu T, Leung YY, Li E (2011) Predictors of maternal and fetal outcomes in pregnancies of patients with systemic lupus erythematosus. Lupus J 20(8):829–836

Lambert NC (2009) Transfer of the shared epitope through microchimerism in women with rheumatoid arthritis. Arthritis Rheumato 60(1):73–80

Landré-Beauvais AJ (2001) La goutte asthénique primitive (doctoral thesis). Paris. reproduced in Landré-Beauvais. The first description of rheumatoid arthritis. Unabridged text of the doctoral dissertation presented in 1800. Joint Bone Spine 68(2):130–143

Langen ES, Chakravarty EF, Liaquat M, El-Sayed YY, Druzin ML (2014) High rate of preterm birth in pregnancies complicated by rheumatoid arthritis. Am J Perinatol 31(1):9–14

Lapidot T, Petit I (2002) Current understanding of stem cell mobilization: the roles of chemokines, proteolytic enzymes, adhesion molecules, cytokines, and stromal cells. Exp Hematol 30(9):973–981. https://doi.org/10.1016/s0301-472x(02)00883-4

Leroux M, Desveaux C, Parcevaux M, Julliac B, Gouyon JB, Dallay D, Pellegrin JL, Boukerrou M, Blanco P, Lazaro E (2015) Impact of hydroxychloroquine on preterm delivery and intrauterine growth restriction in pregnant women with systemic lupus erythematosus: a descriptive cohort study. Lupus 24(13):1384–1391

Leyendecker G, Herbertz M, Kunz G, Mall G (2002) Endometriosis results from the dislocation of basal endometrium. Hum Reprod 17(10):2725–2736. https://doi.org/10.1093/humrep/17.10.2725

Li Z, Wang AY, Bowman M, Hammarberg K, Farquhar C, Johnson L, Safi N, Sullivan EA (2019) Cumulative live birth rates following a ‚freeze-all' strategy: a population-based study. Hum Reprod open 2019(2):hoz004. https://doi.org/10.1093/hropen/hoz004

Lin HC, Chen SF, Lin HC, Chen YH (2010) Increased risk of adverse pregnancy outcomes in women with rheumatoid arthritis: a nationwide population-based study. Ann Rheum Dis 69(4):715–717. https://doi.org/10.1136/ard.2008.105262. Epub 2009 Apr 29 PMID: 19406733

Los JM, Skubis A, Ghavami S (2019) Stem cells, Kap. 2: 5–16. In: Los MJ, Hudecki A, Wiecheć E (Hrsg) Stem cells and biomaterials for regenerative medicine. Academic Press 2019

Malakar D, Malik HN, Kumar D, Saini S, Sharma V, Fatima S, Bajwa KK, Kumar S (2021) Stem cells: a potential regenerative medicine for treatment of diseases. Kap. 3: 33–48. In: Mondal S, Singh RL (Hrsg) Advances in animal genomics. Academic Press 2021

Mamedov A, Vorobyeva N, Filimonova I, Zakharova M, Kiselev I, Bashinskaya V, Baulina N, Boyko A, Favorov A, Kulakova O, Ziganshin R, Smirnov I, Poroshina A, Shilovskiy I, Khaitov M, Sykulev Y, Favorova O, Vlassov V, Gabibov A, Belogurov A (2020) Protective allele for multiple sclerosis HLA-DRB1*01:01 provides kinetic discrimination of myelin and exogenous antigenic peptides. Front Immunol 10:3088. https://doi.org/10.3389/fimmu.2019.03088

Mankee A, Petri M, Magder LS (2015) Lupus anticoagulant, disease activity and low complement in the first trimester are predictive of pregnancy loss. Lupus Sci Med 9(1):e000095. https://doi.org/10.1136/lupus-2015-000095. PMID: 26688740

Mathis D (2013) A gut feeling about arthritis. eLife. 2013(2):e01608–e01608. https://doi.org/10.7554/eLife.01608

McInnes IB, Schett G (2011) The pathogenesis of rheumatoid arthritis. N Engl J Med 365:2205–2219

Mechsner S (2020) Pathogenese der Endometriose: Bedeutung für Schmerzentstehung und Subfertilität. Gynäkologe 53:645–657

Meyer R (1930) Adenofibrosis und Adenomyosis. In: von Stöckel W (Hrsg) Veits Handbuch der Gynäkologie. Springer, Berlin, S 511–515

Michel L, Foucher Y, Vukusic S, Confavreux C, de Sèze J, Brassat D, Clanet M, Clavelou P, Ouallet JC, Brochet B, Pelletier J, Labauge P, Lebrun C, Lepage E, Le Frere F, Jacq-Foucher M, Barriere P, Wiertlewski S, Laplaud DA (2012) Club francophone de la sclérose en plaques (CFSEP). Increased risk of multiple sclerosis relapse after in vitro fertilisation. J Neurol Neurosurg Psychiatry 83(8):796–802

Mijares-Boeckh-Behrens T, Selva-O'Callaghan A, Solans-Laqué R, Bosch-Gil, J, Vilardell-Tarrés, Balada E (2001) Fetal microchimerism in Sjögren's syndrome. Annal Rheum Diseases (60):897–898

Mitsdoerffer M, Schreiner B, Kieseier BC, Neuhaus O, Dichgans J, Hartung HP, Weller M, Wiendl H (2005) Monocyte-derived HLA-G acts as a strong inhibitor of autologous CD4 T cell activation and is upregulated by interferon-beta in vitro and in vivo: rationale for the therapy of multiple sclerosis. J Neuroimmunol 159:155–164

Miyakis S, Lockshin MD, Atsumi T, Branch DW, Brey RL, Cervera R, Derksen RH, Groot PGDE, Koike T, Meroni PL, Reber G, Shoenfeld Y, Tincani A, Vlachoyiannopoulos PG, Krilis SA (2006) International consensus statement on an update of the classification criteria for definite antiphospholipid syndrome (APS). J Thromb Haemost 4(2):295–306

Mok CC, Lau CS (2003) Pathogenesis of systemic lupus erythematosus. J Clin Pathol 56(7):481–490

Negrini S, Contini P, Pupo F, Greco M, Murdaca G, Puppo F (2020) Expression of membrane-bound human leucocyte antigen-G in systemic sclerosis and systemic lupus erythematosus. Hum Immunol 81(4):162–167

Nelson JL (2002) Microchimerism and human autoimmune diseases. Lupus 11(10):651–654

Nguyen GC, Seow CH, Maxwell C et al (2016) The Toronto consensus statements for the management of inflammatory bowel disease in pregnancy. Gastroenterol 150(3):734–757.e1

Niu Z, Zhang P, Tong Y (2015) Value of HLA-DR genotype in systemic lupus erythematosus and lupus nephritis: a meta-analysis. Int J Rheum Dis 18(1):17–28

Oka M, Kobayashi N, Matsumura K, Nishio M, Nakano K, Okamura T, Okochi H, Minamisawa T, Shiba K, Saeki K (2020) New role for Growth/Differentiation Factor 15 in the survival of transplanted brown adipose tissues in cooperation with Interleukin-6. Cells. 9(6):1365. https://doi.org/10.3390/cells9061365

Oktem O, Guzel Y, Aksoy S, Aydin E, Urman B (2015) Ovarian function and reproductive outcomes of female patients with systemic lupus erythematosus and the strategies to preserve their fertility. Obstet Gynecol Surv 70(3):196–210

Pan L, Lu MP, Wang JH, Meng X, Jang SR (2020) Immunological pathogenesis and treatment of systemic lupus erythematosus. World J Pediatr 16:19–30. https://doi.org/10.1007/s12519-019-00229-3

Papanikolaou E, Chartomatsidou T, Timotheou E, Tatsi P, Katsoula E, Vlachou C, Asouchidou I, Zafeiratis O, Najdecki R (2019) In freeze-all strategy, cumulative live birth rate (CLBR) is increasing according to the number of blastocysts formed in women <40 undergoing intracytoplasmic sperm injection (ICSI). Front Endocrinol 10:427. https://doi.org/10.3389/fendo.2019.00427

Pearce JMS (2005) Historical descriptions of multiple sclerosis. Eur Neurol 54(1):49–53

Prianishnikov VA (1978) On the concept of stem cell and a model of functional-morphological structure of the endometrium. Contraception 18(3):213–223. https://doi.org/10.1016/s0010-7824(78)80015-8

Prigione I, Penco F, Martini A, Gattorno M, Pistoia V, Morandi F (2011) HLA-G and HLA-E in patients with juvenile idiopathic arthritis. Rheumatol 50(5):966–972

Qiu X, Zhao X, Cui X, Mao X, Tang N, Jiao C, Wang D, Zhang Y, Ye Z, Zhang H (2020) Characterization of fungal and bacterial dysbiosis in young adult Chinese patients with Crohn's disease. Therap Adv Gastroenterol 1213:1756284820971202. https://doi.org/10.1177/1756284820971202

Rached MR, Coelho V, Marin MLC, Pincerato K, Fujita A, Kalil JE, Abrão MS (2019) HLA-G is upregulated in advanced endometriosis. Eur J Obstet Gynecol Reprod Biol 235:36–41. https://doi.org/10.1016/j.ejogrb.2019.01.030. Epub 2019 Feb 6

Rak J, Maestroni L, Balandraud N, Guis S, Boudinet H, Guzian MC, Yan Z, Azzouz F, Auger I, Roudier C, Martin M, Didelot R, Roudier J, Lambert NC (2009) Transfer of the shared epitope through microchimerism in women with rheumatoid arthritis. Arthritis Rheum 60(1):73–80

Rampudda M, Marson P, Pasero G (2009) Le principali tappe nella storia del lupus eritematoso sistemico. The main stages in the history of systemic lupus erythematosus. Reumatismo 61(2):145–152 (Online)

Rizzo R, Farina I, Bortolotti D, Galuppi E, Rotola A, Melchiorri L, Ciancio G, Di Luca D, Govoni M (2013) HLA-G may predict the disease course in patients with early rheumatoid arthritis. Hum Immunol 74(2):425–432

Rizzo R, Hviid TV, Govoni M, Padovan M, Rubini M, Melchiorri L, Stignani M, Carturan S, Grappa MT, Fotinidi M, Ferretti S, Voss A, Laustrup H, Junker P, Trotta F, Baricordi OR (2008) HLA-G genotype and HLA-G expression in systemic lupus erythematosus: HLA-G as a putative susceptibility gene in systemic lupus erythematosus. Tissue Antigens 71(6):520–529

Rodi M, Dimisianos N, de Lastic AL, Sakellaraki P, Deraos G, Matsoukas J, Papathanasopoulos P, Athanasia M (2016) Regulatory cell populations in relapsing-remitting multiple sclerosis (RRMS) patients: effect of disease activity and treatment regimens. Int J Mol Sci 17:1398. https://doi.org/10.3390/ijms17091398

Roque M, Valle M, Sampaio M, Geber S (2018) Does freeze-all policy affect IVF outcome in poor ovarian responders? Ultrasound Obstet Gynecol 52(4):530–534. https://doi.org/10.1002/uog.19000. Epub 2018 Sep 3. PMID: 29280508

Ruffatti A, Tonello M, Visentin MS, Bontadi A, Hoxha A, De Carolis S, Botta A, Salvi S, Nuzzo M, Rovere-Querini P, Canti V, Mosca M, Mitic G, Bertero MT, Pengo V, Boffa MC, Tincani A (2011) Risk factors for pregnancy failure in patients with anti-phospholipid syndrome treated with conventional therapies: a multicentre, case-control study. Rheumatol (Oxford) 50(9):1684–1689

Ruiz-Irastorza G, Crowther M, Branch W, Khamashta MA (2010) Antiphospholipid syndrome. Lancet 376(9751):1498–1509

Sampson JA (1927) Peritoneal endometriosis due to the menstrual dissemination of endometrial tissue into the peritoneal cavity. Am J Obstet Gynecol 14:442–469. https://doi.org/10.1016/S0002-9378(15)30003-X

Santoso B, Sa'adi A, Dwiningsih SR, Tunjungseto A, Widyanugraha MYA, Mufid AF, Rahmawati NY, Ahsan F (2020) Soluble immune checkpoints CTLA-4, HLA-G, PD-1, and PD-L1 are associated with endometriosis-related infertility. Am J Reprod Immunol 84(4):e13296. https://doi.org/10.1111/aji.13296

Schuchardt S (2017) Burill B. Crohn blieb seiner Passion ein Leben lang treu. Dtsch Arztebl 114(15):52

Schwab KE, Chan RW, Gargett CE (2005) Putative stem cell activity of human endometrial epithelial and stromal cells during the menstrual cycle. Fertil Steril 84(Suppl 2):1124–1130. https://doi.org/10.1016/j.fertnstert.2005.02.056

Sciorio R, Esteves SC (2020) Clinical utility of freeze-all approach in ART treatment: a mini-review. Cryobiology 1(92):9–14

Shabanova SS, Ananieva LP, Alekberova ZS, Guzov II (2008) Ovarian function and disease activity in patients with systemic lupus erythematosus. Clin Exp Rheumatol 26(3):436–441

Stokkers PC, Reitsma PH, Tytgat GN, van Deventer SJ (1999) HLA-DR and -DQ phenotypes in inflammatory bowel disease: a meta-analysis. Gut 45(3):395–401. https://doi.org/10.1136/gut.45.3.395

Tan P, Li X, Shen J, Feng Q (2020) Fecal Microbiota Transplantation for the Treatment of Inflammatory Bowel Disease: An Update. Front Pharmacol 18:11:574533. https://doi.org/10.3389/fphar.2020.574533. PMID: 33041818; PMCID: PMC7530266

Taylor HS (2004) Endometrial cells derived from donor stem cells in bone marrow transplant recipients. JAMA 292(1):81–85. https://doi.org/10.1001/jama.292.1.81

Teos LY, Alevizos I (2017) Genetics of sjögren's syndrome. Clin Immunol 182:41–47

Todorova D, Zhang Y, Chen Q, Liu J, He J, Fu X, Xu Y (2020) hESC-derived immune suppressive dendritic cells induce immune tolerance of parental hESC-derived allografts. EBioMedicine 62:103120. https://doi.org/10.1016/j.ebiom.2020.103120

Upala S, Yong WC, Sanguankeo A (2016) Association between primary Sjögren's syndrome and pregnancy complications: a systematic review and meta-analysis. Clin Rheumatol 35(8):1949–1955

Valer P, Algaba A, Santos D, Fuentes ME, Nieto E, Gisbert JP, López P, Quintanilla E, Garcia-Alonso FJ, Guerra I, Páez A, Bermejo F (2017) Evaluation of the quality of semen and sexual function in men with inflammatory bowel disease. Inflamm Bowel Dis 23(7):1144–1153

Van der Giessen J, Huang VW, van der Woude J, Fuhler GM (2019) Modulatory effects of pregnancy on inflammatory bowel disease. Clin Translat Gastroenterol 10:1–12

Verbruggen L, Rebmann V, Demanet C, Cock S, Grosse-Wilde H (2006) Soluble HLA-G in rheumatoid arthritis. Hum Immunol 67:561–567

Wallace DJ (1999) Pierre Cazenave and the first detailed modern description of lupus erythematosus. Sem Arthritis Rheumatism 28:305–313

Wallenius M, Salvesen KÅ, Daltveit AK, Skomsvoll JF (2014) Rheumatoid arthritis and outcomes in first and subsequent births based on data from a national birth registry. Acta Obstet Gynecol Scand 93:302–307

Wallenius M, Salvesen KÅ, Daltveit AK, Skomsvoll JF (2015) Miscarriage and stillbirth in women with rheumatoid arthritis. J Rheumatol 42(9):1570–1572. https://doi.org/10.3899/jrheum.141553. Epub 2015 Jul 15 PMID: 26178278

Westhoff G (2010) Epidemiology of primary Sjögren's syndrome. Z Rheumatol 69(1):41–49

Wiendl H, Feger U, Mittelbronn M, Jack C, Schreiner B, Stadelmann C, Antel J, Brueck W, Meyermann R, Bar-Or A, Kieseier BC, Weller M (2005) Expression of the immune-tolerogenic major histocompatibility molecule HLA-G in multiple sclerosis: implications for CNS immunity. Brain 128(Pt 11):2689–2704

Willer CJ, Herrera BM, Morrison KME, Sadovnick AD, Ebers GC (2006) Association between microchimerism and multiple sclerosis in Canadian twins. J Neuroimmunol 179(1–2):145–151

Winger EE, Reed JL, Ashoush S, El-Toukhy T, Ahuja S, Taranissi M (2011) Degree of TNF-α/IL-10 cytokine elevation correlates with IVF success rates in women undergoing treatment with Adalimumab (Humira) and IVIG. Am J Reprod Immunol 65(6):610–618

Winger EE, Reed JL, Ashoush S, Ahuja S, El-Toukhy T, Taranissi M (2009) Treatment with adalimumab (Humira) and intravenous immunoglobulin improves pregnancy rates in women undergoing IVF. Am J Reprod Immunol 61(2):113–120

Würfel W (2013) Heparin und Heparinoide – was wissen wir über diese Substanzen? 3. Physiologische Rolle bei der Fortpflanzung. Gynäkol Praxis 37(4): 653–666

Würfel W (2016) Heparin and Related Substances: Physiology and pathophysiology in general and in human reproduction – Part 1. J Reproduktionsmed Endokrinol Online 13 (2):38–48

Zemel'ko VI, Grinchuk TM, Domnina AP, Artsybasheva IV, Zenin VV, Kirsanov AA, Bichevaia NK, Korsak VS, Nikol'skiĭ NN (2012) Multipotent mesenchymal stem cells of desquamated endometrium: isolation, characterization and use as feeder layer for maintenance of human embryonic stem cell lines. Cell Tissue Biol 2012, 6:1–11; Original russian text in: Tsitologiya 2011, Vol 53, No 12 pp 919–929. PMID: 22359950

Teil III
Ausblick

Von der Immunologie der humanen Ontogenese zur Immunologie der Onkogenese

18

Wolfgang Würfel

18.1 Einige Gedanken vorweg

Es sind im Wesentlichen 2 Besonderheiten/Merkmale, die für eine Krebserkrankung charakteristisch sind und die sie für den Gesamtorganismus gefährlich macht.

Da ist zum einen das infiltrative Wachstum vor Ort, das ohne wesentliche Gegenwehr des Organismus erfolgt, sieht man einmal von den Karzinomen ab, bei denen TILs (tumorinfiltrierende Lymphozyten) nachzuweisen sind – und sie sind letztlich auch nicht sehr effektiv. Dass also keine substanzielle Gegenwehr erfolgt, das ist verwunderlich, da das Immunsystem mit seinen komplexen Funktionen und Regelkreisen eigentlich nur 2 Hauptaufgaben besitzt: die Abwehr „äußerer Feinde“ wie z. B. Bakterien, Viren usw. und die Erkennung und Eliminierung „innerer Feinde“, also veränderter Zellen: Das können solche z. B. nach Virusbefall sein, auch nekrotische oder eben tumorös veränderte/entdifferenzierte. Tatsächlich ist das Immunsystem darin auch sehr effizient, wenn man bedenkt, dass täglich Zellen einer malignen Transformation unterliegen. Doch plötzlich gelingt es einem Klon dieser Zellen, die oft genug auch nur langsam wachsen und sich als wenig widerstandsfähig zeigen (vgl. Wirkungen der Chemotherapie und von Radiationes), die Phalanx der Immunabwehr zu blockieren und damit zu überwinden.

Zum anderen durchbrechen Malignome bzw. ihre Zellen die Gewebeschranken. Auch das ist nicht selbstverständlich, da üblicherweise abgeschilferte Organzellen in der Zirkulation sofort eliminiert werden und sich nicht in anderen Geweben niederlassen können. Bei Malignomen ist das eben anders: Wohl auf der Basis von

W. Würfel (✉)
Gynäkologische Endokrinologie und Reproduktionsmedizin, Kinderwunsch Centrum München MVZ, München, Deutschland
E-Mail: prof.w.wuerfel@ivf-muenchen.de

W. Würfel (Hrsg.), *Reproduktionsimmunologie*,
https://doi.org/10.1007/978-3-662-63907-8_18

Tumorstammzellen (CSC) kommt es zu einer Absiedelung in anderen Geweben. Das erinnert sehr stark an den Mikrochimärismus, der eben dadurch gekennzeichnet ist, dass sich (fremde!) embryonale/fetale Stammzellen in nahezu allen Organen der werdenden Mutter niederlassen können – ohne üblicherweise eine Reaktion des maternalen Immunsystems auszulösen (siehe Kap. 10 Urbschat et al.).

Das bringt einen unwillkürlich zur Schwangerschaft. Eine implantierende Blastozyste besitzt zwischen 200 und 300 Zellen. Sie ist der werdenden Mutter gegenüber üblicherweise „halbfremd"; bei einer Eizell- oder Embryonenspende sowie der Leihmutterschaft ist sie sogar komplett fremd. Und trotzdem schafft es dieser extrem kleine Zellklon, sich gegen das übermächtige Immunsystem der werdenden Mutter durchzusetzen. Mit anderen Worten: Jeder geborene Mensch besitzt ein genomisch hinterlegtes „Wissen", wie man ein fremdes Immunsystem blockieren und durchbrechen kann, ja, wie man es sogar schafft, dieses „umzudrehen" und für die eigenen Belange arbeiten zu lassen.

So gesehen hat es das Malignom leichter: Es ist – anders als der Embryo – genetisch grundsätzlich nicht fremd, weswegen der antigene Reiz sehr gering ist, sieht man einmal von eher geringfügigen Veränderungen durch Onkogene bzw. Neoantigene bei einigen Karzinomen ab.

18.2 Das HLA-System

Das HLA-System ist das dominierende Identifikations- und Kommunikationssystem des humanen Organismus. Es steht in der Hierarchie gewissermaßen ganz oben, repräsentiert die Klassen I und II des MHC (majorer Histokompatibilitätskomplex) und ist z. T. sogar noch in der Klasse III vertreten (z. B. MIC-A und MIC-B) (vgl. Kap. 3 F. Würfel). Bis heute findet deshalb bei Organtransplantationen immer noch ein HLA-Matching zwischen Donor und Rezipient statt, auch wenn mittlerweile sehr potente Immunsuppressiva eingesetzt werden können. Und selbst bei Eizellspenden geht man mehr und mehr dazu über, die HLA-Identität der Spenderin zu bestimmen, um solche auszuwählen, die der Empfängerin ähnlich sind – der Grund: die z. T. deutlich erhöhte Rate an Schwangerschaftskomplikationen wie z. B. fetale Wachstumsrestriktionen und Präeklampsien zu senken (vgl. Kap. 1).

An der Invasionsfront wird die eigentliche und damit fremde HLA-Signatur des Embryos (A–D) nicht präsentiert, mit Ausnahme von HLA-C (vgl. Kap. 13 W. Würfel). Vielmehr kommt es zur Expression der „nicht-klassischen" Gruppen Ib wie z. B. HLA-F und HLA-G und wohl weiterer, die bislang als Pseudogene klassifiziert wurden. Daraus ist der Schluss zu ziehen, dass diesen Merkmalen eine ganz besondere Bedeutung in der Manipulation des maternalen Immunsystems zukommt.

18.2.1 HLA-E, -F und -G (Klasse Ib) in adulten Körpergeweben

Auf epithelialen Geweben wie z. B. Darm, Magen, Lunge, Leber, Niere, Prostata, Mamma usw. ist üblicherweise keine Expression der nicht-klassischen HLA-Gruppen -E, -F und -G nachzuweisen (vgl. auch Kap. 3 F. Würfel). Bekanntermaßen identifizieren sich sämtliche ektodermalen (z. B. Haut, Nervensystem), mesodermalen (z. B. Knochen, Muskulatur inkl. Herz, blutbildendes System, Niere) und endodermalen (z. B. Leber, Pankreas, Verdauungstrakt, Atmungstrakt) Gewebe des geborenen Menschen ausschließlich durch die klassischen HLA-Gruppen MHC Ia (-A, -B, -C) bzw. MHC II (-DRB, -DQB usw.). Eine gewisse Ausnahme besteht für HLA-E, das zwar als nicht-klassisch gilt (also Ib), sich aber auf vielen epithelialen Geweben und immunkompetenten Zellen/Geweben nachweisen lässt (vgl. The Human Protein Atlas, Kap. 3 F. Würfel, Kap. 13 W. Würfel).

Das ist bei -F und v. a. -G nicht so. Hier beschränkt sich die Expression auf einige immunkompetente Zellen/Gewebe und endokrin aktive Zellen/Organe (Contini et al. 2020).

Bei HLA-G sind das v. a. verschiedene Untergruppen der T-Zellen, der Granulozyten und der Monozyten, sowie das Thymusgewebe; auf B-Lymphozyten kommt es wohl nicht vor. In geringen Mengen wird es daneben noch in der Hypophyse, in den Langerhans-Zellen (Pankreas) und in den Hoden exprimiert (vgl. The Human Protein Atlas, Kap. 2 Schuppe et al.). Die mit weitem Abstand höchste Expression ist an der trophoblastären Invasionsfront bzw. auf der Plazenta nachzuweisen.

Auch HLA-F findet sich v. a. auf immunkompetenten Zellen, allerdings auch auf B-Lymphozyten. Zudem ist es auf Enterozyten und Endothelzellen nachzuweisen, Zellentitäten also, die auch immunogen wirken. Wie HLA-G lässt sich HLA-F auch auf vielen endokrin aktiven Zellen nachweisen (vgl. The Human Protein Atlas, Kap. 3 F. Würfel) und insbesondere an der Invasionsfront bzw. auf der Plazenta.

18.2.2 HLA-E und -G: Vorkommen auf Eizellen, Präimplantationsembryonen bzw. embryonalen Stammzellen

Es ist davon auszugehen, dass die Expression von „klassischen" HLA-Gruppen wie A–C auf embryonalen Stammzellen (ESC) niedrig ist, ebenso die der MHC-II-Antigene (Drukker et al. 2002), wenngleich es frühere Mitteilungen gibt, dass es gar keine Expression gibt (Desoye et al. 1988) bzw. einige eine Expression zeigen, andere nicht (Jurisicova et al. 1996).

HLA-G hingegen findet sich bereits auf Eizellen (Jurisicova et al. 1996), ebenso auf embryonalen Stammzellen (ESC) (Rizzo et al. 2011); es werden alle Isoformen exprimiert, also auch die 3 löslichen. Auch für adulte mesenchymale Stammzellen (MSC) ist diese Expression beschrieben (Selmani et al. 2009), inklusive aller Isoformen (Yen et al. 2020).

Tab. 18.1 Expression der Klasse-Ib-Merkmale auf Präimplantationsembryonen (PIE) und embryonalen Stammzellen (ESC) sowie in der Wharton-Sulze (WS) (Stand 1/22)

HLA-E	HLA-F	HLA-G	Literatur
		PIE	Jurisicova et al. (1996)
PIE		PIE	Cao et al. (1999)
		ES	Drukker et al. (2002)
		PIE	Fuzzi et al. (2002)
		PIE	Juch und Dohr (2004)
		PIE (löslich)	Tabiasco et al. (2009)
PIE		PIE	Shaiklyet al. (2019)
		PIE/ESC	Rizzo et al. (2011)
WS	WS	WS	Chen et al. (2012)
ESC			Wieten et al. (2014)

HLA-E lässt sich ebenfalls auf ESCs nachweisen (Drukker et al. 2002).

Dass HLA-E und -G auf ESCs nachzuweisen sind, bedeutet, dass also Präimplantationsembryonen (PIE) eine Synthese aufweisen. Demzufolge können sie auch gut im Kulturmedium (ART-Behandlungen) nachgewiesen werden. Tab. 18.1 gibt einen Überblick anhand ausgewählter Literatur.

HLA-F mit seinen 4 Isoformen (inklusive OC-Formation) (siehe Kap. 3 F. Würfel) lässt sich bislang nicht auf Präimplantationsembryonen oder embryonalen Stammzellen nachweisen, allerdings in der Wharton-Sulze. Das ist insofern nicht ganz überraschend, als die HLA-F-Expression erst mit fortlaufender Schwangerschaft zunimmt (Hackmon et al. 2017).

Nachgewiesen ist, dass diese Expression der „embryonalen" HLA-Gruppen, v. a. von HLA-G, zu einer Hemmung immunkompetenter Zellen führt (vgl. Kap. 3 F. Würfel), v. a. der NK-Zellen (Donadi et al. 2011; Lin et al. 2007; Selmani et al. 2009), aber auch der T-Lymphozyten (Donadi et al. 2011; Pietra et al. 2010; Selmani et al. 2009; Zheng et al. 2015) und Makrophagen (siehe Kap. 8 Einenkel) Das gilt grundsätzlich auch für HLA-E: Seine Expression verhindert z. B. die NK-Zell-vermittelte Zelllyse (Drukker et al. 2002).

18.2.3 HLA-F und HLA-G in malignen Tumoren

Das Vorkommen insbesondere von HLA-G, aber auch von HLA-F ist also im Wesentlichen auf Teile des Trophoblasten/der Plazenta sowie immunkompetente Zellen beschränkt. Auf epithelialen Geweben findet man sie, mit Ausnahme einiger endokriner Gewebe, definitiv nicht.

Bei einer malignen Transformation dieser Gewebe ändert sich die Situation. Tab. 18.2 und 18.3 geben anhand ausgewählter Literatur einen Überblick, in welchen Karzinomen

Tab. 18.2 Expression von HLA-F in verschiedenen Malignomen (Stand 1/22)

HLA-F-Expression/Tumorgewebe	Ausgewählte Literaturstellen
Bronchialkarzinom	Mitrou et al. (2016)
Leberlarzinom (hepatozellulär)	Zhang et al. (2012)
Magenkarzinom	Fruscio et al. (2017)
Mammakarzinom	Würfel (2014)
Neuroblastom	Morandi et al. (2013)
Ösophaguskarzinom	Zhang et al. (2013)

Tab. 18.3 Expression von HLA-G in verschiedenen Malignomen (Stand 1/22)

HLA-G-Expression/Tumorgewebe	Ausgewählte Literaturstellen
Blasenkarzinom	El-Chennawi et al. (2005)
Bronchialkarzinom	Schütt et al. (2010)
Kolonkarzinom	Cao et al. (2011)
Endometriumkarzinom	Bijen et al. (2010)
Glioblastom	Wischhusen et al. (2007)
Hodgkin-Lymphom	Diepstra et al. (2008)
Keimzelltumor (testikulär)	Karagöz et al. (2014)
Lymphom	Urosevic et al. (2002)
Magenkarzinom	Cao et al. (2011); Ishigami et al. (2015)
Malignes Melanom	Paul et al. (1999)
Mammakarzinom	Würfel (2014)
Mesotheliom	Kleinberg et al. (2006)
Neuronale Tumoren	Wischhusen et al. (2007)
Nierenkarzinom	Ibrahim et al. (2001)
Ösophaguskarzinom	Cao et al. (2011)
Ovarialkarzinom	Singer et al. (2003)
Pankreaskarzinom	Zhou et al. (2015)
Prostatakarzinom	Langat et al. (2006)
Rektumkarzinom	Reimers et al. (2014)
Schilddrüsenkarzinom	Bertol et al. (2020)
Zervixkarzinom	Ferguson et al. (2012)

HLA-F bzw. HLA-G nachgewiesen wurden. Allerdings exprimieren z. B. nicht alle Mamma-, Bronchial-, und Prostatakarzinome diese „embryonalen" Gruppen. Vielmehr treten diese Gruppen mit zunehmender Entdifferenzierung, also einer zunehmenden Aggressivität des Malignoms, auf.

Es gibt keinen Grund anzunehmen, dass diese „embryonalen“ HLA-Gruppen auf Tumorzellen anders mit dem Immunsystem interagieren als während der Implantation und der Schwangerschaft. Deshalb ist davon auszugehen, dass deren Expression auf Tumorzellen dazu führt, dass ein Angriff des Immunsystems, sei es durch NK-Zellen oder Lymphozyten, verhindert wird. Dieses „Escape-Phänomen“ der Malignome ist seit Langem bekannt (Ibrahim et al. 2001; Rouas-Freiss et al. 2005; Wischhusen et al. 2007; Zhou et al. 2015) und wohl einer der Hauptgründe für die oft enttäuschenden Ergebnisse von T-Zell- oder B-Zell-basierten Therapiekonzepten (Allen et al. 2015) und auch die eher moderate Ansprechrate der Immuno-Checkpointtherapie bei verschiedenen Karzinomen (Han et al. 2020; Meric-Bernstam et al. 2021; Pardoll 2012). Bei diesen Therapiemodalitäten geht es nämlich im Kern um eine Aktivierung eines lymphozytären Angriffes gegen die Tumorzellen (bzw. bestimmte, auf der Oberfläche exprimierte Neoantigene/Onkogene) oder ein Tuning von T-Lymphozyten (wie z. B. vermittels des PD1/PDL1-Systems). Wenn aber in der Schwangerschaft der „halbfremde“ bzw. komplett fremde Embryo (Eizell-/Embryonenspende) durch diese HLA-Gruppen so gut gegen eine Attacke der spezifischen, also der lymphozytären Immunabwehr gewappnet ist, um wie viel leichter fällt es dann dem Tumorgewebe, welches ja als körpereigen identifiziert wird.

Nahezu alle Publikationen zeigen, dass eine Expression bzw. eine hohe Expression dieser „embryonalen“ Gruppen – v. a. für HLA-G und seine solublen Varianten gut belegt –, stets mit einer schlechten bzw. besonders schlechten Prognose einhergeht (Bossard et al. 2012; Cao et al. 2011; Ferguson et al. 2012; Morandi et al. 2013; Schütt et al. 2010; Xu et al. 2015). Selbst der prognostisch günstige Effekt von tumorinfiltrierenden Lymphozyten (TIL) wird durch die Expression von z. B. HLA-E konterkariert (Pietra et al. 2010; Zheng et al. 2015). Umgekehrt verbessert sich die Prognose, wenn vormals nachgewiesenes HLA-G z. B. nach Chemotherapie verschwindet (Rutten et al. 2014). Insofern verwundert es nicht, dass diese „embryonalen“ Gruppen einen wichtigen Prognosefaktor für de facto alle Karzinome darstellen (Bijen et al. 2010; Cao et al. 2011; Donadi et al. 2011; Guo et al. 2015; Schütt et al. 2010; Zeestraten et al. 2014).

Während bei der Implantation bzw. in der Schwangerschaft die Interaktionen zwischen den „embryonalen“ HLA-Gruppen/HLA-C und den Rezeptoren regelhaft und geordnet ablaufen, ist davon auszugehen, dass jegliche maligne Entdifferenzierung einer Zelle chaotisch abläuft und die Expression der einzelnen „embryonalen“ HLA-Gruppen sehr unterschiedlich ausfällt, selbst bei ein- und derselben Tumorentität und selbst bei vermeintlich sehr homogen klassifizierten Untergruppen (Beispiel:. Triple-negatives Mammakarzinom, TNC: Estrogenrezeptor-negativ, Progesteronrezeptor-negativ, HER_{2neu}-negativ, Grading G3). Es ist anzunehmen, dass diese Unterschiede in der „Wiedernutzbarmachung“ der embryonalen Gruppen u. a. dafür verantwortlich sind, dass selbst bei so einheitlich definierten Tumorentitäten wie dem hier beispielhaft genannten TNC individuell so unterschiedliche klinische Verläufe und auch Prognosen zu beobachten sind.

18.2.4 Tumorstammzellen (CSC)

Tumorstammzellen (CSC) exprimieren HLA-Antigene der Klasse I, wobei die Expression bei ein- und derselben Tumorentität ähnlich hoch wie im gesunden Gewebe sein kann, z. T. aber auch deutlich vermindert (Übersicht bei Hirohashi et al. 2015). Dasselbe gilt für die Expression der Klasse-II-Merkmale (Ravindran et al. 2019).

Was die Expressionsmuster immunsuppressiver Antigene/Gruppen, anbelangt, so zeigen Tumorstammzellen eine z. T. erhebliche Diversität.

So findet sich HLA-G auf CSCs bei akuter lymphatischer Leukämie (Locafaro et al. 2014), beim Kolonkarzinom (Özgül Özdemir et al. 2016) sowie den CSCs einer Reihe weiterer Malignome (Übersicht bei Tsuchiya und Shiota 2021).

HLA-E ist auf CSCs des Kolonkarzinoms nachgewiesen (Özgül Özdemir et al. 2016) und auch auf den CSCs einer Reihe weiterer Karzinome (Tsuchiya und Shiota 2021).

HLA-F lässt sich – auf der Basis von CSCs – in Metastasen des malignen Melanoms nachweisen (Degenhardt et al. 2010), wobei sich dessen Expression im Vergleich zum Primärmalignom als gesteigert zeigt.

Was Liganden für Immunocheckpoints auf T-Lymphozyten anbelangt, so exprimieren CSCs sie in unterschiedlichem Maße, u. a. PDL-1, Galectin-3, B7-H3 und B7-H4 (Übersicht u. a. bei Petroff et al. 2005), sowie B7-2 (auf CTLA-4 gerichtet), B7-H1 und B7-H5 (Tsuchiya und Shiota 2021).

Es ist davon auszugehen, dass CSCs auch noch weitere immunsuppressive Proteine exprimieren, darunter insbesondere sog. Pseudogene. Und es ist davon auszugehen, dass diese Expression von Tumorentität und Tumorentität ebenfalls variiert, was sich dann wiederum in dem unterschiedlichen Metastasierungspotenzial widerspiegelt, selbst wenn die Tumoren als histologisch und klinisch ähnlich eingestuft wurden.

18.2.5 HLA-Pseudogene

Unter Pseudogenen versteht man Gene, die für kein Protein codieren. Nach derzeitigem Verständnis sind das die HLA-Gruppen H–Z.

18.2.5.1 HLA-H

HLA-H wird im Zusammenhang mit der Hämochromatose gesehen (Parkkila et al. 1997). Es ist jedoch wohl so, dass, obwohl auf dem Chromosom 6 liegend, hier ein anderes Gen gemeint ist als das genuine Pseudogen HLA-H (WO/2021/005001 2020). Diese Gensequenz wurde neuerdings proteincodierend beschrieben (Parkkila et al. 1997; vgl. Kap. 3 F. Würfel). Da dieses HLA-H u. a. zu einer vermehrten Expression von HLA-E führt (Jordier et al. 2020), ist ein Zusammenhang mit dem embryonalen Invasionsprozess naheliegend.

Offengelegt ist mittlerweile ein diesbezüglich älteres Patentverfahren aus dem Jahr 2019 (WO/2021/005001 2020), in dem gezeigt wird, dass HLA-H auf verschiedenen

Malignomen (u. a. Mamma, Ovar, Blase) exprimiert wird und dass diese Expression zu einer z. T. sehr deutlichen Verschlechterung der Prognose führt.

18.2.5.2 HLA-J

Auch HLA-J wurde ursprünglich als Pseudogen klassifiziert (Würfel 2014). Allerdings wurde in der diesbezüglichen, ersten Publikation der Leserahmen („reading frame") falsch angesetzt (Messer et al. 1992). Tatsächlich startet das ATG (Startcodon) etwas später, wodurch sich eine exakte Codierung für ein Volllängenprotein ergibt (WO/2019/207039 2019).

Dies ist mittlerweile auch so publiziert (Würfel et al. 2020). Demnach ist HLA-J „semisolubel", d. h. es besitzt keinen Membrananker, findet sich aber dennoch in oft hohen Konzentrationen adhärent auf der Zellmembran. Hohe Expressionen finden sich an der embryonalen Invasionsfront und auf zahlreichen Karzinomen (Würfel 2014). Wie HLA-H verschlechtert seine Expression die Prognose z. T. hochsignifikant (WO/2019/207039 2019).

18.2.6 Klinische Umsetzung

Es gibt mittlerweile erteilte Patente, deren Inhalt die Nutzung der aberranten Expression der „embryonalen" HLA-Gruppen durch Malignome zu therapeutischen Zwecken ist. Im Fokus steht v. a. HLA-G. Mit einem therapeutischen Einsatz ist in einigen Jahren zu rechnen.

Bezüglich der Verbesserung der Kulturbedingungen bei ART-Behandlungen und/oder therapeutischen Ansätzen zur Stabilisierung der Schwangerschaft (Abortprophylaxe; z. B. WO/2019/207039 2019; WO/2021/005001 2020) bzw. zur Verhinderung von Pathologien wie z. B. der Präeklampsie gibt es auch Patente bzw. Patentverfahren (z. B. CA2321223A1 2009), doch ist in den kommenden Jahren wohl mit keiner Umsetzung in der klinischen Praxis zu rechnen.

18.2.7 Zusammenfassung

Es lässt sich festhalten, dass eine hohe Expression der nicht-klassischen HLA-Gruppen, also Klasse Ib, sowie einzelner Pseudogene (die keine sind; Klasse Iw) dazu führt, dass die Wahrscheinlichkeit einer embryonalen Implantation ansteigt. Mit zunehmender Expression bzw. mit zunehmendem „Missbrauch" durch Malignome steigt aber auch die Aggressivität deren Invasionsverhaltens, wodurch die Wahrscheinlichkeit der Metastasierung zu- und die Prognose z. T. dramatisch abnimmt.

Besonders ausgeprägt ist die Expression der Klasse-Ib- und -Iw-Gruppen wohl bei Tumorstammzellen, sehr ähnlich wie bei embryonalen/fetalen Stammzellen (ESC). Dies macht verständlich, dass sich die einen wie die anderen in verschiedenen Geweben ansiedeln können, ohne dass es zu einer effizienten Immunreaktion kommt. Hierbei ist zu berücksichtigen, dass die Wahrscheinlichkeit, dass sich CSCs bilden, ohnehin dann ansteigt, wenn es sich um ein aggressives Karzinom handelt, also eines, das sich ohnehin schon der „embryonalen" HLA-Gruppen „bedient".

18.3 Einige weitere Faktoren der embryonalen Implantation und ihre Verbindung zur Carcinogenese

Auch wenn das HLA-System das zentrale Identifikations- und Kommunikationssystem unseres Organismus ist, so spielen bei der embryonalen Implantation noch weitere Systeme und Faktoren eine Rolle. Und wie beim HLA-System (also die Klassen Ib und Iw betreffend) stehen auch sie in einer engen Verbindung zur Karzinomen.

18.3.1 Präimplantationsfaktor (PIF)

Der PIF wurde erstmals 1994 von Eytan R. Barnea beschrieben. Es handelt sich um ein relativ kleines Peptid mit 15 Aminosäuren. Er lässt sich bereits beim 2-Zell-Embryo nachweisen, seine Expression nimmt hin zur Morula bzw. der Blastozyste ständig zu. Der PIF entfaltet mehrere Effekte auf das Immunsystem. So

- fördert er die Adhäsion des Embryos durch Modulation verschiedener Adhäsionsproteine, insbesondere durch vermehrte Expression des Integrins $\alpha 2\beta 3$,
- wirkt er auf die Dezidualisation und erlaubt eine tiefere Invasion des Trophoblasten,
- agiert er antiinflammatorisch,
- hemmt er die Aktivität CD4- und CD8-positiver Zellen (z. T. T-Lymphozyten, Makrophagen),
- ist er apoptosehemmend.

Auf einer Chorionkarzinom-Zelllinie (JEG 3) fördert der PIF die Expression von HLA-E, -F und -G (Hakam et al. 2017). Das legt nahe, dass das an der trophoblastären Invasionsfront ähnlich ist und der PIF damit auch indirekt das Invasionsverhalten fördert und indirekt zu einer gezielten Immunsuppression beiträgt.

Chorionkarzinome gelten als besonders aggressiv und maligne. Dieses Verhalten unterstützt der PIF u. a. durch die Expressionsförderung, insbesondere von HLA-G nachhaltig. Auch beim Prostatakarzinom korreliert die Expression des PIF positiv mit der Aggressivität des Tumors und verschlechtert dementsprechend die Prognose (Raspollini et al. 2020).

18.3.2 Checkpoints/Checkpointliganden

Hierbei handelt es sich um Kommunikationssysteme vornehmlich zwischen antigenpräsentierenden Zellen (APC) und T-Lymphozyten, wobei die Rezeptoren auf den T-Lymphozyten sitzen (vgl. Kap. 3 F. Würfel). Mittlerweile ist belegt, dass auch andere Immunzellen involviert sein können, wie z. B. deziduale Makrophagen, Stromazellen, Endothelzellen und Hofbauer-Zellen (Schust et al. 2021). In der Interaktion mit den Liganden kommt es entweder zu einer Hemmung oder einer Aktivierung der Immunzellen, insbesondere der T-Lymphozyten. Tab. 18.4 gibt einen Überblick über wichtige Paarungen und ihre Funktion. Am bekanntesten ist derzeit wohl das PD-1/PD-L1-System („programmed death").

18.3.2.1 PD-1/PD-L1

PD-L1 („programmed death ligand") lässt sich an der Invasionsfront des Trophoblasten nachweisen, kaum jedoch auf dem Zytotrophoblasten (Lu et al. 2019). Hier wird v. a. PD-L2 exprimiert (Miko et al. 2019). Die Expression von PD-L1 nimmt im 2. Trimenon zu, auch an der Terminplazenta ist er noch nachzuweisen (Petroff et al. 2005). Das scheint auch für die Expression von PD-L2 zuzutreffen (Petroff et al. 2005). PD-L1 liegt auch in solubler Form vor und lässt sich die gesamte Schwangerschaft hindurch nachweisen.

PD-L1 wird in hohen Konzentrationen in Chorionkarzinomen und den meisten trophoblastassoziierten Tumoren nachgewiesen (Lu et al. 2019; Veras et al. 2017). Darüber hinaus findet man eine Expression in einer Vielzahl weiterer Malignome.

18.3.2.2 Weitere Checkpoints und Liganden

Darüber hinaus werden weitere Checkpointliganden auf dem Trophoblasten bzw. der Plazenta exprimiert, darunter

- CTLA4 (zytotoxisches T-Lymphozyten-assoziiertes Protein 4),
- LAG 3 (Lymphozyten-Aktivierungsgen 3),
- HVEM (Herpesvirus-Eintrittsmediator),
- TIM3 (T-Zell-Immunglobulin- und Mucin-enthaltende Domäne 3),

die allesamt hemmende Funktionen ausüben (Schust et al. 2021).

Weitere, die derzeit Bedeutung erlangt haben, sind IDO, TIGIT, VISTA CD 200 (siehe hierzu Kap. 3 F. Würfel), z. T. sind auch sie bereits auf Trophoblasten nachgewiesen (wie z. B. CD200).

Daneben findet sich auch die Expression aktivierender Liganden wie z. B. ICOS. Diese Expression fällt aufs Ganze gesehen weniger ins Gewicht, sodass davon auszugehen ist, dass – wie bei den HLA-Gruppen – die hemmenden Liganden die Funktion, also die immunsuppressive Wirkung bestimmen. Über die Bedeutung der aktivierenden Liganden kann man derzeit nur spekulieren. Vermutlich dienen sie der

Tab. 18.4 Übersicht über wichtige Checkpoints und ihre Liganden. (Modifiziert nach Pardoll 2012) (Stand 1/22)

Antigenpräsentierende Zelle (APC) / Ligand	T-Zelle/Rezeptor	Funktion	
PD-L1 (B7-H1; CD274)	PD-1 (CD279)	Hemmend	„Programmed death“
PD-L2 (B7-DC; CD273)	PD-1 (CD279)	Hemmend	
CD80 (B7-1)	CTLA4 (CD152)	Hemmend	„Cytotoxic T-lymphocyte associated protein“
CD86 (B7-2)	CTLA4 (CD152)	Hemmend	
CD276 (B7-H3)	CD28	Hemmend	
VTCN1 (B7-H4)	CD28; MIM 186760	Hemmend	„V-set domain-containing T-cell activation inhibitor“
CD270 (HVEM)	BTLA (CD272)	Hemmend	„Herpesvirus entry mediator“ „B- and T-lymphocyte attenuator“
GAL9	TIM-3 (HAVCR-2)	Hemmend	„Galectin“; „T-cell immunoglobulin mucin“; „Hepatitis A virus cellular receptor “
MHC II; FPL1	LAG-3 (CD223)	Hemmend	„Fibrinogen-like protein“; „Lymphocyte-activation gene“
CD80 (B7-1)	CD28	Aktivierend	
CD86 (B7-2)	CD28	Aktivierend	
ICOS-L (B7-H2; CD275)	ICOS (CD152)	Aktivierend	„Inducible T-cell costimulator“
4-1BB-L (TNFSF9; CD137L)	4-1BB (CD137)	Aktivierend	„Tumor necrosis factor receptor superfamily member“
OX40-L (TNFSF4; CD252)	OX40 (CD134)	Aktivierend	
CD70 (TNFSF7)	CD27	Aktivierend	

„Feinabstimmung“ beim Invasionsprozess, der ja auch ab einem bestimmten Zeitpunkt „abgebremst“ werden muss (vgl. Placenta accreta, increta, percreta).

18.3.3 Derzeitige therapeutische Umsetzung

Das Hauptgebiet der klinischen Anwendung ist derzeit zweifellos die Onkologie. Vom Grundsatz her führen die entsprechenden Liganden zu einer Hemmung oder Aktivierung

Tab. 18.5 Übersicht über Checkpointinhibitoren und -agonisten, die neben PD1/PD-L1 als Pharmaka in klinischer Prüfung sind. (Modifiziert nach Meric-Bernstam et al. 2021) (Stand 1/22)

Checkpointinhibitor	Pharmakon	**Checkpointagonist**	Pharmakon
Anti-CTLA-4	Tremelimumab	4-1BB	Utomilumab, Urelumab
Anti-TIM-3	LY3321367	OX40	PF-04518600
Anti-LAG-3	Relatlimab	GITR	ASP1951, AMG228, TRX518, MK-4166
Anti-PVRIG	COM701	ICOS	KY1044
Anti-TIGIT	Tiragolumab	CD27	MK-5890

Tab. 18.6 Übersicht über verfügbare Wirkstoffe/Medikamente auf Basis von Checkpointinhibitoren bzw. des PD1-Liganden (Stand 1/22)

Zielstruktur	Wirkstoff	Zulassung	Indikationen
PD-1	Nivolumab	EU	u. a. Melanom, nicht-kleinzelliges Bronchialkarzinom, Nierenzellkarzinom, Urothelkarzinom, klassisches Hogkin-Lymphom
	Pembrolizumab	EU	Ähnlich wie Nivolumab
	Cemiplimab	USA	Plattenepithelkarzinom
PD-L1	Atezolizumab	EU	Urothelkarzinom, nicht-kleinzelliges Bronchialkarzinom
	Avelumab	EU	Merkel-Zell-Karzinom
	Durvalumab	USA	u. a. Bronchialkarzinom, Blasenkarzinom
CTLA-4	Ipilimumab	EU	Melanom

der dazugehörigen Checkpoints (also den Rezeptoren). Da nun einige Karzinome Liganden exprimieren bzw. überexprimieren, können sie die Aktivität vornehmlich der T-Zellen regulieren.

Da Karzinome bevorzugt hemmende Liganden auf ihrer Oberfläche zeigen, kommt es meist zu einer Herabregulation der T-Zell-Aktivität. Besetzt man nun den Checkpointrezeptor durch ein entsprechendes Pharmakon, ohne dass in der Zelle eine intrinsische Aktivität ausgelöst wird, blockiert man also diesen Rezeptor: so kann die T-Zell-Aktivität durch das Malignom nicht mehr gehemmt werden, wodurch es zu einem Angriff der T-Zellen kommen kann. Die derzeit verfügbaren Medikamente zielen auf PD1 und CTLA-4 ab (siehe Tab. 18.6) weitere sind in klinischer Erprobung (Tab. 18.5).

Da es aber auch Checkpointrezeptoren gibt, die die die Aktivität der T-Zellen hochregulieren, sind ebenfalls Substanzen in Erprobung, die an diese Rezeptoren binden, um die Aktivität der T-Zellen noch zu steigern (Agonisten; siehe Tab. 18.5). Therapeutisch verfügbar ist bislang keiner der Agonisten.

Anders ist es bei den Antikörpern gegen Liganden. Solche sind als Therapeutikum verfügbar, bislang allerdings nur gegen den PD-1-Liganden. Das dabei verfolgte Therapiekonzept ist hier freilich ein anderes. Hier wird nämlich der Ligand als Ziel einer antitumorösen Antikörpertherapie („Target“) instrumentalisiert, sozusagen eine „klassische“ Antigen-Antikörper-Interaktion herbeigeführt.

Zurück zur Schwangerschaft. Blockiert man (im Mausmodell) den PD1-Checkpoint, sodass der PD1-Ligand seine hemmende Wirkung nicht mehr entfalten kann, kommt es zu einer signifikant erhöhten Abortrate (Zeng et al. 2020). Dies sind erste Ergebnisse, die zeigen, dass z. B. Checkpointagonisten oder -antagonisten durchaus in der Lage sind, den Schwangerschaftsverlauf zu beeinflussen. Erstrebenswert wären deshalb auf der Basis dieses zellulären Kommunikationssystems medikamentöse Strategien zur Abortprophylaxe bzw. zur Prophylaxe von Schwangerschaftspathologien wie z. B. der Präeklampsie.

18.3.4 Zusammenfassung

Neben dem HLA-System finden sich noch weitere Kommunikations- und Funktionssysteme, die den Verlauf einer Schwangerschaft bestimmen, insbesondere aufgrund ihrer Fähigkeit, v. a. die spezifische Immunabwehr, also die T-Zell-, aber auch die B-Zell-Funktion, modulieren zu können. Hierzu zählt insbesondere das Checkpoints/Checkpointligandensystem, aber auch der PIF. Auch diese physiologischen Funktionsmechanismen werden von verschiedenen Malignomen „missbraucht“, um die Immunabwehr zu manipulieren. Auch hierbei ist es offenbar so, dass die Prognose der Krebserkrankung mit zunehmenden Maß dieser missbräuchlichen „Nutzung“ sinkt.

Noch völlig am Anfang steht die Wissenschaft mit der Evaluierung dieser Funktionssysteme für die Regulation des Schwangerschaftsverlaufes; an eine klinische Anwendung ist damit derzeit noch gar nicht zu denken. Es zeichnen sich freilich schon jetzt erste klinische Einsatz-Perspektiven ab.

18.4 Krebs und Schwangerschaft

18.4.1 Krebsrisiko nach Schwangerschaft

18.4.1.1 Datenlage bezüglich verschiedener Karzinome

Das Risiko, an Brustkrebs zu erkranken, reduziert sich mit der Zahl der ausgetragenen Schwangerschaften (Kalache et al. 1993). Zudem scheint die erste Geburt in einem niedrigeren Lebensalter protektiver zu sein als in einem höheren (Hsieh et al. 1994), auch wenn es gegenläufige Studienergebnisse gibt (Kalache et al. 1993). Allerdings scheint der „Alterseffekt“ deutlich weniger bedeutsam zu sein als die Parität (Kalache et al. 1993) bzw. eine hohe Parität (Vecchia et al. 1989).

Es ist schon länger bekannt, dass Parität bzw. eine hohe Parität das Risiko, an einem Ovarialkarzinom zu erkranken, (sukzessive) reduziert (Adami et al. 1994; Collaborative Group 2002). Belegt wurde das vor ein paar Jahren durch eine große Auswertung von Gaitskell et al. (2022) im Rahmen der „Million Women Study" (korrekt: 1,1 Mio. Frauen erfasst). Demnach haben Nulliparae im Vergleich zu Primiparae im Schnitt ein um 24 % erhöhtes Risiko, ein Ovarialkarzinom zu entwickeln und dieses Risiko nimmt mit jeder weiteren Geburt um ca. 6 % ab. Allerdings gab es Unterschiede bei den histologischen Typen; seröse und muzinöse Karzinome zeigten kaum Unterschiede, endometrioide und Klarzellkarzinome hingegen signifikante. Ein gewisse, aber nur sehr geringe Risikominderung konnte für das Stillen belegt werden (Collaborative Group 2002).

Beim Zervixkarzinom ist die Situation anders. Hier nimmt das Risiko, ein solches zu entwickeln, mit der Parität zu (Brinton et al. 1989; Jensen et al. 2013). Allerdings scheint das nur auf Plattenepithel- und nicht auf Adenokarzinome zuzutreffen (Brinton et al. 1989). Und Plattenepithel-, aber nicht Adenokarzinome beruhen ja weitgehend auf einer chronischen HPV-Infektion mit bestimmten Hochrisikoserotypen (Muñoz et al. 2002).

Beim Endometriumkarzinom ist es wie beim Mamma- und Ovarialkarzinom: Das Risiko, daran zu erkranken, nimmt mit der Parität ab (Wu et al. 2015). Es wird oft vermutet, dass hormonelle Einflüsse (z. B. auch die hormonelle Kontrazeption) hier eine (entscheidende) Rolle spielen. Zumindest bei Nulliparae ist das offenbar aber nicht der Fall (Schonfeld et al. 2012).

Auch beim Blasenkarzinom senkt die ansteigende Parität das Erkrankungsrisiko (Cantor et al. 1992), nachgewiesen auch durch eine Metaanalyse (Bai et al. 2017).

Beim Magen- und Dickdarmkarzinom, den beiden häufigsten Tumoren des Intestinaltraktes, ist eine positive Korrelation mit der Parität beschrieben (Wernli et al. 2009), wobei diese Aussage zumindest beim Magenkarzinom nicht ganz unumstritten ist (Chen et al. 2016).

Beim Lungenkrebs (Bronchialkarzinom) zeigen bereits frühere Daten, dass mit zunehmender Parität das Risiko, daran zu erkranken, sinkt (Paulus et al. 2010). Dies wird durch eine aktuelle Metaanalyse bestätigt (Yin et al. 2020). Auch soll ein niedriges Lebensalter bei der ersten Geburt protektiv sein. Diese Zusammenhänge zeigen sich auch bei der Bereinigung der Daten von Raucherinnen versus Nichtraucherinnen (Yin et al. 2020).

18.4.1.2 Besteht ein immunologischer Hintergrund?

Insbesondere bei hormonabhängigen Karzinomen ist man lange Zeit davon ausgegangen, dass es insbesondere die Östrogene sind, die die Prognose maßgeblich bestimmen. Bei nicht hormonabhängigen Karzinomen greift diese Hypothese nicht, wenngleich weitaus mehr Gewebe z. B. Estrogenrezeptoren aufweisen als gemeinhin angenommen, so z. B. auch die Lunge (Hsu et al. 1713) oder der Darm (Yang et al. 2017).

Die Tatsache, dass mit zunehmender Parität das Risiko, an einem bestimmten Karzinom zu erkranken, im Großen und Ganzen abnimmt, widerspricht der Estrogenhypothese, da gerade während einer Schwangerschaft durchgehend sehr hohe Estrogenwerte erreicht werden; und da müsste das Risiko Schwangerschaft für Schwangerschaft eigentlich ansteigen.

Wie schon aufgezeigt, bildet sich in jeder Schwangerschaft ein immunologisches Gedächtnis bezüglich der HLA-Präsentation und der Präsentation anderer Antigene der Invasionsfront aus (vgl. Kap. 11 Thiele et al.). Die Gedächtniszellen, die sich hierbei bilden, umfassen nicht nur die spezifische Immunabwehr, sondern auch NK-Zellen und evtl. noch weitere. Mit anderen Worten: Nach einer Schwangerschaft kennt der Organismus den „rechten Gebrauch" aller dieser immunmodulierenden Gruppen und Antigene.

Wie dargestellt, können Karzinome diese Gruppen und Antigene missbrauchen. Allerdings sind Karzinome chaotisch, sodass – wie ebenfalls bereits dargestellt – davon auszugehen ist, dass dieser „Missbrauch" von Karzinom zu Karzinom (sehr) unterschiedlich ausfällt. Zudem ist zu berücksichtigen, dass jede Tumorzelle eine (körper-) „eigene" Zelle darstellt, also ebenso wie alle anderen Zellen des Organismus durch den „klassischen" HLA-Code mehr oder minder identifiziert und somit auch schon vergleichsweise gut geschützt ist – insofern müssen zusätzliche Schutzmechanismen nicht so extrem ausgebildet werden wie in der Schwangerschaft.

Existiert nun durch eine oder – ganz besonders – durch mehrere vorangehende Schwangerschaften ein korrektes Gedächtnis, ist die Vermutung naheliegend, dass die Signatur der Tumorzellen als die erkannt wird, die sie ist: eine fehlerhafte. Und wenn dem so ist, dann wäre die Folge die, dass Tumorzellen, die falsche Signaturen zeigen, angegriffen werden.

Die einzige wirkliche Ausnahme stellt das HPV-induzierte Plattenepithelkarzinom der Cervix uteri dar. Virusinfektionen bzw. deren Aktivierung nehmen in der Schwangerschaft eher zu als ab. Das hat v. a. mit der geänderten Reaktionslage des Immunsystems zu tun (TH-2-Shift). Diese würde sich dann von Schwangerschaft zu Schwangerschaft steigern. Vermutlich ist das die Erklärung für die Sonderstellung des HPV-positiven Zervixkarzinoms.

18.4.2 Schwangerschaft nach einer Krebserkrankung

18.4.2.1 Eingeschränkte Fertilität

Bei Zustand nach einer Malignomerkrankung ist die Wahrscheinlichkeit, schwanger zu werden und ein Kind zu gebären, signifikant reduziert (Anderson et al. 2018); besonders ausgeprägt ist diese Tatsache beim Mamma- (Froelich 2021; Lambertini et al. 2021) und Zervixkarzinom, bei Tumoren des ZNS und Leukämien (Anderson et al. 2018), wobei die Wahrscheinlichkeit einer Schwangerschaft mit zunehmendem Abstand von der Behandlung abnimmt, auch beim M. Hodgkin – freilich nicht bei anderen Leukämien (Anderson et al. 2018).

18.4.2.2 Datenlage bezüglich verschiedener Karzinome

Kommt es nach einer Brustkrebserkrankung zu einer Schwangerschaft, so ist das Risiko, erneut zu erkranken, wohl nicht erhöht (Durrani et al. 2018). Das gilt auch für jüngere Frauen (<36 Jahren); interessanterweise dominieren in diesem Kollektiv die rezeptornegativen Karzinome (Córdoba et al. 2012). Bei diesen Schwangerschaften ist nicht nur die Abortrate erhöht (bis zu 25 %, auch bei jungen Frauen; Collaborative Group 2002), sondern auch die Frühgeburtlichkeit und fetale Wachstumsrestriktionen (SGA) (Lambertini et al. 2021), ganz besonders bei Zustand nach Chemotherapie (Lambertini et al. 2021). Eine Erhöhung der Fehlbildungsrate besteht hingegen nicht (Froelich 2021; Lambertini et al. 2021).

Kommt es insbesondere während (oder kurz nach) einer Schwangerschaft zur Entwicklung eines Mammakarzinoms, so ist von einer schlechteren Prognose auszugehen als außerhalb der Schwangerschaft (Shao et al. 2020).

Schwangerschaften nach einem Ovarialkarzinom sind eher eine Rarität, da eine radikale Erstversorgung üblich ist. Bei Frühstadien, also Tumorstadien unter FIGO Ic, oder Borderlinetumoren kann eine fertilitätserhaltende Vorgehensweise – wenn von der Patientin ausdrücklich gewünscht – durchgeführt werden. Dementsprechend gibt es keine so großen Erfahrungen wie beim Mammakarzinom. Die vorliegenden Studien zeigen, dass eine Schwangerschaft die Prognose der Grunderkrankung nicht verschlechtert (Fruscio et al. 2016, 2017; Ratanasrithong und Benjapibal 2017; Vasconcelos und Sousa 2015), unabhängig vom histologischen Typ und auch unabhängig vom Grading (Fruscio et al. 2016).

Anders als beim Mammakarzinom verschlechtert sich die Prognose bei einem Ovarialkarzinom, das sich während der Schwangerschaft entwickelt, offenbar nicht (Fruscio et al. 2017).

Die Erstdiagnose eines Zervixkarzinoms während einer Schwangerschaft ist eher selten (Beharee et al. 2019). Bislang ist nicht endgültig geklärt, ob die Schwangerschaft die Progression beschleunigt (Beharee et al. 2019), mehrere Studien legen das freilich nahe (Morice et al. 2012; Shiping und Lushan 2018), insbesondere bei HPV-positiven Zervixkarzinomen (Beharee et al. 2019) (siehe oben).

Das Bronchialkarzinom während einer Schwangerschaft ist eine Rarität, ist aber im Zunehmen begriffen. Histologisch dominiert der nicht-kleinzellige Typ (Mitrou et al. 2015). Die Prognose gilt als sehr schlecht, wobei metastatische Absiedelungen in der Plazenta oder sogar im Fetus gar nicht selten vorkommen sollen (Mitrou et al. 2015).

18.4.2.3 Immunologische Betrachtungen

Die Tatsache, dass die Wahrscheinlichkeit für den Eintritt einer Schwangerschaft nach einer Krebserkrankung und deren Behandlung vermindert ist, beruht zu einem Teil sicher darauf, dass z. B. Radiationes und/oder Chemotherapien (und wohl auch bestimmte AK-Therapien) – trotz aller derzeit möglichen Vorsichtsmaßnahmen – zu einer Beeinträchtigung des Eizellpools (und auch der Spermatogenese) führen. Hierzu passt, dass gerade nach Chemotherapien Aborte, fetale Wachstumsrestriktionen und die Frühgeburtlichkeit gehäuft auftreten (Froelich 2021; Lambertini et al. 2021). Gerade diese Pathologien zeigen aber zugleich auf, dass sich die Implantationsbedingungen offenbar auch verschlechtert haben, denn: Es bestehen auch erste Hinweise auf eine Zunahme von Schwangerschaftspathologien unter Verwendung zuvor kryokonservierter Oozyten/Embryonen (Dhonnabháin et al. 2022).

Verschlechterte Implantationsbedingungen sind in erster Linie ein Beleg für Störungen der immunologischen Steuerung des Einnistungsprozesses und des weiteren Schwangerschaftsverlaufes. In mehreren vorangehenden Kapiteln wurde eindrücklich gezeigt, wie komplex die diesbezüglichen Zusammenhänge und wie vielfältig damit die Störfaktoren sind; gerade bei AK-Strategien, die in irgendeiner Weise immunmodulierend wirken, muss das zukünftig noch mehr Beachtung finden. Nicht ganz von der Hand zu weisen ist zudem, dass eine Krebserkrankung ein „falsches" immunologisches Gedächtnis induziert, was sich dann hinderlich bei der Nidation und auch danach auswirkt.

Ist einer Krebserkrankung nämlich keine Schwangerschaft vorausgegangen, dann besteht naturgemäß auch kein korrektes immunologisches Gedächtnis an die Schwangerschaft bzw. den Schwangerschaftsablauf per se (vgl. Kap. 11 Thiele et al.), weswegen der dargestellte, vermutete Schutzeffekt nicht greifen kann. Das hat sicher auch eine Bedeutung für eine unterschiedliche Prognose.

Das Auftreten eines Karzinoms während einer Schwangerschaft ist demgegenüber nochmals eine andere Situation. Ein immunologisches Gedächtnis besteht meist noch nicht (bildet sich etwa im 2. Trimenon) – und wenn, dann ist es erst schwach ausgebildet –, gleichzeitig zirkulieren von der Schwangerschaft her immunsuppressive HLA-Gruppen, wie z. B. solubles HLA-G oder das semisoluble HLA-J. Nützt nun ein Tumor für die Propagierung seines aggressiven Invasionsverhaltens (wie z. B. das Bronchialkarzinom) intensiv die „embryonalen" HLA-Gruppen, dann wird ihm die Immunitätslage der Schwangerschaft zuspielen, mit der Folge einer explosionsartigen Ausbreitung. Freilich, benützt das Malignom diese Gruppen nicht oder kaum, so hat es ohnehin ein weniger aggressives Invasionsverhalten und wird auch von der allgemeinen Immunitätslage in der Schwangerschaft deutlich weniger profitieren.

18.5 Zusammenfassung

Unzweifelhaft hat die Immunologie durch die Verleihung der Nobelpreise einen enormen Auftrieb bekommen, da dadurch gezeigt wurde, dass das körpereigene Immunsystem sehr wohl und durchaus effektiv in der Lage ist, Malignome und ihre ggf. metastatischen Absiedelungen zu bekämpfen. Seither wird versucht, die verschiedensten Funktionen des Immunsystems therapeutisch zu nutzen (vgl. auch CAR-T-Zell-Therapie; CAR-T-Zellen = chimäre Antigenrezeptor-T-Zellen) und neue „Targets" zu definieren.

Doch hierbei tun sich einige wesentliche Probleme auf: Zum einen ist das Immunsystem ein komplexes Funktionssystem mit verschiedenen Armen, zum anderen ist es ein „intelligentes“ Körpersystem – es besitzt Lernfähigkeit und Gedächtnis. Das macht das Verstehen und die Analyse der vernetzten Funktionsabläufe schwierig.

Auf der anderen Seite stehen die Malignome, die in sehr unterschiedlicher Weise eine zelluläre Transformation bzw. Regression und Entdifferenzierung durchlaufen bzw. durchlaufen haben. Diese Prozesse sind durchwegs chaotisch, sodass selbst in klar und eng definierten Patientenkollektiven (wie z. B. beim Mammakarzinom) sehr unterschiedliche klinische Verläufe zu beobachten sind – sich also das anscheinend identische Malignom von Patientin zu Patientin anders verhält.

Das alles macht die Zuordnung von wissenschaftlichen Ergebnissen schwierig; zudem ist die therapeutische Umsetzung nicht selten voller (unliebsamer) Überraschungen.

Demgegenüber sind Implantation und die Schwangerschaft ein klar definierter Prozess, der nach strikten Regeln abläuft – wenn er denn gelingen soll. Zudem stellt die Schwangerschaft die mit Abstand größte physiologische Herausforderung für Embryo/Fetus einerseits und werdende Mutter andererseits da, die wir kennen. Mit anderen Worten: Hier sind die Immunsysteme maximal gefordert und müssen „zeigen, was sie können“.

Vor diesem Hintergrund ist ein intensives Studium des „Modells Schwangerschaft“ nicht nur naheliegend, sondern aufgrund klarer Funktionsabläufe auch einfacher. Und es ist reine Physiologie.

Den bisher gemachten Darstellungen könnten noch einige hinzugefügt werden, wie z. B. die Bedeutung der Onkogene (bestimmte Onkogene werden z. B. vom Trophoblasten exprimiert), das Verhalten der Makrophagen, der DCs, der Tregs und Bregs usw. Größtenteils ist dies in den anderen Kapiteln dieses Buches bereits ausführlich beschrieben und diskutiert worden.

Alle diese physiologischen Funktions- und Regulationssysteme sind für Implantation und Schwangerschaft essenziell. Sie sind Grundlage unserer Existenz. Doch sie können eben auch missbraucht werden, gänzlich oder zum Teil, wie eben von Malignomen, aber auch im Rahmen von Autoimmunerkrankungen. Und so münden sie in pathologische Abläufe.

Es wäre demzufolge ein fataler Irrtum zu glauben, dass z. B. das System „Checkpoints/Checkpointliganden“ von der Evolution „designt“ wurde, damit wir heutzutage wirksame onkologische Therapiestrategien entwickeln und einsetzen können. Tatsächlich handelt es sich um physiologische Mechanismen, deren tiefergehendes Verständnis uns lehren kann, welche Strategien z. B. Malignome verfolgen und wie ihr ihnen nachhaltig und effektiv begegnen können.

Literatur

Adami HO, Lambe M, Persson I, Ekbom A, Hsieh CC, Trichopoulos A, Leon D, Janson PO (1994) Parity, age at first childbirth, and risk of ovarian cancer. The Lancet 344(8932):1250–1254. https://doi.org/10.1016/S0140-6736(94)90749-8

Allen CT, Clavijo PE, Van Waes C, Chen Z (2015) Anti-tumor immunity in head and neck Cancer: understanding the evidence, how tumors escape and immunotherapeutic approaches. Cancers (Basel) 7(4):2397–2414. https://doi.org/10.3390/cancers7040900. PMID: 26690220; PMCID: PMC4695900

Anderson RA, Brewster DH, Wood R, Nowell S, Fischbacher C, Kelsey TW, Wallace WHB (2018) The impact of cancer on subsequent chance of pregnancy: a population-based analysis. Hum Reprod 33(7):1281–1290. https://doi.org/10.1093/humrep/dey216. PMID: 29912328; PMCID: PMC6012597

Bai Y, Wang X, Yang Y, Tang Y, Wang J, Han P (2017) Parity and bladder cancer risk: a dose-response meta-analysis. BMC Cancer 17(1):31–42. https://doi.org/10.1186/s12885-016-3023-5. PMID: 28061845; PMCID: PMC5219774

Beharee N, Shi Z, Wu D, Wang J (2019) Diagnosis and treatment of cervical cancer in pregnant women. Cancer Med 8(12):5425–5430. https://doi.org/10.1002/cam4.2435. Epub 2019 Aug 6. PMID: 31385452; PMCID: PMC6745864

Bertol BC, de Araújo JNG, Sadissou IA, Sonon P, Dias FC, Bortolin RH, de Figueiredo-Feitosa NL, de Freitas LCC, de Miranda Henrique Tarrapp SR, de Oliveira Ramos CC, Luchessi AD, de Freitas JCOC, Maciel LMZ, Silbiger VN, Donadi EA (2020) Plasma levels of soluble HLA-G and cytokines in papillary thyroid carcinoma before and after thyroidectomy. Int J Clin Pract 74(10):e13585. https://doi.org/10.1111/ijcp.13585

Bijen CB, Bantema-Joppe EJ, de Jong RA, Leffers N, Mourits MJ, Eggink HF, van der Zee AG, Hollema H, de Bock GH, Nijman HW (2010) The prognostic role of classical and nonclassical MHC class I expression in endometrial cancer. Int J Cancer 126(6):1417–1427. https://doi.org/10.1002/ijc.24852

Bossard C, Bézieau S, Matysiak-Budnik T, Volteau C, Laboisse CL, Jotereau F, Mosnier JF (2012) HLA-E/β2 microglobulin overexpression in colorectal cancer is associated with recruitment of inhibitory immune cells and tumor progression. Int J Cancer 131(4):855–863. https://doi.org/10.1002/ijc.26453

Brinton LA, Reeves WC, Brenes MM, Herrero R, De Briiton RC, Gaitan E, Tenorio F, Garcia M, Rawls WE (1989) Parity as a risk factor for cervical cancer. Am J Epidemiol 130(3):486–496. https://doi.org/10.1093/oxfordjournals.aje.a115362

CA2321223A1 HLA (2009). linked pre-eclampsia and miscarriage susceptibility gene

Cantor KP, Lynch CF, Johnson D (1992) Bladder cancer, parity, and age at first birth. Cancer Causes Control 3:57–62. https://doi.org/10.1007/BF00051913

Cao W, Brenner CA, Alikani M, Cohen J, Warner CM (1999) Search for a human homologue of the mouse Ped gene. Mol Hum Reprod 5(6):541–547. https://doi.org/10.1093/molehr/5.6.541

Cao M, Yie SM, Liu J, Ye SR, Xia D, Gao E (2011) Plasma soluble HLA-G is a potential biomarker for diagnosis of colorectal, gastric, esophageal and lung cancer. Tissue Antigens 78(2):120–128. https://doi.org/10.1111/j.1399-0039.2011.01716.x

Chen J, Gong TT, Wu QJ (2016) Parity and gastric cancer risk: a systematic review and dose-response meta-analysis of prospective cohort studies. Sci Rep 4(6):18766. https://doi.org/10.1038/srep18766

Chen H, Zhang N, Li T, Guo J, Wang Z, Yang M, Gao L (2012) Human umbilical cord Wharton's jelly stem cells: immune property genes assay and effect of transplantation on the immune cells of heart failure patients. Cell Immunol 276(1–2):83–90. https://doi.org/10.1016/j.cellimm.2012.03.012

Collaborative Group on Hormonal Factors in Breast Cancer (2002) Breast cancer and breastfeeding: collaborative reanalysis of individual data from 47 epidemiological studies in 30 countries, including 50302 women with breast cancer and 96973 women without the disease. Lancet 360(9328):187–195. https://doi.org/10.1016/S0140-6736(02)09454-0

Contini P, Murdaca G, Puppo F, Negrini S (2020) HLA-G expressing immune cells in immune mediated diseases. Front Immunol 11:1613–1619. https://doi.org/10.3389/fimmu.2020.01613

Córdoba O, Bellet M, Vidal X, Cortés J, Llurba E, Rubio IR, Xercavins J (2012) Pregnancy after treatment of breast cancer in young women does not adversely affect the prognosis. The Breast 21:272–275. https://doi.org/10.1016/j.breast.2011.10.001

Degenhardt Y, Huang J, Greshock J, Horiates G, Nathanson K, Yang X, Herlyn M, Weber B (2010) Distinct MHC gene expression patterns during progression of melanoma. Genes Chromosomes Cancer 49(2):144–154. https://doi.org/10.1002/gcc.20728. PMID: 19862823; PMCID: PMC2796267

Desoye G, Dohr GA, Motter W, Winter R, Urdl W, Pusch H, Uchanska-Ziegler B, Ziegler A (1988) Lack of HLA class I and class II antigens on human preimplantation embryos. J Immunol 140:4157–4159

Dhonnabháin BN, Elfaki N, Fraser K, Petrie A, Jones BP, Saso S, Hardiman PJ, Getreu N (2022) A comparison of fertility preservation outcomes in patients who froze oocytes, embryos, or ovarian tissue for medically indicated circumstances: a systematic review and meta-analysis. Fertil Steril 117:1266–1276. https://doi.org/10.1016/j.fertnstert.2022.03.004

Diepstra A, Poppema S, Boot M, Visser L, Nolte IM, Niens M, Te Meerman GJ, van den Berg A (2008) HLA-G protein expression as a potential immune escape mechanism in classical Hodgkin's lymphoma. Tissue Antigens 71(3):219–226. https://doi.org/10.1111/j.1399-0039.2008.01005.x

Donadi EA, Castelli EC, Arnaiz-Villena A, Roger M, Rey D, Moreau P (2011) Implications of the polymorphism of HLA-G on its function, regulation, evolution and disease association. Cell Mol Life Sci 68(3):369–395. https://doi.org/10.1007/s00018-010-0580-7

Drukker M, Katz G, Urbach A, Schuldiner M, Markel G, Itskovitz-Eldor J, Reubinoff B, Mandelboim O, Benvenisty N (2002) Characterization of the expression of MHC proteins in human embryonic stem cells. Proc Natl Acad Sci U S A. 9(15):9864–9869. https://doi.org/10.1073/pnas.142298299

Durrani S, Akbar S, Heena H (2018) Breast cancer during pregnancy. Cureus 10(7):e2941. https://doi.org/10.7759/cureus.2941. PMID: 30202672; PMCID: PMC6128597

El-Chennawi FA, Auf FA, El-Diasty AM, El-Daim MA, El-Sherbiny SM, Ali A, El-Baz M, El-Hameed MA, Paul P, Ibrahim EC, Carosella E, Ghoneim MA (2005) Expression of HLA-G in cancer bladder. Egypt J Immunol 12(1):57–64

Ferguson R, Ramanakumar AV, Koushik A, Coutlée F, Franco E, Roger M (2012) Biomarkers of cervical cancer risk study team. Human leukocyte antigen G polymorphism is associated with an increased risk of invasive cancer of the uterine cervix. Int J Cancer 131(3):E312–319. https://doi.org/10.1002/ijc.27356

Froelich W (2021) A study on the effects of pregnancy after breast cancer. Oncol Times 43:30–38. https://doi.org/10.1097/01.COT.0000733028.66984.9f

Fruscio R, Ceppi L, Corso S, Galli F, Dell'Anna T, Dell'Orto F, Giuliani D, Garbi A, Chiari S, Mangioni C, Milani R, Floriani I, Colombo N, Bonazzi CM (2016) Long-term results of fertility-sparing treatment compared with standard radical surgery for early-stage epithelial ovarian cancer. Br J Cancer 115(6):641–648. https://doi.org/10.1038/bjc.2016.254

Fruscio R, de Haan J, Van Calsteren K, Verheecke M, Mhallem M, Amant F (2017) Ovarian cancer in pregnancy. Best Practice & Research. Clin Obstet Gynaecol 41:108–117. https://doi.org/10.1016/j.bpobgyn.2016.09.013

Fuzzi B, Rizzo R, Criscuoli L, Noci I, Melchiorri L, Scarselli B, Bencini E, Menicucci A, Baricordi OR (2002) HLA-G expression in early embryos is a fundamental prerequisite for the obtainment of pregnancy. Eur J Immunol 32(2):311–315. https://doi.org/10.1002/1521-4141(200202)32:2<311

Gaitskell K, Hermon C, Barnes I, Pirie K, Floud S, Green J, Beral V, Reeves GK (2022) Million women study collaborators. Ovarian cancer survival by stage, histotype, and pre-diagnostic lifestyle factors, in the prospective UK Million Women Study. Cancer Epidemiol 76:102074. https://doi.org/10.1016/j.canep.2021.102074

Guo ZY, Lv YG, Wang L, Shi SJ, Yang F, Zheng GX, Wen WH, Yang AG (2015) Predictive value of HLA-G and HLA-E in the prognosis of colorectal cancer patients. Cell Immunol 293(1):10–16. https://doi.org/10.1016/j.cellimm.2014.10.003

Hackmon R, Pinnaduwage L, Zhang J, Lye SJ, Geraghty DE, Dunk CE (2017) Definitive class I human leukocyte antigen expression in gestational placentation: HLA-F, HLA-E, HLA-C, and HLA-G in extravillous trophoblast invasion on placentation, pregnancy, and parturition. Am J Reprod Immunol 77(6):151–162. https://doi.org/10.1111/aji.12643

Hakam MS, Miranda-Sayago JM, Hayrabedyan S, Todorova K, Spencer PS, Jabeen A, Barnea ER, Fernandez N (2017) Preimplantation Factor (PIF) promotes HLA-G, -E, -F, -C expression in JEG-3 choriocarcinoma cells and endogenous progesterone activity. Cell Physiol Biochem 43(6):2277–2296. https://doi.org/10.1159/000484378

Han Y, Liu D, Li L (2020) PD-1/PD-L1 pathway: current researches in cancer. Am J Cancer Res 10(3):727–742. PMID: 32266087; PMCID: PMC7136921

Hirohashi Y, Torigoe T, Tsukahara T, Kanaseki T, Kochin V, Sato N (2015) Immune responses to human cancer stem-like cells/cancer-initiating cells. Cancer Sci 107(1):12–17. https://doi.org/10.1111/cas.12830

Hsieh C, Pavia M, Lambe M, Lan SJ, Colditz GA, Ekbom A, Adami HO, Trichopoulos D, Willett WC (1994) Dual effect of parity on breast cancer risk. Eur J Cancer 30A(7):969–973. https://doi.org/10.1016/0959-8049(94)90125-2

Hsu LH, Chu NM, Kao SH (2017) Estrogen, estrogen receptor and lung Cancer. Int J Mol Sci 18(8):1713. https://doi.org/10.3390/ijms18081713. PMID: 28783064; PMCID: PMC5578103

Ibrahim EC, Guerra N, Lacombe MJ, Angevin E, Chouaib S, Carosella ED, Caignard A, Paul P (2001) Tumor-specific up-regulation of the nonclassical class I HLA-G antigen expression in renal carcinoma. Cancer Res 61(18):6838–6845

Ishigami S, Arigami T, Okumura H, Uchikado Y, Kita Y, Kurahara H, Maemura K, Kijima Y, Ishihara Y, Sasaki K, Uenosono Y, Natsugoe S (2015) Human leukocyte antigen (HLA)-E and HLA-F expression in gastric cancer. Anticancer Res 35(4):2279–2285

Jensen KE, Schmiedel S, Norrild B, Frederiksen K, Iftner T, Kjaer SK (2013) Parity as a cofactor for high-grade cervical disease among women with persistent human papillomavirus infection: a 13-year follow-up. Br J Cancer 108(1):234–239. https://doi.org/10.1038/bjc.2012.513

Jordier F, Gras D, De Grandis M, D'Journo XB, Thomas PA, Chanez P, Picard C, Chiaroni J, Paganini J, Di Cristofaro J (2020) HLA-H: transcriptional activity and HLA-E mobilization. Front Immunol 10:2986–2991. https://doi.org/10.3389/fimmu.2019.02986

Juch H, Dohr G (2004) Zur funktionellen Bedeutung des löslichen Oberflächen-Antigens HLA-G in der Blastozysenkultur der Assistierten Reproduktion. J Reproduktionsmed Endokrinol 1(3):165–170

Jurisicova A, Casper RF, MacLusky NJ, Mills GB, Librach CL (1996) HLA-G expression during preimplantation human embryo development. Proc Natl Acad Sci U S A 93(1):161–165. https://doi.org/10.1073/pnas.93.1.161

Kalache A, Maguire A, Thompson SG (1993) Age at last full-term pregnancy and risk of breast cancer. Lancet 341(8836):33–36. https://doi.org/10.1016/0140-6736(93)92497-h

Karagöz b, Haholu A, Ozgun A, Bilgi O, Tuncel T, Emirzeoglu L, Celik S, Demirel D (2014) HLA-G in testis germ cell tumors. J Clin Oncol 32(15 suppl):e15620–e15620

Kleinberg L, Flørenes VA, Skrede M, Dong HP, Nielsen S, McMaster MT, Nesland JM, Shih IeM, Davidson B (2006) Expression of HLA-G in malignant mesothelioma and clinically aggressive breast carcinoma. Virchows Arch 449(1):31–39. https://doi.org/10.1007/s00428-005-0144-7

Lambertini M, Blondeaux E, Bruzzone M, Perachino M, Anderson RA, de Azambuja E, Poorvu PD, Kim HJ, Villarreal-Garza C, Pistilli B, Vaz-Luis I, Saura C, Ruddy KJ, Franzoi MA, Sertoli C, Ceppi M, Azim HA Jr, Amant F, Demeestere I, Del Mastro L, Partridge AH, Pagani O, Peccatori FA (2021) Pregnancy after breast cancer: a systematic review and meta-analysis. J Clin Oncol 39(29):3293–3305. https://doi.org/10.1200/JCO.21.00535. Epub 2021 Jul 1. PMID: 34197218

Langat DK, Sue Platt J, Tawfik O, Fazleabas AT, Hunt JS (2006) Differential expression of human leukocyte antigen-G (HLA-G) messenger RNAs and proteins in normal human prostate and prostatic adenocarcinoma. J Reprod Immunol 71(1):75–86. https://doi.org/10.1016/j.jri.2006.01.006

La Vecchia C, Negri E, Boyle P (1989) Reproductive factors and breast cancer: an overview. Soz Praventivmed 34(3):101–107. https://doi.org/10.1007/BF02098369

Lin A, Yan WH, Xu HH, Gan MF, Cai JF, Zhu M, Zhou MY (2007) HLA-G expression in human ovarian carcinoma counteracts NK cell function. Ann Oncol 18(11):1804–1809. https://doi.org/10.1093/annonc/mdm356

Locafaro G, Amodio G, Tomasoni D, Tresoldi C, Ciceri F, Gregori S (2014) HLA-G expression on blasts and tolerogenic cells in patients affected by acute myeloid leukemia. J Immunol Res 2014:636292. https://doi.org/10.1155/2014/636292. Epub 2014 Mar 13. PMID: 24741612; PMCID: PMC3987970

Lu B, Teng X, Fu G, Bao L, Tang J, Shi H, Lu W, Lu Y (2019) Analysis of PD-L1 expression in trophoblastic tissues and tumors. Hum Pathol 84:202–212. https://doi.org/10.1016/j.humpath.2018.10.001

Meric-Bernstam F, Larkin J, Tabernero J, Bonini C (2021) Enhancing anti-tumour eficacy with immunotherapy combinations. The Lancet 397:1010–1022

Messer G, Zemmour J, Orr HT, Parham P, Weiss EH, Girdlestone J (1992) HLA-J, a second inactivated class I HLA gene related to HLA-G and HLA-A. Implications for the evolution of the HLA-A-related genes. J Immunol 148(12):4043–4053

Miko E, Meggyes M, Doba K, Barakonyi A, Szereday L (2019) Immune checkpoint molecules in reproductive immunology. Front Immunol 10:846. https://doi.org/10.3389/fimmu.2019.00846. PMID: 31057559; PMCID: PMC6482223

Mitrou S, Petrakis D, Fotopoulos G, Zarkavelis G, Pavlidis N (2016) Lung cancer during pregnancy: A narrative review. J Adv Res 7(4):571–574. https://doi.org/10.1016/j.jare.2015.12.004. Epub 2015 Dec 21. PMID: 27408759; PMCID: PMC4921954

Morandi F, Cangemi G, Barco S, Amoroso L, Giuliano M, Gigliotti AR, Pistoia V, Corrias MV (2013) Plasma levels of soluble HLA-E and HLA-F at diagnosis may predict overall survival of neuroblastoma patients. Biomed Res Int 2013:956878. https://doi.org/10.1155/2013/956878

Morice P, Uzan C, Gouy S, Verschraegen C, Haie-Meder C (2012) Gynaecological cancers in pregnancy. Lancet 379(9815):558–569. https://doi.org/10.1016/S0140-6736(11)60829-5

Muñoz N, Franceschi S, Bosetti C, Moreno V, Herrero R, Smith JS, Shah KV, Meijer CJ, Bosch FX; International Agency for Research on Cancer (2002) Multicentric cervical cancer study group. Role of parity and human papillomavirus in cervical cancer: the IARC multicentric case-control study. Lancet 359(9312):1093–1101. https://doi.org/10.1016/S0140-6736(02)08151-5

Özgül Özdemir RB, Özdemir AT, Oltulu F, Kurt K, Yiğittürk G, Kırmaz C (2016) A comparison of cancer stem cell markers and nonclassical major histocompatibility complex antigens in colorectal tumor and noncancerous tissues. Ann Diagn Pathol 25:60–63. https://doi.org/10.1016/j.anndiagpath.2016.09.012. Epub 2016 Sep 26. PMID: 27806848

Pardoll DM (2012) The blockade of immune checkpoints in cancer immunotherapy. Nat Rev Cancer 12(4):252–264. https://doi.org/10.1038/nrc3239

Parkkila S, Waheed A, Britton RS, Feder JN, Tsuchihashi Z, Schatzman RC, Bacon Br, Sly WS (1997) Immunohistochemistry of HLA-H, the protein defective in patients with hereditary hemochromatosis, reveals unique pattern of expression in gastrointestinal tract. Pro Nat Acad Sciences 94(6):2534–2539; https://doi.org/10.1073/pnas.94.6.2534

Paul P, Cabestré FA, Le Gal FA, Khalil-Daher I, Le Danff C, Schmid M, Mercier S, Avril MF, Dausset J, Guillet JG, Carosella ED (1999) Heterogeneity of HLA-G gene transcription and protein expression in malignant melanoma biopsies. Cancer Res 59(8):1954–1960

Paulus JK, Asomaning K, Kraft P, Johnson BE, Lin X, Christiani DC (2010) Parity and risk of lung cancer in women. Am J Epidemio 171(5):557–563. https://doi.org/10.1093/aje/kwp441

Petroff MG, Kharatyan E, Torry DS, Holets L (2005) The immunomodulatory proteins B7-DC, B7–H2, and B7–H3 are differentially expressed across gestation in the human placenta. Am J Pathol 167:465–473

Pietra G, Romagnani C, Manzini C, Moretta L, Mingari MC (2010) The emerging role of HLA-E-restricted CD8+ T lymphocytes in the adaptive immune response to pathogens and tumors. J Biomed Biotechnol 2010:907092. https://doi.org/10.1155/2010/907092

Raspollini MR, Montagnani I, Cirri P, Baroni G, Cimadamore A, Scarpelli M, Cheng L, Lopez-Beltran A, Montironi R, Barnea ER (2020) PreImplantation factor immunohistochemical expression correlates with prostate cancer aggressiveness. Int J Biol Markers 35(2):82–90. https://doi.org/10.1177/1724600820919969

Ravindran S, Rasool S, Maccalli C (2019) The cross talk between cancer stem cells/cancer initiating cells and tumor microenvironment: The missing piece of the puzzle for the efficient targeting of these cells with immunotherapy. Cancer Microenvironment 12:133–148. https://doi.org/10.1007/s12307-019-00233-1

Ratanasrithong P, Benjapibal M (2017) Pregnancy outcomes after conservative surgery for early-stage ovarian neoplasms. Asian Pac J Cancer Prev 18(8):2083–2087. https://doi.org/10.22034/APJCP.2017.18.8.2083. PMID: 28843226; PMCID: PMC5697464

Reimers MS, Engels CC, Putter H, Morreau H, Liefers GJ, van de Velde CJ, Kuppen PJ (2014) Prognostic value of HLA class I, HLA-E, HLA-G and Tregs in rectal cancer: a retrospective cohort study. BMC Cancer 14:486. https://doi.org/10.1186/1471-2407-14-486

Rizzo R, Vercammen M, van de Velde H, Horn PA, Rebmann V (2011) The importance of HLA-G expression in embryos, trophoblast cells, and embryonic stem cells. Cell Mol Life Sci 68(3):341–352. https://doi.org/10.1007/s00018-010-0578-1

Rouas-Freiss N, Moreau P, Ferrone S, Carosella ED (2005) HLA-G proteins in cancer: do they provide tumor cells with an escape mechanism? Cancer Res 65(22):10139–10144. https://doi.org/10.1158/0008-5472.CAN-05-0097

Rutten MJ, Dijk F, Savci-Heijink CD, Buist MR, Kenter GG, van de Vijver MJ, Jordanova ES (2014) HLA-G expression is an independent predictor for improved survival in high grade ovarian carcinomas. J Immunol Res 2014:274584. https://doi.org/10.1155/2014/274584

Schonfeld SJ, Hartge P, Pfeiffer RM, Freedman DM, Greenlee RT, Linet MS, Park Y, Schairer C, Visvanathan K, Lacey JV Jr (2013) An aggregated analysis of hormonal factors and endometrial cancer risk by parity. Cancer 119(7):1393–1401. https://doi.org/10.1002/cncr.27909. Epub 2012 Dec 20. PMID: 23280123; PMCID: PMC3744666

Schütt P, Schütt B, Switala M, Bauer S, Stamatis G, Opalka B, Eberhardt W, Schuler M, Horn PA, Rebmann V (2010) Prognostic relevance of soluble human leukocyte antigen-G and total human leukocyte antigen class I molecules in lung cancer patients. Hum Immunol 71(5):489–495. https://doi.org/10.1016/j.humimm.2010.02.015

Schust DJ, Bonney EA, Sugimoto J, Ezashi T, Roberts RM, Choi S, Zhou J (2021) The immunology of syncytialized trophoblast. Int J Mol Sci 22(4):1767–1783. https://doi.org/10.3390/ijms22041767. PMID: 33578919; PMCID: PMC7916661

Selmani Z, Naji A, Gaiffe E, Obert L, Tiberghien P, Rouas-Freiss N, Carosella ED, Deschaseaux F (2009) HLA-G is a crucial immunosuppressive molecule secreted by adult human mesenchymal stem cells. Transplantation 9S:62–66. https://doi.org/10.1097/TP.0b013e3181a2a4b3

Shaikly V, Shakhawat A, Withey A, Morrison I, Taranissi M, Dealtry GB, Jabeen A, Cherry R, Fernández N (2010) Cell bio-imaging reveals co-expression of HLA-G and HLA-E in human preimplantation embryos. Reprod Biomed Online 20(2):223–233. https://doi.org/10.1016/j.rbmo.2009.11.008

Shao C, Yu Z, Xiao J, Liu L, Hong F, Zhang Y, Jia H (2020) Prognosis of pregnancy-associated breast cancer: a meta-analysis. BMC Cancer 20:746. https://doi.org/10.1186/s12885-020-07248-8

Shiping Z, Lushan ZQ (2018) Progress in diagnosis and treatment of pregnancy complicated with cervical cancer. J Pract Med 25(4):400–402

Singer G, Rebmann V, Chen YC, Liu HT, Ali SZ, Reinsberg J, McMaster MT, Pfeiffer K, Chan DW, Wardelmann E, Grosse-Wilde H, Cheng CC, Kurman RJ, Shih IM (2003) HLA-G is a potential tumor marker in malignant ascites. Clin Cancer Res 9(12):4460–4464

Tabiasco J, Perrier d'Hauterive S, Thonon F, Parinaud J, Léandri R, Foidart JM, Chaouat G, Munaut C, Lombroso R, Selva J, Bergère M, Hammoud I, Kozma N, Aguerre-Girr M, Swales AK, Sargent IL, Le Bouteiller P, Lédée N (2009) Soluble HLA-G in IVF/ICSI embryo culture supernatants does not always predict implantation success: a multicentre study. Reprod Biomed Online 18(3):374–381. https://doi.org/10.1016/s1472-6483(10)60096-x

The Human Protein Atlas

Tsuchiya H, Shiota G (2021) Immune evasion by cancer stem cells. Regenerative Th 17:20–33

Urosevic M, Willers J, Mueller B, Kempf W, Burg G, Dummer R (2002) HLA-G protein up-regulation in primary cutaneous lymphomas is associated with interleukin-10 expression in large cell T-cell lymphomas and indolent B-cell lymphomas. Blood 99(2):609–617. https://doi.org/10.1182/blood.v99.2.609

Vasconcelos I, de Sousa MM (2015) Conservative surgery in ovarian borderline tumours: a meta-analysis with emphasis on recurrence risk. Eur J Cancer 51(5):620–631. https://doi.org/10.1016/j.ejca.2015.01.004

Veras E, Kurman RJ, Wang TL, Shih IM (2017) PD-L1 Expression in human placentas and gestational trophoblastic diseases. Int J Gynecol Pathol 36(2):146–153. https://doi.org/10.197/PGP.0000000000000305

Wernli KJ, Wang Y, Zheng Y, Potter JD, Newcomb PA (2009) The relationship between gravidity and parity and colorectal cancer risk. J Womens Health (Larchmt) 18(7):995–1001. https://doi.org/10.1089/jwh.2008.1068

Wieten L, Mahaweni NM, Voorter CE, Bos GM, Tilanus MG (2014) Clinical and immunological significance of HLA-E in stem cell transplantation and cancer. Tissue Antigens 84(6):523–535. https://doi.org/10.1111/tan.12478

Wischhusen J, Waschbisch A, Wiendl H (2007) Immune-refractory cancers and their little helpers–an extended role for immunetolerogenic MHC molecules HLA-G and HLA-E? Semin Cancer Biol 17(6):459–468. https://doi.org/10.1016/j.semcancer.2007.07.005

WO/2019/207039 (2019) HLA-J Medical and diagnostic uses thereof

WO/2021/005001 (2020) HLA-H in medicine and diagnostics

Wu QJ, Li YY, Tu CC, Zhu J, Qian KQ, Feng TB, Li C, Wu L, Ma XX (2015) Parity and endometrial cancer risk: a meta-analysis of epidemiological studies. Sci Rep 16(5):14243. https://doi.org/10.1038/srep14243

Würfel F (2014) Evaluation of novel biomarkers in breast cancer by PCR, immunohybridisation and ELISA. Master thesis, University of Applied Sciences Fresenius Ipstein, Germany

Würfel FM, Winterhalter C, Trenkwalder P, Wirtz RM, Würfel W (2019) European patent in immunoncology: from immunological principles of implantation to cancer treatment. Int J Mol Sci 20(8):1830. https://doi.org/10.3390/ijms20081830. PMID: 31013867

Würfel FM, Wirtz RM, Winterhalter C, Taffurelli M, Santini D, Mandrioli A, Veltrup E, Rübner M, Fasching PA, Würfel W, Zamagni C (2020) HLA-J, a non-pseudogene as a new prognostic Marker for therapy response and survival in breast cancer. Geburtsh Frauenheilkd 80(11):1123–1133. https://doi.org/10.1055/a-1128-6664. Epub 2020 Nov 6. PMID: 33173240; PMCID: PMC7647720

Xu Y, Han H, Zhang F, Lv S, Li Z, Fang Z (2015) Lesion human leukocyte antigen-F expression is associated with a poor prognosis in patients with hepatocellular carcinoma. Oncol Lett 9(1):300–304. https://doi.org/10.3892/ol.2014.2686

Yang X, Guo Y, He J, Zhang F, Sun X, Yang S, Dong H (2017) Estrogen and estrogen receptors in the modulation of gastrointestinal epithelial secretion. Oncotarget 8(57):97683–97692. https://doi.org/10.18632/oncotarget.18313. PMID: 29228643; PMCID: PMC5722595

Yen BL, Hwa HL, Hsu PJ, Chen PM, Wang LT, Jiang SS, Liu KJ, Sytwu HK, Yen ML (2020) HLA-G Expression in human mesenchymal stem cells (MSCs) is related to unique methylation pattern in the proximal promoter as well as gene body DNA. Int J Mol Sci 21:5075. https://doi.org/10.3390/ijms21145075

Yin X, Zhu Z, Hosgood HD, Lan Q, Seow WJ (2020) Reproductive factors and lung cancer risk: a comprehensive systematic review and meta-analysis. BMC Public Health 20:1458. https://doi.org/10.1186/s12889-020-09530-7

Zeestraten EC, Reimers MS, Saadatmand S, Goossens-Beumer IJ, Dekker JW, Liefers GJ, van den Elsen PJ, van de Velde CJ, Kuppen PJ (2014) Combined analysis of HLA class I, HLA-E and HLA-G predicts prognosis in colon cancer patients. Br J Cancer 110(2):459–468. https://doi.org/10.1038/bjc.2013.696

Zeng W, Qin S, Wang R, Zhang Y, Ma X, Tian F, Liu XR, Qin X, Liao S, Sun L, Lin Y (2020) PDL1 blockage increases fetal resorption and Tfr cells but does not affect Tfh/Tfr ratio and B-cell maturation during allogeneic pregnancy. Cell Death Dis 11(2):119. https://doi.org/10.1038/s41419-020-2313-7

Zhang J, Pan L, Chen L, Feng X, Zhou L, Zheng S (2012) Non-classical MHC-I genes in chronic hepatitis B and hepatocellular carcinoma. Immunogenetics 64(3):251–258. https://doi.org/10.1007/s00251-011-0580-2

Zhang X, Lin A, Zhang JG, Bao WG, Xu PD, Ruan YY, Yan WH (2013) Alteration of HLA-F and HLA I antigen expression in the tumor is associated with survival in patients with esophageal squamous cell carcinoma. Int J Cancer 132:82–89. https://doi.org/10.1002/ijc.27621

Zheng H, Lu R, Xie S, Wen X, Wang H, Gao X, Guo L (2015) Human leukocyte antigen-E alleles and expression in patients with serous ovarian cancer. Cancer Sci 106(5):522–528. https://doi.org/10.1111/cas.12641

Zhou L, Niu ZY, Liang ZY, Zhou WX, You L, Wang MY, Yao LT, Liao Q, Zhao YP (2015) HLA-G impairs host immune response and predicts poor prognosis in pancreatic cancer. Am J Transl Res 7(10):2036–2044

MIX
Papier aus verantwortungsvollen Quellen
Paper from responsible sources
FSC® C105338

If you have any concerns about our products,
you can contact us on
ProductSafety@springernature.com

In case Publisher is established outside the EU,
the EU authorized representative is:
Springer Nature Customer Service Center GmbH
Europaplatz 3, 69115 Heidelberg, Germany

Printed by Libri Plureos GmbH
in Hamburg, Germany